简明骨科诊疗学

赵强 杨帆 刘伟 主编

中国纺织出版社有限公司

图书在版编目（CIP）数据

简明骨科诊疗学 / 赵强, 杨帆, 刘伟主编. -- 北京:
中国纺织出版社有限公司, 2022.12
ISBN 978-7-5229-0127-5

Ⅰ. ①简… Ⅱ. ①赵… ②杨… ③刘… Ⅲ. ①骨疾病
—诊疗 Ⅳ. ①R68

中国版本图书馆CIP数据核字（2022）第228001号

责任编辑：樊雅莉　　　　责任校对：楼旭红　　　　责任印制：王艳丽

中国纺织出版社有限公司出版发行
地址：北京市朝阳区百子湾东里 A407 号楼　邮政编码：100124
销售电话：010—67004422　传真：010—87155801
http://www.c-textilep.com
中国纺织出版社天猫旗舰店
官方微博 http://weibo.com/2119887771
三河市宏盛印务有限公司印刷　各地新华书店经销
2022年12月第1版第1次印刷
开本：787×1092　1/16　印张：21.75
字数：520千字　定价：138.00元

主 编 简 介

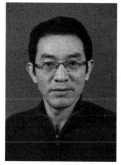

赵强，1974年出生，毕业于西南医科大学临床医学专业，临床医学学士。

重庆医科大学附属永川医院骨科主任医师，四川省医学会骨科专业委员会委员，四川省康复医学会脊柱脊髓损伤专业委员会委员，四川省康复医学会骨与关节专业委员会委员，四川省中西医结合学会脊柱微创专业委员会委员，成都市运动医学专业委员会委员，成都市骨科质量控制中心专家委员。从事骨科临床、教学、科研及管理工作20余年，对创伤骨科、脊柱外科、关节外科、修复重建外科诊疗均有丰富经验。主要研究方向：糖尿病足诊疗、内固定相关感染。先后主持各级科研项目5项，获厅局级科技进步二等奖1项、三等奖2项。在国内（外）学术刊物发表专业论文9篇，参编专业著作1部。

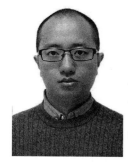

杨帆，1982年出生，毕业于华中科技大学同济医学院外科学（骨科）专业，外科学博士。

重庆医科大学附属永川医院副主任医师，四川省中医药适宜技术研究会浮针分会委员，中国研究型医院学会神经再生与修复专业委员会脊柱损伤与功能重建学组委员。从事骨科临床、教学、科研及管理工作10余年，对创伤骨科诊疗有丰富经验。主要临床研究方向：骨盆与髋臼骨折。主持省部级科研项目1项，厅局级科研项目1项。在国内（外）学术刊物发表专业论文10余篇，参编专业著作1部。

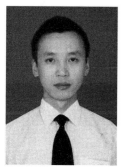

刘伟，1984年出生，毕业于吉林大学外科学专业，手外科学硕士。

重庆医科大学附属永川医院骨科主治医师、讲师，重庆市医学会中西医结合分会青年委员。从事骨科临床、教学、科研工作10年，对骨折及软组织修复重建有丰富经验。主要研究方向：断指、断肢再植；四肢骨折合并神经、肌腱、血管复合性损伤的修复；四肢皮肤软组织缺损的修复；各类复杂手足外伤的修复及功能重建。先后主持（参与）厅局级科研项目3项。在国内（外）学术刊物发表专业论文10余篇。

编 委 会

主　编

赵　强　杨　帆　刘　伟

副主编

屈一鸣　朱凤臣　唐　进

刘佐忠　钟　建　周　荣

编　者（排名不分先后）

赵　强　重庆医科大学附属永川医院

杨　帆　重庆医科大学附属永川医院

刘　伟　重庆医科大学附属永川医院

屈一鸣　重庆医科大学附属永川医院

朱凤臣　重庆医科大学附属永川医院

唐　进　重庆大学附属三峡医院

刘佐忠　重庆医科大学附属永川医院

钟　建　成都市第二人民医院

周　荣　重庆市永川区人民医院

前　言

　　随着科学技术的发展和进步,以及人口日益老龄化,交通事故和老年骨折发生率呈逐年上升趋势,骨科疾病已成为影响人民健康的重要疾病。近年来,骨科新理论、新技术不断涌现,骨科领域的诊断与治疗水平发生巨大变化,为了适应这种发展,让初入骨科领域的同道对目前的学科发展有较全面的认识,编写本书希望起到抛砖引玉的作用,使各位读者能够从中受益。

　　本书主要针对骨科常见疾病的病因与发病机制、临床表现、诊断要点、鉴别诊断、辅助检查、治疗等方面进行详细阐述,并根据临床发展动态,增加骨科治疗技术领域的新进展,包括新技术、新理念、新模式等。全书内容全面新颖、重点突出、深入浅出,兼顾知识的系统性及完整性,是一本实用性很强的骨科疾病诊疗专著,可供各级医院骨科医师参考阅读。

　　由于受篇幅所限,书中疏漏乃至不足之处在所难免,希望读者不吝批评指正,以期再版时予以改进、提高,使之逐步完善。

编　者

2022 年 9 月

目　　录

第一章 创伤骨科疾病

第一节 肩部损伤

一、肩胛骨骨折

肩胛骨是一扁而宽的不规则骨,周围有较厚的肌肉包裹而不易骨折,肩胛骨骨折发病率约占全身骨折的 0.2%。若其一旦发生骨折,易伴发肋骨骨折,甚至血气胸等严重损伤,在诊治时需注意,并按病情的轻重缓急进行处理。25%的肩胛骨骨折合并同侧锁骨骨折或肩锁关节脱位,称为浮肩损伤。

按骨折部位不同,肩胛骨骨折一般分为以下 7 种类型。

(一)肩胛体骨折

1.致伤机制

肩胛体骨折多由仰位跌倒或来自侧后方的直接暴力所致。暴力多较强,以肩胛体下部多见,可合并有肋骨骨折,甚至伴有胸部并发症。

2.临床表现

(1)疼痛:限于肩胛部,肩关节活动时尤为明显,其压痛部位与骨折线多相一致。

(2)肿胀:需要双侧对比才能发现,程度根据骨折类型而定。粉碎性骨折因出血多,肿胀明显易见,甚至皮下可有瘀斑出现。而一般的裂缝骨折则多无肿胀。

(3)关节活动受限:患侧肩关节活动受限,并伴有剧痛而拒绝活动,尤其是外展时。

(4)肌肉痉挛:包括冈上肌、冈下肌及肩胛下肌等因骨折及血肿刺激而出现持续性收缩样改变,甚至会出现假性肩袖损伤的症状。

3.诊断

(1)外伤史:主要了解暴力的方向及强度。

(2)X 线片:一般拍摄前后位、侧位及切线位片。拍片时将患肢外展,可获得更清晰的影像。

(3)其他:诊断困难者可借助 CT 扫描,并注意有无胸部损伤。

4.治疗

(1)无移位:一般采用非手术疗法,包括患侧上肢吊带固定,早期冷敷或冰敷,后期热敷、理疗等。制动时间以 3 周为宜,可较早地开始肩部功能活动。

(2)有移位:利用上肢的外展或内收来观察骨折端的对位情况,多采用外展架或卧床牵引将肢体置于理想对位状态固定。需要手术复位及固定者仅为个别病例。

5.预后

肩胛骨骨折一般预后良好,即使骨块有明显移位而畸形愈合的,也多无影响。除非错位骨压迫胸廓引起症状时才考虑手术治疗。

(二)肩胛颈骨折

1.致伤机制

肩胛颈骨折主要由作用于手掌、肘部的传导暴力所引起,但也见于外力撞击肩部的直接暴力。前者的远端骨片多呈一完整的块状,明显移位少见;后者多伴有肩胛盂骨折,且骨折块可呈粉碎状。

2.临床表现

(1)疼痛:局限于肩部,肩关节活动时疼痛加重。压痛点多呈环状,并与骨折线相一致。

(2)肿胀:见于有移位骨折,显示"方肩"样外形,锁骨下窝可完全消失,无移位骨折则变形不明显。

(3)关节活动受限:一般均较明显,尤其是有移位骨折活动受限更明显。如将肩胛骨下角固定活动肩关节时除剧痛外,还可闻及骨擦音。注意对一般病例无须此种检查。

3.诊断

(1)外伤史:一般均较明确。

(2)临床症状:以肩部症状为主。

(3)X线片:能够较容易地显示骨折线及其移位情况。伴有胸部伤或X线片显示不清的,可行CT扫描检查。

4.治疗

(1)无移位:上肢悬吊固定3～5周。X线片证明骨折已临床愈合时,可逐渐开始功能锻炼。

(2)有移位:闭合复位后行外展架固定。年龄超过55岁者,可卧床牵引以维持骨折对位,一般无须手术治疗。对于移位超过1cm及旋转超过40°者,保守治疗效果较差,可通过后方Judet入路行切开复位重建钢板内固定术。术中可在冈下肌和小圆肌间进入,显露肩胛骨外侧缘、肩胛颈及肩关节后方。术中需防止肩胛上神经损伤。

5.预后

肩胛颈骨折患者预后一般良好。

(三)肩胛盂骨折

1.致伤机制及分型

肩胛盂骨折多由来自肩部的直接传导暴力,通过肱骨头作用于肩胛盂引起。视暴力强度与方向的不同,骨折片的形态及移位程度可有显著性差异,可能伴有肩关节脱位(多为一过性)及肱骨颈骨折等。骨折形态以盂缘撕脱及压缩性骨折多见,也可遇到粉碎性骨折。

常采用Ideberg-Gross分型。

(1)Ⅰ型:关节盂缘骨折,又分为ⅠA型:前方关节盂缘骨折,ⅠB型:后方关节盂缘骨折。

（2）Ⅱ型：关节盂横断骨折，骨折线分为横行或斜行，累及关节盂下方。

（3）Ⅲ型：关节盂上方骨折，骨折线向内上达到喙突基底，常合并肩峰骨折、锁骨骨折及肩锁关节脱位等肩关节上方悬吊复合体（SSSC）的损伤。

（4）Ⅳ型：关节盂横断骨折，骨折线向内到达肩胛骨内缘。

（5）Ⅴ型：Ⅳ型伴Ⅱ型、Ⅲ型或同时伴Ⅱ型和Ⅲ型。

（6）Ⅵ型：整个关节盂粉碎性骨折，伴或不伴肱骨头半脱位。

2.临床表现

由于骨折的程度及类型不同，症状差别较大，基本症状与肩胛颈骨折相似。

3.诊断

除外伤史及临床症状外，主要依据 X 线片进行诊断及鉴别诊断。X 线投照方向除常规的前后位及侧位外，应加拍腋窝位片，以判定肩盂的前缘、后缘有无撕脱性骨折。CT 平扫或三维重建有助于判断骨折的移位程度。

4.治疗

肩胛盂骨折是肩胛骨骨折中处理最为复杂的一种。依据骨折类型的不同，治疗方法有明显的差异。

（1）非手术治疗：适用于高龄患者，可行牵引疗法，并在牵引下进行关节活动。牵引持续时间一般为 3～5 周，不宜超过 6 周。Ⅵ型骨折应采用非手术治疗。

（2）手术治疗：手术治疗目的在于恢复关节面平整，避免创伤性关节炎，防止肩关节不稳定。对关节盂移位大于 2mm、肱骨头存在持续半脱位或不稳定，合并 SSSC 损伤者可行手术切开复位内固定术。根据不同的骨折类型，选择前方及后方入路，用拉力螺钉固定骨折。关节内不可遗留任何骨片，以防继发损伤性关节炎。关节囊撕裂者应进行修复。术后患肢以外展架固定。

（3）畸形愈合：以功能锻炼为主。畸形严重已影响关节功能及疼痛明显的，可行关节盂修整术或假体置换术。

5.预后

肩胛盂骨折患者一般预后较佳，只有关节面恢复不良而影响肩关节活动的，才需采取手术等补救性措施。

（四）肩峰骨折

因该处骨块坚硬且骨突短而不易骨折，故肩峰骨折较少见。

1.致伤机制

主要有以下两种机制。

（1）直接暴力：即来自肩峰上方垂直向下的外力，骨折线多位于肩锁关节外侧。

（2）间接传导暴力：当肩外展或内收位时跌倒，因肱骨大结节的杠杆顶撬作用而引起骨折，骨折线多位于肩峰基底部。

2.临床表现

（1）疼痛：局部疼痛明显。

（2）肿胀：肩峰解剖部位浅表，故局部肿胀显而易见，多伴有皮下瘀血或血肿形成。

(3)关节活动受限:肩外展及上举动作受限,无移位骨折者较轻,合并肩锁关节脱位或锁骨骨折者较明显。

(4)其他:除注意有无伴发骨折外,还应注意有无臂丛神经损伤。

3.诊断依据

(1)外伤史:注意外力的方向。

(2)临床表现:以肩峰局部较为明显。

(3)X线片:均应拍摄前后位、斜位及腋窝位片,可较全面地了解骨折的类型及特点;在阅片时应注意与不闭合的肩峰骨骺相鉴别。

4.治疗

视骨折类型及并发伤的不同而酌情采取相应的措施。

(1)无移位:将患肢用三角巾或一般吊带制动即可。

(2)有移位:①手法复位,指通过将患肢屈肘、贴胸后,由肘部向上加压可达复位目的,可采用肩—肘—胸石膏固定;一般持续固定4~6周;②开放复位内固定术,手法复位失败的,可行开放复位张力带固定;一般情况下不宜采用单纯克氏针固定,以防止骨块滑动移位至其他部位。

5.预后

肩峰骨折患者一般预后良好。如复位不良可引起肩关节外展受限及肩关节周围炎等后果。

(五)喙突骨折

喙突骨折相当少见,主要因其位置深在,且易漏诊。

1.致伤机制

(1)直接暴力:多因严重暴力所致,一般与其他损伤伴发。

(2)间接暴力:当肩关节前脱位时,因肱骨头撞击及杠杆作用所致。

(3)肌肉韧带撕脱暴力:肩锁关节脱位时,喙肱肌和肱二头肌短头猛烈收缩或喙锁韧带牵拉,可引起喙突撕脱性骨折,此时骨折片多伴有明显移位。

2.临床表现

因解剖部位深在,主要表现为局部疼痛和屈肘、肩内收及深呼吸时肌肉收缩的牵拉痛。个别病例可合并臂丛神经受压症状。

3.诊断

除外伤史及临床表现外,主要依据X线片检查,拍摄前后位、斜位及腋窝位片。

4.治疗

无移位及可复位者,可行非手术疗法;移位明显或伴有臂丛神经症状者,宜行探查术、开放复位及内固定术;晚期病例有症状者,也可行喙突切除及联合肌腱固定术。

(六)肩胛冈骨折

肩胛冈骨折多与肩胛体部骨折同时发生,少有单发。诊断及治疗与肩胛体骨折相似。

(七)浮肩

25%的肩胛骨骨折合并同侧锁骨骨折或肩锁关节脱位,称为浮肩损伤(FSI)。如治疗不当,可致肩关节功能障碍。

1.致伤机制

有学者提出肩关节上方悬吊复合体(SSSC)的概念,指出其是维持肩关节稳定的重要结构,并解释了其病理意义。SSSC 是由锁骨外侧端、肩锁关节及其韧带、肩峰、肩胛盂、喙突及喙锁韧带所组成的环形结构。上方支柱为锁骨中段,下方支柱为肩胛体外侧部和肩胛冈。SSSC 一处骨折或韧带损伤时,对肩关节稳定性影响较小,不发生明显的骨折移位或脱位;有两处或两处以上部位损伤时,才会造成不稳定,形成浮肩,并有手术指征。了解 SSSC 的构成有助于浮肩治疗方案的选择。浮肩中肩胛带由于失去锁骨的骨性支撑悬吊作用,使得肩胛颈骨折移位和不稳定,其移位程度主要取决于同侧锁骨骨折或肩锁关节脱位。当肩关节悬吊的稳定性受到严重破坏时,局部肌肉的拉力和患肢重量将使骨折远端向前、向下、向内侧旋转移位。这种三维方向的移位可使肩峰及盂肱关节周围肌群的起止关系和结构长度发生改变,造成肩胛带严重短缩,从而导致肩关节外展乏力、活动度下降等功能障碍。

2.诊断

通过 X 线片,诊断一般不困难。为了判断损伤程度,除常规前后位片外,还应通过肩胛骨外侧穿胸投照侧位片。如怀疑肩锁关节损伤,有时还须加拍45°斜位片。CT 扫描对准确判断损伤的程度很有价值。

3.治疗

为恢复肩关节的动力平衡,首先需恢复锁骨的完整性和稳定性。

(1)非手术治疗:适用于肩胛颈骨折移位小于 5mm 者,非手术治疗疗效等于或优于手术治疗,且无并发症的风险。患肢制动,8 周后开始功能锻炼。

(2)切开复位内固定术:适用于肩胛颈骨折移位大于 5mm 或非手术治疗中继发骨折移位者。通常对锁骨进行切开复位内固定术即可。通过完整的喙锁韧带和喙肩韧带的牵拉来达到肩胛颈骨折复位,也可同时进行肩胛颈和锁骨骨折钢板内固定术。肩胛颈部切开复位钢板内固定术须防止伤及肩关节囊、旋肩胛肌,特别是小圆肌,以免削弱肩关节的活动范围,尤其是外旋功能。术后患者早期行功能锻炼,最大限度地避免创伤及手术后"冻结肩"的发生。

二、锁骨骨折

(一)解剖

锁骨是第一个出现骨化的骨(膜内成骨),在胚胎发育的第 5 周出现,同时也是最晚融合的骨。锁骨呈"S"形结构,从内侧的棱柱形变为外侧的扁平形。它是由肩锁韧带、喙锁韧带和胸锁韧带共同固定的管状骨。

(二)功能

锁骨作为支撑,负责支撑肩部运动,否则会导致肩关节塌陷。锁骨提供最佳的肌肉肌腱长度以允许胸肱肌肉维持最佳的工作距离。锁骨通过喙锁韧带从斜方肌获得动态的向上的力和通过胸锁韧带获得静态的力来维持肩胛骨的悬吊。锁骨还提供保护血管与神经的相关结构。生物力学上,当上臂前屈180°时锁骨轴向旋转50°。

（三）致伤机制

约87％的锁骨骨折发生于跌倒后撞击肩部,另外6％发生于直接打击。其余的多为通过肱骨传导而来的间接暴力所致。

（四）骨折分类

1.Ⅰ组（占锁骨骨折的80％）

锁骨中段1/3骨折。

2.Ⅱ组（占锁骨骨折的12％～15％）

锁骨远端1/3骨折。

(1)Ⅰ型骨折:骨折轻微移位。

(2)Ⅱ型骨折:骨折中等移位,骨折线位于喙锁韧带的内侧。

1)锥状韧带和斜方韧带附着（骨折位于喙锁韧带的内侧）。

2)锥状韧带撕裂,斜方韧带附着（骨折位于喙锁韧带中间）。

(3)Ⅲ型骨折:关节面骨折。

(4)Ⅳ型骨折:骨膜套管断裂（儿童）。

(5)Ⅴ型骨折:粉碎性骨折和韧带相连的骨折块既不在近端也不在远端,而是在下方。

3.Ⅲ组（占锁骨骨折的5％～8％）

锁骨近端1/3骨折。

(1)Ⅰ型骨折:骨折轻微移位。

(2)Ⅱ型骨折:骨折移位（韧带破裂）。

(3)Ⅲ型骨折:关节面骨折。

(4)Ⅳ型骨折:骨骺分离（儿童及青少年）。

(5)Ⅴ型骨折:粉碎性骨折。

（五）诊断

1.临床检查

应进行仔细的体格检查,因为可能伴随臂丛神经损伤和（或）锁骨下动、静脉损伤。伴有气胸的约占3％。

2.影像学检查

(1)X线片:顶端斜位X线片在急性期是有帮助的。在对侧肩胛骨下放置一个凸垫,伤侧会更贴近X线片盒。管球向头侧倾斜20°,这样会使肩胛骨影像远离胸廓。要查看内固定的锁骨,外展前凸位X线片是有帮助的。要获得此影像,臂外展135°,管球头侧倾斜25°。

(2)Serendipity位检查和CT检查:如果怀疑胸锁关节损伤,Serendipity位检查和CT检查能及时发现,同时也有助于明确锁骨中段后侧骨折块对神经和血管的影响。

（六）治疗

1.成年人

(1)锁骨内侧1/3骨折:锁骨内侧1/3骨折通常采取非手术治疗。如果后侧骨折块存在潜在的或已对锁骨后方的神经和血管造成危害,建议行手术治疗。

(2)锁骨中段骨折:锁骨中段骨折多采取悬吊或"8"字绷带固定,虽然非手术治疗骨折愈合率较高,但有学者认为,骨折不愈合的风险比想象的高。

1)骨折不愈合因素:老年人、女性、骨折断端未接触、粉碎性骨折。

2)手术指征:一个相对适应证是锁骨骨折短缩≥20mm,这类骨折应首选手术治疗,因为骨折的不愈合率高达 91%。骨折的绝对和相对手术指征如下。①绝对手术指征:短缩≥20mm;开放性骨折;不可复原的骨折伴皮肤损毁;血管或神经的进行性损伤;肩胛胸廓关节分离。②相对手术指征:骨折移位>20mm;神经系统功能紊乱;帕金森病;癫痫;头部损伤;多发伤;漂浮肩;锁骨双侧骨折;美容术。

(3)锁骨外侧 1/3 骨折:大多数锁骨外侧 1/3 骨折采取非手术治疗效果良好。然而,对于Ⅱ型骨折尚存在争议,这类骨折的不愈合率很高。大多数不愈合患者无明显临床症状,也没有功能障碍。最近的文献表明,除非骨折移位>20mm,可以非手术治疗Ⅱ型骨折。Ⅲ型骨折一般采取非手术治疗,倘若慢性疼痛持续存在,可手术切除锁骨远端。Ⅳ型骨折见于儿童,多采取非手术治疗,倘若还存在后方和下方的骨折移位,应考虑手术治疗。

2.婴幼儿

出生时锁骨骨折的发生率很高,悬吊 2 周对于治疗和重建锁骨骨折非常适合。

3.儿童(2~12 岁)

通常采取制动措施,固定 3 周或直到活动时疼痛消失。

4.青少年(13~16 岁)

和成年人一样,固定 4~6 周。

(七)并发症

1.骨折不愈合

占所有骨折的 0.9%~5%。通常发生在锁骨中 1/3 段。骨折不愈合,骨折端的刺激产生了硬化。有症状的萎缩性骨折不愈合需要行切开复位内固定术,并行自体骨移植。无症状的骨折不愈合也较常见,不需要任何治疗。

2.神经及血管损伤

如果问题持续出现到骨折愈合后,则应考虑行截骨内固定术。

三、锁骨远端骨折

锁骨远端骨折与锁骨中段骨折不同,由于涉及肩锁关节,治疗有其特殊性。

(一)分类及病理

最常用为 Neer 分型。

1.Neer Ⅰ型

附着于骨折近端的喙锁韧带保持完整。

2.Neer Ⅱ型

附着于骨折远端的喙锁韧带与近骨折端断裂分离,又分为两个亚型。

(1)ⅡA 型:锥状韧带和斜方韧带都保持完整,且两者均位于远端骨折块,骨折常在锁骨中远 1/3 交界处产生一短斜行骨折线。

（2）ⅡB型:锥状韧带断裂,斜方韧带附着于远端骨折块保持完整,骨折线常在锥状韧带断裂和斜方韧带附着之间,较ⅡA型更垂直锁骨,也位于锁骨更远端。

3.NeerⅢ型

骨折累及肩锁关节面。

由于喙锁韧带无损伤,NeerⅠ型和NeerⅢ型属稳定型骨折。NeerⅡ型骨折由于失去喙锁韧带对骨折近端的牵拉,骨折不稳定,易移位,非手术治疗不愈合率为30％,需二期切除锁骨远端以解除疼痛。

4.Ⅳ型

Craig在此基础上又增加了Ⅳ型——儿童远端骨折伴骨膜脱套伤,骨折内侧端从骨膜袖脱出并骑跨重叠,骨膜袖中会填充新骨,锁骨重塑形。

5.Ⅳ型

锁骨远端粉碎性骨折,喙锁韧带与远、近骨折端均不相连,而与粉碎性骨折块相连,较Ⅱ型更不稳定,不愈合率更高。

（二）诊断

除常规拍摄前后位及侧位X线片外,还需要判断有无合并韧带损伤。在摄前后位片时必须包括双侧肩关节,每侧腕关节悬吊5kg重物,如锁骨近端与喙突间距增大,提示有附着于骨折近端的韧带损伤。X线片不能明确诊断时,可用CT扫描进一步明确诊断。

（三）治疗

根据骨折类型选用相应的治疗方案。

1.非手术治疗

适用于稳定的NeerⅠ型和NeerⅢ型骨折,包括手法复位、肩肘吊带或肩胸石膏固定6周。去除固定后行肩部理疗及功能锻炼。对于发生于儿童的NeerⅣ型骨折,因儿童锁骨外侧端骨膜鞘大多完整,具有很强的愈合和塑形能力,非手术治疗效果满意,复位后用"8"字带固定3～4周。

2.手术治疗

主要用于不稳定的NeerⅡ型骨折和NeerⅤ型骨折,非手术治疗后出现肩锁关节创伤性关节炎的NeerⅢ型骨折。手术技术分为4大类。

（1）单纯骨折固定:采用克氏针张力带、小T形钢板及锁骨钩钢板固定骨折。术中一般不修复或重建喙锁韧带,骨折愈合即可维持肩锁关节稳定。

（2）喙突锁骨间固定:将骨折近端与喙突坚固固定,从而起到骨折复位作用,可用螺钉、钢丝张力带、微型骨锚等固定,一般不修复或重建喙锁韧带。

（3）喙锁韧带动力性重建:行喙突尖移位重建喙锁韧带(Dewar手术)或术中发现锁骨远端骨折块较小且粉碎严重而无法保留时,可一期行Weaver-Dunn手术,即切除锁骨远端并将联合腱外侧1/2部分进行喙锁韧带重建。

（4）锁骨外端切除术:多用于骨不连或后期合并创伤性关节炎的NeerⅢ型骨折。切除锁骨远端1.5cm以内对肩锁关节的稳定性无明显影响。

四、肱骨近端骨折及骨折脱位

(一)应用解剖

肱骨近端骨折是指包括肱骨外科颈在内及以上部位的骨折。国内统计占全身骨折的2.15%,国外统计占全身骨折的4%～5%。与股骨颈骨折相似,老年人、骨质疏松患者是肱骨近端骨折发生率较高的主要原因。40岁以上的患者占76%。女性发病率为男性的2倍。

1.骨关节结构

肱骨近端由肱骨头、大结节、小结节及肱骨近干骺端组成。大小结节之间形成结节间沟。肱二头肌腱长头在沟内通过,因此也称二头肌腱沟。

在肱骨头与大、小结节之间有一很短的相对稍狭窄的部分称为肱骨解剖颈。在大、小结节之下的部分称为肱骨外科颈。肱骨外科颈是临床上常发生骨折的部位,由于骨折两端均有血液供应,因此骨折易于愈合。肱骨解剖颈骨折较为少见,近段骨折块易失去血循环供应,因此预后较差,易发生肱骨头缺血性坏死。

在冠状面上,肱骨头与肱骨干有130°～135°的颈干角。在横断面上肱骨头向后倾斜20°～30°形成后倾角。

肩峰是肩胛冈向外延续的终端,保护盂肱关节上方。三角肌部分纤维起于肩峰。肩峰与喙肩韧带及喙突共同形成喙肩弓。喙肩弓为一坚强的骨韧带结构。肱骨上端、肩袖和肩峰皆位于其下方。肩峰下滑囊在三角肌下面的部分又成为三角肌下滑囊,是一由滑膜组织包绕的囊性结构。其顶部紧贴附于喙肩韧带、肩峰及三角肌深层,其底部与肩袖及大结节相连。滑囊也向肱骨上端前、后伸延,形成一有利于肱骨近端在喙突肩峰弓下滑动的装置。肱骨近端或者肩峰骨折时,可损伤此滑囊结构,造成滑囊壁纤维增厚和粘连,从而影响盂肱关节的活动。

盂肱关节的活动主要与肩袖、三角肌和胸大肌三组肌肉有关。

肩袖结构由肩胛下肌、冈上肌及小圆肌组成。二头肌长头也是协同肩袖功能的一个重要组成部分。肩胛下肌的作用是使肱骨头下降或内旋。冈上肌可使肱骨头外展,冈下肌和小圆肌是外旋肌。

肩袖肌肉止于肱骨大、小结节。了解肩袖肌肉的起止点及其功能,对于了解肩部骨折后的创伤解剖以及骨折移位的规律均有指导作用。例如大结节骨折时,受冈上肌及小圆肌的牵拉,骨折块皆向后上方移位。而小结节骨折时,受肩胛下肌的牵拉,骨折块向前、向内移位。

二头肌腱长头止于盂上转子,对肱骨头起下压稳定的作用。二头肌腱作为解剖入路的标志,用于区分大、小结节以及肩袖结构。

三角肌是盂肱关节活动的主要肌肉,主要功能是外展上臂,前部纤维帮助屈曲和内收上臂,后部纤维帮助后伸和外旋上臂。

胸大肌是肩关节内收活动的主要肌肉,肱骨外科颈骨折时,远骨折端受胸大肌牵拉常向内移位。

大圆肌及背阔肌也有辅助肩内收的功能。肩关节的活动不是以某一肌肉为单位单独活动,而是整体协调发挥作用。

2.肩关节的血液供应

肱骨头的供血动脉主要来自旋肱前动脉的分支。旋肱前动脉来自腋动脉,沿肩胛下肌下缘水平向外,通过喙肱肌深层,到达二头肌腱沟处,并发出一升支,在大结节的水平进入骨内。在骨内弯曲走行通向后内,称为弓形动脉,供应头部的大部血运。

此外通过大、小结节肌腱附丽于骺端的血管以及旋肱后动脉的分支,肱骨头得到部分血液供应。肱骨头内来自干骺端的血循环以及来自大、小结节和后内侧血管的血循环在骨内有良好的血管吻合关系。

肩袖血循环一般来自6个主要动脉的分支,分别为旋肱前动脉、旋肱后动脉、肩胛上动脉、胸肩峰动脉、肩胛下动脉和肱骨上动脉。

3.肩关节的神经支配

与近端肱骨有密切关系的神经有腋神经、肩胛上神经、肌皮神经和桡神经。

腋神经在后束分出和进入三角肌处活动范围较小,位置较为固定,与盂肱关节前下关节囊关系紧密,易遭受损伤。

肩胛上神经在向外走行过程中有两处固定点,一点在其上干的起点处,另一点在肩胛横韧带下方与肩胛上切迹间通过处。在上述两部分易遭受牵拉损伤。

肌皮神经进入喙肱肌的部位高低有一定的变异,自喙突下距离为 3.1～8.2cm,平均为5.6cm。在肩关节前方手术入路需游离切断喙肱肌时应注意到此处的解剖变异特点,以免误伤肌皮神经。该神经的终支为前臂外侧皮神经。肌皮神经常因穿刺伤及肩脱位和肱骨颈骨折移位而损伤。

桡神经在肱骨干骨折时易受累及,肩关节脱位及肱骨颈骨折时偶可损伤。

(二)致伤机制

由于年龄因素以及骨与关节囊韧带结构的强度不同,同样的外力作用于肱骨近端,可发生不同类型的损伤。正常的肱骨近端由较致密的网状松质骨骨小梁结构形成,其强度大于关节囊及韧带的强度,因而在青壮年时期,肩部外伤更易发生肩关节脱位,较少发生肱骨近端骨折,除非遭受严重创伤;儿童时期,肱骨近端骨骺板是解剖上最薄弱的部位,因此外伤易造成肱骨近端骨骺分离,较少发生关节脱位;在年老患者,肱骨近端骨质疏松、强度减弱,轻微的外力即可造成骨折。因此肱骨近端骨折常发生于老年人。

造成肱骨近端骨折最常见的外伤机制是上肢伸展位摔伤所致。第二种外伤机制是上臂过度旋转,尤其在上臂外展位过度旋转时,肱骨上端与肩峰相顶触时易于发生。第三种外伤原因是肩部侧方遭受直接外力,可造成肱骨大结节骨折。造成肱骨近端骨折的其他少见原因和外伤机制是癫痫发作或电休克治疗时。由于肌肉痉挛性收缩可造成肱骨近端骨折脱位。此外,肿瘤、转移性病变可使骨质破坏,骨强度减弱,遭受轻微外力即可发生骨折。肱骨近端是病理性骨折好发部位之一。

(三)分类

理想的骨折分类系统应当是在解剖及创伤解剖基础上,借助于X线片易于将骨折进行分类,并能指导治疗和判断预后。

肱骨近端骨折的分类方法很多。按有按骨折的解剖部位、按损伤的机制、按骨折块的数目以及接触面的大小、按骨折块的血循环情况等分类系统。

有学者提出将肱骨近端分为 4 部分骨折块的概念,即大致按骨骺的闭合线将肱骨上端分为解剖头、大结节、小结节和肱骨干骺端 4 部分。所有不同类型的骨折是上述 4 部分骨块不同组合的结果。此概念为目前国际通用的 Neer 分类系统奠定了基础。

当今国际上广泛采用的骨折分类方法有 Neer 分类和 AO 分类。

1.Neer 分类

此种分类方法包含骨折的解剖部位、骨折块移位的程度和不同组合等因素在内。可概括肱骨近端不同种类的骨折,并可提供肌肉附丽对骨折移位的影响和对肱骨头血循环状况的估计。从而可更加准确地判断和评价肱骨近端骨折的预后,以便指导选择更合理的治疗方法。Neer 分类方法考虑到骨折的部位和骨折的数目,但分类的主要依据是骨折移位的程度即以移位大于 1cm 或成角畸形大于 45°为标准进行分类。

肱骨近端骨折,包括几处的骨折,只要未超过上述的明显移位标准,说明骨折部位尚有一定的软组织连接,保持一定的稳定性。这种骨折为轻度移位骨折,属于一部分骨折。

二部分骨折是指某一主骨块与其他 3 个部分有明显的移位。三部分骨折是指有 2 个骨折块彼此之间以及与另两部分之间均有明显的移位。四部分骨折是肱骨近端 4 个主要骨折块之间均有明显移位,形成 4 个分离的骨块。此时肱骨头呈游离状态并失去血液供应。

Neer 对肱骨近端骨折脱位的诊断有明确、严格的定义。真正的骨折脱位是骨折伴有肱骨头脱出盂肱关节,而不能将肱骨近端骨折时伴有的肱骨头向下半脱位(关节内)或肱骨头的旋转移位混为一谈。

根据脱位的方向可分为前脱位、后脱位。根据骨折移位的数目可分为二部分骨折脱位、三部分骨折脱位和四部分骨折脱位。

肱骨头的劈裂骨折和关节面嵌压骨折是特殊类型的肱骨近端骨折。根据肱骨头关节面嵌压的范围大小可分为小于 20%、20%~45%和大于 45% 3 种。肱骨头劈裂骨折可参照上述标准分类。

2.AO 分类

在 Neer 分类的基础上,AO 分类是对 Neer 分类进行改良,分类时更加重视肱骨头的血循环供应情况,因为肱骨头的血循环状况与缺血性坏死的发生和骨折治疗的预后有密切关系。根据损伤的程度,AO 分类系统将肱骨近端骨折分为 A、B、C 3 种类型。

A 型骨折是关节外的一处骨折,肱骨头血循环正常,因此不会发生肱骨头缺血性坏死。

A1 型骨折是肱骨结节骨折,再根据结节移位情况分为 3 个类型。A1-1:结节骨折,无移位。A1-2:伴有移位。A1-3:伴有盂肱关节脱位。

A2 型骨折是干骺端的嵌插骨折(外科颈骨折),根据有无成角及成角方向也分为 3 个类型。A2-1 型:冠状面没有成角畸形。侧位前方或后方有嵌插。A2-2 型:冠状面有内翻成角畸形。A2-3 型:冠状面有外翻成角畸形。

A3 型是干骺端移位骨折,骨端间无嵌插,可分为 3 个类型。A3-1 型:简单骨折,伴有骨折块间的成角畸形。A3-2 型:简单骨折,伴有远骨折块向内或向外侧的移位或伴有盂肱关节脱位。A3-3 型:多块骨折,可有楔形骨折块或伴有盂肱关节脱位。

B 型骨折是更为严重的关节外骨折。骨折发生在两处,波及肱骨上端的 3 个部分。一部分骨折线可延及关节内。肱骨头的血循环部分受到影响,有一定的肱骨头缺血性坏死发生率。

B1 型骨折是干骺端有嵌插的关节外两处骨折,根据嵌插的方式和结节移位的程度可分为 3 个类型。B1-1 型:伴有大结节骨折。B1-2 型:伴有轻度的内翻畸形和肱骨头向下移位。合并有小结节骨折。B1-3 型:侧位有向前成角畸形,同时伴有大结节骨折。

B2 型骨折是干骺端骨折无嵌插,骨折不稳定,难以复位,常需手术复位内固定,可分为 3 个类型。B2-1 型:干骺端斜行骨折伴有移位及结节骨折移位。B2-2 型:干骺端横断移位骨折,肱骨头有旋转移位,伴有结节移位骨折。B2-3 型:干骺端粉碎性移位骨折,伴结节移位骨折。

B3 型骨折是关节外两处骨折伴有盂肱关节脱位,可分为 3 个类型。B3-1 型:干骺端斜行骨折,伴盂肱关节脱位。虽然只有一骨折线,但通过结节及干骺端。B3-2 型:与 B3-1 型相似,伴有结节骨折及盂肱关节脱位。B3-3 型:干骺端骨折伴盂肱关节后脱位及小结节骨折。

C 型骨折是关节内骨折,波及肱骨解剖颈。肱骨头的血循环常受损伤,易造成肱骨头缺血性坏死。

C1 型骨折为轻度移位的骨折,骨端间有嵌插,可分为 3 个类型。C1-1 型:肱骨头、大结节骨折。颈部骨折处有嵌插,呈内翻畸形。C1-2 型:肱骨头、结节骨折,颈部骨折处有嵌插,呈内翻畸形。C1-3 型:肱骨解剖颈骨折,无移位或轻度移位。

C2 型骨折是肱骨头骨折块有明显移位,伴有肱骨头与肱骨干骺端嵌插,可分为 3 个类型。C2-1 型:肱骨头、结节骨折,肱骨头与肱骨干骺端在外翻位嵌插,骨折移位较明显。C2-2 型:肱骨头、结节骨折,肱骨头与肱骨干骺端在内翻位嵌插。C2-3 型:通过肱骨头及结节的骨折,伴有内翻畸形。

C3 型骨折是关节内骨折伴有盂肱关节脱位,可分为 3 个类型。C3-1 型:为解剖颈骨折伴有肱骨头脱位。C3-2 型:解剖颈骨折伴有肱骨头脱位及结节骨折。C3-3 型:肱骨头和结节粉碎性骨折,伴有肱骨头脱位或肱骨头的部分骨折块脱位。

尽管 Neer 分类和 AO 分类系统是目前国际上广为应用的分类方法。但是由于肱骨近端骨折复杂、组合多变,X 线片上骨折块的影像重叠以及在 X 线片上准确测出 1cm 的移位或 45°成角畸形有一定困难,因此不同医生对同一 X 线片可能做出不同的分类结果,在临床应用中还存在一定的问题,有进一步改进和完善的余地。

(四)临床表现及诊断

肱骨近端骨折一般均有明显的外伤史。伤后患肩疼痛、肿胀、活动受限。由于肩部肿胀,局部畸形可不明显。但主动、被动活动时均可引起疼痛加重。有时可闻及骨擦音。

诊断骨折的同时必须考虑有无神经、血管损伤。肱骨近端骨折时,应同时注意对肩胛骨、锁骨以及胸部的检查,此外也需注意肩袖损伤、病理性骨折的鉴别诊断。

肱骨近端骨折伴盂肱关节脱位应与近端骨折伴肱骨头在关节内向下半脱位或称假性脱位相鉴别。肱骨近端骨折后,由于关节内创伤出血或反应性积液,可使关节腔膨胀,使肱骨头与肩盂间隙加大。肢体重量使肱骨头向下移位,正位 X 线片有类似向下方脱位的表现。但在液体吸收后,半脱位现象可自行消除。此外由于制动,三角肌可发生废用性萎缩,失去正常的张力。持续的重力作用使肱骨头发生向下半脱位的现象,当肩部肌肉通过康复锻炼后,半脱位现象一般即可消失,不要误诊为肱骨头脱位。

标准的 X 线片投照位置和高质量的 X 线片是肱骨近端骨折正确诊断、分型的必要条件,也是决定治疗方案和总结评价治疗效果的重要依据。

目前对肱骨近端骨折诊断通常采用创伤系列投照方法,包括肩胛前后位、肩胛侧位及腋位投照。3 个投照平面相互垂直,可以从不同角度显示骨折线、骨折块的移位方向,因此可比较准确地评价骨折的分型。

肩胛骨平面与胸廓的冠状面之间有一向前倾斜 35°~40°的夹角,因此盂肱关节平面既不在冠状面,也不在矢状面。通常的肩关节正位片实际是有一定倾斜角度的盂肱关节投影。肱骨头与肩盂有一定的重叠,不利于对骨折线的观察。而肩胛正位片是盂肱关节的真正前后位的清晰投影。避免了骨与骨的重叠。拍摄肩胛正位片时,需将患侧肩胛骨平面贴向胶片,对侧肩向前旋转 40°,X 线光束垂直于 X 线胶片。

正位片上颈干角平均为 143°,是垂直于解剖颈的线与平行肱骨纵轴线的交角。此角随肱骨外旋而减小,随内旋而增大,有 30°的变化范围,可用来测外科颈骨折的成角畸形。肩胛侧位片也称肩胛骨切线位片或 Y 形位片,拍的照片影像类似英文大写字母 Y,其垂直一竖是肩胛体的侧位投影,上方两个分叉分别为喙突和肩峰的投影,三者相交处为肩盂所在。正常肩关节肱骨头的投影位于 Y 形 3 个臂的中央,即在盂内。肱骨头脱位时,肱骨头可移向前方或后方。侧位片上颈干角平均为 25°(9°~59°)。

拍摄肩胛侧位片时,将 X 线片匣放于患肩前外侧,对侧肩向前旋转 40°位,X 线球管在背后平行于肩胛冈。垂直于底片拍摄即可获得肩胛侧位片。

前后位、肩胛骨侧位(Y 相)和腋窝相是主要的 X 线检查,1970 年,Neer 建议将此列入创伤的常规评估手段,至今仍是评估肱骨近端骨折最为重要的手段。如果患者无法配合腋窝相的体位,那么可采用 Velpeau 腋窝相,因为这一相的摄片无须去除吊带和外展患肩。断层摄影、CT 检查对判断肱骨头关节面骨折的范围以及骨折移位的程度有很大帮助,但无法替代常规 X 线平片。CT 可有选择地应用于部分病例,主要用于进一步评估结节移位的程度和范围,肱骨头骨折块的大小,肱骨头劈裂骨折时关节面受累情况,合并的盂唇骨折范围和移位程度,一般需采用 2mm 薄层扫描。CT 三维重建,对于评估复杂骨折或骨折畸形愈合病例颇具价值。

(五)治疗

肱骨近端骨折的治疗原则是争取理想的复位,尽可能保留肱骨头的血循环供应,保持骨折端的稳定,并能早期开始功能锻炼。但也要认识到肩关节是全身活动范围最大的关节,因此一定程度的畸形,由于活动范围的代偿,一般不会造成明显的功能障碍。在决定治疗方案时,除考虑骨折的移位、成角的大小及骨折的解剖部位等因素外,尚需考虑患者年龄、全身情况、合并损伤、医疗技术条件等因素综合分析判断。

肱骨近端骨折中 80%~85%为轻度移位骨折,可采用非手术方法治疗。大多数二部分骨折也可应用非手术方法治疗。明显移位的结节骨折常需手术复位固定。而三部分骨折、四部分骨折及骨折脱位和肱骨头的劈裂骨折多需手术治疗。

1.保守治疗

无移位或轻度移位的肱骨近端骨折(Neer 1型),无论几部分均可采取保守治疗或石膏固定或夹板固定或三角巾悬吊。若有一部分错位大于1cm并旋转大于45°(Neer 2型),多数学者也主张保守治疗,应用较多的是牵引固定、悬吊石膏固定、手法复位夹板固定、手法复位外展架固定、钢针撬拨复位外固定等。对两部分骨块错位大于1cm旋转大于45°即Neer 3型骨折的治疗争议颇多。

有学者认为老年人应以保守治疗为主,尤其是轻度和中度错位者,更应采取保守治疗,有学者认为小儿和老人肱骨近端骨折应以保守治疗为主,手术有肱骨头坏死、关节强直、骨骺发育不良、感染等诸多并发症。有学者强调肱骨近端骨折80%可通过保守治疗达到目的,只有20%才考虑手术治疗(主要指Neer 4型)。有学者认为不仅Neer 3型骨折可采取保守治疗且合并肱骨头脱位者也可采取保守治疗,但若肱骨头不能复位者需考虑手术。无论哪型肱骨近端骨折都应先试图保守治疗。

2.手术治疗

(1)闭合复位经皮穿针固定术:闭合复位或利用钢针撬拨复位,对肱骨头血供干扰小,肱骨头坏死率较低。骨折复位后可采用经皮克氏针固定术或外固定架固定术,此技术对无骨质疏松的患者为有效的治疗方法。

(2)切开复位内固定术。

1)钢板内固定:切开复位、钢板内固定技术一直是治疗肱骨近端骨折的常用方法,但其对组织的损伤较大,对局部血循环有明显损害,并发症较多。随着材料学的发展、手术方法的改进,目前其并发症已有所下降。肱骨近端骨折钢板内固定有多种类型,如"T"形钢板、三叶钢板、1/3管形钢板、钩状钢板等。对于二部分或三部分骨折的患者,特别是年轻患者,钢板可提供有效的稳定性,术后可早期进行物理治疗和功能练习,具有一定的优越性。肱骨近端锁定钢板是2001年AO组织新研制出来的一种非常有前途的接骨技术。

2)闭合复位、髓内钉固定:闭合复位、髓内钉固定术是治疗肱骨近端骨折的有效方法,与开放复位方法比较,对骨折部位的创伤小,减少了肱骨头缺血性坏死的发生率,感染率也较低,但骨折的复位不够理想,骨折固定也不够稳定。肱骨近端骨折的不稳定因素主要与骨的压缩和缺损有关,特别是在骨质疏松患者,骨的压缩和缺损更加严重。此问题尚未得到解决,目前常采用骨移植的方法填充骨缺损。因此髓内钉固定技术对四部分骨折的治疗效果尚不肯定。

3)张力带钢丝固定:应用张力带的原则是使造成骨折片分离的力转变为骨折端的压缩力,有利于骨折的早期愈合,允许较早地进行关节功能锻炼。有关学者的研究结果确定了张力带内固定治疗肱骨近端四部分骨折的优势,可以降低肱骨头缺血性坏死的发生率。有学者还发现对三部分骨折进行保守治疗优于张力带钢丝固定技术,而四部分骨折,张力带钢丝固定技术优于保守治疗。还有学者将髓内针或螺钉与张力带钢丝联合应用,增加了固定的强度,有利于早期功能锻炼。

4)肩关节置换术:肩关节置换术包括半肩关节置换术和全肩关节置换术,半肩关节置换术又称肱骨头置换术。有学者报道了12例人工肱骨头置换术的初步结果,其手术指征主要是肱骨头粉碎性骨折(三、四部分骨折)伴肱骨头坏死。其手术成功的关键在于精确地重建肱骨大结节,保持肩袖的完整和功能以及重建肩峰下滑动机制。有学者认为手术操作问题、术后大结节移位、迟发性肩袖破裂及术后不当的功能锻炼,是手术失败的主要原因。有学者也发现大小结节的复位及固定情况是影响肩关节置换术成功与否的重要因素。全肩关节置换术是在半肩关节置换术的基础上再植入关节盂假体,在肱骨近端骨折治疗中的应用不及半肩关节置换术广泛,适用于严重的肱骨近端骨折伴关节盂破坏。有学者认为半肩关节置换术与全肩关节置换术的选择,应基于患者关节盂的形态、肩袖损伤情况、骨折病因、患者年龄及期望活动度。关节盂假体的固定是整个全肩关节置换术中最复杂、最关键的步骤,尽管目前的第三、第四代假体可对肩解剖旋转中心进行三维调节,允许三维运动,但由于肩关节复杂的解剖特性,肩关节置换术仍存在许多问题。与半肩关节置换术相比,全肩关节置换术操作复杂、技术要求高、损伤较大、感染率较高、经济花费也较多。与全身其他关节的人工关节置换不同,人工肩关节置换术后的远期结果不仅取决于手术操作的成功,而且更强调科学而严格的术后处理,尤其是那些应用人工肩关节置换治疗的复杂肱骨近端骨折的患者。有学者发现常见的并发症依次为假体松动、盂肱关节不稳定、肩袖损伤、假体周围骨折、假体失效(包括组件型假体头柄分离)以及三角肌力弱或功能障碍。只要在术中严格仔细地操作,按解剖位置置入假体,牢固并且在正常位置重建大、小结节,并结合科学、充分的术后康复治疗,大多数并发症是可以避免的。目前,肩关节置换术还不像髋关节及膝关节置换术那样成熟,存在很多并发症,一旦手术失败无很好的补救措施。

5)其他手术治疗方法:对于肱骨近端粉碎性骨折,还有肱骨头切除、关节融合以及腓骨头替代等多种治疗方法,但因效果多不满意,所以目前临床已很少应用。

总之,肱骨近端骨折的治疗,尤其是粉碎性骨折的治疗,目前仍没有形成一个固定的、大多数学者都能接受的治疗模式。手术有其一定的优越性,但同时也要考虑手术的全身风险及手术本身的创伤,严格掌握好手术适应证。非手术治疗方法与手术治疗方法相比,在减轻疼痛和改善活动度上,手术治疗方法较好,但关节置换和固定两组对比时,对关节活动的功能影响无明显差异。有学者主张对于肱骨近端复杂骨折可先考虑切开复位内固定术,肩关节置换术可作为内固定失败的一种补救措施。当然,对于老年患者,骨质质量较差的复杂骨折,也可一期行肩关节置换术。有学者认为切开复位内固定时,应根据骨折块的情况选用多种内固定物固定;对于合并有肩袖损伤者,应在处理骨折同时积极做肩袖修复,这样肩关节才能获得良好的功能和满意疗效。

(刘　伟)

第二节　上臂损伤

一、肱骨干骨折

(一)应用解剖

肱骨干上端起始于肱骨外科颈,下端止于肱骨内外侧髁上缘连线。上半部分呈圆柱形,下半部分呈三棱柱形。体中部的前外侧面有呈"V"形的三角肌转子,为三角肌在肱骨的附着点。该肌止端处的凹陷是一个重要的解剖标志,相当于肱骨的中段,是肱肌和喙肱肌的起止点及滋养动脉进入肱骨的位置。于此平面,有桡神经和肱深动脉经桡神经沟绕过肱骨背面,尺神经向后穿内侧肌间隔离开肱骨。肱骨下端前后扁平微向前倾,形成两个关节面,参与组成肘关节;其两侧突起为内、外上髁,并分别向上延为内、外上髁嵴。

肱骨的血供主要来自滋养动脉、骨骺动脉及骨膜动脉3个系统,上端的动脉主要来自旋肱后动脉,经小孔入骨骺端,故此处血供好,骨折愈合较好。肱骨体的血供主要来自肱动脉及肱深动脉发出的滋养动脉,经滋养孔入骨干后分为升、降两支,并与两端的骨骺动脉及骨膜动脉相吻合。肱骨下段的动脉主要来自肱深动脉及尺侧副动脉等。

当肱骨在不同水平发生骨折时,肱骨上的不同附着肌肉将断端向不同方向牵拉而产生不同的移位。当骨折位于三角肌止点以上时,近骨折段受胸大肌、背阔肌和大圆肌牵拉而内收,远骨折段受三角肌牵拉而外展,但因同时受肱三头肌、肱二头肌和喙肱肌的牵拉而使两骨折段重叠。当骨折位于三角肌止点以下时,三角肌牵拉近骨折段外展,远骨折段受肱三头肌和肱二头肌牵拉而向上移位。

(二)致伤机制

肱骨干骨折最常见的致伤机制是直接暴力,如棍棒的直接打击、机械挤压、高处坠落伤、刀等锐器的砍伤。此类骨折中开放性骨折的发生率高于闭合性骨折,而且骨折线多为横行骨折或粉碎性骨折,肱骨中上段更为多见。而摔倒时手或肘部着地暴力向上传导多引起肱骨中下段斜行或螺旋形骨折,多伴有蝶形骨折片。此外,两人之间强力掰手腕、运动员投掷标枪等也可引起肱骨干骨折。

(三)分类

肱骨干骨折与其他部位的骨折一样,根据不同的分类标准有多种骨折分类。最常见的按骨折的部位分为肱骨上段骨折、中段骨折和下段骨折,根据骨折端是否与外界相通而分为开放性骨折和闭合性骨折,按骨折线的形状分为横断骨折、螺旋形骨折、粉碎性骨折和多段骨折,根据是否有病理因素的存在而分为创伤性骨折和病理性骨折。

AO的骨折分类则根据骨折的部位和类型将每个骨折予以统一的标准化分类。前两位代表骨折的部位,后三位代表骨折的形态特点。肱骨干为12,表示骨折形态的第三位为型(以ABC表示),第四位和第五位分别表示组和亚组。随分类的数字越大则损伤的能量越大,骨折越严重。这样的统一分类有助于不同学者之间的交流和资料的积累。

(四)诊断

肱骨干骨折的诊断一般无困难,主要依据如下。

1.外伤史

较为明确。

2.临床表现

(1)疼痛:表现为局部疼痛、环状压痛及传导叩痛等,一般均较明显。

(2)肿胀:完全骨折,尤其是粉碎性骨折局部出血可多达200mL以上,并因创伤性反应,局部肿胀明显。

（3）畸形：在创伤后，患者多先发现上臂出现成角及短缩畸形，除不完全骨折外，一般多较明显。

（4）异常活动：在伤后立即出现，患者可听到骨摩擦音，就诊检查时无须重复检查，以免增加患者痛苦。

（5）功能受限：较明显，且患者多采取用健手扶托患肢的被迫体位。

（6）并发症：骨折线多波及桡神经沟，桡神经干紧贴骨面走行，甚易被挤压或刺伤；周围血管也有可能被损伤，因此在临床检查及诊断时务必对肢体远端的感觉、运动及桡动脉搏动等加以检查，并与对侧对比观察。凡有合并症时，应在诊断时注明。

3.影像学检查

正侧位 X 线片可明确显示骨折的确切部位及骨折特点。

（五）治疗

根据骨折部位、类型及患者全身具体情况等不同，可酌情灵活掌握。

对于青枝骨折及不完全骨折，用上肢石膏托、中医夹板＋三角巾或充气性夹板固定均可。

对于一般移位的骨折，指小于 30°成角移位，不超过横断面 1/3 的侧向移位以及斜行或螺旋形骨折、短缩移位在 2cm 以内的骨折，可按以下程序处理。①复位：局部麻醉或臂丛麻醉下，采取徒手操作即可，无须特殊设备或骨牵引。②固定：上肢悬垂石膏固定方便、易行。固定 5 天左右，当石膏松动时，可更换石膏，而后持续 4～6 周后酌情拆除。③功能锻炼：在石膏固定期间即开始做肩部及手部的功能活动，拆除石膏后应加强肘部的功能锻炼，以防僵硬。

对于有明显移位的骨折，指骨折端移位程度超过前者，骨折大多发生在肱骨中上 1/3 者，可酌情选择以下治疗方法。

1.尺骨鹰嘴牵引＋外固定

对移位明显的年迈患者，可通过尺骨鹰嘴克氏针，患肢 0°外展位持续骨牵引，使骨折端达到复位。持续 2～3 周，局部较为稳定后再更换上肢悬吊石膏固定，并开始肩部、手部早期功能活动。

2.手技复位＋外展架固定

对青壮年，尤其是骨折线位于三角肌附着点以下的，可利用上肢螺旋牵引架及尺骨鹰嘴骨牵引施以手法复位，并以上肢石膏加压塑形，经 X 线片检查对位满意后行上肢外展架固定。4～5 周后酌情拆除上肢石膏，先在外展架上活动，1～2 周后再拆除外展架。复位失败者，可行开放复位＋内固定术，术后也可在外展架上持续牵引。

3.骨外固定架复位及固定

多用于开放性骨折伴有明显移位者，可于清创术后采用 Hoffmann 架或其他形式的外固定架进行复位及固定。在穿针时应避开神经及血管，一般多在上臂的前外侧处进针，以免误伤。

4.开放复位＋内固定

对闭合复位失败的，原则上应考虑开放复位及内固定术，尤其是年龄较小及伴有桡神经受压症状需做神经探查术者。复位后可根据骨折端的形态、部位及术者的习惯等选用相应的内固定物。目前以交锁髓内钉最为常用，"V"形钉及 Ender 钉等髓内固定方式已较少使用（术式见后);也可用钢板固定,但有骨折愈合不良,术中有时需显露桡神经,二次手术取出内固定时易损伤桡神经。

(1)手术适应证。

1)绝对适应证:包括开放性骨折、漂浮肩或漂浮肘、血管损伤、双侧肱骨干骨折及继发性桡神经损伤。

2)相对适应证:包括节段骨折、保守治疗失败、横行骨折、肥胖、病理性骨折、骨折不愈合、神经系统功能障碍(帕金森病)、臂丛损伤及原发性桡神经损伤。

(2)内固定选择。

1)髓内钉:肱骨干骨折一般首选髓内钉固定,包括交锁髓内钉和普通髓内钉。交锁髓内钉目前应用最为广泛,有助于避免术后继发骨折端旋转移位;普通髓内钉临床应用逐渐减少,如"V"形钉、Ender钉和膨胀钉。①术前准备:除常规准备外,主要是根据肱骨髓腔的粗细,选择及准备相应规格的髓内钉或其他内固定物。根据患者健侧肱骨正侧位摄片,选择相应直径和长度的髓内钉。②麻醉:臂丛阻滞麻醉较为多见,也可选用全身麻醉。③体位:仰卧位,将患肢置于胸前即可。④肩部切口:将上臂内收内旋,在肩峰下缘肱骨大结节部的皮肤上做一个纵形小切口,分开三角肌,显露大结节,并在大结节部凿1个小骨孔。⑤复位:复位技术包括闭合复位和切开复位,闭合复位优势在于保护骨折端血运,应优先予以考虑。但当骨折复位不充分,尤其对于斜行或螺旋形骨折,髓内钉固定可能导致骨折端接触减少或骨缺损,增加骨不连风险。一般以骨折部位为中心做上臂前外侧切口,长度6~8cm。沿肱二头肌与肱三头肌间隙纵行分开即显露骨折断端,保护桡神经干,清除局部凝血块及嵌压坏死的软组织,将骨折复位(或试复位)。⑥顺行髓内钉内固定术:酌情选用相应的内固定物。a.一般髓内钉:多选用"V"形钉或Ender钉,其操作步骤如下。ⅰ.肩部切口,将上臂内收内旋,在肩峰下缘肱骨大结节部的皮肤上做一个纵行小切口,分开三角肌,显露大结节,并在大结节部凿一个小骨孔。ⅱ.打入髓内钉,将选好的髓内钉沿肱骨干的纵轴方向,从骨孔打入近侧骨折端,使露出骨折端外的钉尖不超过0.5cm,以利于复位。ⅲ.将髓内钉穿过骨折端,固定,在前者基础上,用手法或用持骨器使骨折端准确对位,继续将髓内钉逐渐打入远侧骨折端内,直到仅有钉眼部分露在骨孔外为止。髓内钉固定后必须使骨折端紧密接触,以利于愈合。b.交锁髓内钉:可按前法相似操作。但闭合操作要求在C形臂X线机透视下,直接从肩峰切口,通过大结节插入。目前所用为RT型肱骨髓内钉,其直径分为7mm、8mm和9mm,近端直径为9mm;其中7mm直径的为实心髓内钉,另两种为空心髓内钉。髓内钉的近端和远端均使用4mm全螺纹自攻型螺钉交锁;要求螺钉穿透对侧皮质,以防止髓内钉旋转。此外,RT肱骨交锁髓内钉配有一独特的近端交锁螺钉导向器(近端瞄准器及引导器),使得近端交锁螺钉能够准确锁定髓内钉。由于具备以上设计特点,RT肱骨髓内钉可适用于肱骨干横行或粉碎性骨折、骨不连及病理性骨折。操作步骤包括:ⅰ.插入髓内钉,以大结节顶部内侧为髓内钉插入口,将曲柄锥准确插入至肱骨外科颈内,并经透视根据定位证实;ⅱ.导针的插入,拔出曲柄锥,插入直径2.0mm球型髓腔锉导针,使导针通过骨折近、远端髓腔直至鹰嘴窝上1~2cm,经透视证实导针位于肱骨髓腔内;ⅲ.扩髓,沿导针插入球型髓腔锉,其直径为6~11mm;首先采用直径6.0mm球型髓腔锉开始扩髓,每次递增直径0.5mm,扩髓至理想直径,即大于所选髓内钉直径0.5~1.0mm,切忌将大于髓腔锉直径的髓内钉插入髓腔内；ⅳ.髓内钉插入,将近端瞄准器及引导器连接于髓内钉近端,在引导器近端套入髓内钉敲打器；沿导针缓慢插入直径 8mm 或 9mm 髓内钉(直径 7mm 髓内钉为实心髓内钉,需拔出导针后方可插入)；术中应注意保持髓内钉近端弧朝向外侧,髓内钉远端位于鹰嘴窝上方 1.5～2cm,髓内钉近端置于大结节皮质下 0.5mm；ⅴ.近端交锁,髓内钉近端椭圆形槽孔呈内外方向,通常使用直径 4.0mm 自攻型交锁螺钉,2.7mm 钻头,8.0mm 钻头套筒,钻头经近端瞄准器及椭圆形槽孔穿透至对侧皮质,可在 20°范围内调整钻头方向,沿钻孔攻入交锁螺钉；ⅵ.远端交锁,髓内钉远端椭圆形槽孔呈前后方向,需在透视下寻找髓内钉远端椭圆形槽孔,使用 2.7mm 钻头经远端椭圆形槽孔穿透至对侧皮质,沿钻孔攻入交锁螺钉。⑦逆行交锁髓内钉固定术：采用逆行交锁髓内钉固定时,患者取俯卧位,在肱骨远端背侧自鹰嘴尖起向上做 1 个长约 8cm 的切口,肱骨髁上区域的背侧皮质可以通过劈肱三头肌入路显露。进针点位于鹰嘴窝附近,并依次使用 3.2cm 与 4.5cm 的钻头进行开孔,然后用逐渐加粗的扩髓钻进行扩髓,避免发生髁上骨折。应轻柔插入髓内钉,并保证钉头少许插入肱骨头。

2)钢板：应用钢板对医师的技术及经验要求较高。使用钢板可以降低肩、肘关节僵硬的发病率。钢板仍是肱骨干骨折畸形矫正及骨折不愈合治疗的理想方法。①钢板种类：目前多应用各型 AO 钢板。限制接触型动力加压钢板多用于中段骨折。重建钢板可以塑形,应用于肱骨远侧 1/3 骨折。锁定加压钢板因有独特锁钉设计和良好的稳定性,适用于粉碎性骨折及骨质疏松骨折。②手术入路：前外侧入路,可显露肱骨全长,显露中 1/3 骨折时劈开肱肌以保护桡神经,延伸到下段时必须于肱肌和肱桡肌间显露桡神经,钢板置于前方或外侧。后侧入路,多用于肱骨远端 1/3 骨折显露,切口起自鹰嘴,沿后正中线向近端延伸,在肱三头肌外侧头和长头分离显露骨折和桡神经,钢板置于肱骨背侧面。③手术需注意问题：骨折两端必须各用 3～4 枚螺钉固定,确实加压固定骨折端,尽量不剥离骨膜；最重要的是保护桡神经,做到不被损伤或不被压于钢板下。④微创经皮内固定技术(MIPO)：锁定加压钢板经肱骨前侧入路 MIPO 技术,经皮肌肉隧道插入锁定加压钢板,通过间接复位并对骨折端进行桥接固定,适用于粉碎性、多段或骨质较差的骨折,可保护骨折端血运,骨折断端稳定性好,可提高骨折愈合率。但应注意肱骨中下段处桡神经卡压风险。

(六)并发症及其处理

1.桡神经损伤

约占肱骨干骨折的 8%,以肱骨中下 1/3 为多发,处理原则如下。

(1)仅有一般桡神经刺激症状：依据骨折移位情况按前述的原则进行处理,对桡神经症状进行观察,大多可自行恢复。

(2)有桡神经损伤症状：应及早行手术探查。术中显示断裂者,予以吻合,包括鞘内断裂的病例；有神经干挫伤的,可酌情切开外膜及束膜进行减压。

(3)疑有桡神经嵌于骨折端：在手技复位时必须小心,应尽量利用牵引使骨折复位,桡神经也随之回归原位；因骨折端十分锐利,易加重桡神经损伤,因此切忌粗暴手法。

(4)陈旧性桡神经损伤：对完全性损伤应行探查＋松解吻合术。失败者可行腕部肌肉转移术来改善手腕部功能,效果也多满意。不完全性损伤者,可行探查＋松解性手术,术中显示部分断裂者,也应行吻合术。

2.血管损伤

骨折合并血管损伤是创伤外科的一种紧急情况,必须进行急救,以便迅速恢复血液供应,在止血的同时应准备手术。对开放骨折行内固定后对血管损伤予以修复。

血管造影对于判断肱骨干骨折损伤血管的部位及程度是一种有价值的辅助诊断手段。动脉损伤修复的方法可根据损伤的部位和类型而异。动脉壁裂伤、洁净而裂口较小者可行侧壁缝合术,完全断裂者则需吻合或行血管移植。

3.延迟愈合或不愈合

肱骨干骨折的正常修复过程因各种因素受到影响时,骨折正常的愈合时间则被延长,甚至完全停止,从而引起骨折延迟愈合或不愈合。时间上二者难以绝对界定,一般认为超过 4 个月为延迟愈合,超过 8 个月为不愈合。导致骨不连的有以下因素。

(1)局部因素。

1)骨折节段的血供:肱骨干骨折以中段最多,又以中下 1/3 骨折不愈合率为最高。主要是由于肱骨中下 1/3 交界处骨折时易导致骨营养动脉的损伤。该动脉大多数只有一支,直接由肱动脉分出,通常在肱骨中下 1/3 交界处或中点附近的前内侧进入骨内,并在骨皮质内下行至髓腔内分出上行支和下行支,一旦损伤易导致延迟愈合或不愈合。

2)骨折类型:粉碎性骨折易于发生迟延愈合和不愈合,也因碎骨块缺乏血供所致。

3)开放骨折:除骨折断端由内刺出者外,开放骨折多为直接暴力致伤,软组织损伤严重,骨折类型也多为粉碎性,易发生感染而影响骨折的正常愈合。

4)骨缺损及感染:也是造成骨不连的重要原因。

(2)医源性因素。

1)反复多次或粗暴的手法复位:不仅可以加重软组织损伤及血管损伤,还会加重骨折端血供障碍,影响骨折正常愈合。

2)外固定不确实:包括外固定时间不足、范围不够、不能维持骨折端稳定,过度牵引造成断端分离等。

3)手术治疗的干扰:骨折本身有损伤骨营养动脉的可能性,而手术切开复位又进一步增加了可能损伤的机会。术中骨膜剥离使本来已缺血的骨端又失去了由骨膜而来的血运。手术内固定使骨端达到良好的复位及稳定作用,同时破坏了骨端的正常血液循环而影响愈合。未植骨修复内固定术中残留的骨缺损也是重要原因之一。

4)内固定不确实:包括内固定器材选用不当及固定技术不合理。内固定器材必须确实稳定骨折断端,如内固定后骨折端不稳定,易发生骨不连。使用钢板螺丝钉内固定时,骨折两端至少各固定 3 枚螺钉,方能起到稳固固定。过细的髓内钉与髓腔接触面积较小,内固定术后骨折端不稳定,易发生骨不连。

5)过度运动:过早恢复工作对于重体力劳动者,容易导致骨不连,可致内固定疲劳断裂,在残留骨缺损情况下更易发生。

(3)肱骨骨不连:分为肥大性骨不连和萎缩性骨不连两大类。前者血供较好,为断端不稳定所致;后者血供差,往往有骨缺损。对骨不连及延迟愈合的病例,如非手术疗法无效,则应从病因角度酌情选择相应的术式治疗的。

1）手术基本原则：①稳定的内固定；②保证骨折端良好的血运；③清除骨不连处硬化骨及瘢痕组织；④有效植骨。

2）具体术式：①交锁髓内钉；②加压钢板＋植骨；③锁定加压钢板＋植骨。该钢板稳定性好，并可保护骨折端血运，应优先选择。对于内固定术后的骨不连，需考虑更换内固定种类，使骨折端达到确实稳定，促进骨折愈合。

4.晚期并发症

主要包括肩、肘关节僵硬，活动受限，老年患者发病率更高。合并肘部损伤情况下可发生骨化肌炎。应在医师指导下进行早期的功能锻炼，改善肩、肘关节功能。

二、肱二头肌和肱三头肌断裂

（一）肱二头肌及其肌腱断裂

1.肱二头肌断裂

发生在肌肉部位的肱二头肌断裂很少见，断裂通常发生在肌腱或腱—骨接合部。肌肉实质的断裂很难修复，功能恢复也很难预测。完全断裂的预后很差，瘢痕组织连接两断端，远侧肌肉的功能很差。对于不完全撕裂，建议行非手术治疗，即将肘关节固定于超过90°的屈曲位。如在肌肉上可触及凹陷或撕裂已过数周，且肌力有很大程度的减弱，对活动较多的患者宜行手术修复，将断端肌肉对合，用中等粗细的不吸收缝线做间断褥式缝合。对广泛撕裂伤或陈旧性损伤，有学者对此方法做了补充，即在缺损部加缝一层阔筋膜。对于陈旧性撕裂，肌肉两断端常常有广泛的纤维化，缝合前需清理出新鲜组织。术后应将肘关节固定于屈曲位。4周后去除绷带，开始轻柔的被动和主动锻炼。

2.肱二头肌近端肌腱断裂

超过50%的肱二头肌肌腱断裂发生在长头腱。此肌腱的急性外伤性断裂最常发生举重物之时，但致伤的确切力量根据肌腱的强度而异。断裂多呈横向，位于肩关节内或肱骨结节间沟的近侧段内。其余的断裂大多发生在肌—腱接合部或在关节盂附着部，还有少数断裂发生在短头腱、肌肉本身或肱二头肌远侧肌腱。

对大多数该肌腱断裂的患者，手术修复并不是必要的，保守治疗屈肘力及肩外展力减弱不明显。对活动较多、不愿接受畸形或旋后力量稍有减弱的青年人，近侧肱二头肌肌腱断裂可采取手术治疗。有时对因职业原因而需要有完整旋后力量的中年患者，如木匠，通过手术可以轻度改善旋后力量。

慢性肱二头肌肌腱炎或肱二头肌肌腱断裂与撞击综合征有关。对于有撞击综合征病史和急性断裂病史的患者，可用关节造影或MRI来判断肩袖的病理变化。应针对撞击综合征进行治疗并修补肩袖缺损。对于年龄小于40岁的活动较多的患者，如断裂在1年内，应当在做肩峰成形、喙峰韧带切除和肩袖修补术的同时做肌腱固定术；也可采用"钥匙孔"手术方法或将远侧肌腱直接缝合到肱二头肌肌腱沟周围的软组织或骨骼上的方法。

3.肱二头肌肌腱的远侧断裂或撕脱

肱二头肌肌腱远端断裂通常发生于中年男性，当屈肘90°抬起重物时或当肱二头肌收缩以对抗突然的阻力时发生断裂。断裂时可听到撕裂声,随即出现疼痛、肿胀以及肘前窝处皮下瘀血。肌肉有明显的向上移位,可摸到一个凹陷。最初屈肘及旋后力量减弱。肱二头肌肌腱部分断裂后可使正中神经在前臂近段受压。发生完全断裂时有很明显的表现而较容易诊断,但部分或不完全的断裂则没有这种表现,常常出现类似完全断裂的症状,包括疼痛、屈肘和前臂旋后时无力等,唯一的不同点是仍可触及肱二头肌肌腱。MRI能协助区别部分断裂和完全断裂,同时还能明确肌腱病、腱鞘炎、血肿和肱二头肌挫伤。

对于要求不高的患者可以考虑保守治疗。手术治疗可获更好的结果,特别是旋后力量的恢复。

对于肌腱重新附着的正确方法和位置存在不同的观点。大多数学者都同意在理论上应当将其重新附着在桡骨结节的正常位置上,以求恢复肱二头肌的旋后力量。固定方法有:将肌腱远端用细螺纹螺钉固定在桡骨结节上;把肌腱劈开,将其一半断端穿过桡骨结节上已钻好的两个孔,再与本身及另一半肌腱缝合;将肱二头肌肌腱与肱肌缝合来进行修复;也有人建议用AO螺钉及垫圈将肌腱固定在双侧皮质上;应用带线锚钉固定。现在更多的学者愿意使用Boyd和Anderson方法对肱二头肌远侧断裂进行手术修补,采用2个切口将肌腱重新固定在桡骨结节上,它既能恢复肱二头肌的旋后力量,又可避免在肘前窝进行深入分离时损伤桡神经的危险。操作时以骨刀代替骨钻开窗,可防止产生的骨颗粒进入骨间空隙,从而减少异位骨化的发生。

慢性的肱二头肌肌腱远侧断裂,病史常常超过1个月,治疗时可将肌腱固定在肱肌或冠状突上。

(二)肱三头肌肌腱的断裂或撕裂

肱三头肌肌腱的断裂较为少见,常表现为带有一小尺骨鹰嘴尖骨片的肌腱撕裂。肱三头肌肌腱断裂也常与局部注射类固醇治疗鹰嘴滑囊炎有关。这类断裂应该用粗的不吸收线穿过鹰嘴上的骨孔进行修补,再用粗的不吸收缝线做张力缝合,以缓解修补处的张力。术后制动3周,以后在能控制活动的支架内做逐渐加强的主动屈曲练习,约3个月时开始做肱三头肌的主动肌力锻炼。根据修复后的肌力及软组织愈合情况可早期开始做等长收缩练习。

(赵 强)

第三节 肘部创伤

一、肘关节脱位

肘关节脱位是肘部常见损伤,多发于青少年,常合并其他损伤,在诊治中应提高警惕,防止漏诊漏治。

(一)致伤机制及分类

肘关节脱位多由间接暴力引起,常发生在坠落时上肢外展着地时,是由剪切力造成的。大多数脱位为后脱位。近尺桡关节向后移位时造成桡骨头骨折、桡骨颈骨折和(或)尺骨喙突骨折,外翻的应力还可造成肱骨内上髁的撕脱骨折。

肘关节脱位分类如下。

1.肘关节后脱位

最常见的一种类型,表现为尺骨鹰嘴向后移位,肱骨远端向前移位的肘关节脱位。

2.肘关节前脱位

较少见的一种类型,常合并尺骨鹰嘴骨折,表现为尺骨鹰嘴骨折和尺骨近端向前移位。

3.肘关节侧位脱位

常见于青少年,暴力致肘关节侧副韧带和关节囊撕裂,肱骨远端向尺侧或桡侧移位,常伴内上髁或外上髁撕脱骨折。

4.肘关节分裂脱位

极少见的一种类型,表现为尺骨鹰嘴向后脱位,而桡骨小头向前移位,肱骨远端便嵌插在二骨端之间。

(二)临床表现及诊断

明确外伤史,肘关节肿胀,肘关节呈半屈曲状,伸屈功能障碍,肘后三角形骨性标志紊乱。如为肘关节后脱位,尺骨鹰嘴向后明显突出,肘关节后方空虚。如为肘关节侧方脱位,肘关节呈内翻或外翻畸形。X线可以明确诊断。需注意仔细检查上肢的神经、血管功能。

(三)并发症

1.肱动脉损伤

在肘关节脱位时肱动脉损伤是严重的并发症,较为罕见。血管受到牵拉造成内膜撕裂以致断裂,早期诊断非常重要。如果闭合复位后动脉循环未恢复,则需立即进行动脉修复,通常要用大隐静脉移植修复动脉缺损。如果延迟进行手术治疗,需要切开前臂筋膜防止筋膜间隙综合征的发生。内膜撕裂可导致动脉迟发的血栓形成,肘关节脱位复位后要密切观察患肢血循环。

2.筋膜间室综合征

复位后通常有严重肿胀,需严密观测防止筋膜间室综合征的发生。

3.神经损伤

肘关节脱位可造成神经损伤,多为牵拉伤,经保守治疗可恢复其功能。

4.肘关节不稳

肘关节反复脱位造成肘关节周围组织愈合不良、韧带松弛或复位而未能修复损伤的侧副韧带时可导致肘关节不稳。需手术修复侧副韧带。

(四)治疗

1.手法复位

新鲜肘关节脱位或合并骨折的脱位主要治疗方法为手法复位,石膏托固定3周。麻醉下取坐位进行牵引与反牵引,将肘关节屈曲60°～90°,并可稍加旋前,常有复位感。合并骨折时,先复位关节,再复位骨折。超过3周的陈旧性脱位也可试行手法复位,固定时肘关节要<90°。

2.手术治疗

(1)适应证:①闭合复位失败或不宜进行闭合复位;②合并骨折时,关节复位后骨折不能复位;③陈旧性脱位,不宜进行手法复位;④某些习惯性肘关节脱位。

(2)开放复位:取肘关节后侧入路,保护尺神经,为防止再脱位,用一枚克氏针固定肘关节1～2周。

(3)关节成形术:适用于肘关节陈旧性脱位、软骨面已经破坏或肘关节已强直者。

3.复杂性肘关节骨折、脱位及其治疗

(1)肘关节脱位合并桡骨小头或肱骨小头骨折:手法复位肘关节,如果桡骨小头骨折无移位或复位成功,上肢石膏固定3周。如果桡骨小头粉碎性骨折或复位失败,则手术切除桡骨小头。

(2)肘关节脱位合并桡骨干骨折:手法复位效果较满意。肘关节复位后,如果桡骨干骨折再经手法复位成功,则上肢石膏固定4～6周。如果桡骨干骨折复位失败,则手术复位内固定。

(3)肘关节脱位合并肱骨外髁、桡骨颈骨折:采用手法复位,如果肱骨外髁外翻90°,则不能用牵引方法复位肘关节;如果肱骨外髁、桡骨颈骨折复位成功,则上肢石膏固定4～6周;如果肱骨外髁、桡骨颈骨折复位失败,则采用手术复位。

(4)肘关节侧方脱位合并肱骨外髁骨折:如果肱骨外髁无外翻,应手法复位,避免牵引,将肘关节稍屈曲并稍内翻,用鱼际推按尺桡骨近端及外髁骨折块即可复位。如果外髁骨折块未复位,再试用手法复位。如果肱骨外髁复位失败,则采用手术复位。

(5)肘关节脱位合并上尺桡关节分离及肱骨外髁骨折:该损伤较复杂,可行手法复位。

(6)肘关节伸展性半脱位:该损伤少见,因此易于误诊和漏诊。有跌倒手掌着地外伤史,肘关节疼痛、肿胀,肘关节呈超伸展位僵直,不能屈曲活动,伸屈功能障碍。X线可以发现肱骨滑车向掌侧明显突出并外旋,尺骨明显后伸,尺骨、肱骨干呈−20°～35°角,鹰嘴关节面离开了与滑车关节面的正常对合关系。牵引下屈曲肘关节即可复位,上肢石膏固定3周。

二、肱骨髁上骨折

肱骨髁上骨折常发生于5～12岁儿童,占儿童肘部骨折的50%～60%。骨折后预后较好,但容易合并血管、神经损伤及肘内翻畸形,诊治时应注意。

(一)致伤机制及分类

1.伸展型

占肱骨髁上骨折的95%。跌倒时肘关节呈半屈状手掌着地,间接暴力作用于肘关节,引起肱骨髁上部骨折,骨折近侧端向前下移位,远侧端向后上移位,骨折线由后上方至前下方,严重时可压迫或损伤正中神经和肱动脉。按骨折的侧方移位情况,又可分为伸展尺偏型和伸展桡偏型骨折,其中伸展尺偏型骨折易引起肘内翻畸形,可高达74%。

2.屈曲型

约占肱骨髁上骨折的5%。由于跌倒时肘关节屈曲,肘后着地所致,骨折远侧段向前移位,近侧段向后移位,骨折线从前上方斜向后下方。

(二)临床表现及诊断

肘关节肿胀、压痛、功能障碍,有向后突出及半屈位畸形,与肘关节后脱位相似,但可从骨擦音、反常活动、触及骨折端及正常的肘后三角等体征与脱位鉴别。检查患者应注意有无合并神经、血管损伤。约 15% 的患者合并神经损伤,其中以正中神经最常见。应特别注意有无血运障碍,血管损伤大多是损伤或压迫后发生血管痉挛。血管损伤的早期症状为剧痛,桡动脉搏动消失,皮肤苍白、麻木及感觉异常等 5"P"征,若处理不及时,可发生前臂肌肉缺血性坏死,致晚期缺血性肌挛缩,造成严重残疾。

(三)治疗

1.手法复位+外固定

绝大部分肱骨髁上骨折手法复位均可成功,据统计达 90% 以上。手法复位应有良好麻醉,力争伤后 4~6 小时进行早期手法复位,以免肿胀严重,甚至发生水疱。复位时对桡侧移位可不必完全复位,对尺侧方向的移位要矫枉过正,以避免发生肘内翻畸形。二次手法复位不成功者则改行开放复位,因反复多次手法复位可加重损伤和出血,诱发骨化性肌炎。伸直型骨折复位后用小夹板或石膏固定患肢于 90°屈肘功能位 4~6 周;屈曲型则固定于肘关节伸直位。

2.骨牵引复位

适用于骨折时间较久、软组织肿胀严重或有水疱形成,不能进行手法复位或不稳定型骨折患者。采用上肢悬吊牵引,牵引重量 1~3kg,牵引 5~7 天后再手法复位,必要时可牵引 2 周。

3.手术治疗

(1)血管损伤探查:合并血管损伤必须早期探查。探查的指征是骨折复位解除压迫因素后仍有 5"P"征。探查血管的同时可行骨折复位及内固定。

(2)经皮穿针固定:用于儿童不稳定型骨折,可从内外上髁分别穿入克氏针或肘外侧钻入 2 枚克氏针固定。

(3)开放复位内固定:适用于手法复位失败者。儿童用克氏针固定,成人用钢板螺钉内固定。

4.并发症及其处理

(1)神经损伤:以桡神经为最多见,其次为正中神经和尺神经,掌侧骨间神经损伤症状易被忽视。

(2)肱动脉损伤:由骨折断端刺伤所致,严重者可致完全断裂。典型的有 5"P"征。可发生前臂肌肉缺血性坏死,至晚期缺血性肌挛缩,最严重的会发生坏疽而截肢。确诊有血管损伤,必须立即行血管探查术。血管连续性存在但表现为痉挛者,可行星状神经节阻滞,也可局部应用罂粟碱或局部麻醉药解除痉挛;若上述处理无效或血管断裂,切除损伤节段行静脉移植术,恢复肢体远端血供。若存在前臂骨筋膜间室综合征,必须行前臂筋膜间室切开减压术。

(3)前臂骨筋膜间室综合征:发生于儿童肱骨髁上者多因肱动脉损伤、血管痉挛或破裂,也有部分为前臂严重肿胀时不适当的外固定引起前臂骨筋膜间室压力升高所致。临床上必须予以高度重视,处理不当可形成 Volkmann 缺血性挛缩。除 5"P"征外,前臂骨筋膜间室压力大于 30mmHg(1mmHg=0.133kPa)可作为诊断依据。一旦确诊,必须行前臂筋膜间室切开减压术,同时探查修复肱动脉,部分病例需掌侧和背侧两处减压。对筋膜间室切开减压术,须牢记"宁可操之过早,不可失之过晚"。对于肿胀重、移位明显的肱骨髁上骨折,上肢过头悬吊牵引是最好的预防方法。

(4)肘关节畸形:可出现肘内翻及肘外翻,并以内翻常见。畸形原因为复位不良导致骨折远端成角和旋转,并非骨骺因素。可行肱骨髁上截骨矫正。

(5)骨化性肌炎:多为粗暴复位和手术所致。

三、肱骨髁间骨折

肱骨髁间骨折是青壮年严重的肘部损伤,常呈粉碎状,复位较困难,固定后容易发生再移位及关节粘连,影响肘关节功能。该骨折较少见。

(一)致伤机制及分类

肱骨髁间骨折是尺骨滑车切迹撞击肱骨髁所致,也可分为屈曲型和伸直型两类;按骨折线可分为"T"形和"Y"形;有时肱骨髁部可分裂成 3 块以上,即属粉碎性骨折。

Riseborough 根据骨折的移位程度,将其分为 4 度。

1.Ⅰ度

骨折无移位或轻度移位,关节面平整。

2.Ⅱ度

骨折块有移位,但两髁无分离及旋转。

3.Ⅲ度

骨折块有分离,内外髁有旋转,关节面破坏。

4.Ⅳ度

肱骨髁部粉碎成 3 块以上,关节面严重破坏。

(二)临床表现及诊断

外伤后肘关节明显肿胀,疼痛剧烈,肘关节位于半屈位,各方向活动受限。检查时注意有无血管及神经损伤。

X 线片不仅可明确诊断,而且对骨折类型及移位程度的判断有重要意义。

(三)治疗

治疗的原则是良好的骨折复位和早期功能锻炼,促进功能恢复。目前尚无统一的治疗方法。

1.手法复位+外固定

麻醉后先行牵引,再于内外两侧加压,整复分离及旋转移位,用石膏屈肘 90°位固定 5 周。

2.尺骨鹰嘴牵引

适用于骨折端明显重叠,骨折分离、旋转移位,关节面不平,开放性或严重粉碎性骨折,手法复位失败或骨折不稳定者。牵引重量 1.5~2.5kg,时间为 3 周,再改用石膏或小夹板外固定2~3 周。

3.钢针经皮撬拨复位和克氏针经皮内固定

在 X 线片透视下进行,对组织的损伤小。

4.开放复位+固定

(1)手术适应证:适用于以下几种情况。

1)青壮年不稳定型骨折,手法复位失败者。

2)髁间粉碎性骨折,不宜手法复位及骨牵引者。

3)开放性骨折患者。

(2)手术入路:采用肘后侧切口手术,以鹰嘴截骨入路最为常用,采用标准肘关节后侧入路,绕尺骨鹰嘴桡侧使其稍有弯曲,掀起皮瓣,游离及妥善保护尺神经。为显露滑车和肱骨小头,行尺骨鹰嘴截骨。将肱三头肌向上方翻起,从而显露整个肱骨远端。术后鹰嘴截骨块复位,以张力带和(或)6.5mm 松质骨螺钉固定。该入路显露良好,但有截骨端内固定失效及骨不愈合的风险。其他尚有肱三头肌腱舌形瓣法和肱三头肌腱剥离法显露肱骨远端,有导致肱三头肌肌腱撕脱的危险,已较少使用。

(3)内固定种类:用克氏针张力带、重建钢板和"Y"形解剖钢板等内固定。最近开始应用AO 设计的分别固定内外侧柱的锁定加压钢板,双侧接骨板设计使骨折固定更为牢固。后外侧接骨板在肘关节屈曲时起张力带作用,内侧接骨板对肱骨远端内侧提供良好的支撑。强调术后早期能锻炼,防止关节僵硬。

四、肱骨外髁骨折

肱骨外髁骨折是常见的儿童肘部骨折之一,约占儿童肘部骨折的 6.7%,其发生率仅次于肱骨髁上骨折,常见于 5~10 岁儿童。骨折块常包括外上髁、肱骨小头骨骺、部分滑车骨骺及干骺端骨质,属于 Salter-Harris 骨骺损伤的第Ⅳ型。

(一)致伤机制及分类

引起肱骨外髁骨折的暴力,与引起肱骨髁上骨折的暴力相似,再加上肘内翻暴力共同所致。根据骨折块移位程度,分为 4 型。

1.Ⅰ型

外髁骨骺骨折无移位。

2.Ⅱ型

骨折块向外后侧移位,但不旋转。

3.Ⅲ型

骨折块向外侧移位,同时向后下翻转,严重时可翻转 90°~100°,但肱尺关节无变化。

4.Ⅳ型

骨折块移位伴肘关节脱位。

(二)临床表现及诊断

骨折后肘关节明显肿胀,以肘外侧明显,肘部疼痛,肘关节呈半屈状,有移位骨折可扪及骨折块活动感或骨擦感,肘后三角关系改变。

X 线片表现:成人可清楚显示骨折线,但对儿童可仅显示外髁骨化中心移位,必须加以注意,必要时可照对侧肘关节 X 线片对照。

(三)治疗

肱骨外髁骨折属关节内骨折,治疗上要求解剖复位。

1.手法复位

多数病例手法复位可获得成功。对Ⅰ型骨折,用石膏屈肘 90°位固定患肢 4 周。对Ⅱ型骨折,宜首选手法复位,复位时不能牵引,以防骨折块翻转;前臂旋前屈曲肘关节,用拇指将骨折块向内上方推按、复位。对Ⅲ型骨折可试行手法复位,不成功则改为开放复位。对Ⅳ型骨折则应先推压肱骨端复位肘关节脱位,一般骨折块也随之复位,但禁止牵引以防止骨折块旋转。

2.撬拨复位

在透视条件下用克氏针撬拨骨折复位,术中可将肘关节置于微屈内翻位以利操作。此法操作简单,损伤小,但应熟悉解剖结构,避免损伤重要的血管及神经。

3.开放复位

适用证如下。

(1)严重的Ⅲ型骨折移位或旋转移位。

(2)肿胀明显的移位骨折,手法复位失败。

(3)某些陈旧性移位骨折。复位后儿童可用丝线或克氏针内固定,成人可用克氏针及螺钉固定,术后石膏托固定3～4周。

五、肱骨外上髁骨折

肱骨外上髁骨折多发于成年男性患者,约占肱骨远端骨折的7%。

(一)致伤机制

多由于患者前臂过度旋前内收时跌倒,伸肌剧烈收缩而造成撕脱骨折。骨折片可仅有轻度移位或发生60°～180°旋转移位。

(二)临床表现及诊断

有跌倒外伤史;肘关节半屈位,伸肘活动受限;肱骨外上髁部肿胀、压痛;有时可扪及骨折块。结合X线片显示,不难诊断。

(三)治疗

1.手法复位

肘关节屈曲60°～90°并旋后,挤压骨折片复位,术后石膏外固定3周。

2.撬拨复位

适用于手法复位困难者或骨折后时间较长、手法复位困难者。

3.开放复位

适用于上述方法复位失败和陈旧性骨折病例,复位后用克氏针内固定,术后长臂石膏托屈肘90°固定3～4周。

六、肱骨远端全骺分离

肱骨远端骨骺包括肱骨外髁、滑车、内上髁、外上髁骨骺。肱骨远端全骺分离为不常见的肘部损伤,其临床特点与肱骨髁上骨折相似,是髁上骨折发生在幼儿发育阶段的一种特殊损伤类型。

幼儿肘部骨骺大多未骨化,骨折线往往不能通过X线直接显影,加之与肘部某些损伤X线表现甚为相似,临床诊断极易混淆,其误诊率之高在骨折中堪居首位。

（一）致伤机制及分类

肱骨远端全骺分离多因跌倒时，患臂伸展位撑地，肘过伸，身体重心落在患臂，自下而上的外力和身体重力传导至肘部所致。少见的损伤是屈肘位跌倒，暴力撞击鹰嘴再传向肱骨髁部造成。此型的损伤多发生在较大幼儿，可能与骺板方向改变有关。婴儿期的骺板接近水平位，来自鹰嘴的暴力与骺板相互垂直，不易引起全骺分离；随着年龄的增长，骺板倾斜度增加，来自鹰嘴的暴力与骺板方向一致，故易发生屈曲型全骺分离。

根据以上致伤机制，将肱骨远端全骺分离分为伸展型和屈曲型。

根据 Salter 分型，少数为Ⅰ型，多数为Ⅱ型，新生儿全骺分离皆为滑脱型损伤（即 Salter Ⅰ型），骨折线全部经过骺板而不涉及干骺端，其恢复期 X 线片可见干骺端呈花边状不规则骨化，提示损伤可能累及骺板生长区。

（二）临床表现

伤肘疼痛及肿胀明显，活动受限，患儿如能很好地合作检查，可以查出环绕肱骨远端的压痛，临床表现颇似肱骨髁上骨折。

（三）诊断与鉴别诊断

临床表现是诊断肱骨远端全骺分离的重要依据，但患儿往往不能很好地合作检查，诊断主要依靠 X 线检查所见。其典型表现为分离的肱骨远端骨骺连同尺、桡骨一并向后、向内侧移位，而外侧骨骺与桡骨近端始终保持良好的对线对位关系。临床阅片主要观察 4 点：①肱骨外髁骨骺与肱骨干的对位关系；②肱骨外髁骨骺与桡骨近端的对位关系；③肱骨外髁骨骺有无旋转移位；④肱骨干与尺桡骨长轴的对应关系。仔细分析上述改变，常可得出明确诊断。然而，对于不典型的病例，有时鉴别比较困难，临床常需警惕。

1.肱骨外髁骨骺分离

肿痛局限于肘关节外侧，肘无不稳定感，有时可触及外髁异常活动。X 线片显示肱骨外髁往往有旋转移位，肱骨干和尺桡骨的关系正常，由于滑车外侧柱缺损，尺骨鹰嘴可轻度外移。全骺分离恰恰相反，外髁骨骺无旋转移位，尺桡骨往往随同外髁骨骺向内侧移位，临床易把大龄幼儿全骺分离误诊为外髁骨折。

2.肘关节脱位

幼儿肘部骨突标志不易摸清，临床难以依靠肘后三点关系进行诊断。若肱骨外髁骨化中心未出现，其 X 线表现与全骺分离鉴别困难。唯一可参考点是发病年龄和移位方向，肘关节常为外侧脱位，全骺分离远段往往内移。根据整复过程中的"手感"进行鉴别较为可靠。肱骨外髁骨化后，便能以其影像作为诊断依据，二者不易混淆。

3.肱骨外髁骨折合并肘关节脱位

此损伤极少，偶见于学龄期儿童。临床和 X 线表现兼有外髁骨折和肘脱位的特征。当外髁骨折已离开桡骨轴线，鉴别比较容易，若其保持与桡骨近端对位，多属于全骺分离。同样，整复中"手感"和复位后 X 线表现有助于鉴别。外髁合并肘关节脱位手法整复后外髁往往对位不良或残留旋转移位，而肱骨干与尺桡骨的对应关系比较稳定，全骺分离则相反。

（四）治疗与预后

本病的治疗原则和整复方法与肱骨髁上骨折相同，常规闭合复位外固定。复位时特别注意整复向尺侧移位的全骺分离,使之完全矫正,以免继发肘内翻畸形。由于屈肘位固定不易控制肘关节提携角,故有主张早期改做伸肘位固定,以防肘内翻畸形。对于不稳定型骨折,如技术和设备条件允许,可行闭合整复并通过皮肤钻入钢针固定。切开复位效果不满意。陈旧骨折不宜强施手法或切开整复,以免骺板早闭,日后截骨矫形较为可取。

七、肱骨内上髁骨折

儿童时期,肱骨内上髁骨骺尚未与肱骨下端融合,易于撕脱。因此肱骨内上髁(骨骺)骨折是一种常见的肘部损伤,占儿童肘关节骨折的 10％ 左右,仅次于肱骨髁上骨折和肱骨外髁骨折,占肘关节骨折的第 3 位。

(一)致伤机制及分类

肱骨内上髁是肘内侧副韧带起点,同时又是前臂的屈肌包括桡侧腕屈肌、尺侧腕屈肌、指浅屈肌、掌长肌和部分旋前圆肌的止点。

当肘伸直位以手掌撑地摔倒时,上肢处于外展位,体重以及肘关节正常的提携角,造成了肘关节的外翻应力,在骨骺未闭合前,骺线本身就是潜在的弱点,再加上处于紧张状态的前臂屈肌群的骤然收缩,结果导致内上髁(骨骺)骨折,内上髁被牵拉向前、向下,并旋转移位。与此同时,内侧副韧带丧失正常的张力,维持关节稳定的重要因素遭到破坏,结果是肘关节内侧间隙暂时拉开或者发生肘关节侧后方移位,撕脱的内上髁(骨骺)被夹在关节内侧或者完全嵌入关节内。

因角力掰腕所造成的肱骨内上髁(骨骺)骨折,一般见于骨骺将要闭合的男性,多见于13～15 岁,见于角力过程中重心易改变时,一方保持胜利继续用力;而对方持续对抗过程中,由于屈肌总腱极度收缩,造成撕脱骨折。一般不合并肘关节侧方不稳现象。

尺神经走行于肱骨内上髁后方的尺神经沟内,骨折同时,尺神经可能被牵拉、碾挫,甚至连同骨折块一起嵌入关节间隙,造成尺神经损伤。

内上髁变位的程度,实际上标志着肘关节内侧结构(包括尺神经)损伤的程度,根据其严重程度分为 4 度。

Ⅰ度损伤:内上髁(骨骺)分离,轻度移位。

Ⅱ度损伤:撕脱的内上髁(骨骺)向下、向前旋转移位,可达关节水平。

Ⅲ度损伤:撕脱的内上髁(骨骺)嵌夹在内侧关节间隙,实际上肘关节处于半脱位状态。

Ⅳ度损伤:肘关节向后或向外后侧脱位,撕脱的内上髁(骨骺)嵌夹在关节内。

(二)临床表现

由于肘关节内侧结构损伤,肘内侧疼痛明显,特别是外翻应力下尤甚。局部肿胀、压痛,内上髁的正常轮廓消失。肘关节活动受限,前臂旋前、屈腕、屈指无力,Ⅲ度、Ⅳ度损伤者,肘关节功能障碍更为明显。

(三)诊断及鉴别诊断

根据患者体征,结合外伤史和 X 线所见,比较容易诊断。在局部弥散性肿胀不是十分明显的病例,往往可以摸到撕脱、移动的内上髁(骨骺)。

正常的肱骨内上髁骨化中心可以位置偏后,在前后位 X 线片上,骨骺部位可以出现一条透亮区,把骨骺分为两半,偶然也能见到多骨化中心,应注意勿与骨折(骺损伤)相混淆。对有疑问的病例,应摄健侧 X 线片对比。

移位很轻或者没有移位的 I 度损伤,容易漏诊。如存在局部软组织肿胀,周围筋膜紧张,有明显压痛,同时 X 线显示骨骺与干骺端不平行,骨骺边缘不清楚,往往说明有骨折(骺分离)存在。

Ⅲ度儿童的内上髁(骨骺)骨折,肘关节脱位往往在就诊时已自行复位,要特别注意不要把嵌夹在关节间隙的内上髁(骨骺)与尺骨鹰嘴二次骨化中心相混淆。

年龄小于 5 岁,内上髁二次骨化中心未出现前的肱骨内上髁骺分离,单纯靠 X 线片进行诊断易出现漏诊、误诊,容易将内髁骺分离与内上髁骺分离相混淆。

(四)治疗

1.非手术治疗

肱骨内上髁骨折不管有无移位,非手术治疗是首选的早期治疗方法。无移位的肱骨内上髁骨折无须复位操作,仅用上肢石膏固定即可,为期 3～5 周。拆除石膏后进行功能锻炼。有移位的骨折宜早期行手法复位。

合并肘关节脱位者,在肘关节复位过程中,移位的内上髁骨折片常可随之复位。如果肘关节已获复位,而内上髁尚未复位,也可再施手法复位内髁骨折片。

肱骨内上髁骨折片嵌夹于关节内的复位:助手将伤肢前臂伸展并使之外翻,使肘关节内侧张开然后将前臂旋后并背伸腕部和手指,使屈肌迅速拉紧,借助肘内侧张开屈肌牵拉的力量,使肱骨内上髁骨折片脱出关节间隙之外,再按上述操作方法将肱骨内上髁骨折片整复,加上肢石膏,将伤肢固定于功能位。

2.手术治疗

适应证如下。

(1)骨折明显移位,骨折块夹在关节内或旋转移位,估计手法复位很难成功。

(2)闭合复位失败或复位后骨折间隙仍＞5mm。

(3)合并尺神经损伤。原始轻微的尺神经牵拉症状,不一定需要特殊处理,多可自行恢复,不是切开复位的绝对指征。

对年龄小的患儿,可以用粗丝线或选择 2 根细克氏针内固定,术后上肢石膏功能位固定 4～6 周。对于成年人骨折片较小无法固定的,为避免日后尺神经的刺激症状,可以早期切除骨折片,并将其止点缝合于近侧骨折端处或用克氏针制成"门"形钉,压住复位的内上髁骨折片。

陈旧性肱骨内上髁骨折只要无尺神经症状及肘关节功能障碍,不必处理。骨折片明显移位,黏附于关节囊前影响肘关节功能或伴有尺神经症状可施行开放复位尺神经游离松解。陈旧性肱骨内上髁骨折片复位困难,也可以切除。

内固定随诊可发现尺侧角切迹、内上髁(骨骺)肥大、双内上髁等现象,如何减少切开复位内固定的并发症,仍是有待研究的课题。

(刘　伟)

第四节 断指再植

一、对断指再植手术适应证的认识

手指离断时根据断指与近端肢体组织的连接情况,分为完全离断和不全离断。完全离断是指离断手指远端和近端手指无任何连接或仅以肌腱相连。不全离断是离断手指远端与近端手指存在少量皮肤或软组织相连,远断端无血运。当创伤平面仍有较多软组织相连,尽管指端仍无血运,此时称为开放骨折伴血管损伤。另一种常用的分类方法是根据受伤机制,分为切割离断伤、挤压离断伤、撕脱离断伤和毁损离断伤。切割离断伤多见于电锯伤和刀砍伤;挤压离断伤多见于折弯机、裁纸机伤以及剪板机伤;撕脱离断伤多见于滚轮挤压和皮带轮绞伤;毁损离断伤多见于冲床挤压伤和重物压砸伤等。上述4种类型的离断伤血管的损伤程度和范围存在差异,因此再植的难度和成功率不同,再植条件最好的为切割离断伤,其次为挤压离断伤,再次为撕脱离断伤,再植条件最差为毁损离断伤。

(一)指体的条件

1.基本条件

断指是否适应再植,首先要看指体的条件,只要两端指体结构完整,无明显挫伤及多发骨折,这类断指就具备了再植条件。指体有轻度挫伤,且未伤及两侧血管神经束及指背静脉,这类断指也是可以试行再植的。若断指有明显挫伤,结构缺乏完整性,显然是不适宜再植的。当然,指体是否具备再植条件与致伤原因有密切关系。所以在选择适应证时也应了解致伤原因,以便对指体的条件、再植难易有粗略的估计。

2.各种致伤因素的影响

(1)切割伤:因锐利的刀刃造成的切割性离断,常见的有切纸机、家用菜刀、斧头、农村的铡刀等。这类断指的特点是:断面整齐,污染较轻,无挫伤或挫伤较轻,当再植清创时,两断面仅清除2~3mm组织即可,在修复肌腱的同时可缝合腱鞘,以利术后伤指伸屈功能的恢复。因切割伤离断的指体条件最好,再植后功能最为满意。

(2)电锯伤:电锯伤离断的指体条件比切割伤者差。这类断指两断面创伤较重,然而指体较完整,挫伤不明显,是适宜再植的断指。由于受伤时的姿势不同,所造成的断面创伤区别较大,斜行的锯伤断面组织损伤比横断为重。电锯伤的断指有下列特点:

1)轮式电锯锯片厚为2.5mm,锯齿向两侧偏斜各1mm,因此锯缝宽为4~5mm,所以被轮式电锯锯断的指体已造成4~5mm的组织缺损。

2)关节附近的断指其关节均呈开放性损伤,部分病例断端指骨呈粉碎性或劈裂状。

3)软组织断面参差不齐,而损伤范围仅局限于断面,当两断面各清除3mm后即为健康组织。

所以,电锯伤离断的指体,再植时指体短缩需达10~12mm,在关节附近离断时,短缩达12~15mm,因此术前应有充分估计。此类断指再植的难易与切割伤无明显差异,其功能恢复与离断部位、指骨损伤程度及手指多寡有关。

（3）冲压伤：经冲压伤离断的指体，从断面观似乎比较整齐。这类断指是发生于两个直角的钝性面交叉冲压离断，所以其软组织的损伤范围不仅局限于两断面，而且影响到断面的两侧。有时断指两侧软组织呈紫色，显示组织损伤较重。另外，冲压离断指体损伤程度与冲压模具及冲压速度有关。若冲压模具是空心的、速度快的，指体损伤较轻，再植条件较好；若冲压模具是实心的，不论速度快慢，指体损伤均较重，再植条件差。

（4）压砸伤：因压砸伤离断的指体损伤较重，适应再植的机会较少。压砸伤可造成多指离断，如果大部分指体已挫灭，仅某一指体或某一指体的某一节段完好时，应尽量为患者创造条件，争取再植或移位再植1~2个有功能长度的手指，以挽救该手的部分功能。

（5）撕脱伤：这类断指伤情最为复杂，大部分伤员因违反操作规程，戴手套操作机器所致。这类断指与其他种类断指的区别如下。

1)指体断端各种组织离断不在同一平面。

2)血管、神经、肌腱均从近端撕脱而抽出相当长的一段，近端组织均回缩，无法与原位的血管、神经、肌腱做直接缝合。

3)皮肤也有不同程度的撕脱，严重时呈瓣状或套状撕脱。

4)拇指呈撕脱性离断者，大多数发生于左侧，离断平面在掌指关节附近。过去这类断指被列入再植禁忌证，近年来采用血管、神经、肌腱移位的方法进行再植，使这类断指获得较高的成活率，并恢复了手指的基本功能。

（6）其他：手指离断原因多种多样，除以上几类损伤外，还有剪板机、三角皮带轮、电刨及农业机械伤等。对于动物咬断的指体，只要无明显挫伤，也可试行再植。

（二）断指的类型

1.完全性断指

指指体远侧部分完全与伤手分离，无任何组织相连或只有少量挫灭组织相连，进行再植清创时，必须将这部分组织切断或切除，称完全性断指。

2.不完全性断指

手指外伤后大部分组织均已离断，仅有少许皮肤或其他组织与伤手相连，不吻合血管不能成活者称不完全性离断。这类断指又有下列3种类型。

（1）有皮蒂相连。

1)皮蒂内无任何可见血管相连，指体苍白，再植时需吻接动、静脉。

2)皮蒂内有可见的静脉相连，但无动脉供血，指体略呈淡紫色、瘪、有毛细血管回流充盈现象，速度缓慢。再植时需吻接动脉才能成活。

3)皮蒂内只有动脉相连，无静脉回流，指体呈黯紫色，张力增高。指侧方做切开先流出黯紫色血液，以后流出鲜红血液。此时指体由紫变红，再植时需吻接静脉才能成活。

（2）有指神经相连：指体致伤后除指神经相连外，其他组织均已离断，再植时需吻接动脉、静脉。断指一旦成活，即有感觉，术后指腹饱满，外形感觉满意。

（3）有伸指、屈指肌腱相连：指体外伤后除肌腱相连外，其余组织均离断。再植时需吻接动脉、静脉、神经，这类断指再植后由于肌腱保持其连续性，术后功能恢复较佳。

（三）指别

1.拇指

拇指功能占手功能的 40%，一旦造成缺损，手的对捏功能就完全丧失。所以当拇指呈外伤性离断时，只要指体较完整，无明显挫伤，应尽量予以再植，即使指体有轻度挫伤或部分血管缺损，也应采用血管移植、移位的方法予以再植，以保全拇指长度与功能。

2.食、中、环指

除拇指以外，食、中、环指与拇指相对来完成手的主要功能，如果缺少其中之一，就会丧失手功能的完整性，导致持物不稳、捏握力减弱、协调能力减退。所以，当以上 3 个手指或其中 1～2 个手指离断时，有再植条件者均应予以再植或移位再植，以恢复部分功能。

3.小指

大部分学者认为，单一小指离断无再植意义，因此很少主张再植。仅个别病例为适应职业或美观也可予以再植。然而，对于多指离断同时伴有小指离断者应予以再植。其理由是多指离断再植后，所有指功能大致相似，多一个小指有利于外形及协同功能。目前，对小指离断是否予以再植，随着人们审美观念的变化，尤其是年轻女性要求自身完美愿望十分强烈，显微外科临床医师认为，离断的小指只要具备再植条件均应予以再植。

（四）年龄

1.青年

一旦造成手指缺损，对他们心理上会造成很大创伤，甚至影响其恋爱与婚姻。所以，对青年手指离断，应理解他们的心情，凡有条件者均应设法再植。

2.小儿

小儿处在生长发育阶段，他们对创伤有较强的修复与再生能力，功能恢复优于成人，所以对于小儿断指应积极予以再植。

3.老人

老年人多具有不同程度的器质性疾病，不宜接受长时间的手术及术后保指治疗。所以对 60 岁以上老年人的断指是否适应再植要慎重选择。部分 55～60 岁的老年人，体质较好且无器质性疾病，对于其拇指或多指离断应根据本人及其家属的要求，可以考虑予以再植。

（五）离断平面

有学者通过大量病例再植后随访的体会，认为只要熟练地掌握吻通直径为 0.3mm 的小血管技术，适应再植的离断平面可达到末节基底及末节中段甚至更远，实践证明指体离断部位越远再植后功能越好。到目前为止，从指根到指尖的断指均应予以再植。

（六）再植时限

指体组织内仅为皮肤、皮下组织、肌腱、骨骼等，这些组织对缺血缺氧比肌肉多的肢体有较强的耐受性，如果指体经冷藏保存还可以降低组织的新陈代谢，减慢组织变性，为再植创造有利条件。有学者认为在通常情况下，指体离断后虽未经冷藏，但到达医院后也应予以冷藏，并争取在 24 小时内重建血液循环，断指是可以成活的，成活后对指体的外形、功能无明显不良影响。如果指体离断后立即予以冷藏，断指耐受缺血时间还能延长，甚至可达 96 小时以上（在特殊情况下，经液氮低温保存 81 天的断指已获再植成功）。当然随着缺血时间的延长，其成活率必将逐渐下降。

季节的变化对断指的缺血时间有较大影响。在寒冷的季节或地区,离断指体组织变性缓慢,从而相对地可以延长指体缺血时限。相反,在盛夏或我国南方地区,因气温高,指体组织变性较快,必然缩短指体耐受缺血的时限。所以正当夏季或位于南方地区,指体离断后应争取尽早冷藏,并尽早做再植手术。

(七)不宜再植的 6 种情况

手指外伤性离断发病率较高,而手指离断后适宜再植的仅占断指的 1/3～1/2。遇到以下6 种情况不宜再植。

(1)患者有全身性疾病,不允许长时间进行手术或患者有出血倾向。

(2)断指及近端手指伴有多发性骨折及严重软组织挫伤,手指血管床严重破坏,血管、神经从远端撕脱较长。

(3)断指经刺激性液体或高、低渗透液及其他消毒液长时间浸泡。

(4)断指发生于夏季,离断时间过长,且术前未经冷藏。

(5)多发性手指撕脱伤,血管、神经、肌腱从近、远端抽出较长,无条件做移位缝接。

(6)精神不正常,本人无再植要求。

二、断肢再植的顺序与方法

断指再植术的操作顺序有两种,一种是顺行法,另一种是逆行法。目前国内外大部分学者习惯采用顺行法再植。其再植手术操作大致按以下程序进行:远近端清创→骨与关节内固定→修复伸指、屈指肌腱→吻合指背静脉→缝合指背皮肤→缝合两侧指神经→吻合指动脉→缝合掌侧皮肤。

(一)清创

清创术是一切开放性损伤的处理基础。认真而细致的清创,不仅清除了被污染、挫灭的组织,成为减少和预防感染、早日建立侧支循环、增进术后功能的一个重要步骤,也是提高再植成活率与成功率的一个重要环节。同时,在清创过程中还可以全面了解每一断面血管、神经、肌腱及骨骼的损伤情况,为再植术制订手术方案提供可靠依据,从而加速手术进程,为顺利完成再植手术打下良好的基础。

1.断指清创

首先剪除断指指甲,常规洗刷皮肤并消毒。断面用 0.1%新洁尔灭生理盐水浸洗擦干,于手术显微镜下在断面内寻找指固有动脉、指神经及静脉并予以标记。

(1)动脉:可按手指正常解剖位置去寻找,指固有动脉位于屈指肌腱鞘的两侧,与指固有神经在骨皮韧带一个狭长的血管神经束中走行。它们的关系是:指固有动脉位于指固有神经的外背侧,而指固有神经位于指固有动脉的内掌侧,所以只要找到其中之一,就可以按这一解剖关系找到另一种组织,然后用 5/0 线标记之。

(2)静脉:手指指背静脉的走向也有一定规律,只要了解了这一规律,寻找静脉就会容易一些。

1)指甲两侧的小静脉于甲基至远侧指间关节背侧正中处汇合形成1～2条,当走行于中、近节时又呈网状交叉向近端走行,达掌指关节时分向两侧而形成头间静脉。所以指背皮下静脉按集中—分散—集中这一规律走行。

2)静脉偏离中线。中指的指背静脉基本上位于正中,食、拇指的静脉向桡侧偏移,环、小指的静脉向尺侧偏移。

3)静脉呈网状相连,只要找到其中一条将其轻轻牵引在两侧便可找到随牵引伸缩的其他静脉。

当血管、神经已做标记后,可对断面施行清创。先用眼科组织剪在肉眼下紧贴断缘真皮下剪除皮肤缘2～3mm后于手术显微镜下进行清创,选定掌侧的一侧血管神经束为中心点,先对该侧血管、神经进行清创。用弹簧剪小心切除血管、神经周围被挫灭及污染的组织,并对动脉外膜外组织做简单的剥离。然后逐渐向周围及对侧扩大清创范围,并注意保护掌侧的皮下静脉。当清创扩大到对侧血管神经束时,又以对侧的血管神经束为中心做相同的清创,通过清创切除掌侧厚2～3mm有挫灭及污染的脂肪和其他组织。按同样方法,以指背某一静脉为中心,向左右扩展清创,切除一层厚2～3mm挫灭污染的皮下脂肪组织。清创时保护好已标记的动脉、静脉、神经以及伸、屈指肌腱。清创结束后,把断指浸入0.1%新洁尔灭生理盐水中约5分钟,然后用灭菌生理盐水清洗两遍,此时断指清创结束。

2.近侧端清创

剪除正常手指指甲,在充分麻醉及止血带下,对上臂下1/3、前臂及伤手常规洗刷皮肤消毒,断面用0.1%新洁尔灭生理盐水消毒后铺单。寻找近断端的血管、神经比远端容易,可按上述解剖位置及其规律寻找、标记、清创。近断端屈指肌腱离断后一般回缩较多,术者手持小血管钳沿鞘管小心夹捏,把断头轻轻拖出并用3/0缝线贯穿标记,有时肌腱断头回缩超出纤维鞘管,给寻找肌腱造成困难。术者可在手指掌侧做轻柔按摩,使断头复位,然后用前述方法小心将其拖出,用缝线贯穿标记。若采用上述方法仍找不到时,可在Ⅲ区切开皮肤,并切开鞘管找到后,用探针从断面引出。

(二)骨与关节的内固定

骨与关节的内固定是再植术的开始。现将断指再植术中处理骨与关节的有关原则陈述如下。

1.两骨断端需彻底清创及有限的骨缩短

在通常情况下,成人每断端骨缩短3～5mm,小儿每断端缩短以不超过2～3mm为限。

2.尽量保留关节

当手指在近节或中节指骨近1/3离断时,以缩短远断端指骨为主;当手指于近节或中节指骨远1/3离断时,以缩短近断端指骨为主,尽量保留关节。

3.关节融合

拇指于掌指关节水平离断,可做关节融合术;2～5掌指关节离断时,不宜做关节融合,只做关节成形。凡在指间关节水平离断者,均可做关节融合术,并要求融合于功能位,遇双侧多指从指间关节离断时,为便于再植操作,暂时可固定于伸直位,待后期做功能位融合。

4.小儿断指

骨总缩短以不超过 5mm 为限,尽量保留关节及骨骺,从任何关节离断者,均不宜做关节融合,仅做关节成形制动。

5.采用克氏针内固定

必须使骨端接触密切,防止旋转,并要求缝合骨膜,尽量避免克氏针贯穿关节。不得已时,只能贯穿一个关节,但克氏针不得从关节囊处穿出皮肤。提倡采用单枚克氏针斜行及两枚克氏针交叉内固定,并提倡钢丝十字交叉内固定。

6.解剖对位

所有指骨内固定及关节融合术,均要求达解剖复位,当手指屈曲时,使手指纵轴的延长线对准腕部舟状骨结节。

断指再植时指骨内固定的方法有很多,如何选择应根据不同的地区医院的条件及术者的操作习惯和技能灵活应用。以操作方便,固定可靠,利于肌腱张力的调节和愈合,不影响关节活动为原则。所有内固定完毕后应缝合骨膜。

(三)肌腱的修复

当骨骼内固定并缝合骨膜后,接着是修复伸指、屈指肌腱。断指再植的肌腱修复应根据手指的离断部位、平面,按解剖结构进行不同的修复。肌腱修复是否完善直接影响手指的外形与功能,术者必须严格无创操作,认真细致地进行修复,而不能简单马虎了事。修复顺序为先伸指肌腱,后屈脂肌腱,这样便于调节肌腱张力。

1.伸指肌腱的修复

掌指关节至近侧指间关节这一范围的断指,除修复中央腱束外,还应修复两侧腱束。近侧指间关节离断者,做关节融合后应修复两侧腱束。中节指骨离断者,应修复两侧束的伸指肌腱。远侧指间关节及其以远离断者,做关节融合或内固定,不需要修复伸指肌腱。小儿指间关节离断者,禁做关节融合,只行关节成形并内固定后修复相应伸指、屈指肌腱。

伸指肌腱的修复方法是伸指肌腱经清创后完全可以直接缝合,一般用 3/0 或 5/0 尼龙单线做"8"字缝合,使肌腱紧密对合,不露纤维残头。伸指肌腱修复的张力调节,以使手指处于伸直位为宜。

2.屈指肌腱的修复

近几年来,对屈指肌腱的营养及愈合有不少新的认识。指腱鞘内屈指肌腱的血液供应为节段状,主要来自深、浅肌腱间的长、短腱纽。相当于腱鞘 A_2 及 A_4 处腱段的血管少,血液循环差,相当于鞘管交叉韧带及膜状部分腱段的血管较丰富。肌腱背侧较掌侧血供好。肌腱与肌肉连接处血供好。肌腱远端在骨性止点处供应少量血液。腱内无血管处靠血浆扩散维持营养。腱鞘滑液能营养肌腱,屈指肌腱表面有纵形沟,当肌腱在环状韧带上滑动时,可将滑液推入肌腱深部进行循环。

屈指肌腱的修复方法是调节肌腱两端张力后,用锐刀切除多余的肌腱,在肌腱的两端各横贯一 7 号针头,使两断端处于松弛状态,用 3/0 线行 Kessler 法或津下法缝合,断腱连接处再用 5/0 无创尼龙单线沿肌腱连接处做环形连续缝合,使肌腱纤维断头不外露,缝接处光滑、整齐。

某些断指肌腱的离断平面与骨、关节及皮肤离断平面不一致,有的从肌腱与肌肉交界处撕脱,难以做原位肌腱修复时可采用邻指或其他协同肌做动力移位缝接;当肌腱缺损时可采用游离肌腱移植或邻指肌腱移位的方法修复。若肌腱从止点处撕脱,且肌腱保持完好,通过皮下隧道重新种植于止点处,用抽出钢丝法缝合。

(四)指背静脉的修复

1.基本要求

伸指、屈指肌腱修复后,先将再植指两侧的皮肤各缝一针,以防止手指旋转。然后用缝线牵开断缘皮肤以显露指背静脉。根据两断端已标记的静脉数目、口径、位置进行选择搭配,并尽量选用原位血管吻接。在通常情况下,每一断指修复3条静脉已够,但在搭配时最好准备4条静脉,以便选择。为避免术后发生静脉危象,除吻合指背侧静脉外,还应吻合指掌侧静脉。

2.静脉清创

每一条静脉修复前,首先对两断端的静脉做细致的清创,并做适当游离以备放置血管夹及缝合时血管的翻转。

3.静脉吻合段的选择

在通常情况下静脉吻合口选择静脉干段为宜,如果吻合口的一端有静脉瓣,在血管长度允许时,将带有静脉瓣的一段切除。吻接血管时,缝针、缝线不贯穿瓣膜。每当一条静脉吻接完毕,应及时开放血管夹,一般均能见到静脉血反流并通过吻合口使远侧端静脉管充盈,有时还可见到静脉血从远端静脉口溢出。为了保护已缝接的静脉,应将该静脉相对应处的皮肤缝合。

4.静脉修复的数目

断指再植以修复3条静脉为宜,当断端有4条静脉可供选作缝合时,也应予以修复。因为静脉修复数目多,有利于断指血液回流,减轻术后肿胀、感染的机会。

(五)缝合指背皮肤

当指背已修复足够的静脉后,在缝合指背皮肤前,应对远端未行修复的静脉予以结扎,以防动脉通血后造成断面出血,形成局部血肿而影响静脉回流。

缝合皮肤是外科操作常规,对外科医师来讲已习以为常。然而,断指的皮肤缝合,不同于一般皮肤缝合,应注意以下6点。

1.皮肤缝合点的选择

为了避免缝针损伤已修复的血管,缝合指背皮肤时,应选择皮下无静脉的间隙处。

2.镜下操作

必须缝合皮下有修复静脉的皮肤时,最好在手术显微镜下进行。

3.细针细线

宜用细针,缝线以3/0丝线或3/0尼龙单线为宜,不宜过粗。

4.周径修整

遇断指一端周径大,而对端周径小时,可将周径小的一侧断面皮缘做切开加长周径,以防狭窄及瘢痕挛缩。

5.缝合皮肤

要求皮缘对合整齐,外翻满意,以利愈合。否则,卷曲的皮缘将压迫静脉而影响循环,不利于皮缘愈合。

6.多余皮肤处理

应在镜下切除,以免造成局部臃肿。若皮肤缺损时,在不影响静脉回流的条件下,可做局部皮瓣转移来覆盖已修复的静脉,造成的皮肤缺损区可用游离皮片移植修复。

(六)指神经的修复

指背皮肤缝合完毕,将手翻转,使手掌侧朝上,把掌侧两断面皮缘,相当于血管神经束处做缝线牵引,充分显露伤口,把已标记两断端的神经移于镜下做再次清创,试调张力,使其在无张力下缝合。一般采用9/0无创尼龙单线做束膜或外膜间断缝合。每条神经以缝合4~6针为宜,使两断端神经匀称地对合,以不使神经束外露为原则。当指神经缺损时,可采用神经移植或神经交叉缝合的方法修复。为了使再植指术后恢复满意的感觉功能,两侧指神经均应同时修复。如果一侧或两侧指神经缺损较多,移植或移位修复均有困难,可根据指别修复主要一侧指神经。其修复原则是:拇指、小指以修复尺侧为主,食、中、环指以修复桡侧为主。

(七)指动脉的修复

修复指动脉,是重新建立断指血液循环的一个关键性操作。为了保证血管吻合质量,术者应以充沛的精力,来完成修复动脉的操作。

指固有动脉的解剖位置是恒定的,因清创时已做了标记,所以在吻接动脉之前应先了解两断端指动脉的损伤情况及血管外径等,来制订修复指动脉的方案。如果两侧指动脉均能直接缝合,两侧指动脉应同时修复。如果仅有一侧指动脉可做直接吻合,而另一侧有明显缺损,则要视血管的口径情况而定。如果口径较粗的一侧指动脉能做直接缝合,修复该侧指动脉后口径较细的一侧可暂不予移植修复;如果口径较粗的一侧指动脉有一段缺损,除缝合对侧指动脉外,该侧指动脉还应做血管移植来修复。若两侧同时有缺损,应选择血管口径较粗的一侧做血管移植修复。

1.指动脉缝接的数目

断指再植时,指固有动脉是修复一侧还是两侧,学者们有不同见解。有研究统计了6年共再植402个断指,仅吻合一侧指动脉的341指中,发生动脉危象的有58指,发病率为17%。吻合两侧指动脉为79指,发生动脉危象的仅9指,发病率为11%。由此说明,修复两侧指动脉比修复一侧指动脉发生动脉危象的概率低。所以为了提高再植成活率,两侧指动脉均应同时修复。

2.指动脉外径

不同的指别两侧指动脉的外径是不一致的。所以再植时吻接指动脉可以根据患者的体位、指动脉损伤程度及术者的小血管吻接技能加以选择。拇指及示指尺侧的指固有动脉比桡侧粗,而小指桡侧却比尺侧粗,中、环指两侧指动脉相差无几。再植时术者一般先吻合较粗的一侧动脉,然后再修复另一侧指固有动脉。指动脉缺损时,可采用邻指动脉移位交叉吻合或小静脉移植修复。

当指体重建血液循环后,由于修复的静脉数量有限,远侧指体静脉回流压力增高,掌侧皮下静脉可出现喷射状出血,此时术者不必惊慌,应及时小心地将该出血点予以结扎,以防术后局部血肿形成。

(八)掌侧皮肤的缝合

掌侧皮肤的缝合是断指再植术的最后一步,应有始有终、细致地完成每一操作步骤。在缝合掌侧皮肤之前,拆除皮肤的牵引线,伤手用温盐水清洗,清除伤口内血迹及缝线断头等异物,然后才缝合皮肤。缝合掌侧皮肤时尤其要注意两侧血管神经束,进针不宜过深,否则易误伤已修复的动脉及神经。遇小儿断指再植缝合两侧血管、神经部位的皮肤时,应在显微镜下进行。

(九)包扎

断指再植手术结束后,用灭菌温盐水清洗伤手,洗去一切血迹,以便观察正常手指与再植手指的皮肤色泽。在皮肤缝合处,用一层拧干的酒精纱布覆盖,利于引流。然后用多层灭菌纱布交叉重叠包扎,并注意以下事项。

(1)每一再植指皮肤缝合处均采用交叉重叠包扎,不要环形包扎。

(2)每一再植指指端应外露,以便观察血液循环。

(3)手指应包扎于功能位。

(4)包扎不宜太紧,以免影响循环;也不宜太松,以防敷料脱落。

(5)包扎范围自手指至前臂下 1/3,外用棉花包裹,并用绷带包扎以达保温的目的。

(十)逆行再植法

逆行法再植顺序完全与顺行法相反,由我国学者田万成创用,其再植手术操作按以下顺序进行:缝合掌侧皮肤→吻合掌侧静脉→缝合屈指肌腱→吻接指神经→吻合两侧指动脉→骨内固定→缝合伸指肌腱→吻合指背静脉→缝合指背皮肤。采用逆行法再植操作中的特点是:先掌侧后背侧,先血管后固定。为便于术中操作,应将已彻底清创的离断手指预先贯穿克氏针,针端在骨折端留有 1～2mm 即可,待指掌侧其他操作结束后再将克氏针钻入近端固定骨骼。同样,预先采用改良 Kessler 缝合法把尾线留于肌腱断端各 10cm,在修复肌腱时将尾线分别打结,线结留在所缝合肌腱的断端内。由于肌腱自身的回缩力使已修复的血管和神经处于无张力状态,术中不会损伤已修复的重要组织结构。该方法已被临床显微外科认同并采用,主要具有以下优点。

(1)术中操作不翻动伤手,由手指掌侧向背侧循序进行。

(2)术野显露清晰,不用附加切口,吻合动脉、神经极为方便。

(3)手术进程快捷,可明显缩短时间,为缺血时间较长的断指赢得宝贵时间。

(4)医师节时省力、精力旺盛,可高质量吻合血管,为获取断指再植提供保证。

(5)再植手术可在 1.5 小时内完成,明显减少离断手指缺血时间。

进行断指再植手术时,选用何种方法,主要依据术者的技术条件和操作习惯,同时还应依据断指缺血时间而定,达到保质保量地完成再植手术的目的。

三、指尖再植

断指再植已经历了 20 世纪 60 年代的开创期、70 年代的发展期、80 年代的成熟期、90 年代的功能期、21 世纪高新技术应用期(断指超低温保存技术)。在这样一个历程中,最显著的标志之一就是吻合血管技术的发展与提高。有学者首先对 0.2mm 微小血管进行实验研究,成功率达 90%以上,这一研究成果对推动显微外科技术的发展做出了巨大贡献。有学者将此项技术应用于临床,在断指再植中试行吻合直径 0.2mm 左右的微小血管,也获得了成功,并形成了一整套独特的吻合微小血管的技巧,为解决指尖再植这一难题奠定了基础。

指尖是指甲根以远的部位,是手指最特殊的区域,在日常生活与工作中使用最多,损伤极为常见。随着显微外科和手外科技术的发展与普遍应用以及人们生活水准的提高、审美观念的不断更新和对手部功能的需求,要求手部自身完美的愿望日益增加。指尖离断实行再植后,可满足患者的这一需求心理,其成活率高达 95.4%,是减少手指伤残的有效方法。

(一)指尖应用解剖

指尖是手指血管与神经支配的终末区域,组织结构细微,既往教科书中缺少对指尖解剖学研究的资料。根据临床需要,有学者采用显微解剖和血管铸型的方法对指尖血管和神经进行系统研究,以此为临床施行指尖再植手术提供理论依据。

1.指尖显微解剖

有学者对新鲜尸体手指进行解剖学研究,将美蓝从动脉内灌注,在显微镜下共解剖指尖18 个。尽管指尖血管、神经均为终末支,但这些组织仍有一定的分布规律。

(1)动脉:从指动脉弓处向远端有 5 个主要分支,位于掌侧屈指肌腱表面,两侧各 1 条,外径 0.1～0.2mm,居中者 3 条为腹终末支,外径 0.2～0.3mm。5 条主干相互交汇,任何一条均可供吻合。起始点的解剖投影位于指甲半月线处。

(2)静脉:指尖掌侧静脉紧贴皮下,管壁菲薄。其分布规律:拇、食、中、环指静脉在尺侧外径稍粗大,小指的静脉在桡侧稍粗大。这一规律主要与手指的受压摩擦有关,凡手指受压摩擦侧静脉外径细小,相反侧静脉外径则较粗大。静脉外径达 0.1～0.4mm。在指甲中段以近均可供吻合。

(3)神经:自手指远侧指横纹处向远端延续中呈树状分支,在动脉弓处由动脉前内侧移行至动脉前外侧,外径达 0.2～0.3mm,每支均可供吻合。

2.指尖血管铸型

指尖是指甲根以远的部位,此区域内血管外径细小,通过对指尖显微解剖学研究,已寻找出动静脉的分布规律。在此基础上,有学者又做了手指血管铸型,对指尖血管的立体构型进行了观察研究。

(1)标本制作。

1)铸型法:取新鲜上肢标本,以 ABS 树脂乙酸乙酯溶液灌注,待凝固后用盐酸腐蚀。经过6 个上肢标本的灌注,最后获取 22 个手指中的 17 个指尖铸型标本。

2)透明法:取新鲜小儿上肢标本,以朱砂液体灌注,按标本制作要求逐级脱水。而后用成品透明剂(冬青油)浸泡固定。经过 4 个上肢标本的灌注,最后获取 2 个上肢 10 个指尖的透明标本。

(2)结果观察。

1)在指尖血管铸型标本中,指尖血管呈立体网状构型,在每个指动脉弓上可见 3～5 个动脉终末分支,居中者外径相对粗大。

2)在采用静脉灌注的标本中,未发现手指掌侧、背侧静脉蓝染铸型,而手指区静脉均呈动脉铸型像,这与标本灌注时其压力不易掌握有关。

3)在指尖透明标本中,指尖血管也呈立体网状构型,在指动脉弓上也可观察到动脉终末分支,居中者外径相对粗大。

(3)与显微解剖结果比较,指尖的血管铸型与透明标本,均可观察到动脉立体构型;与指尖动脉显微解剖比较,两种方法的研究结果较为一致,同样都能为指尖再植提供解剖学依据,指导医师进行指尖再植手术。

(二)指尖离断分型

根据指尖显微解剖和指尖离断损伤程度,尤其在指尖再植中,有些病例可找到供吻合的静脉,少数病例则找不到供吻合的静脉,因此又将 Yamano Ⅰ 区损伤分为 6 种类型,为指尖再植手术提供方便。同时从 Ⅰ～Ⅵ 型手术难度也随之增加。

1.Ⅰ型

指甲弧至半月线处离断,正好伤及指动脉弓,可在指腹侧找到供吻合的静脉。

2.Ⅱ型

指甲中段以远离断,5 个指动脉终末支均受损,掌侧难以找到供吻合的静脉。

3.Ⅲ型

指甲区各种斜行离断,指动脉弓部分受损或 5 个指动脉终末支中的部分分支受损,掌侧可找到供吻合的静脉。

4.Ⅳ型

指腹撕脱离断,指动脉弓或动脉终末支部分受损,掌侧有供吻合的静脉。

5.Ⅴ型

指尖脱套离断,指动脉弓损伤或在其近端撕脱损伤,掌侧有供吻合的静脉。

6.Ⅵ型

指尖任何一型离断伴有同一手指近端不同平面的离断,手指损伤严重,再植难度增大,两段离断指进行再植时必须吻合掌侧静脉。

(三)指尖再植手术

1.手术方法

指尖离断是在一个特殊的离断平面上,指尖背面为指甲,施行再植时必须吻合指尖掌侧静脉,由于指尖掌侧静脉解剖的特殊性,采用逆行法吻合掌侧静脉最为方便。

再植手术方法较一般手指再植方法简单,不需缝合肌腱,应用注射针头即可固定骨骼,其再植顺序为:掌侧皮肤→皮下静脉→指动脉→指神经→骨骼固定→闭合伤口。

2.术中注意事项

指尖离断后,离体组织小,再植难度大,特别是进行静脉吻合更为困难。因此,指尖再植手术时应注意以下事项。

(1)指尖清创:离断指尖的清创不同于其他部位断指,因离体组织小,尤其是小儿指尖则更细小,不允许将创缘切除过多,可用手术刀刮除创缘污染物或用显微剪刀在显微镜下仔细清创,并在清创中找出血管、神经适当加以保护。

1)清创能否彻底是手术成功的关键。特点是:清创在显微镜下进行,有利于组织结构的辨认。

2）用 15 号刀片切除皮肤创缘,边切边寻找掌侧静脉。

3）用显微剪刀似卷地毯样清除一层皮下组织,达屈指深肌腱附着区中央处时,要仔细找出动脉分支。

4）对脱套伤应将暴露区域剪除一层组织,切不可损伤动脉分支。

5）对骨折断端一般不做缩短处理。

6）清创后用 1:5000 洗必泰纱布球擦洗创面两遍,进一步消毒。

（2）动脉寻找方法:指尖动脉分布规律如下。

1）两侧指动脉达指甲弧形线平面形成弓状。

2）指动脉弓以远发出 5 个分支,居中者外径最粗（成人 0.2~0.4mm,小儿 0.1~0.2mm）。

3）主要动脉分支均位于屈指肌腱附着区的掌侧面,可找出 2~3 支,在各种指尖再植类型中,按其解剖规律寻找到可供吻合动脉并不困难。如果寻找困难,术者可用拇、示指挤压指腹侧,将动脉支挤出并显露至伤口内,这一方法极为有效。

（3）静脉寻找方法:指尖静脉分布规律如下。

1）指尖掌侧真皮下静脉呈微网状结构。

2）相对较粗的主干位于指腹两侧,小指以桡侧,其他手指以尺侧较粗大,每个手指的另一侧相对细小（又称指尖静脉的优势侧或非优势侧）,静脉外径 0.1~0.4mm。

寻找方法:①按显微解剖部位,可在真皮深面仔细寻找,静脉壁极薄,管腔内无血液,若发现白色条状边缘整齐的组织结构,剪开部分残端,顺势用剪刀尖端一拨,即可发现管腔。②按静脉优势侧,小指主要在桡侧,其他手指主要在尺侧寻找,容易发现静脉。③按皮下出血,可挤压离体指尖,将其残存血液挤出,出血点处即是静脉。④按手指残端静脉暴露部位,有时近端残面有明显瘀血的静脉显出,可在离体指尖相应的解剖部位找到静脉。⑤动脉供血后寻找法,吻合动脉后即给指尖少量供血,皮下出血点处即是静脉。

（4）指骨不做缩短对血管吻合无影响:离体指尖中指骨较少（甚至无骨骼伤断）,末节指骨底又有屈指肌腱附着,一般不宜缩短,尤其对切割或挤切性指尖离断更不需做缩短。在清创时只需将骨折端去除污染物,以注射器液压冲洗后,再用洗必泰棉球擦洗骨折端两遍即可。骨折端保持伤后原状,应用注射针头固定十分方便,骨端结合紧密,有利于骨折愈合。

指尖血管外径细小,尤其是小儿血管,其外径仅为 0.1~0.2mm,就血管吻合而言是非常困难的。尽管在清创中或吻合时要剪除一段损伤血管,但血管张力并不加大。对指尖进行再植手术,从患者进入手术室到出手术室,在 1.5 小时内即可完成。因此,学者认为,指骨缩短与否与血管吻合无关,吻合血管技术、手术操作技巧和采用逆行法再植是获得手术成功的关键环节。

（5）操作技巧:指尖再植必须采用逆行法断指再植才能顺利完成手术,否则无法吻合掌侧静脉,同时指骨不予缩短,吻合动脉终末支也很困难。术中应注意以下操作技巧。

1）术中不用血管夹:吻合血管时,常因血管细小壁薄,不宜用血管夹,以防对血管产生副损伤,最终影响血管通畅率。通常采用指根橡皮筋止血法,一般一次止血带即可做完指尖再植手术。

2)血管吻合:血管残端仅被剪掉 3/5,另 2/5 的管壁与血管相连,术者或助手用镊子夹持并靠拢牵拉,而后术者于时钟 6 点方位缝合第 1 针,打结后再剪除与血管相连的 2/5 管壁,最后依次缝合血管,多数需吻合 6 针,少数吻合 5 针即可。

3)吻合血管中尽量少用肝素盐水冲洗血管腔:冲洗管腔后必然要用纱布将水擦除,常使细小的血管腔闭缩,反而给吻合血管造成困难。术中应使血管吻合区存有少量血液,此时管腔内充有血液易于进行吻合,不会导致缝住血管对侧壁的现象。同时,由于血液具有颜色,与血管有明显对比度,极利于保证血管吻合口高质量的吻合。

(6)恢复血运判断:指尖通血后,确定再植指尖血循环情况主要有以下两种方式。

1)离体指段创面出血情况:动脉供血后即可见到远端创面有明显出血,但在缺血时间较长或存在挤压损伤的指尖中,供血后远端断面出血少而慢,往往又会被近侧断面的出血口所掩盖,则不便于观察,应用肝素盐水冲洗远端断面,确定有出血后即可关闭伤口。

2)闭合创面后血运观察:术中创面已闭合时,一般因再植指尖较小,不宜做小切口观察血运,可采用装有肝素盐水的注射器针头刺破皮肤,并稍推注肝素盐水,拔除针头后,即可观察到刺入点处有明显出血。这种方法应用较少,仅在特殊情况下使用,刺入点应选择在避开血管吻合的部位。

(7)术后处理。

1)通血处理:应在通血前静脉给予低分子右旋糖酐 200mL,并在血管区软组织内注射 30% 罂粟碱 0.5mL。

2)常规处理:断指再植术后常规用药、换药及外固定。

3)特殊处理:临床经验证明,指尖再植后,尤其仅吻合动脉的再植术后,应在 48 小时或 72 小时内使用尿激酶,持续 3～5 天,对减少血管危象的发生具有重要作用。

4)血运观察方法:指尖再植与其他平面断指的再植一样,术后都需严密观察血液循环,但对指尖术后的观察方法有所不同。具体方法是:①观察指尖皮肤毛细血管反应;②指尖再植部位用注射针头穿刺,观察出血情况(仅用于特殊情况);③使用 Doppler 听诊仪监测局部血流声。

5)术后功能评价:指尖神经分布多,是一个特殊的感觉部位,要求神经功能的恢复与手指再植成活同等重要。指尖再植后能够达到感觉功能的生理要求,是所有断指再植病例恢复功能最好的结果,同时应具有与原手指相等的长度,手指伸屈功能正常,未损伤甲根及存在甲床,指甲生长良好,外形美观。因此,在指端损伤病例中应提倡指尖再植。

(刘　伟)

第五节　前臂骨折

一、桡骨颈骨折

桡骨颈骨折并不多见,常与桡骨头骨折伴发,也可单发,二者的致伤机制及诊治要求均相似。

（一）致伤机制

提携角、肘关节多呈自然外翻状,在跌倒手部撑地时暴力由远及近沿桡骨向肘部传导,当抵达桡骨上端时,桡骨头与肱骨小头撞击,引起桡骨头、桡骨颈或两者并存的骨折。如暴力再继续下去,还可出现尺骨鹰嘴或肱骨外髁骨折及脱位等。

（二）临床症状

1.疼痛

桡骨头处有明显疼痛感、压痛及前臂旋转痛。

2.肿胀

较一般骨折轻,且多局限于桡骨头处。

3.旋转活动受限

除肘关节屈伸受影响外,主要表现为前臂的旋转活动明显障碍。

4.其他

应注意有无桡神经深支损伤。

（三）诊断及分型

除外伤史及临床症状外,主要依据 X 线片确诊及分型。分析影像学所见,一般分为以下4 型。

1.无移位型

指桡骨颈部的裂缝及青枝骨折,此型稳定,一般无须复位。多见于儿童。

2.嵌顿型

多由桡骨颈骨折时远侧断端嵌入其中,此型也较稳定。

3.歪戴帽型

即桡骨颈骨折后,桡骨头部骨折块偏斜向一侧,类似人戴法兰西帽姿势。

4.粉碎型

指桡骨颈和(或)桡骨头骨折呈 3 块以上碎裂。

（四）治疗

1.无移位及嵌入型

仅将肘关节用上肢石膏托或石膏功能位固定3～4 周。

2.有移位

先施以手法复位,在局部麻醉下由术者一手拇指置于桡骨头处,另一手持住患者腕部在略施牵引情况下快速向内、向外 2 个方向旋转运动数次,一般多可复位,复位不佳的,可行桡骨头开放复位,必要时同时行螺丝钉内固定术或微型钢板内固定术。不稳定及粉碎型骨折,则需行桡骨头切除术或人工桡骨头置换术,但骨骺损伤者切勿将骨骺块切除。

（五）预后

一般均良好,个别病例如后期有创伤性肱桡关节炎症状时,可行桡骨头切除术。此外还有少数病例可引起骨骺早闭、骨骺坏死及上尺桡关节融合等。前两者对肘部功能影响不大,后者因手术操作不当所致,应加以预防。

二、Monteggia(孟氏)骨折

因 Monteggia 于 1814 年首次描述了尺骨上 1/3 骨折合并桡骨头脱位这一特殊损伤而命名,且沿用至今。

(一)致伤机制及分型

Monteggia 骨折除少数因直接暴力打击所致外,大多数是在前臂极度内旋位(旋前)跌倒手部撑地所致。此时由上而下的身体重力及由下而上的反作用力均汇集于尺骨上端及桡骨头部,以致先后出现尺骨上 1/3 骨折及桡骨头脱位(多为前脱位)。因直接暴力撞击所致者多呈桡骨头前脱位及尺骨上 1/3 横折或粉碎性骨折。

关于 Monteggia 骨折的分型意见不一,国外大多按 Bado 的 4 型分类。

1.Ⅰ型

指尺骨任何水平骨折,向掌侧成角及桡骨头前脱位。

2.Ⅱ型

指尺骨干骨折,向背侧成角及桡骨头后脱位。

3.Ⅲ型

指尺骨近端骨折伴桡骨头侧方移位。

4.Ⅳ型

是Ⅰ型+桡骨上 1/3 骨折。

也有学者按伸直型(相当于前者Ⅰ型,多见于儿童)、屈曲型(相当于Ⅱ型,多见于成人)及内收型(Ⅲ型,多见于幼儿)进行分类。

(二)临床表现与体征

1.一般症状

骨折后局部的疼痛、肿胀及活动受限等共性症状均较明显。

2.畸形

尺骨表浅,易于发现移位。桡骨头脱位也易被检查出,但肿胀明显者则难以确定。

3.触及桡骨头

即于肘前方或侧后方可触及隆突的桡骨头,且伴有旋转痛及活动受限。

(三)诊断

除外伤史及临床特点外,主要依据正侧位 X 线片诊断。需要强调的是当有尺骨骨折即有 Monteggia 骨折的可能。成人诊断不难,初学者易将小儿桡骨头脱位忽略,牢记以下小儿肱桡关节正常 X 线片对位关系:桡骨头颈中心延长线始终通过肱骨小头骨化中心。同时需注意可能合并的桡神经和正中神经损伤。

(四)治疗

由于此种损伤伴有骨折与脱位,治疗较为复杂。如果在具体措施上不能二者兼顾,则预后多不佳,已成为骨科临床上一大难题。即便手术复位及内固定,其疗效也往往难以十分满意,因此,治疗时务必加以重视。需根据患者年龄及骨折情况等不同特点酌情加以处理,具体方法

及要求如下。

1.儿童及幼儿骨折

绝大多数可用闭合复位治疗。麻醉后,将患肢置于上肢螺旋牵引架上,在牵引下术者一只手拇指压住桡骨头,另一只手持住患儿腕部,在边牵引、边旋转前臂的同时,迫使桡骨头返回原位。当闻及弹响声时,表示已还纳,此时可将患肢肘关节屈曲至70°～80°,如此可减少桡骨头的滑出率。如桡骨小头向后脱出,则应取略伸位。并以上肢石膏托固定。数天后,待肿胀消退再更换上肢石膏1～2次。此种操作方式的特点是如下。

(1)复位效果佳:桡骨头易于复位,且一旦还纳,则起内固定及支撑作用,尺骨也随之复位。

(2)操作简便:复位手法几乎与单纯的桡骨头或桡骨颈骨折一致,易于操作。

(3)预后佳:根据对此类骨折患儿的远期随访结果,疗效均较满意。

2.成人骨折

治疗较复杂,现认为手法复位外固定对于成人不能获得最佳效果,应首选手术治疗。

(1)手法复位＋外固定:具体要求如下。

1)麻醉确实。

2)尽量利用骨科牵引床操作,尺骨鹰嘴以克氏针牵引。

3)先对桡骨头复位,手法如前所述。复位后屈肘80°～90°(前脱位者)或110°～120°(后脱位者),然后对尺骨进行复位。

4)透视或拍片显示骨折端对位满意后,立即行上肢石膏固定留置绷带于石膏内层,备石膏剖开时用;注意石膏塑形。

5)再次拍片,至少应达到功能对位,否则需改为开放复位。

6)消肿应及时更换石膏,并定期拍片及复查以防变位,如手法失败,应尽早行开放复位内固定术。

(2)开放复位＋内固定:原则上先采用桡骨头闭合复位＋尺骨内固定术,多数手法可获桡骨头复位。桡骨头不能复位的患者,采用肘关节后侧Boyd切口显露桡骨头及尺骨下段,切开关节囊及环状韧带可获得复位。尺骨骨折用加压钢板或髓内钉固定,但钢板稳定性较好。对关节囊及环状韧带撕裂严重、不能修复者,可用前臂深筋膜行环状韧带重建。对于BadoⅣ型骨折,应先行尺骨切开复位内固定,再复位桡骨头,最后切开复位桡骨;不能通过1个切口同时显露尺桡骨骨折。

三、盖氏骨折

盖氏骨折指桡骨中下1/3骨折,合并下尺桡关节脱位或半脱位,并不常见,占前臂骨折的3%～6%。

(一)致伤机制

盖氏骨折可因直接打击桡骨远1/3段的桡背侧而成;也可因跌倒,手掌着地的传递应力而造成;还可因机器绞轧而造成。受伤机制不同,其骨折也有不同特点。

(二)影像学表现

通常骨折部位在桡骨中下1/3交界处,为横行或短斜行,多无严重粉碎。如桡骨骨折移位显著,下尺桡关节将完全脱位。于前后位 X 线片上,桡骨表现为短缩,远侧尺桡骨间距减少,桡骨向尺骨靠拢。侧位 X 线片上,桡骨通常向掌侧成角,尺骨头向背侧突出。

(三)分类

(1)桡骨远端青枝骨折合并尺骨小头骨骺分离,均为儿童,此型损伤轻,易于整复。

(2)桡骨远 1/3 骨折:骨折可为横行、短斜行、斜行。短缩移位明显,下尺桡关节脱位明显。多为跌倒手撑地致伤。前臂旋前位致伤时桡骨远折段向背侧移位;前臂旋后位致伤时桡骨远折段向掌侧移位。临床上掌侧移位者多见。此型损伤较重,下尺桡关节掌背韧带、三角纤维软骨盘已断裂(三角纤维软骨盘无断裂时多有尺骨茎突骨折)。骨间膜也有一定的损伤。

(3)桡骨远 1/3 骨折,下尺桡关节脱位,合并尺骨干骨折或尺骨干外伤性弯曲。多为机器绞轧伤所致,损伤重,可能造成开放伤口,此时除下尺桡关节掌、背侧韧带,三角纤维软骨盘破裂外,骨间膜多有严重损伤。

(四)临床症状

对于无移位或相对无移位的骨折,唯一症状可能是肿胀和骨折附近的触痛。如果移位较大,将有桡骨短缩和后外侧成角。下尺桡关节脱位或半脱位可引起尺骨头突起和在关节上的明显压痛。桡骨头脱位很少出现在桡骨干骨折中。大部分骨折是闭合骨折,开放骨折通常由近端骨块末端刺破皮肤所致。神经和血管损伤比较少见。

发生于桡骨中下 1/3 交界处的骨折,通常有一横行或短斜行骨折线。大部分为非粉碎性骨折。假如骨折移位很大,则下尺桡关节将出现脱位或半脱位。在正位 X 线片上,由于下尺桡关节间隙增大,桡骨相对缩短。在侧位 X 线片中,骨折通常向背侧成角,而尺骨头向背侧突出。下尺桡关节损伤可能是单纯韧带损伤或韧带保持完整但尺骨茎突可被撕脱。

(五)治疗

闭合复位和固定后骨折位置难于维持,4 个主要变形因素可能导致复位失败:①手的重量及地心引力作用,容易引起下尺桡关节半脱位和桡骨骨折向背侧成角;②在桡骨骨折远端掌侧面上旋前方肌嵌入,使它转向尺骨而且牵拉它向近端和掌侧移位;③肱桡肌容易使桡骨远端的碎片以下尺桡关节为轴产生旋转移位同时引起短缩;④拇外展肌和伸拇肌引起侧韧带短缩和松弛,使腕处尺偏位。

由于上述因素,即使最初骨折无移位或通过闭合复位术获得良好位置,但在石膏管形内移位是常见的。应用手法整复、夹板固定能够克服上述部分因素,因此对于一型及部分二型横断骨折,可行夹板固定,对于不稳定二型及三型骨折,应行切开复位内固定以获得良好的旋前、旋后功能和避免下尺桡关节紊乱、关节炎变化。

为了获得良好的前臂旋转功能,避免下尺桡关节紊乱,桡骨骨折必须解剖复位。因此,切开复位内定术几乎是必选的方法。髓内针于此处宽大的髓腔内难于提供坚固的固定作用,较难防止骨折端间的旋转。

采用掌侧 Henry 进路。应用止血带,作一纵行切口,以骨折为中心在桡侧腕屈肌和肱桡肌之间进入。骨折几乎总是位于旋前方肌近侧缘上方,将嵌入的旋前方肌从桡骨分离显露远端骨块掌面以放置钢板。

治疗中下段和下 1/3 桡骨骨折应用加压钢板固定,钢板应置于桡骨掌面,术后中立位石膏固定4~6周。对于可复位但不稳定的下尺桡关节应用一尺桡针固定。尺桡针3周之后拔除。

钢板螺钉固定显然是最好的方法,但要获得好的结果,钢板要有足够的长度及强度,且螺丝钉在碎片近端和远端有良好的固定。术后用前臂石膏前后托,前臂旋转中立位制动4~6周,以使下尺桡关节周围被损伤的组织获得愈合。去除石膏后,积极进行功能锻炼。

四、桡骨干骨折

桡骨干单纯骨折较为少见,约为尺桡骨骨干双骨折患者的1/6,且以青少年多见。

(一)致伤机制及骨折移位特点

无论是直接暴力或间接暴力,均可引起桡骨干单纯性骨折。由于尺骨未骨折,且上下尺桡关节也无脱位,因而具有内固定作用而不会产生短缩或明显的侧向移位。以横行、短斜行及青枝骨折多见,其中约半数伴有移位,由于桡骨干上有3组旋转肌群附着,因而以旋转移位为多见,其移位特点如下。

1.桡骨干中上1/3骨折

近端有旋后肌及肱二头肌附着,致使近侧桡骨呈旋后及前屈位,而远侧端则由于受中段的旋前圆肌及远侧的旋前方肌作用而呈旋前位。

2.桡骨干中下1/3骨折

近端因中部旋前圆肌及上端旋后肌的拮抗作用处于中立位,远端则因旋前方肌的作用呈旋前位。

(二)诊断

一般无困难,但应注意判定上、下尺桡关节有无同时受累,包括脱位等,这与诊断及治疗方法的选择有密切关系。

(三)治疗

依据骨折端移位情况分以下2组。

1.无移位

多为青少年,可根据骨折部位不同而将前臂置于旋后屈曲位(中上1/3段骨折)或中间位(中下1/3段骨折),用上肢石膏托或石膏管形固定,并注意按前臂肢体的外形进行塑形,应注意将骨间膜撑开。消肿后应及时更换石膏,并再次塑形。

2.有移位

先施以手法复位,并按骨折近端的移位方向,以便远端对近端将其复位。要求与方法同前,应注意在石膏塑形时,将骨间膜分开。闭合复位失败的成年患者,多属于斜行、螺旋行及粉碎性等不稳定骨折,可行开放复位内固定术。

3.开放复位+内固定

(1)手术入路:采用桡骨掌侧入路(Henry入路)或背外侧入路(Thompson入路),两者均可显露桡骨全长。显露桡骨上端骨折,需保护桡神经深支,防止损伤。

(2)内固定选择:首选加压钢板及锁定加压钢板,固定牢固,可早期行功能锻炼。也可在桡骨茎突处插钉做髓内固定,注意纠正旋转及其他移位。

五、尺骨干骨折

尺骨干骨折较桡骨干骨折少见,在诊治方面一般无难题。

(一)致伤机制

多见于外力突然袭击,患者举手遮挡头面部时被棍棒直接打击所致。因多发生在路遇强人情况下,故又名夜盗(杖)骨折。这类骨折线多呈横行或带有三角形骨块。因有桡骨支撑,附着肌群较少,因而移位程度也多轻微。

(二)诊断

方法与前相似,但应排除上、下尺桡关节损伤。

(三)治疗

其基本要求与桡骨干骨折相似,以非手术疗法为主。满意复位标准:少儿不大于15°,成年人不大于10°。闭合复位失败的成年人,行开放复位内固定术。由于尺骨全长处于皮下,位置浅在,在尺侧伸腕肌和尺侧屈腕肌间进入,较易显露,术中复位时应注意观察尺骨嵴的列线,以纠正成角及旋转畸形。首选加压钢板及锁定加压钢板,固定牢固,可早期行功能锻炼。也可在鹰嘴处插入髓内钉做髓内固定,钉尾留置于皮下或皮外,外固定保护下行功能锻炼。

六、尺桡骨骨干双骨折

尺桡骨骨干双骨折在前臂骨折中仅次于桡骨远端骨折而居第二位,且治疗较为复杂,预后差,是临床难题之一,应引起重视。

(一)致伤机制

主要由以下两种暴力所致。

1.直接暴力

除直接打击、碰撞及前臂着地跌倒外,工伤所引起的机器绞轧性损伤也占相当比例,且后者软组织损伤严重,易引起开放性骨折。骨折常呈多段或粉碎性,从而增加了治疗的困难,是构成预后不佳的直接因素。而直接打击者,其骨折线多与外力作用点在同一水平,以横行骨折、楔形骨折为多见,预后较好。

2.间接暴力

跌倒后手部着地时外力由下而上传递,从桡骨远端经骨间膜到尺骨,以致形成尺桡骨双骨折,也可由外力扭曲所致。由于骨间膜纤维走向及应力的传导是由桡骨的上方斜向尺骨的下端,因此桡骨骨折平面一般高于尺骨骨折平面,以斜行、螺旋行及短斜形多见。

(二)诊断与分型

尺桡骨双骨折在诊断上多无困难,除注意一般骨折症状外,还应注意有无血管、神经及肌肉组织的伴发伤。尤其是被机器绞轧者,软组织的损伤可能重于骨的损伤,易引起挤压综合征或缺血性挛缩等,在临床检查时必须反复加以强调。

X线正侧位平片检查不仅能明确诊断,而且有助于分型、随访观察及疗效对比。应常规拍摄,并包括尺桡上关节及尺桡下关节,以防漏诊。

依据骨折的特点及临床治疗上的要求不同,一般分为两型。

1.稳定型骨折

指复位后骨折断端不易再移位的横行骨折、短斜行骨折以及无须复位的不完全骨折、青枝骨折和裂缝骨折等。此型适合非手术治疗。但在临床上,除儿童病例外,这种情况较少。

2.不稳定型骨折

指手法复位后骨折断端对位难以维持者,包括斜行、螺旋形及粉碎性骨折,上下尺桡关节不稳或者尺桡骨骨干双重骨折等。因其不稳定,在治疗上困难较多。

(三)治疗

根据骨折分型及具体情况不同而酌情处理。

1.稳定型骨折

绝大多数可通过非手术治疗达到治疗目的。

(1)无移位者:行上肢石膏托或上肢石膏固定,消肿后更换石膏1～2次。注意石膏塑形,尤其是对骨间隙的分离加压塑形,有利于骨间膜的修复及功能重建。石膏固定时间一般为8～10周,并根据临床愈合程度而决定拆除时间,切勿过早。

(2)有移位者:一般需在石膏牵引床上操作,先以尺骨鹰嘴骨牵引进行对抗,尤其是中上1/3及中1/3骨折,如此可使肱二头肌处于松弛状态。根据骨折端的移位方向及肌肉拉力等进行手法复位。当X线片显示对位满意后,逐渐放松牵引,以使骨折断端相抵住,而后行上肢石膏固定。在石膏定形前按骨折移位相反方向进行塑形,并同时对骨间隙予以分离加压定形。术后定期观察,消肿后及时更换石膏,有成角畸形者可通过楔形切开矫正。

2.不稳定型骨折

(1)一般性病例:指新鲜骨折,断端无缺损、粉碎及双段骨折患者,应在牵引下,按有移位的稳定型病例先试以闭合复位＋上肢石膏固定,并加手指铁丝夹板牵引。X线片显示对位满意者按前法处理,复位不佳的则需手术治疗。

(2)严重不稳或手法复位失败:前者指双段骨折、粉碎性骨折及合并尺桡关节破损者,需开放复位＋内固定术。内固定物可选用3.5mm加压钢板或髓内钉等,但操作过程中切忌对骨膜进行广泛剥离。

(四)预后

与多种因素有关,18岁以下的青少年、单纯性骨折及稳定型骨折等预后多较好,以下情况预后不佳。

1.软组织广泛性损伤

多由机器绞轧性损伤,除神经支同时受挫外,多伴有肌肉组织的广泛性挤压挫灭伤,易引起坏死及瘢痕化。

2.骨间膜损伤严重

即使骨折对位满意,如骨间膜损伤严重,甚至缺损及瘢痕化,前臂的旋转功能也多会受明显影响。

3.开放性损伤

严重软组织受损较多,会影响对骨折端的处理及愈合,预后多欠佳。

4.骨质缺损

易发生延迟愈合或不愈合而影响疗效。

七、尺桡骨开放性骨折

尺桡骨开放性骨折在全身开放性骨折中居第二位,仅次于胫骨骨折,其高发病率与高能量损伤及尺桡骨浅居于皮下有关。

(一)分类

1.Ⅰ型

骨折开放伤口清洁,小于1cm。

2.Ⅱ型

骨折开放伤口大于1cm,无广泛软组织损伤、皮瓣撕脱。

3.Ⅲ型

节段性开放骨折,合并广泛软组织损伤的开放性骨折或创伤性截肢。根据损伤程度又可分为A、B、C 3个亚型。

(二)治疗

根据开放性骨折治疗的一般原则进行,首先在全身麻醉或臂丛神经阻滞麻醉下行彻底清创术,可根据创口损伤、污染程度及骨折情况等酌情选用手术方法。

1.闭合复位＋外固定

以往应用较多,清创后缝合伤口,将开放骨折变为闭合骨折处理,现已很少用单纯外固定。

2.开放复位＋内固定

在彻底清创基础上进行。一期内固定时软组织必须能够覆盖内固定物,创口可一期闭合,也可二期通过植皮、皮瓣等修复。延期切开复位内固定术即待局部软组织条件改善后再行切开复位内固定术,多用于Ⅰ型、Ⅱ型患者。

3.外固定支架

适用于创面广泛、软组织伤严重患者,多为Ⅲ型。外固定支架固定后有利于创面处理,如植皮、游离皮瓣移植。尺骨可在皮下直接进针,桡骨须切开置入固定针,以防止血管、神经损伤。

4.外固定结合内固定

双骨折时一处骨折缺乏软组织覆盖,可采用外固定架固定,另一骨采用切开复位内固定。有条件时,外固定后期应改为钢板内固定。

5.骨和软组织缺损修复

小的骨缺损可用松质骨植骨,骨缺损超过5cm时,可用吻合血管的游离移植修复。大面积软组织缺损时需要用带血管肌瓣或筋膜瓣修复。

八、尺桡骨骨折并发症

(一)骨折不愈合

尺桡骨干的不愈合发病率较低,多数由感染、切开复位内固定技术操作和闭合复位技术引起。不愈合可采取二次手术,切开暴露并修整骨端,纠正成角及旋转畸形,植骨及内固定。

(二)畸形愈合

多数因非手术治疗所致,可在畸形部位截骨和植骨并用加压钢板内固定。若合并上下尺桡关节脱位,导致前臂旋转功能障碍,可行桡骨头及尺骨头切除,改善旋转功能。也可在桡骨近下端部位或尺骨上 1/3 部位截骨纠正轴线及旋转。

(三)前臂筋膜间室综合征

常见原因如下。

(1)严重的尺桡骨骨折和前臂肌肉损伤,使前臂骨筋膜间室压力升高。

(2)反复多次的粗暴复位,造成出血肿胀。

(3)开放复位内固定手术粗暴,止血不彻底,缝合深筋膜,引起骨筋膜间室压力升高。

(4)外固定过紧及外固定后肢体肿胀,未行石膏剖开及松解。重在预防,若确诊,及时行前臂筋膜切开减压。

(四)尺桡骨交叉愈合

多伴有严重的骨间膜损伤,使尺桡骨骨折端于同一血肿内相通,血肿机化后两骨交叉愈合,使前臂不能旋转。常见的原因如下。

(1)位于同一水平的粉碎性、移位严重的尺桡骨双骨折。

(2)前臂挤压伤。

(3)合并颅脑损伤。

(4)同一切口显露尺桡骨。

(5)感染。

(6)尺桡骨间植骨。

(7)螺钉穿过骨间膜。

若前臂固定于较好的功能位,可不处理。前臂固定位置较差,应手术切除尺桡骨间骨桥,行筋膜或脂肪移植于骨切除部位以间隔两骨,术后早期活动,以期恢复前臂旋转功能。

(刘 伟)

第六节 骨盆与髋部创伤

一、骨盆骨折

骨盆骨折常由高能量损伤引起。由于骨盆结构复杂,骶前血管丰富,骨折时常伴有大出血及严重脏器损伤。

(一)致伤机制

骨盆是一个环形结构。有学者首先注意到,作用于骨盆的外力方向和强度很大程度上决定了骨折类型。造成骨折的暴力可分为 4 种类型,它们分别是:①前后挤压暴力;②侧方挤压暴力;③垂直剪切暴力;④混合暴力。

（二）分类

1.Young-Burgess 分型

该分型基于致伤机制进行分类，包括 4 个大类，对于预测死亡率、输血量有着较好的重复性，常用于骨盆骨折急救的预后判断，包括前后挤压型（APC）、侧方挤压型（LC）、垂直剪力损伤（VS）、混合暴力损伤（CM）。

2.Tile 分型

主要描述了骨盆骨折的稳定性。根据稳定性不同分为 A、B、C 三大类，对骨盆骨折最终确定性治疗有较好的指导意义。A 型：稳定型；B 型：旋转不稳定，垂直稳定；C 型：旋转和垂直均不稳定。

（三）临床表现和诊断

患者有明确的外伤病史，结合疼痛、活动障碍等临床表现通常不难诊断。但应注意体格检查，不要漏诊开放性骨折，如会阴、直肠、肛周等开放性损伤，Morel-Lavalle 损伤也常被忽视。X 线片检查具有非常重要的诊断价值，主要包括正位片、入口位片、出口位片。另外，CT 能够显示微小损伤，尤其对骨盆后环损伤有特殊的诊断价值。基于 CT 断层扫描的三维重建，能够更为直观、完整地显示损伤骨盆，对制订手术方案很有助益。

（四）治疗

1.急性期处理

出血性休克是骨盆骨折的严重并发症，是导致死亡的常见原因。初期急救可按照高级创伤生命支持进行。

2.非手术治疗

对于骨盆环稳定的骨盆骨折，一般不需行手术治疗。除非撕脱移位、压缩畸形非常明显，可在允许范围内早期低负重活动。

3.手术治疗

对于移位、不稳定的骨盆骨折，通常可以通过手术复位和固定获益。

（1）外固定架固定：骨盆前环的有效稳定方法，当急救时，外固定架可提供早期临时骨盆稳定型，控制出血；对 Tile B 型骨折，可作为最终固定方式；对于 Tile C 型骨折，在后环固定的基础上增加稳定性。

（2）内固定：目前已成为最主要的固定方式，包括钢板、通道螺钉、内固定架等。

4.3D 打印辅助技术

随着通道螺钉技术、骨盆复位架设备的完善，骨盆骨折微创手术治疗快速发展。3D 打印导板技术可有效提高置钉准确率，减少手术时间及射线暴露时间，进一步降低了骨盆骨折微创手术的技术门槛。而外固定架技术被广泛应用于骨盆骨折的早期急救处理中，基于外固定针设计的 3D 打印体外导向装置是针对体内导板进一步改进，避免了皮肤软组织切开，更为微创，同时也避免了导板在骨表面的滑移，安装位置更为确定。过程包括：①早期在髂嵴打入外固定针；②CT 采集数据并基于外固定针设计体外导向装置；③3D 打印与术前消毒备用；④术中应用技术。

二、髋关节后脱位

后脱位是髋关节脱位中最常见的类型,其发生率为前脱位的 10～20 倍。

(一)致伤机制

当髋关节处于屈曲位,外力使大腿急剧内收并内旋时,股骨颈前缘抵于髋臼前缘形成一个支点,因杠杆作用迫使股骨头向后上方脱位。

当髋及膝两关节均处于屈曲位时,外力由前向后作用于膝部,再经股骨干而达髋部,如汽车在高速行进中突然刹车,由于惯性使坐位乘客膝部受到外力撞击而脱位或外力由后向前作用于骨盆,也可发生股骨头后脱位。如在屈髋弯腰劳动时,被塌下的土方或煤块由后向前砸击骨盆,使股骨头相对后移而脱位。如髋关节同时处于轻度外展位,则易于合并髋臼后上缘骨折。

股骨头向后脱位时,多由髂股与坐股韧带之间的薄弱区穿出,后关节囊及圆韧带均撕裂,而前关节囊及髂股韧带多保持完整。

(二)分类

1.Epstein 分类法

共分为 5 型。临床上多采用。

Ⅰ型:单纯脱位或只有小骨折片。

Ⅱ型:股骨头脱位,合并髋臼后唇一大块骨折。

Ⅲ型:股骨头脱位,合并髋臼后唇粉碎性骨折,有或无一个主要骨折块。

Ⅳ型:股骨头脱位,合并髋臼唇和顶部骨折。

Ⅴ型:股骨头脱位,合并股骨头骨折。

这种分型原则主要是反映关节面的完整性及复位后股骨头的稳定性。无论是涉及髋臼还是股骨头的骨折,均说明关节失去其完整性,处理不当,可能导致创伤性关节炎,在 X 线上是比较容易判断的。但股骨头是否稳定,往往只靠 X 线片上显示的髋臼骨折片的大小判断是不准确的。

2.Levin 分类法

该分类法充分考虑到复位前后的临床表现及影像学表现,包括 X 线、CT 甚至 MRI 检查。

Ⅰ型:单纯脱位,无明显骨折,复位后关节稳定。

Ⅱ型:难复性脱位,若尝试复位需在全身麻醉下进行。

Ⅲ型:脱位复位后不稳定或关节间隙内嵌入软骨、撕裂的盂唇或碎骨块等。

Ⅳ型:脱位伴髋臼骨折。该骨折需手术修复,以恢复关节形状与稳定。

Ⅴ型:脱位伴股骨头或股骨颈骨折。

(三)临床表现与诊断

伤后患髋痛,患肢呈现屈曲、内收、内旋及缩短的典型畸形。大粗隆向后上移位,常于臀部触知隆起的股骨头。髋关节主动活动丧失;被动活动时,出现疼痛加重及保护性肌痉挛。X 线正侧位及斜位片可证实诊断,并显示有无合并骨折。对每一例髋关节后脱位的患者,都应该认真检查有无坐骨神经损伤。

单独髋关节脱位的诊断并无困难,但应注意常为多发损伤的一部分,有漏诊的可能性,特别是有同侧股骨干骨折时,由于脱位的典型畸形被股骨干骨折的移位所掩盖,在临床上经常发生漏诊,应引起足够重视。

近年来,计算机断层扫描(CT)诊断逐渐用于髋部损伤,使诊断水平得以提高。

(四)治疗

对于单纯脱位(Ⅰ型)的治疗意见是完全一致的,以急症闭合复位为原则。

对于合并有骨折(Ⅱ~Ⅴ型)的治疗意见则不完全一致。其中多数学者皆主张早期手术切开复位和内固定,因为将主要骨折块行内固定后,可恢复关节的平滑和稳定性;同时还可探查关节内有无碎的小骨折片,如有,应清除。

1.闭合复位方法

(1)Allis法:麻醉下使肌肉充分松弛。患者仰卧于低检查台或地上,术者立于患者伤侧,一助手用两手固定患者骨盆向下按牢或用一宽大布单将骨盆固定于检查台上,术者用一手握住患肢踝部,另一前臂置于患肢腘窝处,缓慢地将患髋和膝皆屈至90°,以放松髂股韧带和髋部肌肉。最后,用置于腘窝处的前臂沿股骨干长轴方向用力向上牵引,同时用握踝的手下压患者小腿,以保持膝关节处于90°屈曲位,并增强杠杆力量。于用力牵引的同时,向内、向外旋转股骨,此时多可感到或听到股骨头纳入髋臼时的弹响,然后伸直患肢,畸形消失,即已复位。

用上法复位时,术者需要有较大的臂力,如不能胜任,可在Allis法的原理下加以改良,则大为省力。术者双足跨立于患者骨盆两侧,面对患者头侧,使患侧髋和膝各屈90°,将患者足踝抵于术者会阴部,用双手合抱患肢小腿近端,用力向上提拉,同时一助手向下按压骨盆,当可复位。可以看出,除臂力外,主要借助于腰背伸直的力量,复位自易。

(2)Stimson法:实际上与前法的机制相同,令患者俯卧于检查台上,患髋及下肢悬空,髋及膝各屈曲90°,一助手固定骨盆。术者用一手握持患者足踝部,以保持膝处于90°屈曲位,然后术者也屈膝90°,用自己的膝置于患者的小腿近端,用力沿股骨干长轴向下跪压或用手下压小腿近端,即可复位。

(3)Bigelow法:患者仰卧,术者立于患侧,一手握住患者足踝,另一侧前臂置于患者腘窝处,先沿大腿纵轴方向牵引,在继续保持前臂牵引力的同时,将患髋依次做内收、极度屈曲,然后再外展、外旋并伸直。此复位的轨道,左髋如"?",而右髋则为"S"。在复位过程中,如感到或听到弹响,患肢伸直后畸形消失,即已复位。

对髋关节脱位的复位应注意:麻醉应能使肌肉充分松弛;复位手法用力虽大,但应由轻到重,缓缓持续用力,防止使用突发的瞬间暴力。复位后,应立即摄X线片证实复位是否满意,并注意有无碎骨片。用皮牵引保持患肢伸直和外展位3周,然后开始扶拐下地活动。

2.闭合复位失败的原因和处理

在对急性髋脱位进行复位时,除由于麻醉和复位技术失当外,有2%~4%的失败率。失败的原因有:梨状肌阻挡,关节囊钮孔式嵌夹或外旋肌撕脱进入关节内等。如闭合复位未成功,不应勉强多次复位,以改行手术复位为宜。

经 X 线检查股骨头虽已纳入髋臼,但应仔细检查关节面是否相称,如发现有任何不相称,即证明未完全复位,可能由于关节盂唇卷入或有碎小的骨、软骨游离块所致。应及时手术探查,否则延误治疗,影响疗效。

3.合并髋臼骨折的处理

合并髋臼骨折(即Ⅱ～Ⅳ型)的预后较单纯脱位者为差,这是由于较大的髋臼骨折影响关节的稳定性;另外,因骨折通过关节面,有后遗创伤性关节炎的可能。故当前的治疗原则多倾向于准确复位,同时行内固定,以保持关节的稳定,并减少创伤性关节炎的发生。特别当应用 CT 诊断后,使一些在常规 X 线片上不能发现的髋臼骨折得以发现,从而将治疗水平提高一步。

手术多采用后切口,在显露骨折时,应特别注意保护坐骨神经。如股骨头已在术前复位,应将之再脱出,以探查有无骨片及软骨片遗留于关节内,如有,则清除之。然后将股骨头及髋臼骨折准确复位,用松质骨螺丝钉或小钢板行内固定。

如当股骨头闭合复位后,髋臼骨折也达到近解剖复位,有学者主张不再进行切开复位和内固定。但应注意观察有无坐骨神经损伤的迹象和复位后的股骨头、髋臼骨折是否稳定。如发现有坐骨神经损伤的新体征或骨折再移位,仍应及时手术探查。

4.合并股骨头骨折的处理

在髋关节后脱位中,约有 7% 的患者合并股骨头骨折,这类损伤皆由较大暴力引起,且有一定的特殊体位。典型的机制是乘车时屈髋坐位,突然撞击膝部,如当时屈膝 90°,易发生髋臼骨折;如屈髋<60°,则脱位时股骨头下方被髋臼缘撞击而发生股骨头骨折。由于股骨头骨折块常与髋臼或股骨头的阴影重叠,如不仔细辨认 X 线片,则有漏诊的可能。

髋关节脱位合并股骨头骨折分为 4 种类型。

Ⅰ型:股骨头骨折位于中央凹的远侧。

Ⅱ型:股骨头骨折位于中央凹的近侧。

Ⅲ型:股骨头骨折合并股骨颈骨折。

Ⅳ型:股骨头骨折合并髋臼骨折。

此种骨折脱位的治疗较为复杂,对Ⅰ、Ⅱ型骨折,有学者主张可先试行闭合复位,如股骨头复位后,其骨折片也达到解剖复位,则可行保守治疗;否则,应立即行手术切开复位和内固定,不应犹豫和拖延,因为只有早期达到解剖复位,才能获得优良结果。但也有学者主张皆行切开复位,因为 X 线所显示的解剖复位并不准确,同时容易遗漏关节内的碎小骨块、软骨块等,如不及时发现并处理,会影响疗效。

对于Ⅲ型骨折,治疗更为困难,一般需行切开复位。由于股骨头血运损伤甚重,不但愈合困难,且股骨头缺血坏死率也较高,故如欲保留股骨头,除行两处内固定外,可加用植骨术。而对高龄患者,宜采用人工股骨头置换术。

对于Ⅳ型骨折,应行切开复位和内固定,而对高龄患者,可行人工股骨头或全髋关节置换术。

三、髋关节前脱位

(一)致伤机制

多以杠杆作用为主,当股骨强力急骤外展并外旋时,大粗隆与髋臼上缘相顶撞,以此为支点形成杠杆作用,迫使股骨头穿破关节囊,由髂股韧带与耻股韧带之间的薄弱区脱出或当股骨外展、外旋时,外力由体侧向内下方直接作用于大腿近端,也可发生前脱位。

(二)分类

分两型:如脱位的股骨头停留于闭孔处,称闭孔型或低位型;如股骨头上移于耻骨横支水平,则称为耻骨型或高位型。

Levin 的综合分类方法同样适用于髋关节前脱位,但前脱位合并邻近部位骨折者少见。

(三)临床表现与诊断

脱位后患肢疼痛,呈现外展、外旋和轻度屈曲的典型畸形,并较健肢显长。有时于髋前方可看到局部隆起或触知脱位的股骨头。髋关节功能丧失,被动活动时,引起疼痛和肌肉痉挛。摄 X 线片可证实诊断。

(四)治疗

应尽早在麻醉下行手法闭合复位,一般无太大困难,而且由于不合并骨折,故预后较好。

复位方法:患者仰卧,一助手握住患者小腿近端,保持屈膝,顺原畸形方向用力向外下方牵引,并内旋;术者用手向髋臼方向推挤股骨头,与此同时,令助手在持续牵引下内收患肢,常可听到或感到股骨头纳入髋臼的弹响,畸形消失,当即复位。摄 X 线片证实之。

对极少数闭合复位失败者,不宜多次重复,应立即切开复位,手术宜用前切口。复位后行皮牵引 3 周,然后扶拐下地逐步负重行走。

四、股骨颈骨折

(一)致伤机制

老年患者骨量明显下降和松质骨结构异常,最终导致骨的力学强度下降,以致股骨颈成为骨质疏松性骨折的好发部位之一。另外,老年人髋周肌群退行性变,反应迟钝,不能有效抵消髋部有害应力,加之髋部受到应力较大(体重 2~6 倍),因此当遭受轻微外力,如平地滑倒或绊倒,由床上或座椅上跌伤,均可形成骨折。

青壮年股骨颈骨折,往往由于严重损伤如车祸或高处跌落,致伤机制有两种解释:一是外力从侧方对大转子的直接撞击,二是躯干倒地时下肢旋转,而股骨头卡在髋臼窝内不能随同旋转,股骨颈抵于髋臼缘,正常股骨颈部骨小梁的方向呈狭长卵圆形分布,长轴线与股骨头、股骨颈的轴线一致,有利于在正常生理情况下承受垂直载荷,但难以对抗上述横向水平应力而易于发生断裂。

因过度过久负重劳动或行走等极限应力作用于股骨头,使股骨颈的骨小梁发生显微骨折,可最终导致疲劳骨折。

（二）分类

股骨颈骨折有多种不同的分类方法。

1.按骨折部位分类

（1）头下型：骨折线完全在股骨头下，整个股骨颈在骨折远段。显然这类骨折对血供损伤严重，临床多见。

（2）头颈型：骨折线的一部分在股骨头下，另一部分则经过股骨颈，由于遭受剪应力，此型临床最常见。

（3）经颈型：全部骨折线均通过股骨颈中部，此型临床甚为少见。

（4）基底型：骨折线位于股骨颈基底部，其后部已在关节囊外，此型血供保留最好。

2.按骨折移位程度分类（Garden 分型）

Ⅰ型：不完全性的嵌插骨折，股骨头斜向后外侧。

Ⅱ型：完全的无移位骨折。

Ⅲ型：完全骨折并有部分移位，可通过股骨头向骨小梁方向做出判断，但两骨折块尚保持相互间的接触。

Ⅳ型：骨折块完全移位。

3.AO 分类系统

股骨颈骨折被分为股骨头下无或微移位型（B1 型），经颈型（B2 型）或移位的头下骨折（B3型），这些类型又可进一步分型：B1 型骨折又有外翻 15°及以上的嵌插（B1.1），外翻小于 15°（B1.2），无嵌插（B1.3）；经颈型（B2 型）骨折又分颈基底部（B2.1 型），伴内收的颈中型（B2.2型），伴剪切的颈中型（B2.3 型）；有移位的股骨头下骨折（B3 型）又分为中度外翻合并外旋（B3.1 型），中度垂直翻转及外旋移位（B3.2 型）或显著移位（B3.3 型）。B3 型骨折的预后最差。

目前临床上 Garden 的分型系统应用最为广泛，但无论应用哪一种分型系统，均应把嵌插骨折从无移位的股骨颈骨折中区分开来。这类骨折具有明显的稳定性，可行保守治疗或非手术治疗，因为几乎 100％的嵌插骨折均可愈合，但有 15％以上可发生再移位，因此对这类患者可选用闭合多枚螺钉固定，防止再移位的发生。对 GardenⅡ型，由于无嵌插，骨折本身没有固有的稳定性，如不行内固定，则几乎所有骨折均发生移位。

（三）临床表现和诊断

对老年人摔跌后诉髋部或膝部疼痛者，应考虑股骨颈骨折的可能。对移位明显的股骨颈骨折诊断并无困难，体格检查时可发现大转子上移至髂前上棘与坐骨结节连线以上，腹股沟韧带中点下方有压痛；患肢轻度屈曲、内收并有外旋、短缩畸形，但肿胀可不明显；叩击患者足跟时可致髋部疼痛加重。X 线检查可明确诊断，并进一步判断类型。多数患者伤后即不能站立和行走，部分骨折端嵌插的患者症状很轻，下肢畸形也不明显，极易漏诊，对此类患者，应行CT 或 MRI 检查，也可嘱卧床休息，2 周后再次摄片复查。

（四）治疗

稳定的嵌插型骨折即 GardenⅠ型，可根据情况使用非手术治疗，如外展位牵引或穿用"⊥"形鞋保持伤肢于外展、旋转中立位等。但由于患者多为老年人，为避免长期卧床所引起的多种并发症，并且有约 15％移位率，也可选经皮螺钉固定，GardenⅡ型骨折因缺乏稳定，应闭合复位内固定。

复位和内固定是治疗移位型股骨颈骨折的基本原则,多用 Garden 对线指数判断复位程度。正常正位片上股骨干内缘与股骨头内侧压力骨小梁成 160°,侧位片上股骨头轴线与股骨颈轴线成一直线(180°),Garden 证实,如果前后位上股骨头的压力骨小梁和股骨内侧皮质的夹角在 155°~180°,则骨愈合的比率增高,而缺血性坏死的发生率较低;在侧位上虽然应尽量争取矫正前倾角,但复位后 155°~180° 也可接受。同时证实,无论在哪一平面上对线指数小于 155° 或大于 180° 时,缺血性坏死的发生率从 7% 增至 65%。

股骨颈骨折内固定的装置已研制出很多,实验证明加压单钉抗旋转强度较差。加压多钉为目前较受欢迎的治疗方法。有学者提出用空心螺钉 3~4 根固定骨折效果好,Van 用生物力学方法比较 4 种内固定物即三翼钉、滑移式钉板、加压单钉及加压多钉后认为,3 枚加压螺纹钉的抗压、抗张强度及抗扭转能均在其他 3 种固定物之上。有学者报道加压螺纹钉治疗股骨颈骨折不愈合率仅为 1.8%,术后股骨头坏死率为 11%,螺纹钉治疗效果明显优于其他治疗方法。有学者通过研究指出由于空心螺钉直径小,故对骨质及髓内血管损伤小,3 枚钉呈三角形立体固定,故稳定性好,能有效防止股骨头旋转及下沉,而且其手术适应证比较广。笔者最常使用空心螺丝钉固定股骨颈骨折。假如外侧皮质骨质疏松或粉碎相当严重,也可考虑侧方小钢板固定。

准确良好的复位是内固定成功的必要条件,一般对股骨颈骨折选择闭合复位,切开复位仅适用于闭合方法无法复位的患者。

1.闭合复位

Whitman 法,牵引患肢,同时在大腿根部加反牵引,待肢体原长度恢复后,行内旋外展复位。Leadbetler 改良了 Whitman 法,主要是屈髋屈膝 90° 位牵引。牵引复位采用胫骨结节骨牵引(1/7 体重),在 1~2 日内致骨折复位,牵引的方向一般为屈曲、外展各 30°,如有向后成角,可在髋伸直位做外展 30°。目前多采用先用缓慢的皮牵引或骨牵引数日,等患者可手术后,在麻醉下于骨科牵引床上先将伤肢外展、外旋位牵引到骨折端有分离后,再内旋患肢,稍放松牵引,一般可获得良好复位。

2.切开复位

患者取仰卧位,一般选择 Watson-Jones 入路,可向近端和前侧延伸,切开关节囊后,直视下复位操作。在牵引床上切开复位,因关节囊紧张,影响暴露,增加手术操作难度。在复位时应注意股骨颈的旋转问题,建议在复位及克氏针临时固定后,进行拍片和透视检查。

3.闭合复位+空心螺钉内固定(AO)

患者于骨折复位床上牵引复位满意后,通过外侧切口显露大转子和股骨上端长约 8cm,切开皮肤、皮下组织和阔筋膜,剥离股外侧肌起点和后方,并向前牵开。首先在股骨颈前方打入 1 根螺纹导针,以确定股骨颈前倾角,并通过透视证实导针的位置,将平行导向器斜面紧贴于股骨大转子下外侧,通过中心孔向股骨头内钻入第 2 根导针,进针方向应平行于第 1 根导针,透视下位置良好后,拔去第 1 枚导针。通过平行导向器边缘 3 个孔分别钻入 3 根导针,经透视 3 根导针位置适当,且深达股骨头软骨面下方,即拔除第 2 枚导针,完成导针的定位,使用直接的测量装置确定 3 根导针进入的深度,计算钻孔的深度,使用中空钻头及中空丝锥钻孔和攻丝,选择螺丝钉,螺纹部分最好位于对侧骨折块,拧入中空螺丝钉后松动牵引,加压旋紧。透视下证实骨折、螺钉位置良好。必要时可应用垫圈以防止螺丝钉头沉入近侧皮质内。

术后处理:术后第 1 天,患者可坐起,是否负重取决于骨结构的稳定性,不主张患者在床上做直腿抬高运动,以免增加股骨颈的剪力。大多数患者允许术后扶双拐保护下立即部分负重,至骨愈合,始可完全负重。

4.股骨颈骨折的人工假体置换

关节置换术的出现,无疑对股骨颈骨折的治疗产生很大的冲击。虽然术式较传统内固定术为大,但术后早期恢复关节功能,避免了卧床所引发的压疮、肺部感染,使其一度为很多医生所关注。对年老、骨质疏松、骨折不愈合及股骨头坏死变形的病例,它确实是恢复关节功能的有效办法。人工关节置换术治疗股骨颈骨折的优点为:①避免了股骨颈骨折不愈合及股骨头坏死问题;②降低并发症的发生率;③治疗时间短;④提高患者的生活质量。但假体置换的并发症,如松动、感染、假体断裂、髋臼磨损、关节周围异位骨化等也暴露出来。特别对于中青年患者,因关节活动强度较大,使髋关节置换术出现较高的手术失败率。有学者曾对 43 例(51 髋)50 岁以下股骨颈骨折患者行全髋置换术,随访 3~15 年,41% 做了返修术,有的患者甚至进行多次返修术。有学者发现关节置换组 2 年后失败率达 6%,25% 的患者有行走障碍,1.5% 则有严重的髋部疼痛。另外,近年来,多钉内固定技术的应用,良好的复位和坚强的内固定已解决早期下床活动和负重的问题。

基于以上的优点和缺点,不同学者提出针对有移位的关节囊内骨折选择假体置换的治疗应符合下列条件。

(1)生理年龄应在 65 岁以上。

(2)髋关节原伴发疾病,如骨性关节炎、强直性脊柱炎、股骨头无菌性坏死等。

(3)恶性肿瘤病理性骨折。

(4)陈旧性股骨颈骨折。

(5)伴有股骨头脱位的股骨颈骨折,因为这种损伤环境下,必定会发生缺血性坏死。

假体的选择:人工假体有单极股骨头、双极股骨头和全髋置换术。单极半髋假体置换可产生持续性疼痛和突破髋臼的并发症。随着双极假体的发展,单极假体使用日渐减少。有学者通过随访认为双极人工股骨头置换在平均 6.1 年随访后虽无髋臼的破坏,但远期疗效仍不及全髋置换。对体质较弱的高龄(大于 80 岁)患者,估计存活期较短,采取全髋关节置换术的耐受性差,可选用双极人工股骨头置换。由于第 4 代骨水泥技术(髓腔冲洗,负压下搅拌骨水泥,使用髓腔塞,骨水泥由骨水泥枪加压注入及中置器使用),使股骨头骨水泥柄假体松动与非骨水泥柄无差别,因此老年患者股骨颈骨折仍采用骨水泥固定为主;而髋臼侧,有学者报道术后15 年骨水泥返修率为 14%,Poss 等报道非骨水泥术后 11 年返修率为 3.1%,因此,对骨质疏松不是非常明显者,仍主张选用非骨水泥。

(杨　帆)

第七节 膝部创伤

一、股骨髁上骨折

股骨髁上骨折较为多见,且因易引起腘动脉的刺伤而为临床所重视和警惕。该血管一旦受损,肢体的坏死率在全身大血管损伤中占首位,因此在处理时务必小心谨慎。

(一)致伤机制

多为以下两种暴力所致。

1.直接暴力

来自横向的外力直接作用于股骨髁上部,即可引起髁上骨折。

2.间接暴力

多是在高处坠落时,如膝关节处于屈曲位,可引起髁上骨折,但这种暴力更易引起髁部骨折。

该处骨折以横行或微斜行为多,螺旋形及长斜行者少见,也可呈粉碎性或与髁部骨折伴发。因骨折远侧端受强而有力的腓肠肌作用而向后方屈曲移位,易引起腘动脉损伤。

(二)诊断

此处骨折在诊断上多无困难,除外伤史及症状外,要特别注意足背动脉有无搏动及搏动强度,并与健侧对比。同时注意足趾的活动与感觉,以确定腘部的血管及神经有无被累及。X线片可显示骨折的类型及移位情况。

(三)治疗

以非手术疗法为主。复位不佳、有软组织嵌顿或血管神经损伤者,则需开放复位及内固定(或复位后采用外固定)。

1.非手术治疗

一般采用骨牵引及石膏固定。

(1)骨牵引:与股骨干骨折牵引方法相似,只是需将牵引力线偏低以放松腓肠肌以便有利复位。如胫骨结节牵引未达到理想对位,则改用股骨髁部牵引,使作用力直接作用到骨折端。如有手术可能,则不宜在髁部牵引,以防引起感染。

(2)下肢石膏固定:牵引2～3周后改用下肢石膏固定,膝关节屈曲120°～150°为宜;2周后换功能位石膏。拆石膏后加强膝关节功能锻炼,并可辅以理疗。

2.手术治疗

(1)手术适应证:凡有下列情况之一的,即考虑及早施术探查与复位。

1)对位未达功能要求。

2)骨折端有软组织嵌顿。

3)有血管神经刺激、压迫损伤症状者。

(2)开放复位:根据手术目的不同可采取侧方或其他入路显示骨折断端,并对需要处理及观察的问题加以解决,包括血管神经伤的处理、嵌顿肌肉的松解等,而后将骨折断端在直视下加以对位及内固定。复位后呈稳定型的,一般无须再行内固定。

（3）固定:单纯复位的,仍按前法行屈曲位下肢石膏固定,2～3周后更换功能位石膏。需内固定的可酌情选用"L"型钢板螺丝钉、Ender钉或其他内固定物,然后外加石膏托保护2～3周。

二、股骨髁部骨折

股骨髁部骨折包括:股骨髁间骨折,内髁或外髁骨折,内外髁双骨折及粉碎性骨折等,在处理上根据骨折部位及类型不同而难易不一,预后也相差较大。

（一）致伤机制

与股骨髁上骨折基本相似。其中直接暴力多引起髁部的粉碎性骨折,而间接暴力则易招致"V"形、"Y"形或"T"形骨折。同时易合并膝关节内韧带及半月板损伤。

（二）诊断及分类

依据外伤史、临床特点及X线片,股骨髁部骨折的诊断无困难,应注意有无血管神经损伤伴发。临床上一般将其分为以下4型。

1.单髁骨折

单髁骨折指内髁或外髁仅一侧骨折,其又可分为以下两型。

（1）无移位型:指无移位之裂缝骨折或纵向移位不超过3mm,旋转不超过5°。

（2）移位型:指超过前述标准的位移。

2.双髁骨折

双髁骨折指内外髁同时骨折,形状似"V"形或"Y"形,也可称为"V"形骨折或"Y"形骨折。一般多伴有程度不同的位移。

3.粉碎性

一般除股骨髁间骨折外,多伴有髁上或邻近部位骨折,其中似"T"形者,称为"T"形骨折。粉碎性骨折端移位多较明显,治疗上也较复杂。

4.复杂型

指伴有血管神经损伤的髁部骨折,各型有移位的骨折均有可能发生。

（三）治疗

根据骨折类型、移位程度、可否复位及每位医师的临床经验等不同,在处理上差别较大,但仍应采取较为稳妥的方式。

1.对位满意

包括无移位的骨折及虽有移位但通过手法复位已还纳原位、基本上达到解剖对位的,可采取非手术疗法。患肢以下肢石膏固定,但应注意避免内外翻及旋转移位。

2.对位不佳

应及早行开放复位＋内固定术,其内固定方式根据骨折类型不同而具体掌握。常用的方式如下。

(1)拉力螺丝固定:用于单髁骨折。

(2)单纯骨栓固定:适用于单髁骨折。

(3)骨栓＋钢板螺丝钉固定:多用于"T"形、"Y"形、"V"形及粉碎性骨折。

(4)"L"形(Moore 式)钢板:使用范围同前,但固定牢度不如前者,可加用拉力螺钉。

(5)其他内固定:根据骨折的类型、移位情况、施术条件及个人习惯等不同,可酌情选用长螺丝钉、钢丝及其他内固定物,以求恢复关节面之完整而有利于下肢功能的康复。

3.合并其他损伤

应酌情加以处理。

(1)血管损伤:多因骨折端刺激腘动脉引起血管痉挛所致,破裂者较少见。先予以牵引下手法复位,如足背动脉恢复或好转,可继续观察,择期行探查术(可与开放复位及内固定同时进行);如复位后足背动脉仍未改善,且疑有动脉损伤的,则应立即手术探查。

(2)神经损伤:以观察为主,除非完全断裂的,一般多留待后期处理。

(3)合并膝关节韧带伤:原则上应早期处理,尤其是侧副韧带及交叉韧带完全断裂。对半月板破裂,不宜过多切除,仅将破裂的边缘或前角、后角部分切除即可。

三、半月板损伤

半月板对于膝关节的正常功能是必不可少的,内侧半月板比较大,呈 C 形,外侧半月板较小,呈 O 形。半月板具有多种功能,如承重、吸收震荡、稳定关节、润滑关节等,有些是已知的或已经证实的,有些是理论上的推测。半月板可加强关节在所有平面的稳定性,是非常重要的旋转稳定器。半月板的血液供应主要来源于内、外侧膝上及膝下血管。这些血管的分支在滑膜和关节囊组织内产生半月板周围毛细血管丛。根据血供情况分为:红红区(完全在血管供应区内)、红白区(血管区的边缘)和白白区(无血管区)。

发病机制:半月板损伤通常是当关节部分屈曲,遭受旋转性外力而导致。当膝关节屈曲时,股骨在胫骨上强力内外旋的过程中,股骨将半月板压向后方和关节的中央。后方坚强的周边附着部可防止半月板损伤,但如果附着部发生拉伸或撕裂,半月板的后部被压向关节的中心并卡在股骨和胫骨间,当关节突然伸直时就会发生半月板损伤。如足球运动员的射门动作、煤矿工人的蹲位工作,都容易造成半月板损伤。

损伤类型:①纵裂;②中 1/3 撕裂;③前角撕裂;④前 1/3 撕裂;⑤后 1/3 撕裂;⑥层裂。

(一)临床表现

1.外伤史

只有部分急性损伤病例有外伤史,慢性损伤病例可无明确外伤史。

2.疼痛

急性损伤后膝关节出现剧痛,伴伸不直,并迅速出现关节肿胀。

3.关节弹响与交锁

急性期过后关节肿胀消退,关节功能有恢复,但总感觉关节疼痛,活动时明显,并出现关节弹响;有时在活动时突然出现"咔嗒"一声,关节无法伸直,忍痛挥动几下小腿,再听到"咔嗒"一声,关节又可伸直,此现象称为"关节交锁"。根据半月板损伤程度,交锁可以是偶尔发生,也可以频繁发生,影响日常生活与运动。

4.体征

主要有关节间隙压痛,压痛点往往提示损伤部位所在;肿胀往往是积液于滑膜腔内所致,量多者可见浮髌试验阳性;慢性者可见股内侧肌萎缩,是关节疼痛致废用性所致。

(二)诊断性试验

在关节屈伸和旋转活动过程中听到或触到咔嗒声、弹跳或交锁,在诊断上都是有价值的,应重复试验并准确定位。如这些声音位于关节线,则半月板可能有撕裂。必须区分来源髌骨、股四头肌装置或髌股关节沟的声音。已有许多手法检查试验,但McMurray试验和ApLey研磨试验可能是最常用的。所有试验的基本目的是在膝关节手法检查时诱发并定位摩擦。

McMurray试验:患者仰卧,用力将膝关节屈曲成锐角。检查内侧半月板时,检查者可通过一只手触摸关节后内缘,同时另一只手握住足部。保持膝关节完全屈曲,小腿尽可能外旋,然后慢慢伸直膝关节。当股骨经过半月板撕裂处时,可听到或感到弹响。检查外侧半月板时,手触及关节后外侧缘,小腿尽可能内旋,然后缓慢伸直膝关节,同时听或感觉弹响。McMurray试验产生的弹响通常是由于半月板后边缘撕裂引起的,常发生于膝完全屈曲至屈膝90°间。如膝关节伸展至更大角度时发出弹响,且弹响确切定位于关节线,则提示半月板中部和前部发生撕裂。因此当出现弹响时,膝关节的位置有助于损伤定位。弹响位于关节间隙的McMurray试验阳性是半月板撕裂的辅助证据,但McMurray试验阴性不能排除撕裂。

Apley研磨试验:患者俯卧位,屈膝90°,大腿前方抵在检查台上,然后将足和小腿向上牵拉使关节分开,旋转小腿使旋转应力作用于韧带上,当韧带撕裂时,此步试验中常出现疼痛;然后,使膝关节处于同样体位,在关节缓慢屈、伸过程中下压并旋转足和小腿,半月板撕裂时,关节间隙处可出现爆裂声和疼痛。虽然McMurray试验、Apley试验以及其他试验不能确定诊断,但它们的作用非常重要,均已成为膝关节的常规检查方法。

一侧半月板撕裂可在同一膝关节的对侧间室产生疼痛,这最常见于外侧半月板后部撕裂,这种现象产生的机制现在还不清楚。

下蹲试验:是另一个有用的试验,是指足和小腿完全内旋或外旋时重复做数次全蹲。根据半月板撕裂的部位,在膝关节的内侧或外侧产生疼痛。内旋位疼痛提示外侧半月板损伤,而外旋疼痛提示内侧半月板损伤。然而疼痛在内侧关节间隙或外侧关节间隙的定位比旋转位置有更可靠的定位价值。这个试验常常作为普查使用。

(三)影像学检查

1.X线检查

前后位、侧位、髌骨轴位X线片应作为常规检查。普通的X线片不能做出半月板撕裂的诊断,但对排除骨软骨性游离体、剥脱性骨软骨炎和其他类似半月板撕裂的关节内紊乱是很重要的。

2.关节造影

在诊断半月板病变时,关节造影的作用通常与进行关节造影医生的兴趣和经验直接相关。不用关节造影术就失去了一个极有价值的诊断手段,但对每个损伤的关节均常规进行关节造影同样是错误的。随着 CT 和 MRI 扫描技术的改进,关节造影检查膝关节已经很少使用。

3.核磁共振成像(MRI)

在评价膝关节损伤时,MRI 已基本上取代了关节造影。常规的 MRI 膝关节检查包括:自旋回波序列的矢状面、冠状面以及惯常采用的轴位平面。半月板是由纤维软骨构成,在所有脉冲序列上均表现为低信号结构。MRI 检测半月板撕裂的敏感性及特异性通常可超过 90%。有学者在一项前瞻性研究中采用关节镜检查作对照,比较了 MRI 诊断的准确率,发现 MRI 对于内侧半月板撕裂的确诊率为 98%,对于外侧半月板是 90%,如对韧带进行全面检查,则对 PCL 撕裂的确诊率是 100%,对 ACL 撕裂是 97%。

4.膝关节镜

关节镜的问世在半月板损伤检查中有很高的准确率,而且能够达到诊治兼顾,这大大拓宽了关节镜的适应证。

(四)诊断

根据临床表现,结合辅助检查结果诊断并不困难。需与侧副韧带损伤、关节内游离体,髌软骨软化、髌骨对线不良和髌股关节炎等鉴别。

(五)治疗

1.非手术治疗

急性半月板损伤如果撕裂在边缘部,经过 4～6 周的制动治疗常可自愈,症状和体征消失,但应继续限制活动,逐渐恢复运动训练。制动期间应加强股四头肌锻炼,以促进关节积液吸收,有利于康复。若症状、体征持续存在,则考虑关节镜诊治。

2.手术治疗

由于关节镜外科的进步,关节镜下处理半月板损伤已成为常规,以往的开放手术已被禁止。由于关节镜兼有诊断和治疗的作用,对急性半月板损伤若怀疑合并有交叉韧带或软骨损伤可能,现多数主张手术治疗为主。手术方式有半月板全部切除、部分切除以及半月板成形手术和半月板修复手术等。根据镜下所见选择合适的手术方案,能部分切除者尽量不做全部切除。

(1)随着对半月板解剖结构、生理功能、损伤后修复机制的深入研究,尽可能地保留和修复损伤的半月板,已成为半月板损伤治疗的首要原则。

半月板的修复是近年来研究较多的课题,主要方法如半月板修补术,包括各种关节镜下缝合方法、Fast-Fix 技术、半月板箭等可吸收内固定物的应用、激光以及其他黏合剂等都被运用于关节镜手术中。半月板重建术,自体游离骨膜、股四头肌肌腱、关节滑膜、自体肋软骨和髌前脂肪垫、股部的阔筋膜条、1/3 的髌韧带都曾被作为半月板替代物,这种自体半月板替代物移植的优点是取材方便,无须消毒,但临床效果并不肯定。同种异体半月板移植来代替已经无法保留的半月板目前仍停留在实验阶段,距临床推广仍有一段距离。组织工程技术近期研究发现,半月板组织,包括传统观点认为没有自身修复能力的半月板内缘无血运区的组织细胞,并非惰性细胞,它们具备潜在的再生能力。有学者采用 Green 消化分离透明软骨细胞的方法,成功地将纤维软骨细胞从半月板组织的胞外基质成分中消化分离出来,经体外单层培养发现其增生分裂十分活跃,从而为研究半月板组织工程和基因工程奠定了基础。利用可降解生物材料与种子细胞(纤维软骨细胞)复合移植到体内组织缺损部位,完成组织缺损的修复和再造,是组织工程学的基本方法。目前常用的骨软骨组织工程支架材料主要有两类:一类是人工合成材料,有聚羟乙酸(PGA)、聚乳酸(PLA)等;另一类是天然衍生材料,有胶原、纤维蛋白凝胶等。两类材料各有其优缺点,故开发和选择适当的细胞种植材料是利用组织工程技术治疗半月板损伤的前提。

(2)术后处理:①术后用大棉垫包扎患肢,抬高患肢,2天后解除;②术后即开始股四头肌锻炼,直腿抬高锻炼,2周后完全负重行走;③行半月板修补术者,术后需行石膏或膝关节支具屈膝15°～20°4～6周,并在固定期内行股四头肌等长锻炼,以防肌肉萎缩。

(3)主要并发症:①关节积液,可因操作粗暴或术后过早下地负重引起,一般能自行消退,如积液较多,可在严格无菌操作下抽出液体后用弹力绷带加压包扎;②关节感染,少见,但一旦感染后果严重,早期制动,行全身抗生素应用,穿刺排脓,冲洗;晚期需切开排脓,抗生素溶液灌洗;③关节紊乱和疼痛,多因股四头肌萎缩引起,一般通过股四头肌锻炼和理疗可好转;④神经疼痛,少见,见于隐神经髌下支损伤后神经瘤所致,明确后切除瘤体症状即可消失。

四、半月板囊肿

半月板囊肿相对少见。有学者在1160例膝关节镜手术中仅发现16例半月板囊肿(1.4%),有学者在1246例稳定的无骨关节炎但存在内侧半月板撕裂的膝关节中,发现有20例半月板囊肿(1.6%)。

病因:①创伤,它可造成半月板组织内的挫伤和出血,从而导致黏液样退行性变;②随年龄而发生的退行性变,这导致局部坏死和黏液样退行性变形成囊肿;③半月板组织内形成的滑膜细胞包涵体或组织化生,细胞分泌黏液导致囊肿形成;④滑膜细胞经纤维软骨的微小撕裂移位到半月板内,导致酸性黏多糖蛋白分泌,形成半月板囊肿的内容物。

(一)临床表现

沿关节线可触及的痛性肿块具有诊断意义。慢性疼痛通常是最突出的症状,活动时加重,有的夜间疼痛。大多患者可沿外侧关节间隙发现一个肿块,肿块大小随活度程度而变化,一般屈膝15°～30°时增大,屈膝超过90°时变小甚至消失。当囊肿伴有半月板撕裂时,就可出现半月板损伤的临床表现及典型的体征,如交锁、咔嗒声、弹响和膝部打软。在一些罕见的病例中,较大的囊肿可从后方腘窝处显露出来,并可能与腘窝囊肿相混淆。

(二)辅助检查

X线检查一般是正常的,但病程长的病例可以看到继发于囊肿侵蚀出现的胫骨缺损。MRI可以清楚显示半月板囊肿和同时存在的损伤。

(三)鉴别诊断

对所有可以引起膝关节线周围肿块的疾病进行鉴别,如外生性骨疣、膝关节周围滑囊炎和腱鞘囊肿等。

(四)治疗

对无症状的患者可以不予处理。保守治疗,包括囊肿内注射药物或抗炎药物治疗,仅能暂时缓解症状。手术治疗是有症状半月板囊肿的首选。最近推荐的治疗方法是在关节镜下行半月板部分切除术和囊肿减压术。有学者推荐经有限的外侧切口切除囊肿,随后经开放的切口修复半月板周缘的撕裂,在关节镜下修复向中央部延伸更远的撕裂。他们认为这种技术可比单纯关节镜技术保留更完整的半月板结构和功能。

五、盘状半月板

盘状半月板是一种形态学的半月板异常,一般外侧半月板多于内侧。据报道盘状外侧半月板的发生率在我国、日本和韩国患者中为26%,而在其他国家的患者中不到1%;内侧盘状半月板的发生率为0%~0.3%。

(一)分类

目前被广泛接受的Watanabe等的分类系统,按照外侧胫骨平台覆盖的程度和后方半月板胫骨附着部是否正常,将外侧盘状半月板分为完全、不完全和Wrisberg型。Wrisberg韧带型盘状半月板通常在大小和形状上接近正常,除了Wrisberg韧带外,无后部附着。Wrisberg型盘状半月板常见于更年轻的患者。

(二)临床表现

盘状半月板由于形态学的变异导致其在活动过程中极易损伤,发生变性或撕裂。有些盘状半月板可无症状,关节线疼痛是主要表现。活动时出现弹响的发生率为95%。典型的查体表现是在最后15°~20°的伸直过程中,可以触及关节线上的"撞击"。伸直角度的丢失、突发疼痛、行走障碍、关节线压痛以及可触及的关节线上的肿块均有助于诊断。典型的持续发生的关节交锁常见于Wrisberg韧带型盘状半月板。

(三)辅助检查

X线片可见关节间隙增宽、股骨外髁发育不良和外侧胫骨平台的杯状改变。MRI连续3个层面的扫描见到弓形的影像、半月板增厚和3个5mm层厚的序列扫描中出现半月板前后角的连续是盘状半月板的影像学特征。

(四)鉴别诊断

需与半月板损伤鉴别,青少年患者还应与骨软骨炎鉴别,MRI或关节造影有助于鉴别。

(五)治疗

在行关节镜检查手术中偶尔发现的无损伤、完全或不完全型盘状半月板及没有症状的盘状半月板不需要治疗。出现症状的患者是手术的适应证。虽然关于半月板的切除量目前尚有争论,但一般倾向于保留足够的半月板边缘以防止继发性的骨关节炎。对于Wrisberg型盘状半月板,由于其缺乏足够的胫骨后部附着,因此一般采用关节镜下半月板修复或后角附着点的固定,以避免继发性的关节退行性病变。

六、膝关节骨软骨损伤

膝关节损伤大都会造成不同程度的关节软骨损害。软骨的创伤可以是软骨的直接损伤,如手术操作中器械对软骨的创伤,但更多见的是间接损伤所致,关节内骨折、半月板损伤和交叉韧带损伤等大多伴有关节软骨面的损伤。由于关节透明软骨在结构与功能上的特殊性,使得关节软骨面的修复成为近年来活跃的研究课题。关节镜对关节面损伤的直接观察可以比包括 X 线片、CT、MR 等任何其他的检查手段更明确地评价关节面损伤的程度,并可以在关节镜下直接进行必要的手术处理或是在关节镜辅助下进行切开手术,以更小的创伤更准确地修复关节软骨。

(一)诊断与处理原则

关节镜检查是关节面损伤最好的诊断方法。通过关节镜技术不仅可以对损伤或病灶的部位、大小、骨软骨块的形态和是否已发生坏死等情况做出准确的评价,还可以通过关节镜技术将正常的骨软骨块在局部清创后复位并进行镜下内固定或将游离体和已坏死的骨软骨块去除并进行病灶基底的清创,以促进关节软骨面的修复。

此外,高分辨率的 MR 也可获得准确的诊断信息。对伴有软骨下骨的损伤或骨折的病例,X 线片、CT 有明确的诊断价值。

骨软骨骨折的整复要通过手术治疗。如果是儿童骨折且没有移位,可试用保守疗法。如为成人,游离骨片通常要切除。骨软骨骨折的骨片通常来自股骨外髁或髌骨内侧面,手术目的是防止由于内部紊乱而致关节进一步损伤。若骨片很大,应尽可能地修复。一般骨软骨骨片很小,无法将其固定在原位,当骨软骨片较大时,可使用沉头螺丝钉固定,固定时不要使钉头突出关节面而进入关节内再造成损伤。如果诊断和手术都被延误,骨片的边缘和缺损已成为钝圆形,则不可能达到恢复原位的要求。骨片切除时,切除处的松质骨面应该是光滑的。锐性切除、分离磨损的软骨边缘,以斜行削除为佳,不要影响负重面。

对于关节软骨面的划伤、割伤和轻度挫伤一般不需特殊处理。通过减少负重和使用 CPM 训练以及适当的对症处理可获得满意疗效。

(二)不同类型膝关节骨软骨损伤的评价与治疗

对临床骨科医师而言,许多软骨损伤在没有关节镜的观察和诸如 MR 等高分辨率辅助诊断结果的帮助下是难以获得准确诊断的。在关节镜下对关节软骨损伤的描述可按照软骨划伤和挫伤、软骨裂伤或软骨骨折、软骨缺损及关节内骨折的分类进行。

1.软骨挫伤

软骨挫伤是关节软骨损伤的最常见类型。在急性或亚急性的关节损伤中,膝关节镜下可发现损伤的软骨出现表浅的缺损和明显的摩擦痕迹,较长时间后可以发现局部的软骨发生纤维化或瘢痕软骨修复。在半月板破裂的病例中,几乎均可以观察到在与半月板破裂的部位相应的股骨和胫骨的关节面有程度不等的软骨挫伤与磨损。同样,在交叉韧带断裂或慢性膝关节不稳定的病例中,都有类似的表现。

对未达全层的软骨挫伤和划伤,可在关节镜下进行局部修整使其成为光滑的表面,去除可能成为游离体的软骨片,并处理同时存在的膝关节内其他病损。

2.软骨划伤(割伤)

软骨划伤经常由膝关节的开放或关节镜下手术操作所致。在关节镜操作过程中,使用任何金属器械的粗暴动作,包括镜头移动不慎均可造成关节软骨面的划伤,轻微的划伤在关节镜下可以见到表浅的划痕和 1 条被掀起的较薄的膜状软骨,关节镜下将其去除后一般不致引起症状。而较深大的划伤则可导致术后恢复期延长和损伤软骨的瘢痕化。

3.软骨裂伤(软骨骨折)与软骨缺损

软骨裂伤或软骨骨折以及由其引起的关节软骨面的缺损是较严重的关节软骨损伤,通常由较大的直接或间接暴力造成。关节镜观察可发现关节软骨裂伤、掀起,软骨下出血,有时软骨骨折片脱落成为关节内游离体,而关节面出现软骨缺损。值得注意的是,对关节损伤的病例,当关节镜下发现有较大的软骨缺损时,一定存在软骨的游离体,而软骨片在X线片上并不显影,术前难以定位,一定要仔细寻找软骨的骨折片,并将其形态、大小与关节面缺损区加以对照,因为1个较大的关节面缺损可能存在数个软骨的骨折碎片。对新鲜的软骨骨折可考虑在开放或镜下复位与固定,而对后期的软骨缺损则需要通过局部清创、磨削或以骨软骨、骨膜或软骨膜进行二期修复。

4.关节内骨折

关节内骨折不可避免地影响到关节软骨,部分闭合性的关节内骨折如交叉韧带的胫骨止点的撕脱骨折、胫骨平台骨折或陈旧性关节内骨折都伴有关节软骨的损伤。在处理骨折和韧带撕裂时需考虑到关节面的重建。对已通过X线片明确了关节面骨软骨骨折的病例,如果骨折块直径大于10mm,且位于功能区,则可以通过切开手术的方法进行内固定。通常采用前内侧切口获得良好的显露,将骨折基底清除后,将带有软骨面的骨软骨块复位,以沉头螺钉固定,注意使螺钉尾部沉入关节软骨平面以下。将复位后的软骨面与正常软骨面的结合缘修整光滑。早期病例采用克氏针固定,常见并发症是克氏针断裂,即使用石膏固定也可发生克氏针断裂。此外,皮肤上克氏针针眼的感染也十分常见,目前普遍提倡用沉头空心螺丝钉后手术并发症日趋减少。术后患者须扶拐避免完全负重8周,以防止损伤胫骨关节面,并结合CPM操练及相应的康复训练。

5.关节面软骨骨折性游离体

关节面软骨的剥脱可导致关节内游离体的产生,而较大的软骨性游离体将产生诸如交锁等体征。游离体可能存在于髌上囊、髁间窝、内外侧沟甚至滞留在腘窝内。

(三)关节面缺损的修复手术

如关节软骨面较大和较深的创伤未获得及时处理,脱落的骨软骨块已坏死,关节面可能残留缺损,并将因此出现明显的临床症状和体征。时间久后必然导致创伤性骨关节炎的结果。近年来,相继有学者报道了各种不同的手术方法修复关节软骨面负重的缺损。

1.关节内自体骨—软骨移植

有学者采用取自同侧膝关节带正常关节软骨的自体骨—软骨移植修复膝关节负重面缺损的方法已经被膝关节外科医师广泛接受。有学者报道使用关节镜进行移植手术的技术,目前被认为是解决膝关节负重区中等范围缺损的较理想方案。应该注意的是,大块的骨软骨移植,其软骨面将发生退行性变。

手术方法:无论是开放手术或关节镜手术,其移植物获取和植入方法均相同。以特制的直径5～7mm的环形取骨器获取外侧髁前外侧缘或髁间凹前上缘带软骨面的圆柱状自体骨软骨块;在缺损区用相对应直径的打孔器打孔,使与移植物相匹配。将移植物紧密嵌入使移植的软骨面与关节面相平或稍低。对较大的缺损,可使用几个移植物充填。

2.自体骨—骨膜移植

骨膜移植诱导透明软骨再生已经动物实验和临床实践所证实。问题是骨膜移植在修复膝关节骨软骨缺损时存在的技术上的问题如缺损深度的充填和骨膜的固定等尚难以解决,有学者报道采用取自胫骨上端的自体骨—骨膜移植修复膝关节骨软骨缺损的技术获得了满意的疗效。

手术方法如下。

(1)前内侧入路显露膝关节,取出游离体,暴露缺损区。

(2)将缺损区清创并修凿成标准的几何形状,精确测量其大小与深度。

(3)在切口远端的胫骨干骺端凿取带骨膜的骨块,并精确修整使其与缺损区相匹配。

(4)以紧密嵌入法将骨膜—骨移植物植入缺损区,使骨膜面稍低于正常关节软骨面,也可采用环锯法和矩形凿法准备手术区和获取移植物,以得到更紧密的固定。

(杨　帆)

第二章　脊柱疾病

第一节　颈椎病

一、病因与发病机制

引起颈椎病的原因很多,归纳起来有以下 6 个方面。

(一)外伤

颈椎位于头与躯干之间,是人体脊柱活动的最大部分,而且承担着头的重力,头颈部的任何一种损伤都可成为颈椎病的发病原因,有资料记载颈椎病多与外伤有关,只不过有的外伤较为明显,颈椎结构发生变化,当时出现颈部疼痛、功能障碍;有的虽然当时没有症状,但时间不长即出现颈椎病的表现;有的比较隐蔽,当时甚至以后相当长的时间内没有感觉。年轻人的代偿能力较强,到中老年时,代偿能力降低,临床症状就会表现出来。至于急性外伤较重,致颈椎骨折、脱位等重症,多不在颈椎病中讨论而列入骨折、脱位之中,当然其后遗症,若有颈椎病的表现,也列入颈椎病中。

(二)慢性劳损

长期使用高枕,低头学习、工作、上网、玩游戏,超负荷地抬挑重物,不良的活动姿势及体育锻炼姿势等使颈部的肌肉、韧带、关节过度劳累损伤,颈椎的曲度发生改变,小关节退行性变、增生、移位等使颈椎周围的神经、血管受到牵拉而发生颈椎病。

(三)炎症

颈部较细,咽喉、淋巴结等距颈椎较近,咽喉部、颈部淋巴结的反复炎症浸润到颈椎使颈部关节囊和韧带充血、松弛,骨质脱钙等,长期影响颈椎的稳定性,使颈椎失稳,结构发生变化而出现颈部疼痛、活动受限等颈椎病的表现或使颈椎病诱发或加重,严重者可出现颈椎半脱位等。颈椎病影响咽喉部神经,致其血供障碍,易发炎症。咽部炎症与颈椎病相互影响,互为因果,致疾病反复发作。

(四)先天畸形

颈椎的先天畸形,如先天性颈椎椎管狭窄、椎体融合、隐性椎裂、棘突分割不全、横突肥大等使颈部代偿空间变小,代偿力降低,改变了颈椎的受力状态,加速退行性变,较轻的外因即可形成椎管狭窄、棘突偏移、齿突偏移等颈椎结构的改变而影响神经、血管等出现颈椎病的症状。

（五）颈椎退行性变

1.椎间盘变性

椎间盘为含水量较多的纤维结构，发育成熟时含水量约80%，随着年龄增长，含水量降低，随着含水量的减少，髓核开始发生纤维性改变，因脱水而体积变小，椎间盘变窄，纤维环变性、弹力减少，向周围膨隆，软骨板发生变性萎缩，椎体后外缘由于椎间盘的硬化代偿性骨质增生，膨隆的椎间盘和椎体后外缘骨刺刺激或压迫神经根、脊髓，外伤、慢性劳损可加速此过程的发生。

2.骨刺

由于慢性劳损，钩椎关节的关节囊增厚，关节周缘受关节囊的牵拉，代偿性引起边缘性的骨质增生，也有学者认为关节囊、韧带的牵拉形成骨膜下血肿，血肿机化、钙化而形成骨刺。骨刺的部位多见于椎体两侧钩突，其次为关节的边缘。骨刺突向椎间孔使椎间孔变小，刺激神经根而出现神经根型颈椎病，突向横突孔压迫椎动脉而引起椎动脉型颈椎病，突向椎管内使管腔变小，超过其代偿范围压迫脊髓而引起脊髓型颈椎病，个别突向前方的骨刺刺激食管而出现吞咽困难。由于第4～5颈椎和第5～6颈椎椎体活动量大，易于劳损退化，故第4～5颈椎、第5～6颈椎椎体产生骨刺较多，为颈椎病的好发部位。

3.韧带改变

颈部韧带主要包括后纵韧带、关节囊韧带、黄韧带，这些韧带的变化参与了颈椎病的形成。

后纵韧带由于椎间盘发生退行性变，椎间隙狭窄、纤维环和椎体后缘骨刺向椎管膨出而退行性变向后压迫脊髓，可形成脊髓型颈椎病，关节囊韧带增厚，自椎间孔压迫神经根形成神经根型颈椎病，黄韧带增厚占据椎管，可压迫脊髓。

（六）筋膜损伤

颈部筋膜较为丰富，且相互联系紧密，包裹颈部的神经、血管、肌肉等各层，筋膜相对于肌肉韧性较大、弹性较小，易于损伤，颈部的外伤、劳损、受凉、病理性损伤等原因，筋膜受到反复损伤，易于挛缩、硬化、粘连，其包裹的神经根、交感神经、神经分支、脊髓、椎动脉等受到牵拉、刺激，影响功能活动，产生颈椎病的症状。筋膜损伤基本贯穿于颈椎病的各个阶段及各型，为颈椎病产生的重要病理改变之一，尤其是青少年患者，没有椎间盘、骨质的改变，只有软组织牵拉颈椎结构的改变，特别是筋膜的改变。颈椎病患者通过松解颈部筋膜，症状可有不同程度的改善，甚至痊愈，即使只松解浅筋膜，也有一定的效果。

二、病史采集

病史是诊断疾病的第一要素，尤其在判断病变性质方面更加重要，询问病史既需要耐心，又要有技巧。只有临床经验丰富的医师，才能采集到真实而全面的病史。对于年轻的医师，需在对患者高度负责、关心的前提下，取得患者紧密配合，在临床实践中不断体会，及时总结经验教训，尽快掌握采集病史的一般规律和特殊技能。颈椎病常见症状有疼痛，头晕，肢体麻、木，肌肉萎缩及无力等，医师询问病史时在患者充分叙述的前提下对其主要症状应详加询问。

（一）主诉

主诉指患者陈述主要痛苦和痛苦的时间。医师依据主诉，应考虑能引起该主要痛苦的所有疾病,以备在询问现病史中——加以仔细追问,以求对各种所想到的疾病能得到初步的拟诊或排除。

(二)现病史

现病史是病史中最主要的部分,应按下列要点询问清楚:①起病形式与可能的病因;②症状的起始时间;③症状的部位及确切范围;④规律性;⑤症状的性质与严重程度;⑥伴发症状;⑦加重或减轻的诱发因素;⑧症状演变情况,有无复发、恶化等;⑨曾做过的检查、治疗与其结果;⑩有关营养、睡眠、饮食及大小便情况。这些项目在颈椎病的病史中同样重要,阳性症状要收集,重要的阴性症状也不可遗漏。

1.头痛

以头痛为例结合以下(1)～(10)的要求逐项说明。因为是分项,也可能会有片面性,最后需以此10项综合分析,符合率高者多为主要疾病,次之应逐病排除。排除不了可能为两病并存。

(1)头痛的起病:是渐进性还是突发性。如受凉后突发性头痛应考虑炎症性或血管性头痛。劳累或情绪激动时突发性头痛应考虑出血性脑血管病。渐进性头痛需排除颅内占位性病变。长期失眠、多梦出现的头痛可能为神经症,也可为颈椎性神经症群。长时间姿势不当的学习、工作与睡眠后渐进的头痛多系颈椎病所致头痛(后文简称为颈性头痛,即颈椎性头痛)。

(2)症状的起始时间:在询问病史时需扩展为4个时间,即病程时间、易痛时间、每次疼痛时间长短及间隔时间。若病程短者应排除急性炎症和颅内出血性血管病,病程数十天至数月者需排除慢性炎症与颅内占位性病变,病程长达数年或十数年以上者,除了变性病、神经症之外,多为颈椎病。当然颈性头痛就诊及时者也会在发病数天之后即来就诊。每次疼痛时间短暂需和枕神经痛及三叉神经痛鉴别,超过4小时需和偏头痛鉴别。头痛易发时间在鉴别诊断时也有重要价值。如丛集性头痛,易在熟睡后发作;颅内占位性病变早期易在拂晓时头痛;额窦炎和某些颈椎病易在清晨头痛;上颌窦炎易在午后头痛。颈椎病的头痛多数没固定时间,每次头痛时间对颈椎病的诊断意义不大,但对其他疾病的鉴别有重要意义。如一次疼痛超过3分钟可排除三叉神经痛(但有的患者误将接连数次发作说成一次,需仔细追问鉴别之),一次疼痛少于4小时不可能是偏头痛。头痛间歇时间越来越短,说明病情加重,颈椎病可有这种情况,但需注意排除颅内占位性病变等其他器质性疾病。

(3)头痛的部位及范围:在鉴别诊断中有重要意义。如额窦炎疼痛多位于额部及颞部,蝶窦炎与筛窦炎可位于后枕部,颅内占位性病变早期多位于该病灶相应的头部,高血压性头痛、枕大神经头痛及后颅凹占位性病变多在后枕部,而颈椎病的疼痛可在枕部、项枕部、顶部、颞部、额部、眶部、鼻根部,或全头不定处的串痛,且常有放射,后枕痛放射到前额、眼眶、鼻根或放射到背部、胸部、上臂、前臂、手指等。

(4)头痛的规律性:疼痛可分为持续性、间断性、阵发性及持续性疼痛阵发性加重4种。这4点询问清楚在鉴别诊断中有一定价值。颈性头痛虽然4种均可有,但可依据某些疾病疼痛规律性的特点,选择重点与相应的疾病鉴别。如对于持续性头痛阵发性加重者,应重点与颅内占位性病变、颅内血肿、出血性脑血管病鉴别,阵发性头痛须与偏头痛、组胺性头痛、三叉神经痛及枕神经非特异性炎症所致头痛相鉴别,间断性头痛则应排除鼻源性头痛或两者并存。

(5)头痛的性质与严重程度:头痛可分为跳痛、胀痛、串痛、沉痛、刺痛、麻痛、灼痛、牵拉痛、隐隐作痛、刀割样痛、炸裂性痛和穿钻样痛等,除最后二者排除颅内压增高之头痛外,其他性质头痛在颈性头痛中均可出现。而在和其他疾病鉴别时,则需参考其他9项。颈性头痛虽可以非常严重,甚至素有修养、讲究尊严的人也会痛得大声哭叫,但对于头痛程度很严重或进行性加重者,必须小心排除颅内其他器质性病变,因为突然严重的头痛往往是一种危险信号,如颅内压增高患者脑疝形成前。

(6)伴发症状:伴发症状在鉴别诊断中有重要意义,颈性头痛重时虽可伴有呕吐,但是,呕吐明显或频繁者,必须排除颅内压增高所致者。头痛伴有鼻塞、流脓涕,需考虑副鼻窦炎或两病并存。头痛伴有血压波动则应考虑为高血压性头痛,血压低时也会头痛,血压波动时头痛机会最多。伴有头面及上肢不随意运动者,须详细询问进一步排除帕金森病、小舞蹈症、肝豆状核变性、甲亢等。所谓多动症,实际上多数为颈椎病的症状之一。若伴有一侧或双侧上肢或手指麻、痛或颈部不适感则多支持颈性头痛。

(7)加重或减轻诱因:低头时头痛加重可能为高颅压性头痛,抬头时出现头痛或加重可能为低颅压性头痛(如腰穿反应或颅底骨折伴脑脊液漏时),说话、洗脸、刷牙、进食时诱发或加重疼痛多为三叉神经痛,感冒后头痛加重可能为鼻源性头痛,强迫姿势工作、不正确的姿势学习、高枕躺卧或性交时搂抱头颈后出现头痛或加重,多提示为颈性头痛。另外,颈性头痛减轻和加重与体位变化有一定关系,如神经根型颈椎病头颈向患侧屈曲时疼痛减轻,而向健侧屈曲时疼痛加重。

(8)症状演变情况:有无缓解、复发、恶化等。颈椎急性损伤引起的头痛,待急性期过后部分患者头痛可缓解数月乃至数年,再遇到不被常人留意的轻微外伤时,头痛等症状又可复发。至于进行性恶化者,除了需考虑局部发生蛛网膜粘连之外,还应注意排除颅内占位性病变,颅内及颈部的转移瘤、结核等。

(9)曾做过的检查、治疗与结果:了解曾做过的检查、治疗及其结果,可避免重复检查造成不必要的时间和经济上的浪费。如曾拍过卡瓦位片未见异常,鼻窦炎之可能性不大;曾做过头颅CT或MRI未见异常,颅内占位性病变可基本排除。若有阳性发现需进一步分析有无临床意义或进一步做有关的生化检查,以判明其病变的性质。唯独曾做过颈椎X线检查,须进一步追问拍过几张,不可笼统记载"曾拍颈椎片未见异常"即了事,这样做会误事,因为不少临床医师只申请或影像学技师只给拍了正、侧位片或仅仅拍了侧位片,1张或2张颈椎片无异常不能排除颈椎病,至少须拍正位、侧位、双斜位及张口位5张片始能全面观察。曾经做过的治疗及其结果对诊断有一定的帮助,如一头痛呕吐患者,所在地卫生所医师为补充营养给静脉注射一针高渗性葡萄糖后曾2～3小时头不痛了,也不吐了,则提示可能为颅压高性头痛;又如一发作性头痛患者,睡眠不好,当地医师给开了鲁米那片睡前服,服药期间头痛未再发作,提示可能为癫痫;再如医师曾一手托颌一手托枕部将患者头部往上拔时,头痛缓解且伴有的手麻立即消失,则提示颈性头痛的可能性大。

(10)有关营养、睡眠、饮食及大小便情况:单纯颈椎病不会出现营养障碍,若有,应多考虑可能伴发消耗性疾病。睡眠障碍、多梦、记忆力减退等许多病都可引起,在排除高血压、动脉粥样硬化、慢性中毒及甲状腺功能亢进等神经症状群之后,临床医师很容易下"神经官能症"(神经症)的诊断,而颈椎病导致的神经症状群则更常见,以往多被忽视。食管压迫型颈椎病可引起吞咽障碍,脊髓受压与交感型颈椎病会出现大小便障碍。可见,在询问病史时有关营养、睡眠、饮食及大小便都应详细询问。

2.肢体痛

颈椎性肢体疼痛较常见,询问时同样要按前10项逐一询问和记录。其疼痛部位以一侧上肢最多,其次是双侧上肢、背部、胸部、颈部、腰部、下肢或全身不定处的疼痛。急性损伤常为刺痛、刀割样痛;慢性损伤多为酸痛、胀痛、麻痛或钝痛;根性损伤表现以牵拉痛、电击痛、灼痛为主;以交感神经传出纤维为主者则以灼痛、凉痛、放射痛、不定处串痛较常见。

由于腰痛及下肢痛的原因更多见于腰骶部以及下肢局部病变,因此,询问病史时应注意有无扭腰史、遗尿史及臀部肌内注射史等,更应注意疼痛出现的先后顺序。颈椎病一般不会先由腰部或下肢疼痛开始而后才出现上肢或背、项部痛,只有排除腰骶部及其以下部位病因之后才能考虑为颈性疼痛,否则,至多是两病并存,如颈腰综合征等。

3.头晕

头晕也是颈椎病的常见症状之一。由于引起头晕的病变部位有颞叶、小脑、脑干、前庭神经和内耳等多处,病因有炎症、肿瘤、中毒、血管性、外伤和变性病等,所以,在采集病史时也需按前述10项仔细询问,尤其对头晕的性质、时间和诱因应详细询问。

(1)头晕的性质:分眩晕和头晕。眩晕多为发作性,又分外周眩转、自身眩动和二者均有3种。头晕实指头重足轻之自我感觉,有的患者将头慒或头昏说成头晕,询问病史时应加以区分。

(2)头晕的时间:颈性眩晕多为发作性,也可为间断性或持续性,一般历时很短。一次历时数秒、数分钟,个别首次发作可达数小时,历时长者可伴呕吐。短时间内反复发作,每次历时较短,是与膜迷路积水(梅尼埃病)及前庭神经元炎的区别要点。

(3)诱发因素:颈性眩晕常有诱发因素。如头晕多在躺下、翻身及起床等体位变化时发作。间断性头晕易在行走时出现,甚至走路向一侧斜,站、坐休息时可消失,持续性者在一段时间内经常感到头重脚轻,当走路及仰头或低头时加重。

4.颈椎性神经症候群

颈椎性神经症候群易误诊为神经症,在采集病史时,除了询问有无其他引起神经症状群的疾病之外,重点询问有无颈椎病的其他症状,如手麻、痛,上肢痛,颈部不适,肩背痛等,以利于检查时有重点。

5.肢体麻、木感

颈椎病患者多叙述身体某处有麻、木感,采集病史时一定要仔细询问是麻或是木,麻和木虽都是患者的主观感觉,但是它们各自反映的病变性质不同。麻是刺激性症状,而木是抑制或破坏性症状,两者有本质的区别。中医学早有麻易治、木难医的记载。可是现在中、西医书上,甚至教科书上都把两者混为一谈而写成“麻木”。科学的书上出现不科学的词,应该加以纠正,麻就是麻,木就是木。即使有的患者既有麻的感觉,又有木的感觉,也不应写成“麻木感”,只能写成麻、木感。若后者重,则写成木、麻感。

（三）既往史

1.内科常规要求

内科常规要求有其普遍意义,在此不再赘述。

2.外伤史

头颈部外伤是颈椎病的主要病因,因此外伤史对颈椎病的诊断就显得格外重要,但是由于种种原因,相当多的患者首次询问时常常否认有外伤史。如幼小时外伤患者不记得,这需由其父母给予补充;外伤时间已久,患者已遗忘,让患者认真回忆,有时能说出多达4～5次外伤史,而首次询问时多立即否定;有的误以为"轻"不算外伤史而予以否认,有的因各种原因而不愿说出外伤史,当查到头或颈部伤疤追问原因时才说出有外伤史。可见对外伤史追问是很费时间的。

3.咽峡炎史

反复发作的咽峡炎是寰枢椎半脱位第二常见的病因,在询问既往史时应注意问及。

4.其他

与颈椎病鉴别有重要意义的其他既往史也应认真详问,如高血压、糖尿病、动脉粥样硬化、鼻咽癌、肺结核等。前三者均可导致椎动脉缺血发作,而与颈性眩晕相混淆。糖尿病又可出现脊髓,特别是周围神经受损之并发症,须与脊髓型和神经根型颈椎病相鉴别。例如,某鼻咽癌患者经放疗后原发病灶消失,数年后出现颈僵硬、肩背痛,当地诊为颈椎病治疗无效,转诊后进一步检查为颈肩部转移,一侧肩胛骨2/3被转移癌破坏。胸部肿瘤和结核可向颈部转移与扩散。阳性的既往史在鉴别诊断时应加注意。

三、物理检查

物理检查是颈椎病诊断过程中的重要环节,既要系统全面,又要重点突出。

（一）体检

体检指内科一般检查,包括生命指征、甲状腺、胸、腹部的检查等,有阳性发现者应一一记录。对神经科患者,除了一般物理检查之外,根据需要尚须着重检查以下6个方面。

1.意识状态

注意患者意识是否清醒,如有障碍可区别为思睡、嗜睡、昏迷,如合并精神状态不正常,可区别为意识蒙眬、谵妄。

2.精神状态

精神状态有无某些方面的不正常,如感情淡漠、沉默、欣快、兴奋、躁动、话多、情绪不稳、稚气、幻觉、错觉、妄想,有些患者需要检查有无智能衰退,可根据其记忆力、计算力、理解力、判断力及普通常识加以综合判断,需要时可做智力测验。

3.脑膜刺激征

有无颈僵硬,检查凯尔尼格征、布鲁津斯基征等脑膜刺激征。

4.头部和颈部

(1)头颅:有无大小异常(脑积水、小头畸形)、形状异常(尖头畸形、扁头畸形、舟状头畸形等),有无内陷等颅骨骨折征象,对婴儿需查囟门,有无囟门饱凸、凹陷。

(2)面部:有无面容发育异常、面部肌肉萎缩、血管痣,眼球有无外凸或内陷,角膜缘有无黄褐色色素环(肝豆状核变性),结节性硬化患者面部有皮脂腺瘤。

(3)颈部:头位异常见于痉挛性斜颈及强迫头位,后者见于颅后窝肿瘤、颈椎病变。颅底凹陷患者颈短,发际低,颈活动可受限。

(4)颅颈部杂音:于眼眶、头顶、乳突、锁骨上窝、下颌角颈总动脉分叉处听取有无血管杂音。儿童颅颈部杂音出现率较高,常无病理意义。脑动静脉畸形患者可在眼眶或颅部听到杂音,颈动脉狭窄达一定程度也可能于颈部听到杂音。

5.躯干及四肢

对躯干及四肢应特别注意有无畸形。如脊柱有无前凸、后凸、侧凸、脊膜膨出、窦道、棘突鼓起或歪斜及压痛,有无手指、足趾发育畸形,弓形足。神经纤维瘤病患者皮下有众多瘤结节,皮肤有咖啡色斑。

6.胸、腹部

对胸、腹部做内科常规检查。

(二)颈椎有关物理检查

1.传统检查法

(1)颈脊神经根紧张试验(Eaten试验):因同时可检查臂丛神经,故又称臂丛牵拉试验,临床上多用。检查方法是:医师一手按于患者肩部,另一手握着患者手腕向远离躯干方向牵拉或一手握着患者手腕向远离躯干方向牵引,另一手将其头部向对侧推压,出现疼痛或上肢放射性痛者为阳性。如再迫使上肢内旋,则为加强试验。

(2)转头牵拉试验:医师一手托着患者枕部,另一手托着下颌,将头缓慢转到最大角度,再稍加用力移动,出现痛或上肢放射痛者为阳性。

(3)颈下压试验:医师单手或双手置于患者头顶,逐渐加力下压,症状加重者为阳性。

(4)颈椎间孔挤压(击顶、压顶、Spurling)试验:先令患者将头向患侧斜,医师左手掌平放于患者头顶部,右手握拳轻叩左手背部,出现放射痛或肢体麻感为阳性。对于神经根性剧痛者不可做此试验,仅用前述颈下压试验检查法即可。当患者头部处于中立位或后伸位时出现阳性,则称为Jackson试验阳性。

(5)椎间孔分离(引颈)试验:让患者端坐,双手分别托着患者下颌和枕部向上牵引,症状减轻为阳性。

(6)颈静脉加压(压颈)试验:医师双手压着颈静脉,使其颅内压增高而诱发或加重神经根性痛。阳性者除可见于神经根型颈椎病外,还可见于颈髓硬膜下肿瘤,故又称脑脊液冲动症。

(7)上肢后伸试验:患者取坐位或立位,医师立于其身后,一手置于健侧肩部起固定作用,另一手握着患腕,使其逐渐向后向外呈伸展状以增加对臂丛或神经根的牵拉,出现放射痛者为阳性,表明颈神经根或臂丛神经有损伤或受压。

(8)前斜角肌加压试验:医师双手拇指压于锁骨上窝偏内侧,相当于前斜角肌走行部加压,患者上肢出现麻或疼痛者为阳性,提示下颈椎病或前斜角肌综合征。

(9)椎动脉压迫(旋转、椎动脉扭曲)试验:令患者头部稍后仰,继而自动向左右作旋颈动作,出现椎动脉供血不足症状者为阳性。试验时可引起呕吐,症状尤其者猝倒,医师应站在患者身后,必要时给予扶持,以防发生意外。

2.颈部触诊

(1)横突、关节突触诊:医师拇指、示指轻放在患者颈椎横突后方与关节突处,先从乳突尖处触及寰椎横突,然后向下后方移动至 C_2、C_3 后关节突外,上下滑动对比,摸清关节突有无隆起及左右横突是否对称。有异常时应进一步检查有无压痛、硬结、肌痉挛性索状物和摩擦音等,若有则为小关节错位或先天畸形。

(2)棘突触诊:由于颈椎棘突多有分叉,且长短不一,触诊时须更加仔细。医师用利手的示指、中指或拇指、示指夹于患者棘突两侧,上下滑动对比,发现棘突偏歪则提示颈椎有螺旋式移位或先天畸形,也可用示指、中指并拢在棘突上作左右滑动以发现有无棘间韧带剥离。

(3)阳性反应物触诊:医师用拇指在棘突旁、横突、关节突上下揉按触摸时,若发现硬结、索状物等阳性反应物,进一步触摸,观察有无摩擦音、压痛等,有则表明为外伤或炎症。

3.3 部 5 处 11 点压痛试验

此为学者在长期临床工作中发现与总结出来的简便、有效的检查法。"3 部"指颈部、枕部和臂丛 3 个部位,"5 处"指颈部 1 处,枕部分左、右两处,臂丛也分左、右 2 处共 5 处,"11 点"指颈椎 1~7 的 7 个点,枕部 2 处各 1 点,臂丛左右各 1 点,共 11 点。

(1)方法:颈椎分别压其棘突(C_1 棘突遗迹在枕骨与 C_2 棘突之间的凹陷处);枕大神经压点在枕骨粗隆与乳突连线的中点处,即风池穴;臂丛压点在锁骨上、胸锁乳突肌外侧之凹陷处。

(2)压力:初学者可用利手的拇指尖先按压被检查者之拇指掌骨等骨质突出部,达到只有压迫感而无疼痛感觉的轻至中度压力,然后用此轻至中度的压力依次均匀地分别按压上述 11点,观察有无压痛。

(3)判断:每压 1 点问被检查者痛与不痛,2 处或 2 点以上有压痛者视为阳性。据 2000 余例统计,凡 3 部 5 处 11 点中有 2 处或 2 点以上压痛者,颈椎拍摄正位、侧位、左右前斜位及张口位 5 位片,有异常改变者占 98.4%,而颈椎片正常的少数(1.6%)患者,经观察或进一步检查均有颈部其他疾患,如带状疱疹出疹前、颈段蛛网膜粘连或肿瘤等。可见新发现的 3 部 5 处11 点压痛试验对颈椎病是一种简便、高效的初步诊断方法。

(4)意义:颈椎病是很常见的疾患,但若每个患者都拍片势必造成资源浪费,增加非颈椎病患者的负担,不拍片又容易导致漏诊或误诊,如能掌握此检查法,对有颈椎病常见症状的患者除了传统检查方法外,都进行 3 部 5 处 11 点压痛试验,阳性者再行颈椎多方位拍片,既避免了漏诊,又大幅度减轻了患者不必要的经济负担。

四、分类诊断

颈椎病的发病部位、临床表现各异,根据病变受压组织的不同及病变部位、病变范围、临床症状的不同,将颈椎病分为颈型、神经根型、椎动脉型、交感神经型、脊髓型颈椎病 5 型,其中以神经根型最为常见,约占颈椎病总数的 60%。

(一)颈型颈椎病

1.症状

颈项疼痛、强直,肩背疼痛、僵硬,颈部屈伸、旋转等活动受限,颈部活动时,躯干多同时活动,头痛、头后部麻木、头晕,少数患者出现臂、手疼痛、麻木,但咳嗽、喷嚏时不加重。

2.体征

颈部强迫体位、活动受限,病变肌肉变直、痉挛,局部压痛。

3.X线检查

颈椎曲度变直,小关节移位、增生,椎间隙变窄。

(二)神经根型颈椎病

1.症状

颈、肩、臂疼痛,程度轻重不一,轻者仅酸痛,重者剧痛难忍,彻夜难眠,疼痛呈阵发性加剧,多伴有麻木、无力,上肢麻木,疼痛呈颈神经支配区域分布,部位固定,界限清楚。咳嗽、深呼吸、喷嚏、颈部活动时,患肢症状可诱发或加重,日久上肢肌肉可有萎缩。

2.体征

颈部活动受限,病变棘突旁压痛并向患肢放射,患肢也可反射性压痛。椎间孔挤压试验、臂丛神经牵拉试验阳性,受累神经支配区域皮肤感觉减退、肌肉可萎缩,肌力减弱。

3.X线检查

颈椎生理曲度变直或消失,棘突偏歪,钩椎增生,椎间孔变小,椎间隙变窄等,以上X线改变可部分出现。

(三)椎动脉型颈椎病

1.症状

眩晕呈旋转性、浮动性、一过性,有倾斜感、移动感,转动颈部诱发或加重,可伴有耳鸣、耳聋、视物模糊、记忆力减退等。猝倒前无预兆,多在行走、站立或颈部旋转屈伸时突然下肢无力而跌倒,瞬间即清醒,立即起身后可活动。头痛位于枕部、顶枕部,多为单侧,呈胀痛、跳痛,常因转头而诱发。极少部分患者可有恶心、呕吐、上腹部不适、心悸、胸闷、多汗或无汗、尿频、尿急、声音嘶哑、吞咽困难等。

2.体征

椎动脉旋转扭曲试验阳性。

3.X线检查

可见钩椎增生、椎间孔狭小、椎体不稳等。

(四)交感神经型颈椎病

1.症状

颈枕痛或偏头痛、头晕、头沉、眼胀、视物模糊、流泪、眼睑无力、视力减退、咽部不适、有异物感、耳鸣、耳聋、舌尖麻木、牙痛、胸闷、心悸、心痛、失眠、腹泻、便秘、恶心、呕吐、哮喘,尿频、尿急、排尿困难,极少数患者肢体麻木、遇冷加重或呈间歇性皮肤发红、发热、肿胀,多汗或无汗等。

2.体征

颈部可有压痛,可出现霍纳征,瞳孔缩小、眼睑下垂、眼球下陷等。

3.X 线检查

寰枢椎半脱位,颈椎旋转移位,骨质增生。

(五)脊髓型颈椎病

1.症状

疼痛多不明显,下肢可见麻木无力、沉重、发紧、怕冷、酸胀、水肿,站立不稳,步态蹒跚,闭目行走摇摆,脚尖不能离地,颤抖,指鼻试验、跟膝胫试验阳性,可有尿急、排尿不尽、尿潴留、便秘或大便失调。

2.体征

屈颈试验阳性,浅反射迟钝或消失,深反射亢进。

3.X 线检查

颈椎生理曲度变直或向后成角,椎间隙变窄,椎体退行性变增生,后纵韧带钙化,先天性椎体融合等。

4.CT 检查

椎体后骨刺,椎间盘向后突出、脱出,后纵韧带钙化,黄韧带钙化等。

5.磁共振成像检查

脊髓受压明显,多因骨刺、椎间盘突出或脱出、黄韧带肥厚引起。

临床上的上述 5 型可单独出现,但多数情况下是 2 种或 2 种以上复合出现,多数症状较为典型,少数不典型,如交感神经型颈椎病可无颈部症状,只有内脏功能失调或五官症状,椎动脉型颈椎病有头部症状,临床上应仔细检查、综合考虑。

五、鉴别诊断

(一)肩周炎

颈椎病尤其是神经根型颈椎病与肩周炎皆为老年多发病,两者都可有肩、臂疼痛,有时较为相似,故需进行鉴别诊断(表 2-1)。

表 2-1 颈椎病与肩周炎的鉴别

项目	颈椎病	肩周炎
病史	颈部外伤、劳损、受凉史	肩部外伤、劳损、受凉史
年龄	中老年多见,青少年也有	中老年发病
疼痛部位	颈、上背部	肩部
放射痛	背、肩、上臂、前臂、手	上臂,较少至前臂
压痛	颈肩、上背	肩周,尤其肩前
麻木	可有	无
肌肉萎缩	可有	无

项目	颈椎病	肩周炎
活动	颈屈伸等活动不利	肩活动受限,以外展及后伸为主
臂丛神经牵拉试验	(＋)	(－)
椎间孔挤压试验	(＋)	(－)
X线检查	颈椎骨质增生、椎间隙变窄等颈椎结构改变	可有颈椎改变,但与临床表现不一致,颈肩骨质多无改变

(二)颈椎结核

颈椎病与颈椎结核的鉴别见表2-2。

表2-2　颈椎病与颈椎结核的鉴别

项目	颈椎病	颈椎结核
病史	外伤、受凉、劳损史	结核接触史
症状	颈痛,活动加重	颈痛,颈僵直发硬
体征	颈部压痛	压痛
肌痉挛	颈部可有	痉挛较重
伴有症状	无	低热、盗汗
X线检查	颈椎结构改变,骨质增生	颈椎骨质破坏
结核菌培养	(－)	(＋)

(三)颈部风湿病

颈椎病,尤其是颈型、神经根型颈椎病与颈部风湿病都有颈部疼痛、活动不利、颈部压痛等,临床上应注意鉴别(表2-3)。

表2-3　颈椎病与颈部风湿病的鉴别

项目	颈椎病	颈部风湿病
病史	颈外伤、劳损、受凉史	全身风湿病史
放射痛	有	无
上肢关节痛	无	可有
肌肉萎缩	有	无
上肢麻木	可有	无
腱反射	可减退	无
神经节段	一致	不一致
化验	红细胞沉降率、抗"O"均正常	红细胞沉降率增快、抗"O"可增高
椎间孔挤压试验	(＋)	(－)
抗风湿药	可减轻	明显缓解

(四)梅尼埃病

椎动脉型颈椎病与梅尼埃病都是以眩晕为主的病证,两者应注意鉴别(表2-4)。

表 2-4 椎动脉型颈椎病与梅尼埃病的鉴别

项目	椎动脉型颈椎病	梅尼埃病
年龄	中老年多见	中年妇女多见
原因	颈部劳损史,颈旋转诱发	疲劳、精神刺激诱发
眩晕程度	较轻,呈阵发性	较重,呈持续性
耳鸣、耳聋	可有,多为双侧	有,多为单侧
恶心、呕吐	可有,但较轻	有,较重
颈动脉旋转扭曲试验	(＋)	(－)
压痛	可有	无
X线检查	颈椎变直、骨质增生等结构改变	无

（五）冠心病

交感神经型颈椎病可出现心前区疼痛、胸闷不适的症状,神经根型颈椎病多有上肢疼痛,冠心病除有心前区疼痛、胸闷不适外,也可出现左上肢的放射痛,有时两者较为相似,应予以鉴别(表2-5)。

表 2-5 颈椎病与冠心病的鉴别

项目	颈椎病	冠心病
年龄	中老年	中老年
疼痛	心前区疼痛、胸闷气短较轻	心前区疼痛、胸闷气短较重
放射痛	双臂任何位置皆可	左上臂尺侧
颈痛	有	无
上肢麻木	有	无
压痛	颈部、上肢压痛	左上肢压痛偶见,较轻
心电图	多正常	异常
平板运动试验	(－)	(＋)
服硝酸甘油	不缓解	缓解
神经阻滞	缓解	不缓解
X线检查	颈椎结构改变	无或有改变

（六）脑动脉硬化

椎动脉型颈椎病出现眩晕,颈型颈椎病出现眩晕、头痛等,脑动脉硬化也出现头晕、头痛等,两者较为相似,应予以鉴别(表2-6)。

表 2-6 颈椎病与脑动脉硬化的鉴别

项目	颈椎病	脑动脉硬化
年龄	中老年多见	中老年发病
眩晕	呈一过性	呈持续性

项目	颈椎病	脑动脉硬化
上肢麻木	可有,按神经分布区域,定位较清	可有,与神经分布区域无关
颈痛	多有	多无
全身动脉硬化	无	有
颈动脉旋转扭曲试验	(＋)	(－)
生化检查异常	无	有
X线检查	颈椎结构改变	可有也可无

(七)偏头痛

颈型颈椎病压迫神经出现头痛,偏头痛也是头痛为主的疾病,有时两者头痛部位相似,注意鉴别(表2-7)。

表 2-7　颈椎病与偏头痛的鉴别

项目	颈椎病	偏头痛
性别	男女均见	女性多发
年龄	中老年	青年
诱因	颈部旋转、屈伸等活动	疲劳、情志刺激
先兆	无	可有眼前闪光等先兆
头痛	沉紧疼痛,呈持续性	跳痛、胀痛、较剧烈,呈间断性
部位	头后部,可放射至头前部	头侧
颈部疼痛	有	无
压痛	上颈部、颈枕交界处压痛	耳上部较轻压痛
恶心、呕吐	可有,较轻	较重
牵引颈部	减轻	无改变
X线检查	颈椎结构改变、骨质增生	无

(八)颈部肿瘤

颈部肿瘤(多为继发性,尤其是肺部肿瘤)与颈椎病都是中老年人多发,都可出现颈、上背、肩臂疼痛,临床易被误诊,注意鉴别(表2-8)。

表 2-8　颈椎病与颈部肿瘤的鉴别

项目	颈椎病	颈部肿瘤
年龄	中老年多见	中老年发病
病史	起病急、病程短	起病慢,呈进行性加重
疼痛	颈、背、肩、臂疼痛,易缓解	颈、背、肩、臂疼痛,不易缓解
压痛	颈部、上背部	颈部、上背部
颈腋淋巴结	无改变	肿大

项目	颈椎病	颈部肿瘤
全身症状	无	消瘦、乏力等
X线检查	颈椎结构改变、骨质增生	颈椎骨质破坏

（九）颈肋、前斜角肌综合征

颈椎病与颈肋、前斜角肌综合征鉴别见表2-9。

表 2-9　颈椎病与颈肋和前斜角肌综合征的鉴别

项目	颈椎病	颈肋	前斜角肌综合征
年龄	中老年多发	中年女性多发	中年女性多发
左右	左右均可	双侧或右侧	右侧多见
颈痛	全颈均可	双侧下部	双侧下部
上肢麻木	可有	有	有
压痛	全颈均可	颈基底部	锁骨上窝
试验	颈间孔挤压试验（＋）	深呼吸试验（＋）	深呼吸试验（＋）
X线检查	颈椎结构改变	存在颈肋	多正常

（十）脊髓空洞症

脊髓型颈椎病与脊髓空洞症的鉴别见表2-10。

表 2-10　脊髓型颈椎病与脊髓空洞症的鉴别

项目	脊髓型颈椎病	脊髓空洞症
年龄	中老年多见	30～40岁多见
感觉分离	少见	多见
肌萎缩	较轻	手部多见
下肢锥体束征	多明显	多无
X线检查	骨刺形成	（－）
CT检查	脊髓受压	中央管扩大

六、治疗

牵引是治疗颈椎病的常用有效措施之一,已被国内外广泛采用,牵引的效果与牵引方法、牵引力、牵引角度和时间等因素密切相关。

（一）作用机制

牵引治疗的主要目的是纠正已被破坏的颈椎内外平衡,恢复颈椎的正常解剖关系和功能,其作用机制如下。

(1)解除颈部肌肉痉挛。

(2)纠正寰枢椎及下段颈椎半脱位,减缓其对交感神经纤维的压迫、牵拉与刺激。

（3）使椎间隙增宽,负压增大,缓冲椎间盘组织向周缘的外突力,有利于已外突的髓核及纤维环复位,经观察牵引后椎间隙可增宽 2.5～5mm,有利于突出的椎间盘复位。

（4）增大椎间孔使神经根所受的挤压得以缓解,松解神经根和关节囊的粘连。

（5）促使水肿消退,改善和恢复钩椎关节与神经根、交感神经传出纤维间位置关系,起到减压作用。

（6）拉开被嵌顿的小关节囊,纠正小关节错位。

（7）拉长颈椎管纵径,总长度可增加 10mm 以上,使迂曲的颈脊髓和椎动脉得以伸展,改善椎—基底动脉的血液循环。

（8）使迂曲、皱褶或钙化韧带减张,减缓对脊髓及脊髓动脉的压迫。

（9）由于纠正了颈椎的异常改变,缓解其对交感神经传出纤维刺激及压迫,使交感神经功能恢复正常,缓解了头痛、心前区痛、胸痛、背痛与肢体痛,进而使椎—基底动脉供血改善,缓解头晕、睡眠障碍及记忆力减退等。

（二）适应证

分绝对适应证与相对适应证。

1.绝对适应证

（1）颈椎性头痛。

（2）颈椎性头晕。

（3）颈椎性神经症状群。

（4）颈椎性肢体麻、木、痛等感觉异常。

（5）颈椎性肢体无力与肌肉萎缩等。

（6）交感型颈椎病。

（7）早期脊髓型颈椎病。

（8）椎—基底动脉型颈椎病。

（9）混合型颈椎病。

（10）颈椎性眼、耳鼻喉、皮肤、口腔、心血管、呼吸、消化、内分泌、血液、妇、儿、普外、骨外、神外、神内与精神等各科相关病症。

2.相对适应证

（1）椎管狭窄。

（2）中、重度椎—基底动脉供血不足。

（3）椎体大型骨赘及骨桥形成。

（4）椎体先天性分割不全。

（5）棘突先天性分割不全。

（6）晚期脊髓型颈椎病。

（三）禁忌证

1.绝对禁忌证

（1）颈椎肿瘤。

（2）颈椎结核。

(3)颈椎各种化脓性感染。

2.相对禁忌证

(1)重度椎管狭窄。

(2)重度椎—基底动脉供血不足。

(3)局部感染。

(4)下颌关节炎。

(5)颈椎严重畸形。

(四)牵引姿势

分坐式、卧式和吊式3种。

1.坐式

简便易行,多采用。其优点是:①易于调整重量与角度;②有利于配合手法复位和按摩。

2.卧式

对颈椎合并急性损伤者较为方便。

3.吊式

很少使用,但等重量牵引时可以采用,而且节省时间。

(五)牵引器具

牵引器具种类繁多,市场出售的有颈部支架、充气囊、四头带、杠杆—滑轮—四头带、颅骨牵引、机械式及电子式牵引等。

1.颈部支架

颈部支架比较方便,可在门诊,也可在家牵引,但实践证明效果不太好,现门诊已不再用。

2.充气囊

充气囊较为方便,但由于充气后患者头部处于后仰位,对于颈椎间盘突出及齿突后方半脱位者可以应用,对于齿突侧方半脱位或双相半脱位非但效果不佳,甚至牵引后症状加重。

3.四头带家庭牵引

四头带家庭牵引一般都吊在门头上,牵引角度难以掌握。

4.杠杆—滑轮—四头带牵引

这种索引多在门诊或住院部采用,杠杆的前臂以50cm长为宜,座椅高度以患者坐上后双足平放地板上、下肢能放松为宜,腿短者在足下垫木盒,个高者可在椅子上加坐垫。当患者背靠椅背时能保持头前倾15°为好,当需要取水平位牵引(外耳道与外眦连线呈水平线)或后仰牵引时分别在患者背部垫一薄或较厚的靠垫或将椅子适当前移来调整。

5.机械牵引

机械牵引分手摇式和电动式,均需借助四头带固定头颈部来完成,虽操作方便,但重力不易掌握,头部位置不能因需要而变更,因此难以普及。

6.电子牵引

电子牵引由微机控制全自动化完成。

(六)牵引重量和时间

1.小重量

小重量一般从2~3kg开始,逐渐增加重量,增加到患者症状完全缓解而无不适为度,每日

2次。

2.中等重量

中等重量开始重量为患者体重的 1/13~1/10,逐渐加大重量,因患者的体质和耐受力不同,其所用重量差异很大,重者可达 12~15kg。

3.等重量

等重量即采用与患者体重相等的重量,只适用于吊式,时间由 30 秒至 1 分钟。

(七)牵引角度

1.前倾 15°牵引

前倾 15°牵引,外耳道与外眦连线呈前倾 15°,适用于寰枢椎侧方半脱位。

2.前倾 8°牵引

前倾 8°牵引,适用于齿突侧方半脱位明显,同时伴有齿突后脱位或生理曲度变直或颈椎间盘突出较轻者。

3.水平位牵引

水平位牵引,外耳道与外眦连线呈水平位,适用于寰枢椎双相半脱位、齿突侧方半脱位与颈椎生理曲度消失并存、齿突侧方半脱位和颈椎间盘突出同时存在、颈椎间孔缩小、椎体滑脱及骨质增生等。

4.后仰 15°牵引

后仰 15°牵引,外耳道与外眦连线呈后仰 15°,适用于齿突后脱位、颈椎间盘突出和生理曲度消失。

5.后仰 8°牵引

后仰 8°牵引,适用于生理曲度消失及后凸或颈椎间盘突出明显或齿突后脱位明显或多发性颈椎间盘突出或上述两者、三者均存在,同时伴有齿突侧方半脱位。

(八)牵引注意事项

牵引初期,个别患者可能出现头昏、头痛、恶心、呕吐、颈部酸困、肢体疼痛等。掌握好起始重量(应小、勿大)多可避免。即使仍有少数患者出现症状,症状轻者,可通过调整角度后继续牵引,多可消失。

若反应较重,可暂停牵引,休息后减少重量、调整角度后再试牵引,多数可以适应。切记重量递增的速度不宜过快。

有严重的心、肺和脑部疾患者,血压过高或过低者,久病体弱者及有明显骨质疏松者,脊髓长束征明显者均不可行牵引治疗。

(屈一鸣)

第二节　胸腰椎损伤

一、胸腰椎解剖

(一)T_1~T_{11}椎体

胸椎椎体呈心形,椎管相对较小,呈圆形。由于胸椎两侧与肋骨相连,故椎体两侧的上下和横突末端均有小的关节面,分别称为上肋凹、下肋凹和横突肋凹。胸椎棘突细长并向后下倾斜,关节突较长,排列较垂直而呈前后方向。胸椎除椎体、椎间盘、关节突关节连接外,还有肋骨组成的胸廓与其相连,从而大大增加了其稳定性。胸椎伸屈活动较小,但在下胸椎有一定的旋转活动。椎体的血供来自胸主动脉的肋间动脉分支,沿椎体前方及侧方,又分出小支即前外侧椎体动脉。肋间动脉的后支又进入椎间孔,分为前支、中支及后弓支,分别供应椎体及椎弓。

(二)胸腰段

胸腰段一般指 T_{11} 至 L_1 或 L_2 段脊柱。此段结构有 3 个特点:①胸腰段上端为较固定的胸椎,所以胸腰段成为活动腰椎与固定胸椎之间的转换点,躯干活动应力易集中于此;②胸腰是生理后突,腰椎为生理前突,胸腰段为两生理性曲度的衔接点,肩背负重应力易集中于此;③关节突关节面的朝向在胸腰段移行。有学者对 161 例胸腰椎损伤行 CT 检查,发现小关节的移行集中在 3 个层面,在 $T_{11\sim12}$ 者占 52%,$T_{12}L_1$ 占 24%,其余在 $T_{11\sim12}$ 与 $T_{12}L_1$ 之间。实验研究表明,小关节由冠状面转变为矢状面处,易遭受旋转负荷的破坏。胸腰段脊柱在解剖结构上的 3 个特点,构成胸腰段脊柱骨折发生率高的内在因素。

(三)腰椎

腰椎的椎体较颈椎和胸椎大而厚,主要由松质骨组成,外层的密质骨较薄。从侧面看,腰椎椎体略呈楔状,横径大于前后径,并从上到下逐渐增大。椎弓发达,位于椎体后方,包括椎弓根、椎板、上下关节突、棘突和横突。关节突较长,上下关节面基本呈矢状位。棘突宽大,呈矢状位后伸,末端圆钝,且棘突间隙较宽。棘突、横突及上下关节突都是肌肉、韧带的附着部位,并由此连接上下腰椎。椎间孔较大,可为卵圆形、三角形或三叶草形。椎间孔内有脊神经通过。腰椎椎体厚而大,关节突较长,其组成椎间连接,既有较好的活动性,又有较好的稳定性,其生理前凸的存在,对人体适应站、坐、卧 3 种姿势甚为重要。因此对其骨折脱位复位、脊柱固定及融合,均需要注意维持腰椎的生理前凸姿势。

腰椎在胚胎生长、发育过程中较易形成一些先天性的解剖异常,如先天性的 6 个腰椎,L_5 与 S_1 融合形成腰椎骶化,T_{12} 发生移行形成腰化,L_5 棘突未融合而形成隐性脊柱裂,可造成晚期腰痛症状的 L_3 横突肥大等。所有这些先天性的畸形都有可能成为腰部疾患的病理基础,在一些诱发条件下则可能由此产生腰部疼痛,下肢疼痛、麻木等症状。

腰椎主要由腰动脉供血。腰动脉来自腹主动脉、髂腰动脉或骶中动脉,于椎间孔处分出脊柱前支、中间支和背侧支形成椎管内血管网。腰椎的营养动脉在后纵韧带深面与对侧同名动脉吻合形成动脉丛,椎体中央支数目较少,是由椎体前外侧面及背侧进入为主要营养血管,中央支在椎体中 1/3 平面发出一支向前直行至椎体中心,呈树枝状,伸向椎体上下端,周围支较短,分布于椎体周围骨质。腰椎内静脉系统丰富,有椎管内前后 2 个静脉丛和椎管外前后 2 个静脉丛及体壁、肋间和腰静脉等相通,椎管内静脉尚能与盆腔腹腔血流相通,而回流至下腔静脉或髂总静脉。

(四)胸腰椎椎弓根解剖特点

椎弓根是连接椎体与其后面附件之间的桥梁,呈椭圆形,周围为坚强的骨皮质,为椎骨最坚固的部位。即使患者有骨质疏松,椎弓根仍有足够的强度提供固定。

上胸椎椎弓根短窄而薄,椎弓根的上缘与椎体上终板相平行,椎弓根的下缘位于椎体的上

2/3 处。椎弓根后部稍高,前部稍低,这一特点说明椎弓根的长轴中心线向下有一定的倾斜度,另外由于胸椎体积小,其椎弓根长轴中心线与椎体矢状面形成内倾角。临床进钉时应结合患者的手术节段及影像学资料注意这 2 个倾角。

国外资料显示椎弓根高度从 $T_1 \sim T_5$ 逐个增加,为 $0.7 \sim 1.5cm$,宽度是 $0.7 \sim 1.6cm$。国内资料显示椎弓根高度和宽度从 $T_1 \sim T_5$ 逐个增大,最小值分别是 5.4mm 和 10mm,因此应用椎弓根螺钉时,直径应以 4mm 为佳,由后向前贯穿椎弓根时,由胸椎到腰椎螺钉也需逐渐加长,T_9 到 L_1 为 40mm,$T_2 \sim T_5$ 为 45mm。

因胸椎椎弓根的内侧为脊髓,相距 $0.2 \sim 0.3cm$,由硬脊膜及脑脊液相隔,在 L_1 以下则为神经根和马尾。由于神经根位于椎弓根内下方,故椎弓根的内下部是最危险的部位,而椎弓根的外上部钻孔则很少有危险。

椎弓根的延长深度为椎弓根轴线长度(包括上关节突厚度,临床上可称为骨螺钉通道深度)。椎弓根螺钉进入脊椎的长度,因螺钉与脊椎矢状轴所成夹角的大小而不同,螺钉从椎弓根以 0° 角进入者最短,而有向前、向内成角者则进入较长。椎弓根的方向在 $T_1 \sim T_3$ 很内斜;从 $T_4 \sim L_4$ 几乎是矢状面的,其角度不大于 10°。有学者以 e 角和 f 角来表示椎弓根的方位,e 角为椎弓根纵轴与脊椎矢状轴所成的夹角,测量结果 L_1 为 5°,L_2 为 10°,L_3 为 10°,L_4 为 $10° \sim 15°$,L_5 为 15°;f 角为椎弓根纵轴与椎体水平所成的夹角,"+"表示椎弓根纵轴自后上向前下方,反之为"-",根据 52 具干燥脊椎骨标本的测量结果,f 角在腰椎椎弓根基本为水平位,故螺钉钻入时应向内偏斜 $10° \sim 15°$,平行于椎体终板。

(五)脊髓

胸段脊髓较细,神经根离开脊髓椎间孔,自上而下,同序数脊髓节段比同序数脊椎高 $2 \sim 3$ 节,脊髓圆锥的水平多位于 L_1 下缘。有学者收集各家报道的 692 例,结合自己的 129 例解剖观察,指出脊髓圆锥下极位于 L_1 椎体下缘者占 24%。胸腰段脊髓有 2 个特点。①以 $T_{12} \sim L_1$ 骨折脱位为例,脊髓圆锥终止于 $T_{12} \sim L_1$ 及 L_1 上 1/3 者,是下神经元损伤,表现为迟缓性截瘫。如圆锥终止于 $L_{1 \sim 2}$ 者,在脱位间隙以下可有数节脊髓,为上神经元损伤,下肢特别是膝以下表现为痉挛性截瘫。所以同一水平的骨折脱位,由于圆锥的水平不同,而出现不同的截瘫。②由于圆锥多终止于 L_1 椎体中上部,如以 T_{10} 脊椎下缘相当于 L_1 脊髓节,则 $T_{11} \sim L_1$ 下缘处,就集中了 $L_2 \sim S_5$ 脊髓及其相应的神经根,即胸腰段为脊髓与神经根所在部位,骨折脱位既损伤了脊髓,又损伤了神经根。脊髓对损伤的免疫力低,而神经根则相对免疫力强。脊髓损伤未恢复者,其神经根损伤可能恢复。所以胸腰段骨折脱位合并截瘫者,其神经根损伤常有一定恢复。

脊髓血供由脊髓前动脉、脊髓后动脉和根动脉供应,脊髓前动脉和后动脉均起于颅内,由枕骨大孔下行,脊髓前动脉为 1 条或 2 条走行于脊髓前正中裂,至脊髓圆锥为止,且不断与脊髓后动脉吻合,脊髓后动脉有 2 条走行于脊髓后外侧沟,至圆锥与脊髓前动脉支吻合。这 2 条动脉均较细,走行距离又长,故需不断接受由颈动脉、肋间动脉和腰横动脉分出之根动脉补充血供,但不是每一椎间均有根动脉,颈段脊髓多由颈升动脉之分支成为根动脉,$T_{1 \sim 2}$ 节段的血供相对较小,是易发生缺血的部位。在下胸椎的根动脉中有一支较大者,称为根大动脉,起自左侧 $T_2 \sim T_{12}$ 水平,供应大半胸髓,也称大髓动脉,其出肋间动脉后沿椎体上升约 1 个或 2 个椎节段进入椎间孔,根动脉又分为上升支、下行支,并与脊髓前动脉和后动脉吻合,当由于脊椎骨折脱位遭受损伤时,如无其他动脉分支与其吻合,易导致下胸椎脊髓缺血。

(六)马尾

L_2 以下神经为马尾,了解马尾的结构是修复马尾损伤必备的基础知识。马尾的解剖特点:马尾在硬膜囊中每个神经根由 1 条前根纤维束与 3 条后根纤维束组成,圆椎以下从 $L_2 \sim S_5$ 共 9 条神经根,即每侧有 36 条纤维束,双侧共 72 条加上终丝 1 条。下行时每下移一节便减少 8 条纤维束,至 L_5 以下则仅剩 40 条纤维束加一条终丝了。马尾在硬膜囊内的排列规律是 L_3 椎间孔以上,纤维束多集中一起,前后根分别位于前后,终丝居中,万一断裂缝合时只要选其中 $1 \sim 2$ 束粗大纤维,分别前后对合缝合固定即可。L_3 椎间孔以下神经根逐渐分开,各相关神经根前后接近各相关椎间孔,终丝向后正中移位。腰椎在两侧前部,骶椎在后面近中线,横切面呈马蹄形。神经根的前根树在前内,后根树在后外,此可作为马尾部水平断裂缝合时的参考。马尾神经根的数量,后根神经纤维数:平均每一根神经根为 311 682 条,前根纤维为 94 983 条,前后根之比为 $1:3.2$。既往曾用肋间神经吻合修复马尾腰骶神经根损伤,因肋间神经纤维计数在 10 000 $\sim$ 35 000,相差 10 余倍,似乎并不合理。

二、病因

(一)交通意外

交通意外是现代脊髓外伤的首要原因。由于交通工具速度快,发生交通意外时,乘客因系安全带躯干固定,头颈随车速向前移动,碰在挡风玻璃或前坐椅背时,常发生颈髓损伤;而未系安全带者,整个躯干随车速移动,发生胸腰椎损伤较多。伤者如在车外,可被车轮撞击躯干致脊髓损伤或被车碾压过躯干致脊髓损伤,常是无骨折脱位的脊髓损伤。

(二)工伤事故

高处坠落,例如在楼房建筑施工时不慎坠落等,是脊髓外伤的第二大原因,头向下落地可发生头颅外伤和颈椎脊髓损伤,足落地摔倒可发生跟骨骨折和脊柱脊髓损伤,臀部着地多发生胸腰椎脊髓损伤。地震时的建筑物倒塌,砸伤躯干发生脊柱脊髓损伤,如唐山和邢台地震,发生大量脊髓损伤。

(三)运动失误

例如骑马摔倒,从马头处掉下,导致胸腰椎脊髓损伤。又如跳水,由于不知水深浅或头向下潜入后,来不及抬头,致头顶撞击水底引起颈髓损伤。儿童和青年人的体操或舞蹈倒立训练,常是脊柱过伸训练,连续几个月之后,可发生无骨折脱位脊髓损伤,轻者不全截瘫,重者完全截瘫,应当引起注意。

(四)其他

生活中损伤多见于老年人,例如天黑走路,不小心撞在木杆上。儿童玩耍,背后被撞击,可致无骨折脱位脊髓损伤。

战争中脊柱受投射物损伤,为直接损伤或由于投射物高速冲击波致伤脊髓,在某些国家例如美国其平时火器性脊髓损伤,已升至交通意外之后的第二位原因,占 23%,我国平时偶尔也有一些发生。锐器伤近些年来屡有发生,主要是匕首类锐器,从椎间隙中刺入脊髓,可为完全脊髓横断,也可为脊髓半侧损伤。

三、分类

胸腰椎骨折的分类在过去 60 余年不断发展演变。分类方法主要基于对致伤机制、影像学资料的判断,并以此指导临床治疗和判断预后。主要的分类方法有以下 6 种。

(一)早期分类法

对 252 例胸腰椎骨折脊柱损伤进行分析后,列出 7 种不同类型的骨折,并着重于主要的 3 种损伤分类:单纯楔形压缩性骨折、粉碎性骨折、骨折脱位。而某学者根据对英国矿工胸腰椎骨折的治疗效果提出的分类方法包含了 Watson-Jones 提出的基本分类方法,但是增加了一种 Chance 描述的屈曲旋转损伤。该学者根据骨折后畸形加重和脊髓损伤的风险,首先提出脊柱损伤分稳定性和不稳定性骨折两类。稳定性骨折不需要石膏制动,患者卧床 3~4 周,然后逐渐增加活动量。不稳定性骨折需要在石膏床中制动 4 个月以上。

之后有学者改进并发展了 Nicoll 的分类法,并适用于整个脊柱,是后来各种分类方法的基础。有专家将上述学者的粉碎性楔形骨折称为爆裂性骨折。并根据损伤的机制将胸腰椎骨折分成 5 组。

1.单纯屈曲性损伤

造成稳定的楔形压缩性骨折。

2.屈曲和旋转性损伤

造成不稳定性骨折—脱位,伴有后方韧带复合结构的断裂、棘突分离、下位椎体接近上边缘的片状骨折和上方椎体的下关节突脱位。

3.伸展性损伤

造成椎间盘和前纵韧带断裂和发生脱位椎体前缘小骨片的撕脱。这种脱位几乎总能自发性地复位,并且在屈曲时是稳定的。

4.椎体压缩性损伤

使椎间盘髓核突入椎体造成终板骨折,也使椎体爆裂,椎体骨碎片向周围移位。因为韧带保持完整,所以这种粉碎性骨折是稳定的。

5.剪力损伤

造成整个椎体移位和关节突或椎弓根的不稳定骨折。

(二)Denis 分类法

有学者提出两柱理论,将胸腰椎描述成由 2 个负重柱组成:椎管的中空柱和椎体的实心柱。Denis 提出的分类建立在 412 例胸腰椎损伤的 X 线回顾以及 53 例患者的 CT 片和 120 例患者的手术记录基础上,并提出了中柱或第三柱的概念。

脊柱的三柱包括前、中、后柱:前柱包括前纵韧带、椎体的前半部分和纤维环的前部分;中柱包括后纵韧带、椎体的后半部分和纤维环的后部分;后柱包括椎弓根、黄韧带、关节囊和棘间韧带。Denis 指出纵向压缩、纵向牵拉和不同平面力引起的平移等可以造成三柱中的 1 个或几个柱的破坏。

根据 Denis 的分类,胸腰椎骨折有 4 种基本的类型。

(1)前柱压缩引起的单纯稳定楔形压缩型骨折。

(2)爆裂性骨折伴前中柱压缩。

(3)牵张性损伤即安全带型损伤。

(4)骨折脱位型,通常不稳定并累及 3 柱。

(三)McAfee 分类法

有学者在研究了 100 例有潜在不稳定性骨折或骨折-脱位患者的 CT 片后,确定了中部骨-韧带复合结构破坏的机制,在此基础上发展了一种新的分类系统。

楔形压缩性骨折:由向前的屈曲力引起,造成单纯前柱破坏。除非有多个相邻椎体节段受损,此型损伤一般很少引起神经损伤。

稳定爆裂性骨折:由压缩性负荷引起,造成前柱和中柱的破坏,后柱的完整性不破坏。

不稳定爆裂性骨折:压缩造成前柱和中柱破坏伴有后柱断裂。后柱可以因为压缩、侧方屈曲或旋转力量而造成破坏。因为不稳定,所以有创伤后脊柱后凸和引起进行性神经损伤症状的倾向。如果前柱和中柱是因为压缩引起的破坏,则后柱的破坏不可能是牵张性力量引起。

Chance 骨折:是由围绕前纵韧带前方的一个轴的屈曲力造成椎体水平撕脱骨折,整个椎体被强大的张力拉裂开。

屈曲牵拉型损伤:屈曲轴位于前纵韧带后方,前柱被压缩力破坏,而中柱和后柱被牵张力破坏。因为黄韧带、棘间韧带和棘上韧带通常是断裂的,所以这种损伤是不稳定的。

平移型损伤:这种损伤是整个椎管断裂,表现为椎管排列紊乱。通常是剪切力造成了三柱均被破坏。在受累节段,椎管的一部分发生横向移位。

(四)Mc Cormack 分类法

Mc Cormack 等报道一组 28 例胸腰椎骨折手术的患者,这些患者都通过短节段的后路内固定治疗:骨折椎体上下椎的椎弓根螺钉和钢板内固定。28 病例中有 10 例内固定失败。研究发现损伤最严重的椎体其骨折的程度和性质与后路短节段内固定的成功密切相关。根据此观察结果,他们提出了骨折分类新评分系统。

有学者强调了骨折的 3 种特性:椎体的粉碎程度,骨折块的贴合程度和术前术后 X 线上后凸畸形的纠正程度。每种特性根据严重程度分为 3 级(轻度、中度、严重),并分别赋予 1 分、2 分、3 分。根据他们的研究成果,认为评分 7 分以上(包括 7 分)易导致后路短节段内固定的失败。这种分类方法的特点在于对损伤的严重性进行量化,但是并没有考虑到韧带和神经组织的损伤,而且此分类法的产生起源于回顾性的结果分析,缺乏可重复性。

骨折赋予 3 种特性:椎体的粉碎程度,骨折块的占位程度和术前、术后 X 线上后凸畸形的纠正程度。每一种特性根据严重程度赋予 1~3 分。粉碎程度:一级,矢状面粉碎程度≤30%;二级,30%~60%;三级,≥60%。骨碎片占位程度:一级,CT 横切面上轻微的骨折块移位<1mm;二级,至少 2mm 移位并<50%椎体横切面积;三级,>50%椎体横切面积。后凸畸形矫正程度:一级,侧位平片上后凸畸形矫正≤3°;二级,后凸畸形矫正 4°~9°;三级,后凸畸形矫正≥10°。

(五)Magerl/AO 分类法

Magerl 对 5 个医疗机构的 1445 连续病例进行分析,并出版了 Magerl 脊柱损伤的分类法,其后由 Gertzbein 进行修正。他们的分类方法借鉴了 AO 四肢骨折的分类法。根据原始应力的类型,将损伤分为三大类:压缩、牵张、扭转。每一大类再分为三组,并可再分成三亚组。如果有必要,这些亚组可以再分出更小的损伤类型。其损伤分类的目的在于鉴别非常严重的损伤。其中 A1 是最轻微的损伤而 C3 是最严重的损伤。

尽管 Megerl/AO 分类法满足了脊柱损伤分类的许多要求和标准,不过在区分损伤类型上仍存在问题。最初的报道列出了 53 种不同的损伤类型,但如此多的类型足以让研究者和医生生畏。最近的一项研究表明,即使仅对损伤进行 ABC 的分类,观察者之间仍然有很大的判断分歧(鉴别分类时仅有 67% 的一致性)。如果细分损伤类型到组和亚组,那么分类的可靠性也更随之降低,这表明过细的分类对临床无益。

1.A 型

压缩性损伤 A1:嵌压型骨折;A2:分离型骨折;A3:爆裂性骨折。

2.B 型

牵张损伤 B1:主要韧带的后侧牵张;B2:主要骨性结构为主的后侧牵张;B3:前侧通过椎间盘的牵张损伤。

3.C 型

扭转损伤 C1:A 型伴扭转;C2:B 型伴扭转;C3:扭转剪切损伤。

(六)其他

MRI 在查出隐匿的韧带损伤、进入周围软组织中的出血和判断神经损伤的程度和脊髓水肿的范围等方面很有帮助。有学者认为 MRI 对判断脊髓损伤后的预后也很有益。神经损伤的严重性和椎管受累的程度之间缺乏直接相关性,但很明显的骨和椎间盘的碎片向后突入胸腰段椎管要比突入腰段椎管能造成更严重的后果,因为脊髓和脊髓圆锥恢复的预后差,而马尾损伤与周围神经损伤较容易恢复。所以,有学者主张在进行脊柱损伤分类时,应考虑患者的 MRI 表现。

四、临床表现

胸腰段是发生脊柱脊髓损伤最常见的部位。这类损伤多见于男性(15~29 岁),多由较大的外力如交通伤和坠落伤所致。胸腰段损伤大多发生于 $T_{11~12}$ 节段(52%),其次是 L_1~L_5 节段(32%)和 T_1~T_{10} 节段(16%)。

(一)脊柱损伤、骨折或骨折脱位

表现为伤处疼痛,活动受限,伤椎的棘突常有压痛。如有明显的压缩性骨折或骨折脱位,常见伤椎和上位椎的棘突后凸和压痛。有棘突间韧带撕裂和脱位者,该棘突间距增宽,严重者棘上韧带同平面腰背筋膜撕伤,可见皮下瘀血。确切的检查诊断,必须依靠 X 线等影像学检查。

(二)脊髓损伤

胸腰段脊髓伤表现为双下肢瘫痪,称截瘫。各类脊髓损伤和严重不全脊髓损伤病例,伤后可呈现一段脊髓休克期,即损伤节段和其以下脊髓功能暂时丧失,表现为感觉丧失、肌肉瘫痪、深浅反射消失等下神经单位损伤表现。待休克期过后,损伤平面以下脊髓功能恢复,则其支配的肌张力增加,腱反射亢进,出现病理反射。脊髓休克期的长短,依据损伤平面和损伤严重程度而定,肛门反射及阴茎球海绵体反射的出现,表示脊髓休克期将过。

1.脊髓震荡

为轻度脊髓损伤,开始即呈不完全截瘫,并且在 24 小时内开始恢复,至 6 周时,恢复完全,其与不完全脊髓损伤之区别在于前者可完全恢复,而后者恢复不全。脊髓震荡与脊髓休克的区别主要是组织病理学和预后不同。脊髓休克本身无明显病理改变,提出脊髓休克本身可能是接收器与突触传递的变化,所以是严重脊髓损伤的早期表现,而不是一种损伤类型。

2.脊髓挫伤

多为不完全性损伤,脊髓功能部分丧失,临床表现为不完全性截瘫,其程度可有轻重差别,根据脊髓内损伤部位的不同,有中央型脊髓损伤、前脊髓损伤、后脊髓损伤及脊髓半横贯损伤等类型。

3.脊髓横断损伤

这是脊髓损伤的最严重类型,脊髓功能完全消失,表现为完全性截瘫。

4.圆锥损伤

大多数人的圆锥位于 L_1 椎体平面,其上方为脊髓,周围则为腰骶神经根(马尾)。胸腰段损伤,L_1 爆裂性骨折可能造成圆锥损伤,也可造成脊髓和神经根损伤。因此,圆锥损伤可分为三类或三型:脊髓、圆锥、神经根损伤。单纯圆锥损伤,支配下肢的腰骶神经无损伤,仅表现为圆锥损伤即肛门会阴区感觉障碍,球海绵体反射和肛门反射消失。

5.马尾损伤

L_2 以下骨折或骨折脱位,单纯损伤马尾,可为完全损伤或不完全损伤,双侧平面可以一致,也可不一致。完全损伤时,感觉丧失,运动瘫痪为迟缓性,腱反射消失,包括 $S_{2\sim4}$ 神经根损伤者,括约肌功能障碍,球海绵体反射和肛门反射消失。

6.无骨折脱位脊髓损伤

胸椎无骨折脱位脊髓损伤的发生率有日渐增多之趋势,胸椎无骨折脱位脊髓损伤主要发生在儿童和青壮年,儿童组的年龄为 1~11 岁,青壮年为 18~38 岁。致伤原因多为车祸、轧压伤、碾轧伤等严重碾压伤。成人伤后立即瘫痪,儿童则半数有潜伏期,自伤后 2 小时~1 天才出现瘫痪,截瘫平面在上部胸椎者占 1/3,在下部胸椎者占 2/3,绝大多数为完全瘫痪,且为迟缓性软瘫,此因大段脊髓坏死所致。胸椎还有一个特点即胸部或腹部伴发伤较多,可达半数以上,胸部伤主要为肝脾破裂出血,胸椎无骨折脱位脊髓致伤机制可能有大髓动脉损伤,由于胸腹腔压力剧增致椎管内高压,小动脉出血致脊髓缺血损伤,部分病例表现为脑脊液中有出血。例如 18 岁女性,乘电梯发生故障,被电梯挤于顶壁之间达 4 小时,经救出后发现 T_{12} 以下不全瘫痪,胸锁关节前脱位,右第 6、第 7、第 8 肋骨骨折,骨盆骨折,肉眼血尿,胸腰椎无骨折脱位,腰穿脑脊液中红细胞 150 个/HP,说明胸腹腔被挤成高压状态,可致脊髓损伤。

腰椎无骨折脱位脊髓损伤少见,有报道 5 例青壮年男性患者,致伤原因有背部撞伤、冰上跌倒等,伤后双下肢不全瘫,X 线检查 4 例有腰椎管狭窄,可能是发病的基础因素,而经非手术治疗,截瘫完全恢复。

7.创伤性上升性脊髓缺血损伤

多见于下胸椎损伤,伤后截瘫平面持续上升。某学者报道 5 例,2 例为 T_{10} 骨折脱位,3 例为胸腰段损伤。某学者报道 12 例,损伤部位是 $T_{8\sim9}$、T_{10}、$T_{11\sim12}$ 各 1 例,$T_{12}\sim L_1$ 为 9 例。伤后 2～3 小时截瘫平面与骨折脱位一致,伤后 2～3 天截瘫平面开始上升,其中 3 例上升至 $C_{3\sim4}$ 平面,因呼吸衰竭而死亡,其余截瘫平面上升至 3～5 个节段,大多数在 $T_{7\sim8}$ 平面停止上升,停止时间最晚在伤后 23 天。死亡的 1 例尸检见整个脊髓自 $C_3\sim S$ 软化坏死,另 2 例于伤后 4 周～6 个月手术探查见胸椎自 T_4 以下坏死软化或呈半瘢痕化。患者下肢截瘫一直呈迟缓性而非痉挛性,其原因有二:一种为截瘫平面上升至颈髓,系 T_{10} 伤段脊髓血管(前后动脉)血栓,逐渐扩大向上、向下蔓延至颈髓和骶髓,致整个脊髓缺血坏死;另一种为胸腰段的大髓动脉损伤,导致其供养之脊髓段缺血坏死。

8.截瘫平面与骨折平面的关系

截瘫平面高于骨折脱位平面,通常脊椎骨折或骨折脱位损伤其同平面的脊髓与神经根,截瘫平面与脊髓损伤平面是一致的。虽然在病理学上,损伤节段脊髓内出血可以向上下累及 1～2 个脊髓节,但因脊髓节段数比同序数脊椎的平面为高,例如对应 T_{12} 脊椎的脊髓节段为 $L_{2\sim3}$,所以其脊髓内出血一般不会高于 T_{12} 节段。

在完全性脊髓损伤中约有 1/3 可出现截瘫平面高于脊柱损伤平面的表现,根据 45 例具备此特征的手术探查,发现脱位上方脊髓发生缺血坏死占 33.3%,脊髓横断 29.3%,严重挫裂伤 27.3%,脊髓液化囊肿与硬膜外血肿各占 6%,说明脱位上方的脊髓损害严重,缺血坏死的原因可能是位于胸腰段的根大动脉损伤,因其常供养下胸段脊髓。因此出现截瘫平面高于脊柱损伤平面,表示脊髓遭受严重损伤,恢复的可能性甚少。

腰椎侧方脱位,可牵拉损伤神经根,当上位腰椎向右脱位时,则牵拉对侧即左侧的神经根,可以是同一平面神经根,也可为上位神经根,则截瘫平面而高于脊椎损伤平面,神经根损伤较脊髓损伤恢复之机会为多,如有恢复则此体征消失。

五、诊 断

(一)影像学评估

前后位和侧位 X 片是胸腰椎损伤后标准的影像学检查方法,由于可能出现多处脊柱损伤,对怀疑合并脊柱损伤的高能量伤患者推荐行包括颈椎、胸椎、腰椎和骶椎的全面检查。一些特殊的致伤机制或骨折类型可提示脊柱外的损伤,如高处坠落后除脊柱爆裂性骨折外,还可出现跟骨和胫骨平台骨折。Chance 骨折或类似的屈曲牵张型损伤应注意到潜在有生命威胁的腹腔内损伤。

CT 通常是 X 平片后的进一步检查手段。薄层扫描和矢状位的三维重建有助于评估骨折的类型和椎管内占位情况。损伤节段椎管的前后径和横径可以通过 CT 测量并和伤椎上下椎的椎管大小进行比较,以判断椎管内的占位程度。

没有神经功能缺失的胸腰椎损伤通常不需要行急诊 MRI 检查,MRI 有助于判断平片和 CT 扫描不能确定的韧带损伤。胸背部皮下和脊柱中的气体影像提示屈曲—牵张性损伤的可能。在有神经功能损害的胸腰椎损伤,MRI 可以显示脊髓压迫和排除硬膜外血肿。

(二)神经功能评估

胸腰椎爆裂性骨折合并神经损伤的发生率为 $30\%\sim90\%$,神经学检查的目的在于判定是否合并神经损伤及其损伤程度,从而为制订治疗方案提供依据。与颈椎损伤和下腰椎损伤不同的是,胸腰椎损伤不仅可合并脊髓、圆锥损伤,还可同时合并马尾、神经根损伤,而圆锥损伤同时伴有马尾损伤者也并非少见。根据神经学检查将神经损伤程度区分为完全性损伤、不完全性损伤和无损伤,但应注意将脊髓完全性损伤与脊髓休克相鉴别。实际上在脊髓休克期结束之前即准确判定脊髓损伤程度相当困难。不完全性脊髓损伤可表现为前脊髓综合征、后脊髓综合征或 Brown-Sequard 综合征,圆锥或马尾损伤则分别表现为圆锥或马尾综合征。其中当圆锥受损时腰神经根可不被累及,从而表现为肛门、膀胱功能障碍,但下肢肌力尚好。

1.脊髓神经功能评估标准

Frankel 标准:将神经损伤程度分为 5 个等级并得到广泛应用(表 2-11)。这一标准的优点为简便易行,缺点为缺乏膀胱、直肠功能评定内容,对 D 级的损伤不能进一步鉴定,因而难以记录其功能改善程度。鉴于此,将 Frankel 标准做了修订(表 2-12),其主要区别在于将 D 级定义具体化并进一步分成 3 个等级。美国脊柱损伤协会(ASIA)也对 Frankel 标准做了修订(表 2-13)。

表 2-11　Frankel 标准

分级	临床表现
A	完全性运动与感觉功能丧失
B	感觉功能部分保存,无运动功能
C	无有用的运动功能
D	有有用的运动功能
E	无运动、感觉、括约肌损害,但可有异常反射

表 2-12　Bradford 修订标准

分级	临床表现
A	完全性运动与感觉功能丧失
B	感觉功能部分保存,无运动功能
C	无有用的运动功能
D1	保存较少运动功能(3+或 5+)和(或)肛门或膀胱麻痹,随意运动功能正常或减退
D2	保存中等运动功能(3+~4+或 5+)和(或)神经性肛门或膀胱功能障碍
D3	保存较多运动功能(4+~5+或 5+)和正常肛门或膀胱随意功能
E	无运动、感觉、括约肌损害,但可有异常反射

表 2-13　ASIA 修订标准

分级	临床表现
A	$S_{4\sim5}$ 节段无感觉或运动功能保存

分级	临床表现
B	损伤平面以下(包括$S_{4\sim5}$节段)感觉功能保存,但无运动功能
C	损伤平面以下运动功能保存,一半以上主要肌肉肌力小于3级
D	损伤平面以下运动功能保存,至少一半主要肌肉肌力大于或等于3级
E	感觉和运动功能正常

ASIA标准:ASIA标准主要包括脊髓损伤水平和程度的诊断,其中脊髓损伤程度的诊断依据为修订的Frankel标准。而对神经功能更为详细的评定则是从感觉和运动两方面来反映:对感觉的检查是在28个皮节,左、右两侧共56个主要感觉点分别测试痛觉和轻触觉,每个主要感觉点正常为2分,缺失为0分,分数合计最高为112分;运动功能则在左、右两侧检查10块主要肌肉,按6级肌力评定,分数合计最高为100分。

2.神经损伤程度的相关因素

骨折后神经损伤程度可相差甚远,对其相关因素的研究结果也不一致。一些学者试图寻找骨折后影像学异常与脊髓损伤程度之间的内在联系,胸腰椎爆裂性骨折所造成的脊髓损伤严重程度主要取决于骨折瞬间所产生的能量,因此影像学检查所显示的形态学异常程度并不一定反映了脊髓损伤的严重程度。因此,对于胸腰椎爆裂性骨折的早期治疗选择,不仅要考虑到其局部形态学的异常改变,而且应重视对其合并脊髓损伤的严重程度做出准确评价。

神经功能的检查应包括脊髓功能、神经根和周围神经功能完整性。成人脊髓通常终止于L_1椎体的下缘,也有延至L_2椎体。所以胸腰椎损伤神经损伤临床表现各有不同,可能损伤的结构有脊髓、圆锥、马尾、神经根。即使没有出现肌力减弱或反射下降,神经根损伤仍可表现为神经支配皮区感觉异常。下肢广泛的感觉异常、肌力减弱、反射缺失提示马尾、圆锥和脊髓损伤。脊髓损伤后必须检查球海绵体反射,以评估脊髓休克的情况。如果球海绵体反射未恢复而感觉运动功能丧失可能是脊髓休克引起,并不一定是完全性的脊髓损伤。出现球海绵体反射提示脊髓休克期结束,通常发生在损伤后48小时,可以准确评估患者的神经功能状况。

关于完全损伤与不完全损伤的区别,除前述以S_4、S_5支配区有无感觉和运动存在外,ASIA还提出"部分保留带",指出此术语仅用于完全脊髓损伤,即在神经损伤平面以下,一些皮节和肌节保留部分神经支配,有部分感觉和运动功能的节段范围,称为部分保留带。ASIA还指出:"它们应按照身体两侧感觉和运动分别记录,例如感觉平面在C_5而右侧$C_5\sim C_8$存在部分感觉,那么C_5被记录为右侧部分保留区",此与不完全脊髓损伤的区别,在于$S_4\sim S_5$的感觉和运动(肛门括约肌)完全丧失。另外有学者认为完全脊髓损伤在损伤平面以下存在感觉或运动的节段不能超过3个,不完全脊髓损失在损伤平面以下有超过3个节段的感觉和运动存在。

六、治疗

(一)保守治疗

保守治疗是胸腰椎骨折的基本治疗方法,主要方法是支具外固定或者卧床休息治疗,包括一段时间的卧床休息,直到全身症状缓解,接着应用支具固定 10～12 周,并逐步进行功能锻炼。

保守治疗适应证选择得当将会取得良好的治疗效果。有学者认为稳定的没有神经损害的椎体压缩性骨折和暴散骨折可以进行保守治疗。包括:①骨折椎体高度丢失少于 10% 的不需要外部支具;②骨折椎体高度丢失在 30%～40%,后凸角度在 20°～25° 可以通过矫形支具固定。

胸腰椎的外固定支具的作用是限制脊柱的运动,减少肌肉组织的活动,增加腹部压力稳定脊柱,减少脊柱的承重负荷。最有效的胸腰支具是 Jewett 设计的三点固定支具,其前侧在胸骨和耻骨联合,后侧在胸腰段,其可将脊柱固定于伸直位。这种支具允许脊柱过伸,但限制屈曲,重量轻,易于调节。Jewett 外固定架适用于 T_6～L_3 节段的损伤。

Jewett 外固定架可以限制胸腰椎的屈伸活动,但不能控制侧屈及旋转活动,只有贴体管型支具可以在各个方面限制活动。全接触的胸腰骶矫形支具(TLSO)是目前胸腰椎骨折最稳定的外部支具。全接触的 TLSO 优点包括:将身体受力分布于广泛的区域,骨盆和胸壁较好地接触,对侧屈和旋转较好的固定,不影响患者的影像学检查。支具应该全天佩戴,无论白天还是晚上。标准的支具在 L_4 以下和 T_8 以上作用将会减低,所以在 L_4 以下应该加长到髋部,T_8 以上应加长到颈部。

保守治疗的指征可简单归纳如下。

(1)无神经病损。

(2)脊柱三柱中至少两柱未受损。

(3)后凸角度小于 20°。

(4)椎管侵占小于 30%。

(5)椎体压缩不超过 50%。

(二)手术治疗

与支具外固定或者卧床治疗相比,手术治疗有几方面的优点。首先,对于那些不能耐受支具或者卧床的患者可以提供即刻的稳定。在一个多发创伤的患者,长期的卧床将可能会产生严重的危及生命的并发症。及时的外科手术稳定可以允许患者早期坐起和康复治疗。其次,外科手术可以很好地恢复脊柱的序列,纠正畸形。最后,解除对神经系统的压迫。一些文献报道手术减压稳定可以增加神经损害的恢复概率,减少康复所需时间。

外科手术的主要目的是神经减压,以利于神经功能的最大程度恢复。减压可通过前路、后路、后外侧、经椎弓根入路、非直接方式或以上两种方式的结合。突入椎管的骨块对神经的压迫可以通过间接的方法,即通过后侧器械(哈氏棒、CD 棒等椎弓根钉)来实现,这些技术使用器械的牵张力及完整的后纵韧带牵拉将突入椎管的骨折块复位达到减压目的。也可以通过直接的侧前方或前方入路切除骨块来解除压迫。

外科手术的另一个目的是重建脊柱的稳定性,将脊柱曲线恢复到正常序列,任何脊柱内固定系统要实现这个目标都要能够对抗脊柱的移位和纠正不稳定,现代的内固定设计无论前路还是后路都可以在尽量短的内固定节段上提供脊柱强有力的稳定支持。

手术目的可简单归纳如下。

(1)减压,为神经功能恢复创造最佳条件。

（2）恢复和维持脊柱的高度和曲线。

（3）减少脊柱活动度的丢失。

（4）保持脊柱的稳定性。

（5）坚强固定以利早期护理和康复。

（6）防止创伤后后凸畸形及神经病损。

（三）手术时机

对脊髓或马尾损伤的患者进行手术干预（减压和稳定）的时机还不十分明确。尽管人体临床研究没有足够的证据，但是可能存在一个重要的时间窗（可能＜3小时），在该时间窗内减压可能会促进脊髓神经功能的恢复，改善预后。在犬类动物身上，脊髓的早期减压形成再灌注对神经功能的恢复非常重要，在脊髓损伤的1～3小时内进行减压可以恢复神经电生理活动。多数学者同意当存在进行性神经损害加重是急诊手术的适应证。急性外伤导致脊柱畸形、脊髓损伤的患者应当急诊接受手术，以恢复脊柱序列，给脊髓恢复创造最大的可能性。在那些完全脊髓损伤或静止的不完全脊髓损伤，一些学者认为应当延迟几天手术以减轻脊髓的水肿，而另外一些学者支持早期手术稳定。然而，迄今为止唯一的一个脊髓损伤临床前瞻性随机对照研究发现，在损伤早期（3天内）或晚期（5天后）施行手术，神经功能的恢复并没有显著差别。有研究表明，如果胸腰段脊髓受压持续存在，即使是在损伤晚期才进行减压，也有利于改善神经功能。因后路手术是通过韧带整复缓解椎管压迫的一项间接减压方法，故在创伤早期能更顺利地进行。在伴有四肢长骨骨折的脊柱骨折患者早期手术可以避免患者卧床产生的并发症，如肺炎、压疮等。

（四）手术适应证

1.手术指征

多数文献已普遍达成一致的观点，即胸腰椎骨折出现不完全性神经功能障碍且有明显神经受压的影像学表现时应选择手术治疗。有学者建立胸腰椎损伤分类与严重度（TLICS）评分，从创伤形态、神经功能、PLC完整性3个方面进行评估，建议TLICS评分≥5分宜采用手术治疗。

对于胸腰椎骨折，不同类型的骨折应当选择相应的手术方式。

椎体压缩性骨折：根据定义，椎体压缩性骨折是指椎体前柱压缩，中柱结构保持完整。这种类型骨折的治疗决定于后侧结构的损伤程度。椎体前柱压缩超过40％或者后凸角度超过25°～30°，则考虑后柱的韧带结构受到损害，很难恢复正常的结构功能。MRI可以清楚地显示后侧韧带复合体的损伤情况。这种骨折被认为是极度不稳定的骨折，应当考虑手术治疗。对于椎体损伤处于临界状态的患者，如果是年轻人，高能量的损伤，首先选择手术治疗。严重的椎体压缩性骨折可以选择后路椎弓根固定系统进行固定和融合。对于老年患者，低能量所造成的椎体压缩性骨折，特别是伴有骨质疏松的椎体压缩性骨折，后路固定的选择应当慎重，因为较差的骨质量会影响固定的强度，可考虑椎体成形术。前路手术对于此类患者一般来说是不需要的，因为中柱结构没有受到破坏。

2.暴散骨折

根据定义，暴散骨折包括前柱和中柱的破坏，伴有或不伴有后柱结构的损坏。有3个因素在选择治疗时应当考虑:椎管受侵占的比例、受伤区成角畸形的角度和神经损害的程度。

对于暴散骨折的最佳治疗手段没有一致的意见。有学者对 L₁ 椎体暴散骨折的模型研究显示后柱结构的状态对于椎体暴散骨折的急性期稳定性至关重要。其后随访的一组病例证实后柱结构稳定的不同类型椎体暴散骨折的患者骨折愈合良好,没有出现畸形愈合。根据病例随访,患者的椎体高度丢失超过 50% 或者椎管侵占超过 50% 的患者在伤后的观察中出现明显疼痛。有专家强调对于后柱结构有损伤的椎体暴散骨折应该手术治疗。手术应当考虑三方面的因素:神经损伤程度、稳定程度和畸形程度。如果患者具有神经损害,同时伴有不稳定、脊髓压迫、明显的后凸畸形或者上述两种同时存在,都是手术治疗的指征。如果椎管侵占超过 50% 或者后凸角度大于 30°,不管是否伴有神经损害都是手术适应证。

3.屈曲分离损伤

屈曲分离损伤可以经过骨或者软组织结构,可累及一个或多个运动节段。韧带损伤愈合能力较差,常会导致局部不稳定和疼痛。累及三柱的屈曲分离损伤是极度不稳定的,脊髓损伤有较高的发生率。这种损伤最好的治疗手段是手术治疗,进行局部节段的固定和后侧融合。

4.骨折脱位

在骨折脱位,脊柱的三柱结构均遭到损伤。这种类型的损伤常伴有较高的神经病损率,多数患者需要进行手术治疗。如果出现骨折脱位的患者没有神经损害,手术的目的是稳定脊柱,恢复脊柱序列,防止继发性神经损害,争取早日下床活动。如果骨折脱位伴有部分神经损害,也应手术稳定脊柱和对神经进行减压。如果神经损害是完全的,应进行脊柱稳定,减少患者住院和卧床时间,给脊髓恢复创造最大的可能性。

手术指征可简单地归纳如下。

(1)有神经损伤。

(2)所有 AO C 型骨折。

(3)AO A3 型及 B 型中成角超过 30°、椎体压缩超过 50%、椎管侵占超过 30%。

(4)MRI 证实有椎间盘损伤。

七、手术入路的选择

(一)前路手术

前路手术进行胸腰椎骨折减压稳定,无论单独使用还是与其他手术方式结合使用,在过去几十年来一直受到骨科医生的推崇。前路经胸腔减压和融合适用于胸椎和胸腰段骨折(T₂～L₁)。前路手术的指征是伴有神经损害的椎体暴散骨折,在急性期进行减压和稳定;纠正陈旧创伤所引起的畸形;重建脊柱前柱的支撑结构。随着内固定技术、植骨方式以及手术安全性的提高,前路手术越来越为外科医生所接受。

随着内固定技术的发展和自体骨植骨之外植骨方法的改进,前路手术治疗胸腰椎暴散骨折作为一种独特的技术手段获得了更多的认可。在 20 世纪 80 年代末期,随着前路钢板的日趋成熟,前路减压固定胸椎和胸腰椎骨折的手术治疗质量得到很大提高,现代的内固定技术多采用一个椎体两枚螺钉的固定技术,一枚螺钉靠后,平行于椎管后壁;另一枚螺钉靠前,自前侧向后侧斜行打入,两枚螺钉之间呈三角形,增加了抗拔出力。在邻近的两个椎体之间,可以完成撑开或加压的操作。

研究发现应用前路减压植骨、Kaneda 内固定器械治疗胸腰椎暴散骨折患者 150 例,经过平均 8 年的随访之后,影像学显示 93% 的患者获得良好的植骨融合。10 例患者形成假关节,在经过后路固定融合后,问题得到解决。手术的成功归结于:在内固定的基础上,脊柱受力通过具有 3 层骨皮质的髂骨植骨块。椎管的狭窄由术前的 47% 到术后的 2%,神经功能改善一级的达 95%,96% 的患者恢复了工作。

对于脊柱结构的两柱(前柱和中柱)损伤,Denis 分类的椎体暴散骨折,AO 分类的 A 型损伤,单纯前路固定获得了良好的疗效。对于不稳定的三柱损伤,即 Denis 分类的屈曲分离损伤,AO 分型的 B 型或 C 型骨折,单纯前路手术能否解决这种损伤的稳定问题还有争议。

(二)后路手术

后路治疗胸腰椎骨折主要应用内固定器械在损伤节段实施撑开和复位并间接减压。撑开力量被证明在使突入椎管的椎体后壁骨块复位方面有明确的作用,特别是在伤后几天内更有效。

Harrington 棒是最早用于治疗胸椎和腰椎骨折后路棒钩系统之一,虽然能够起到复位和稳定脊柱的作用,但因为其坚强和稳定程度不够,现在已很少使用。

节段间固定系统:使用节段间固定系统可以很好地纠正后凸和侧凸畸形。有多个连接的钩与椎弓根钉可以完成撑开和加压的作用,因此可以矫正复杂的畸形和提供脊柱强有力的稳定支持。在应用横向连接后,两侧的钉棒结构变为一个整体,更有效地提供稳定支持。固定节段长短有很多争议,有些学者认为固定臂的长度在伤椎上下应该等长。有些学者认为,在胸椎骨折上方应固定 3 个椎体,下方应固定 2 个椎体;在胸腰段上方应当固定 2 个椎体,下方固定 1 个椎体。更短的固定节段应慎重使用,除非是前柱损伤较轻或前方进行植骨支撑。如果要使用钩棒固定,每个连接棒上至少要有 3 个钩子,不管在胸椎还是在胸腰段。椎板钩应与椎弓根钩结合使用,在骨折椎体远侧应用椎板钩要至少 2 个椎板,否则单个椎板钩难以对抗张力。

节段间固定系统与单钩棒系统相比明显增加了对椎体的把持力,减少了内固定失败的概率,其另一个好处是可以实施单个节段间的加压和撑开。

在胸腰段,椎弓根有较大的直径,可以考虑全部采用椎弓根钉进行固定。椎弓根系统的优点是使得短节段固定成为可能,经常采用的固定方式是在伤椎上一个节段和下一个节段进行固定。这种固定方式在腰椎显得优点更为突出。

在完成后路椎弓根固定的同时,根据椎管侵占情况,可以完成椎管减压。单纯 X 平片不能作为判断椎管减压与否的依据。术前的 CT 平扫与三维重建、MRI 检查可以提供关于椎体结构的破坏情况、椎管侵占情况的完整信息。后路减压的优点是不需要再次另外切口。缺点一是减压需要切除椎管后壁结构或者后外侧结构,这将会影响脊柱的稳定性,并可能对植骨融合造成不利影响;二是此种减压不如前路减压直接,可能形成减压不彻底或减压失败。

(三)前路和后路联合手术

前路和后路手术方式可以同时应用来治疗胸腰椎骨折。很多医生认为后纵韧带断裂是其手术指征,骨质疏松症也是联合入路的指征。联合入路的优点是可以最大程度地进行椎管减压,提高术后的局部稳定性,增加脊柱融合概率。有学者认为前后联合入路与单纯后侧入路相比,在神经功能恢复方面没有明显帮助,但在保持后突畸形矫正方面优于单纯后路,虽然有不少文献报道提示增加的后突畸形与背痛之间没有明确的联系。

有学者认为,如果最初的手术入路是后路稳定,前路手术可以分步考虑,即如果出现新的神经损害或者持续的神经损害考虑与来自椎管前壁椎体骨折块后突压迫有关或者与骨折椎体持续的塌陷有关,这种情况下可以考虑再行前路手术。如果最初的手术为前侧入路,有证据表明后侧附件结构间隙增大,或者后突畸形的存在,对前柱内固定产生过大的压力,严重影响脊柱的稳定性,可以考虑再行后侧入路。前后路手术同时进行适用于患者神经损害来源于后突的骨折块,且有椎板骨折产生神经根损害。环形减压适用于老年骨质疏松患者需要减压和稳定同时进行。

有学者认为前后路联合手术的指征是:①三柱损伤,包括骨折脱位、后侧韧带复合体损伤同时伴有前柱和中柱损伤;②明显的前柱粉碎性骨折和椎体高度丢失;③严重的后突畸形。

许多医生相信前路手术可以更充分地完成椎管减压。一些医生认为伴有神经损害的胸腰椎骨折是前路手术的适应证。专家研究认为各种手术入路方式在神经功能改善方面没有明显的区别。在那些具有明显的骨折块椎管侵入但没有神经损害的患者,许多医生更愿意通过后路固定技术,利用后侧韧带结构,对椎管进行牵引,以达到对骨折块间接复位。有学者对 115 例椎体暴散骨折的患者进行平均 7 年的随访发现,无论手术还是保守治疗,突入椎管的骨折块都有不同程度的吸收重建,椎管的直径有所增加,他们更支持在神经功能没有损害的患者不需要进行前路手术治疗。

(四)手术方式

1.手术入路

胸腰段骨折的手术入路主要为侧前方入路及后侧入路,文献报道未证实哪种手术入路更有优势。前路减压固定的绝对指征是椎体暴散骨折,后壁骨折块翻转向前,其特点是在 CT 横断面可见椎体后壁骨皮质位于椎体内并指向前方。而其他类型骨折的手术入路选择除了根据术者的经验外主要取决于前柱的结构是否稳定。大部分胸腰椎骨折脱位可通过后方入路达到减压、复位及固定的目的,但如果出现根椎管侵占超过 50%、椎体高度丢失超过 70%,应选择前方入路。如何判断前柱的稳定性目前还存在争议,可以参考 Gamnes 载荷分享评分来指导入路的选择,如果小于 6 分可选择后路手术,如果大于或等于 6 分可选择前路手术,而对于 B2、B3 及 C 型骨折同时 Gamnes 评分大于或等于 6 分可以选择前后联合入路。

(1)胸腹联合入路(显露 $T_{10} \sim L_1$)和腹膜后入路(显露 $T_{12} \sim L_5$):患者右侧卧位,右侧腹跨过手术台腰桥处。切口沿肋骨(T_{10}、T_{11} 或 T_{12}),从肋横突关节直到腹直肌外侧缘。腹膜后分离可以在不影响胸膜腔的同时切除肋骨。在肋横突关节处或近端切断肋骨。注意保留横膈和腹壁肌肉止点;找到腹膜外脂肪后,钝性分离定位腹膜后间隙。

用花生米钝性分离腹膜,将外斜肌和内斜肌分开来。用花生米分离腹膜后脂肪和腹膜,辨认腰大肌。确定没有进入胸膜腔,如果已进入,在最后需用胸管置入胸膜腔。辨认椎间盘(注意:椎间盘是突出来的部分而不是凹进去的部分);男性患者的腰大肌常常跨过中线完全覆盖脊柱,这时,用花生米钝性分离直至看到椎间盘,然后拍片,确认手术节段。在 L_1 和 L_2 节段,为充分暴露要切断横膈脚并在最后修复。

侧前方椎体切除术减压的关键在处理椎间盘,要将切除的椎体上下的椎间盘在减压之前清除掉。干净地切除了椎体上下的椎间盘后,失血量将被控制在最少,而且术者可看到后纵韧带。下一步要去除一小部分后纵韧带以辨认硬脊膜。一旦硬脊膜显露清楚,就可应用高速磨钻或咬骨钳进行椎体切除,将椎体切除直至仅剩一薄壳附于后纵韧带上。

当从前外侧入路进行椎体切除时,用宽骨刀从椎弓根基部开始。薄壳和后纵韧带沿整个椎体长度一并切除。切除宽度是一侧椎弓根到另一侧椎弓根,要使椎管和神经根彻底减压。

自体的髂骨、肋骨、腓骨及钛网、人工椎体都是椎体切除术后的植骨替代材料。但独立应用的稳定性差,应联合应用后方椎弓根固定或前外侧钉板或钉棒固定。

(2)腰段后路减压及椎弓根螺丝钉内固定术的技术要点:全身麻醉,患者俯卧于支架或枕垫上,腹部不施加压力,双臂置于头侧,双肩前倾。术前应确定 C 形臂透视是否能够在正、侧位方向均拍摄到骨折固定节段。一般先放置椎弓根钉,再行减压、固定及植骨。

椎弓根钉向内侧偏移是最危险的并发症,可以伤及脊髓。正确地放置椎弓根钉应该遵循以下原则。①选择正确的椎弓根进钉点。②选择正确的进钉方向。椎弓根钉的方向取决于椎弓根的内倾角和下斜角。内倾角为椎弓根轴线在椎体横断面上的投影与椎体冠状面垂线的夹角,在胸腰段及腰椎为 $5°\sim15°$。下斜角为椎弓根轴线在矢状面上的投影与椎体水平面之成角,在胸腰段及腰椎一般为 $0°$,但应参考侧位片。③进钉深度。一般认为深度达到椎弓根轴线长度的 80% 已获得足够的生物力学强度,但进钉越深,固定越牢固,最佳深度为进入椎体前侧但不穿透皮质,否则易损伤血管。④术中透视判断椎弓根钉位置。侧位片钉应在椎弓根内,钉尖不超过椎体前缘皮质,正位片钉尖向内不能超过棘突中线,否则可能进入椎管内。

确定进钉点后,先咬除进钉点处皮质骨,短骨锥开口,持稳长骨锥缓慢进入,如在松质骨内应阻力不大且均匀;如有大的阻力,可能遇到骨皮质,应拔出长骨锥,改变方向后再次进入,避免滑入原钉道。进钉前一定要用探针探测钉道四壁有明显骨性感,证实钉道在椎弓根内,方可缓慢拧入螺钉。

对于椎体有楔形变及椎体高度有丢失的骨折,术中要恢复椎体的形态及高度,主要依靠椎弓根钉将椎体间撑开,通过紧张后纵韧带将骨折推向前方,恢复椎体后壁的高度,再通过拉近椎弓根钉的延长杆或 Schanz 钉的尾端使前方展开达到恢复椎体前方高度的目的。

新鲜的胸腰椎骨折脱位复位并不困难,通过提拉复位装置均可达到满意复位。陈旧的脱位或难复性脱位需要切除部分交锁的关节及瘢痕组织才能达到复位。

腰椎骨折和胸腰段骨折的手术方式略有不同。由于 L_2 以下没有脊髓结构而且椎管宽大,所以可以安全地采用后路减压方式,而 L_2 以下腰大肌的覆盖造成侧前方入路显露困难,因此后路减压固定的方式在腰椎骨折脱位的治疗上应用较多。

2.后路术后减压植骨与否、长节段与短节段探讨

(1)手术固定节段的长短是其中一个争议较多的问题。从生物力学上看,更长的纵向植入物(棒)通过增加与骨折部位的距离,可减少最终的植入物断裂或脱出的风险,因此能减少固定钩的作用力,尤其是钩棒系统,需要固定的运动节段常多达 $5\sim6$ 个。长节段固定可以提供很好的固定强度,抗屈曲力和抗扭力方面力量可以明显提高,但是不可避免地要有运动节段的丧

失。椎弓根钉系统的发展为不稳定三柱骨折提供了一种新的稳定方法,该方法可以实现三柱骨性内固定。在非骨质疏松的患者,椎弓根钉可以用更短的固定长度维持合适的脊柱稳定性。实验数据证明,与更长的钩棒系统相比,短节段螺钉内固定提供了扭转、屈曲和压缩刚度;此外,另外增加的补充性、抵消性的椎板钩系统可以吸收部分的螺钉内固定的应力,因此可以减少椎弓根钉的屈曲力矩和植入物断裂的发生率。短节段固定的优点是固定节段少,可以保留更多的运动节段,手术时间短,出血量少。虽然椎弓根内固定系统增加了刚度,但是在控制脊柱的旋转和抗屈曲力量方面,则显得力量不足,在极度不稳定的胸腰椎骨折的后路短节段内固定会导致较高的失效率。文献报道的短节段固定失败率较高,达到 9%~54%。如何选择合适的固定节段长度? 通过随访 134 例胸腰段骨折后路椎弓根固定术患者,对比了短节段固定组和长节段固定组在邻近椎体上下终板夹角矫正与丢失、伤椎椎体上下终板夹角矫正与丢失及手术疗效,认为可以用 AO 分型来指导固定节段长短的选择。

A 型骨折,即仅涉及前柱椎体的骨折,后柱的韧带棘突、椎板结构没有受到破坏。国内外有很多文章讨论固定节段的长短,多数学者认为短节段固定即可获得良好的固定结果。因为短节段固定可以减少融合节段,缩短手术时间和减少术中出血。在复位方面,文献报道的短节段固定和长节段固定两者没有本质区别。一些文章谈到短节段固定治疗胸腰椎骨折的缺点时,部分学者认为矫正角度的丢失是短节段固定的缺点,内固定失败率较高;而长节段固定矫正角度丢失的程度要低。一些学者为了减少矫正后椎体高度的丢失,尝试经过椎弓根椎体内植骨,经伤椎椎弓根内固定,还有学者尝试椎体内注射骨水泥固定,其效果还需要进行长期随访。在治疗的患者中,所有 AO 分型中的 A 型骨折均采用短节段固定,在复位骨折时,使用 SCHANZ 螺钉,首先对椎体后缘进行撑开,恢复椎体高度,再利用螺母的旋转角度撑开椎体前缘,多可以获得良好的椎体复位。

B1 型损伤主要是后方为韧带结构断裂,后方的关节突、椎板以及峡部是完整的,后柱结构还可以提供骨折复位时的支撑,所以短节段固定可以满足复位和固定的需要。B2 及 B3 型损伤,后方的关节突、椎板和峡部骨折,同时伴有前柱的椎间盘损伤或椎体骨折,前后两柱结构损伤明显,脊柱的稳定性极差。此类型的损伤,因为涉及两柱结构损伤,多选择长节段固定,以提供骨折端更为坚强的支撑。在此类型中的双柱横贯伤,前后柱是冠状位简单的横骨折,类似于 Chance 骨折,则可以进行短节段固定,类似于骨折复位固定。

C 型骨折的特点是脊柱前方和后方结构的损伤同时伴有旋转,所以脊柱除了在前后方出现骨折脱位外,还可能在侧方出现旋转和移位,脊柱的稳定性破坏最严重,在纠正此类骨折引起的脊柱畸形时,内固定系统要能很好地控制脊柱的旋转力,所以内固定节段应以长节段固定为主。

因此,AO A 型和 AO B1 型骨折可以选择短节段固定,AO B2 型、AO B3 型及 AO C 型骨折或 McCormack 载荷评分>6 分的极度前柱不稳定骨折,如果仅行后方固定则应考虑长节段固定。

(2)减压的作用:手术减压对胸腰椎损伤所致的神经损害作用还不明确。尽管各家观点不一,但是影像学所见的椎管狭窄程度与爆裂性骨折所致的神经功能损害的程度没有直接的关系。相反,开始时作用于脊髓或马尾的暴力与伴随的血肿、水肿及多种神经因子和血管活性因子所致的缺血可能是神经损伤的原因。大多数研究显示,随访中残余椎管狭窄或矢状位畸形与客观疼痛评分、工作能力及患者的功能状态无关。有研究证明,骨折经非手术治疗或手术治疗后椎管会随着时间的推移进行重构或增大。大量研究已经证明,单纯的椎板切除术对减轻脊髓腹侧的压力是无效的,还可能加重脊柱不稳定。

(3)植骨的必要性:大多数胸腰椎骨折后路内固定术都应当结合植骨,因为最终的稳定需要通过植骨融合来实现,而内固定的作用只是暂时的。经椎弓根行椎体内植骨术与短节段内固定技术的联合应用为前柱重建手术提供了一种方法,但有研究指出,与非植骨手术相比,通过经椎弓根植骨的短节段内固定并不能降低内固定失败的发生率。对于后外侧植骨融合,也有文献认为不减压非融合治疗胸腰椎骨折的效果与植骨融合组无明显差异。植骨融合使得手术时间延长,失血量增多,存在取骨区的并发症,加速邻近节段退行性变。

通过对一组手术治疗的 AO A 型胸腰段骨折($T_{11} \sim L_2$)患者的回顾性分析,发现椎板切除减压植骨组与不减压不植骨组相比,其术后后凸角的纠正和椎体高度的维持在两组间差异无统计学意义。因此,对于不同的患者还要根据患者的具体情况综合制订治疗方案,对于不稳定程度不严重的骨折(一些 AO A 型骨折),后路手术时如果未做椎板切除减压,可以考虑不做植骨融合。

对于神经损伤较轻(轻于 ASIA D 级)、不稳定程度不严重的骨折(一些 AO A 型骨折),后路手术时可以考虑只复位固定,不做椎板切除减压。具体指征是:①AO A 型胸腰椎骨折;②神经损伤轻于 ASIA D 级;③椎体高度压缩<50%;④局部后凸角度<30°;⑤椎管侵占率<50%。

八、并发症

手术并发症不仅会增加患者的痛苦和经济负担,还可能导致手术的完全失败。努力减少和避免手术并发症的发生是对脊柱外科医师的最基本要求,预防并发症的发生在胸腰椎骨折的手术治疗中至关重要。

(一)手术入路相关并发症

1.损伤胸导管

胸导管行经的路径变异很大,但通常伴行于主动脉右侧。并发症主要发生在左侧胸廓切开术,可导致乳糜胸。治疗通常采取保守方法——胸腔闭式引流,但对于个别无脂饮食的患者,大量淋巴液的丢失需要手术结扎胸导管。

2.损伤奇静脉和半奇静脉

切断肋间血管时过于偏向中间或是准备时没有靠近前纵韧带或骨膜下,都有可能损伤到奇静脉和半奇静脉,一旦损伤,应手术缝合或结扎。

3.损伤大血管

损伤大血管是很严重的并发症。患者短时间内丢失大量血液,手术野很快被血液充满。这时应用事先准备好的血管圈套器止血,没有圈套器应手动止血。钳夹血管需要将血管前移,静脉的撕裂通常发生在底面,操作比较困难,应将血管充分翻转,使缝合不受限制。

4.损伤输尿管

输尿管由于其圆柱形的外形及其可蠕动的特点比较容易识别。对于完全或是不完全的输尿管断裂,首先应使两断端保持足够长度,平行长轴切开输尿管,置入导管进入膀胱并固定,用可吸收线做单排全层间断缝合。

5.腹膜穿孔

穿孔主要发生在膈下。手术中应尽可能地将腹膜推向旁边。可以行连续缝合修补穿孔。

6.腹壁神经支配异常

躯干前侧的肌肉受胸神经前支的感觉和运动神经支配,应根据神经的分布情况决定必要的切口,避免腹壁疝的形成。

7.损伤下腹部神经丛

在处理大血管时可能会损伤这些神经丛,导致逆行射精。

8.错误估计病变节段

由于解剖上的个体差异,错误估计节段的情况时有发生,所以术中透视及术后影像学的复查是绝对必要的。

(二)椎管减压相关并发症

最糟糕的并发症是神经功能减退。在脊髓和脊髓圆锥水平发生神经损伤的风险要大于马尾水平。损伤的原因大多是技术上的错误,但有少数病例的病因不清。这些病例在除外其他原因之后,只剩下了血管原因。通常术后新出现的神经功能减退应该尽可能进行完整的检查。神经损伤的风险可以通过以下方法避免。

(1)用磨钻和刮匙谨慎地处理椎体的后壁。

(2)入路应选择在狭窄程度相对较轻的节段。

(3)操作时应尽可能远离椎管,避免神经结构受压。

椎管减压不完全或不充分是另一个典型的并发症。椎管减压的程度与神经功能恢复之间的关系,尚未经统计学证明,但当遇到神经功能受损的情况时,应进行充分的完全椎管减压,且术后需要进行 CT 复查。对于术后仍存在椎管狭窄的病例,应根据其具体情况决定是否需要再次手术修正。

椎管减压可能会导致硬脊膜撕裂,其发生率为 $4\%\sim10\%$,可以进行连续缝合修补。当撕裂的范围较长时,应行椎板切除术使撕裂完全暴露。如果裂口没有完全缝合,应把肌肉组织缝合到该区域,并使用生物蛋白胶。胸椎节段的持续性脑脊液瘘需要引流数天。

(三)器械操作和稳定性相关并发症

椎弓根钉内固定技术为纠正脊柱序列不齐和固定损伤节段提供了最好的方法。但椎弓根钉向头侧错位会导致内固定的稳定性下降,并有可能损伤到相邻节段的椎间盘。在正位或调整后的侧位片上,螺钉尖部与椎体终板间存在至少 3mm 距离的时候,螺钉通常不会穿破终板。螺钉向尾侧穿破椎弓根皮质的情况下有可能会损伤到神经根内侧。由于脊髓被脑脊液环绕,相对较安全。硬膜外静脉出血可以导致继发性神经损伤。有学者认为在腰椎可允许的偏差为 2mm。

椎弓根外侧皮质穿破也会导致稳定性下降。在胸椎区域有可能损伤到肺、节段血管、交感干和动脉。对于圆形或心形椎体应谨慎选择合适长度的螺钉。在处理右侧椎弓根的时候,有可能损伤食管、奇静脉和胸导管;处理左侧时可能损伤主动脉。

为了准确测量椎弓根钉尖部到椎体前皮质的距离,有学者建议在侧位上行 30°的投射角度。对于穿破骨皮质的情况,有学者发现在螺钉拔脱试验中稳定性下降 11%。有专家描述在置入椎弓根钉时,使用过粗的螺钉,先出现椎弓根的变形,然后椎弓根发生骨折。当螺钉的直径大于椎弓根的内径或是大于外径的 80%,螺钉有可能穿破椎弓根壁。根据学者的研究,椎弓根的 62%~79%为松质骨,皮质骨的厚度不一,内侧骨皮质的厚度是外侧的 2~3 倍。当螺钉的直径和椎弓根不匹配时,椎弓根的外壁可能会被穿破或变形。

为更好地控制椎弓根钉的位置,术中常采用影像学方法监控。有学者研究了影像学中螺钉位置与实际螺钉位置的关系,发现其一致性较低,在 124 颗螺钉中有 26 颗在错误的位置上,其中 92%在椎管内,假阳性率 7%,假阴性率 13%。

左右两颗椎弓根钉不应相交,一旦发生这种情况,说明螺钉至少部分进入了椎管内;同样的道理,螺钉不能越过中线。有一种复杂但安全的方法,就是导航下椎弓根置钉术。

其他器械操作相关的并发症如下。

1.椎弓根钉孔脑脊液漏

通常情况下,不需要暴露漏口,但更换螺钉是必要的,有时甚至需要换到相邻的上一个或下一个椎体上。但对于持续性的脑脊液漏,应打开椎管,暴露并关闭漏口。

2.复位不完全

对于较长的多个节段的损伤,现有的器械和技术不足以达到理想复位或是术中对于复位结果出现错误估计,术后发现复位不完全,再次手术修正是唯一的选择。

3.过高地估计骨质量

过高地估计骨质量可以导致内固定物松动、矫正度的丢失。众所周知,内固定螺钉的稳定性很大程度上依赖于骨质密度。当患者为老年人或是对于稳定性没有十分的把握时,内固定的范围应更大,但对于这一点没有明确的限制。

4.螺钉断裂

螺钉断裂最直接的相关因素是螺钉的直径和设计,其他因素还包括骨折的类型、前方支持物的质量、是否存在骨折不愈合以及拆除内固定物的时间。

(四)椎间融合相关并发症

对于损伤节段的融合,后路和前路都是可行的。主要并发症包括神经功能减退、选择的融合技术在生物力学上的失败、矫正度的丢失以及骨折不愈合。

经椎弓根植骨技术,若通道的长度和位置错误可引起部分植入物进入椎管造成神经损伤。前路植骨时也有可能使植入物向后突入椎管。

对于涉及前柱损伤的脊柱外伤、是否需要前路手术、前路固定支持和融合所起到的稳定作用等问题,现在还没有充分的答案。单纯后路手术的不理想结果提示负重能力的进一步恢复是必需的,但也是椎弓根固定术无法得到的。所以,单纯椎弓根固定的结果常伴有生物力学支持不足、矫正度丢失、骨折不愈合以及植骨不融合等问题。其他研究显示,单纯椎板间融合对于矫正度的丢失没有作用。迄今为止,前路手术进行椎体置换或椎体间植骨融合的价值还缺乏有效的证明。

(赵　强)

第三节 颈椎损伤

一、颈椎创伤

颈椎创伤通常是由诸如机动车车祸、从高处坠落、高强度运动(如足球、跳水)和暴力损伤等引起的意外导致的。创伤患者在被排除无颈椎损伤前,首先应被假定有颈椎损伤。误诊往往导致永久性残疾。约2.5%的颈部钝性创伤患者有骨折发生。年龄大于65岁及男性患者是颈椎创伤的高危人群,发生风险约是年轻的患者的2倍。C_2是损伤最常见的椎体,占所有骨折的24%。C_6和C_7占骨折的39%,下颈椎($C_3 \sim C_7$)损伤占椎体骨折的65%、脱位和半脱位的75%。

(一)病史

在评估创伤患者时,明确致伤机制是非常重要的。高能量机动车事故、从高处坠落以及伴有头部受伤的患者,应高度怀疑颈椎损伤。正如下面将要讨论的,患者颈部和头部受到不同的力,可能会导致不同的损伤模式,因此应该明确损伤时是否有压缩力、分离力、伸展力、偏斜力、侧屈力、旋转力或位移力等。例如,分离力量可以引起韧带损伤,这在最初的影像学表现上可能不明显,结合致伤机制需进一步排查。同样重要的是明确患者是否已患有颈椎疾病,如弥散性特发性骨肥厚症、强直性脊柱炎、颈椎间盘突出或狭窄,既往是否有颈椎手术史以及任何相关的神经缺陷。了解患者目前有无颈部及四肢麻木、疼痛、无力或感觉异常及其程度,患者症状随时间进展情况也需要明确。

有颈椎损伤嫌疑的外伤患者在专科检查前必须用坚固的颈托行颈椎制动,颈部应该保持在中立的屈伸位,衣领不宜过紧,以衣领与下颌之间不超过两个手指距离为宜。在颈托固定前,对颈椎任何畸形均不宜进行矫正。

(二)体格检查

在任何创伤的评估中,首先要评估呼吸和循环系统。腹部和胸部的瘀斑(系好安全带的标志)提示并高度怀疑脊柱的屈曲分离损伤。在二次检查时,颈托固定应小心取下,并检查颈部是否有旋转畸形。颈后方应触诊是否有压痛、台阶感或捻发音。中线骨压痛应与近轴肌疼痛区分开来。在颈托重新固定后,应小心翻动患者,对其他脊椎进行视诊和触诊。神经系统检查是必要的,并应包括神经功能的测试。在高位颈椎损伤时,需注意检查脑神经功能。

以下是一些可能有助于评估颈椎的检查技巧(涉及颈部运动的检查应推迟到影像学检查后再进行)。

1.霍夫曼征

检查者以示、中两指夹持患者的中指中节,迅速弹刮患者中指指甲,观察其拇指的收缩情况。这种反射为阳性时,预示颈脊髓疾病,因为它是一种极度活跃的深反射。

2.莱尔米特征

患者尽最大可能地弯曲颈部和躯干。手臂及脊柱放射痛或感觉异常提示颈椎管狭窄。

3.闭目难立征

站立时,患者保持手臂向前伸展,闭上眼睛。无法保持平衡者为阳性,提示脊髓疾病,特别是脊髓后角损伤。

4.压颈试验

检查者站在患者身后,慢慢地伸展并旋转患者头部至可疑的神经损伤一侧,并施加温和的轴向压力。手臂放射痛或感觉异常为阳性,提示颈椎椎间孔狭窄。

(三)去除颈托固定

根据国家紧急 X 射线使用研究(NEXUS)低风险标准,如果损伤符合下列条件,已佩戴颈托的创伤患者,如果没有明显的脊髓损伤,可在临床无影像学检查时解除颈托。

(1)患者必须保持意识清醒。

(2)患者处于非醉酒状态。

(3)无神经系统损伤。

(4)必须没有痛苦的、分散注意力的损害。

(5)颈椎后正中线无压痛。

如果患者符合以上所有标准,NEXUS 建议颈部可以在无任何影像学检查条件下去除颈托。另一种标准,加拿大 C-脊柱法则(CCR)相比上述标准已经被证明对颈椎损伤具有更高的敏感性和特异性,可能降低影像学检查率。重要的是,CCR 能评估是否有特定的高风险或低风险,以此为依据,判断是否需要进行影像学检查以及颈部能否主动左右旋转 45°,从而明确能否在临床无影像学检查时解除颈托。

同颈椎要迅速用颈托坚强固定一样,颈椎损伤评估无须颈托固定时,去除颈托也很重要,可预防并发症,如吸气困难和溃疡(尤其是枕部和颌下)。

(四)颈椎影像学检查

如果无法去除颈托,则需要进行 X 线和(或)CT 扫描辅助评估脊柱损伤。标准颈椎 X 线片包括正位(AP)片、侧位片和齿状突张口位片。侧位下脊柱应该通过检查椎体前缘线、椎体后缘线、棘椎线和棘突线判断序列情况,不可忽略软组织线。如果颈胸段观察不清,可以通过游泳者体位或 CT 扫描明确。斜位片可以帮助评估椎间孔狭窄程度。如果标准 X 线片怀疑存在颈椎不稳定,可行过伸过屈位 X 线片明确,但这些应该只对意识清醒、没有颈部疼痛或神经损伤、颈部活动不受限的患者进行检查。所有的影像学检查可明确是否骨折、增生、不稳、后凸、椎前软组织增厚等。椎前软组织通常在 C_2 处厚约 6mm 或以下,在 C_6 厚约 18mm。

在许多创伤中心,CT 因其灵敏度高、速度快、影像显示清晰,从而取代了 X 线作为最初评估脊髓损伤的影像学检查。另外,在 X 线片上无法取得清晰的影像或者已见异常表现时应进行 CT 检查。一些患者依据影像学表现即可去除颈托,而其他的将等到临床符合标准时再去除(如醉酒患者)。如果怀疑有神经或软组织(如韧带)损伤,应采用磁共振成像(MRI)检查。该技术可明确有无韧带断裂、椎间盘突出、脊髓损伤等。磁共振血管造影和 CT 血管造影可评估椎动脉损伤。

(五)手术治疗和非手术治疗

在讨论颈椎损伤的具体分类之前,有必要强调一下外科手术治疗的主要目的。任何外科干预的目的是减少脊髓损伤或神经根压迫,为颈椎提供短时和长久的机械稳定,从而减少疼痛,矫正脊柱畸形和防止进一步的神经损伤。尽管在选择手术治疗或非手术治疗时,有许多指导原则帮助外科医师治疗特殊的颈椎损伤,但重要的是要考虑患者个体化因素,如患者一般状况、既往史、损伤因素、个人信仰等。

(六)神经系统损伤

颈椎损伤后的神经系统损伤有从暂时性到永久性多种类型。

1.刺痛或灼烧痛

颈神经根和臂丛损伤可以表现为刺痛或燃烧痛。这些短暂性神经损伤通常发生在对抗性运动中。例如,在足球运动中,由于球员的颈部受力横向弯曲而造成短暂性神经损伤。这将导致同侧颈椎椎间孔最大受压,对侧臂丛在颈部屈曲时张力最大。患者主诉一只手臂有刺痛及烧灼感痛,但几分钟后症状通常会消退。感觉异常是最常见的症状,往往无力表现会持续 7 天左右。

2.神经根损伤

神经根损伤时,症状不会很快消退,就像针刺一样,通常是由椎间盘突出、脱位或骨折块压迫神经引起的。此种损伤会导致特定区域皮肤组织感觉减退、感觉异常和肌力减退。也可以表现得更轻微,甚至在存在完全自主运动功能的情况下,特定节段的深反射消失。

3.短暂的四肢瘫痪

上肢刺痛涉及一个或多个颈神经根,然而短暂的四肢瘫痪是涉及整个颈椎的短暂性脊髓神经失用症。患者表现为肌力下降和感觉的变化,在肢体可以持续数分钟至 36 小时。这种情况往往与颈椎管狭窄有关。即使在没有骨折的情况下,也会发生短暂性四肢瘫痪或韧带损伤。X 线片和 MRI 可能提示颈椎异常。

4.脊髓损伤

脊髓损伤可分为完全性损伤和不完全性损伤。根据美国脊髓损伤协会(ASIA)对脊髓损伤的分类,最尾部脊髓损伤的平面是指感觉无明显变化,肌力至少 3 级。完全性脊髓损伤是指损伤节段以下没有任何运动或感觉的损伤,包括肛门自主收缩和鞍区感觉消失。重要的是,某些反射性活动,如自发性肢体屈曲,可以在完全性脊髓损伤后发生,而这些不能与自主运动相混淆。在急性脊髓损伤的后期,深肌腱反射通常是亢进(最初它们可能消失或减弱)。不完全性脊髓损伤的患者保留一些运动或感觉功能(包括运动不完全或感觉不完全脊髓损伤)。中央型脊髓损伤是由过伸引起的不完全性致伤机制而表现的神经缺陷,影响上肢多于下肢。

患者可表现为双上肢烧灼痛和感觉异常。在急性脊髓损伤患者中,脊髓早期介入减压可增加恢复的机会。目前,是否需要应用高剂量类固醇(如甲泼尼龙)药物在急性脊髓损伤的治疗中仍存在争议。

二、枕骨髁骨折

枕骨髁骨折是由于颅骨轴向受力作用于 C_1 侧块造成的,横向过度屈曲能产生这种高能量暴力而致骨折。这些损伤在常规的 X 线检查常被忽略,需要用 CT 辅助诊断。脑神经(尤其是第Ⅸ～Ⅻ对脑神经)由于靠近受伤区域应该检查。安德森和蒙特萨诺分类将这些损害分为以下 3 类。

Ⅰ型:压迫性/嵌入性骨折,导致枕髁部粉碎性骨折。

Ⅱ型:由于直接撞击而延伸至颅底的剪切骨折。

Ⅲ型:旋转力和侧方屈曲力致髁状突—鼻翼韧带撕脱性骨折。

大多数Ⅰ型骨折和Ⅱ型骨折都被认为是稳定的,因为这些骨折可以保留鼻翼韧带和基底膜。如果枕骨髁骨折是稳定的,但有微小碎片移位入枕大孔,常可行颈椎矫正治疗和镇痛治疗。Ⅲ型骨折往往是不稳定的,需要 halo 固定或枕颈融合。其他手术治疗的适应证包括骨块压迫脊髓和上颈椎相关神经损伤。

三、寰枕脱位

颅骨与颈椎的分离通常发生在高能量损伤后,导致鼻翼韧带和基底膜撕裂。这种损伤通常是致命的。而且,遭受这种损伤的患者颈椎应该被认为是高度不稳定的。特雷尼斯分类法将寰枕分离分为如下 3 型。

(一)Ⅰ型

前脱位型(枕骨相对于颈椎向前移位)。

(二)Ⅱ型

纵向脱位型(分离力导致髁状突与寰椎分离,无横向位移)。

(三)Ⅲ型

后脱位型(枕骨相对于颈椎向后移位)。

前寰枕分离或脱位可通过 Powers 比诊断,其计算方法是枕骨大孔前缘到 C_1 后弓的距离,除以从 C_1 前弓到枕骨大孔后缘中点的距离。比值超过 1 时表示 C_1 相对枕骨前脱位;若两者之间的距离达到 9～12mm 时,预示寰枕分离。

这种损伤高度不稳定,需要后路的枕颈融合做坚强固定。

四、C_1～C_2 半脱位(寰枢椎不稳定)

增宽的寰枢椎间距(ADI)表明寰枢椎不稳定。在健康的成年人中,男性的 ADI 通常小于 3mm,女性小于 2.5mm。在 15 岁以下的儿童中,ADI 通常小于 5mm。在那些寰枢椎不稳定的患者中,过伸过屈位 X 线片可以显示动态变化的 ADI。然而,在急性外伤性损伤中,过伸过屈位 X 线片被视为禁忌,尤其是已经出现神经功能缺失或 X 线片已经显示出脊柱不稳定的证据时。在创伤的背景下,C_1～C_2 半脱位通常是由过度屈曲导致横韧带断裂或经 C_1 侧块韧带撕脱性骨折引起的。CT 可以显示出撕脱的侧块碎片,而 MRI 可以更直接显示出破裂的韧带。创伤性寰枢椎不稳定涉及撕脱的侧块碎片可行 halo 固定,直到观察到骨性愈合,而 C_1～C_2 融合常被认为是横韧带撕裂导致寰枢椎不稳定的适应证。

寰枢椎旋转半脱位是由屈伸联合旋转致伤机制引起的,有些是自发发生,没有任何明显的创伤史。菲尔丁分类是根据齿状突的枢轴点(齿状突或刻面)、横向韧带强度和 ADI 来划分这些损伤的。约 50% 的损伤中（菲尔丁 I 型），以齿状突作为枢轴点，横韧带保持完整，ADI 小于 3mm。这些半脱位通常进行患者仰卧位缓慢的颈椎牵引，很少需要外科手术介入，例如 $C_1 \sim C_2$ 融合。

五、C_1（寰椎）骨折

C_1 受到高能量轴向力时，可出现多种骨折，包括单纯的前弓、后弓或横突骨折，侧块粉碎性骨折以及前后弓的联合骨折（爆裂性骨折）。由于这个脊柱水平的椎管空间较大，往往这些骨折不会造成大的神经损伤。爆裂性骨折，也称 Jefferson 骨折，出现骨块向外侧移位，远离椎管。MRI T_2 加权像上可评估横向韧带的损伤，以此判断 $C_1 \sim C_2$ 的稳定性，也是决定是否手术治疗的关键因素。当 C_1 左右侧块外移距离为 7mm 或以上或者张口位 X 线片检查见横韧带断裂，此种类型骨折被认为是不稳定的。

除 Jefferson 爆裂性骨折外，C_1 侧块骨折位移即使超过 7mm，也很少需要手术治疗，可以通过颈椎外固定矫形或 halo 牵引治疗。稳定性骨折的手术适应证包括横韧带的中层断裂以及由旋转不稳引起的畸形。对于不稳定性骨折，如果 C_1 骨折中仅前弓骨折，与枕颈融合相比，后路 $C_1 \sim C_2$ 融合是更好的选择。

六、C_2（枢椎）骨折

C_2 骨折大致可分为 C_2 齿状突骨折、C_2 侧块骨折和 C_2 创伤性滑脱。

（一）C_2 齿状突骨折

近 50% 的枢椎骨折是齿状突骨折，这可能是由于过伸或过屈损伤造成的。营养齿状突的血管经齿状突基底部下方的 C_2 椎体到齿状突尖，这就在基底部形成一个分水岭区域。齿状突骨折的分型与该分水岭区相关。

1. I 型

齿状突尖撕脱骨折（典型骨折累及鼻翼韧带）。

2. II A 型

基底部骨折（在齿状突和 C_2 椎体交界处），无明显移位或无移位。

3. II B 型

基部骨折移位，有自前上至后下的斜位骨折线。

4. II C 型

基部骨折移位，有自前下至后上的斜位骨折线。

5. III 型

涉及 C_2 骨松质的椎体性骨折，可能延伸到侧块。

对于单一型骨折，I 型和 III 型骨折通常是稳定的，可以非手术治疗，II 型骨折的骨不连发生率较高（风险随年龄增加，向后滑移超过 5mm、成角超过 10° 增加）。II 型骨折较高的骨不连发生率与手术固定如前路螺钉固定术或者 $C_1 \sim C_2$ 融合术有关。

（二）C_2 侧块骨折

该型骨折可由垂直压缩和侧方屈曲共同造成。最初的治疗主要为颈托外固定。后期颈部与骨折相关的慢性疼痛也可作为融合指征。

（三）C_2 创伤性滑脱（也称 Hangman 骨折）

典型的创伤性 C_2 向前滑脱是轴向过伸所致，导致 C_2 双侧峡部骨折，常发生于潜水运动中。Levlne 和 Edwards 分类系统根据位移、角度、滑脱程度和 $C_2 \sim C_3$ 椎间盘破坏情况进行分类。

1. Ⅰ 型

无移位性骨折，移位小于 3mm，无角度，$C_2 \sim C_3$ 椎间盘完好无损。

2. Ⅱ 型

移位性骨折，$C_2 \sim C_3$ 间隙明显成角，移位超过 3mm，$C_2 \sim C_3$ 椎间盘破裂。

3. ⅡA 型

移位性骨折，$C_2 \sim C_3$ 严重成角，无移位，$C_2 \sim C_3$ 韧带复合体严重破坏，前纵韧带折叠。

4. Ⅲ 型

伴有单侧或双侧 $C_2 \sim C_3$ 小关节脱位。

Ⅰ 型骨折常采用颈椎矫形器治疗；移位小于 5mm 的 Ⅱ 型骨折，利用轴向牵引及外展可以减小移位，然后行至少 6 周的 halo 牵引；移位超过 5mm 者，通常需要手术固定；ⅡA 型骨折由于 $C_2 \sim C_3$ 韧带复合体破坏，不应进行牵引，否则将导致症状加重；相反应该减少使用过伸矫正及 halo 牵引；Ⅲ 型骨折通常需要先行 halo 牵引，再切开复位内固定（C_2）和（或）融合（$C_2 \sim C_3$ 或 $C_1 \sim C_3$）。

七、颈椎手术入路

通常将寰椎和枢椎作为上颈椎，第 3～7 颈椎作为下颈椎，其主要内镜入路分述如下。

（一）上颈椎前路

1. 入路简介

患者仰卧位，依目标椎体和所需操作角度确定切口高度，在右侧胸锁乳突肌内侧缘做皮肤切口，切开浅筋膜及颈阔肌，在胸锁乳突肌内侧触摸辨认颈动脉鞘加以保护，然后撑开颈动脉鞘内侧与内脏筋膜鞘之间的深筋膜间隙，钝性分离至椎前筋膜，辨识 C_2 椎体以引导穿刺针插入和置管。在 C 型臂 X 线机辅助下，通过该入路可行齿突螺钉内固定和 C_3/C_4 椎间盘切除等术式处理上颈椎疾病。

2. 应用解剖学要点

（1）入路依次经过皮肤、浅筋膜（含颈阔肌）、封套筋膜、颈动脉鞘与内脏筋膜鞘之间的潜在间隙、椎前筋膜和椎前肌。

（2）此路径利用了颈动脉鞘和内脏筋膜鞘之间的潜在间隙，由前路显露上颈椎。内脏筋膜鞘在颈上部包裹的是喉和咽，以甲状软骨为标志，将其推向对侧，将颈动脉鞘向外侧拉开，可使间隙明显增宽，间隙内组织疏松，除舌骨大角平面外缺乏横行的大神经血管，容易分离，穿刺相对安全。

（3）从胸锁乳突肌后缘中点穿出的 4 支皮神经中，横越颈前外侧部的颈横神经可能会受损伤，但一般无明显的不良影响，无须多虑。

（4）支配胸锁乳突肌的副神经在该肌的中上 1/3 处入肌，一般在乳突尖下方 3～4cm 处，通常不会损伤。

（5）上颈椎前路术中容易损伤喉上神经，它与甲状腺上动脉伴行，多从入路的下方经过，故不应向颈动脉鞘下端分离间隙过大过长。另外，置管位置靠下时，喉上神经还可因长时间牵拉或挤压而受损，致伤侧声门裂以上的喉黏膜感觉迟钝，出现误吸、呛咳等。

（6）面神经的下颌缘支在长时间持续牵拉下颌骨时也易因压迫受损，致口裂下方的部分表情肌瘫痪，应予注意。

（7）前正中线的确认，可借触摸寰椎前弓正中的前结节（咽结节）以确认，也可简单地以两侧颈长肌内侧缘汇合处作为前正中线，因它们向上均延伸附着于居前正中线上的寰椎前结节。

（8）若需切断附着于寰椎前结节的颈长肌并向外剥离以充分暴露寰椎前弓和枢椎椎体，应注意保护位居颈长肌浅面的颈交感干和较大的颈上节。

（二）上颈椎后路

1.入路简介

后正中线皮肤切口，向两侧分离暴露后，于枢椎侧块下缘，外下限处，使螺钉与中线成 15°～20°角，并向上与横断面成 35°～45°角置入寰椎侧块。

2.应用解剖学要点

（1）入路依次经过皮肤、浅筋膜、斜方肌、封套筋膜、头夹肌和头半棘肌、头下斜肌、枢椎侧块。

（2）头下斜肌连于枢椎棘突和寰椎横突，为寰枢关节的旋转运动肌肉，也是枕颈区寰枢椎间的标志性结构。以头下斜肌为外下界，头后大肌为内上界，头上斜肌为外上界，枕下小肌群在项区上部深层围成三角形的枕下三角，其底即为寰枕后膜和寰椎后弓，浅面借致密结缔组织与夹肌和半棘肌相贴。在头下斜肌中部，上有即将进入椎管的椎动脉，下有第 2 颈神经后支即枕大神经。头下斜肌内侧从后向前有寰枕后膜、第 2 颈神经节、行于寰枢椎间的椎动脉和这些结构周围的静脉窦。枕下神经在椎动脉与寰椎后弓间穿出，行经枕下三角，支配枕下肌。

（3）椎动脉是本入路的重点保护对象。在寰枢椎间，椎动脉行于寰枢椎侧关节正外侧，其外为头下斜肌，内为寰枢椎侧关节的关节囊，后有第 2 颈神经节；穿寰椎横突孔后，椎动脉绕寰枕关节外后侧进入椎管。穿刺导针、扩大套管或拧入螺钉时，若偏向外侧，易致椎动脉损伤。

（4）术中在处理头下斜肌时，应时刻留意该肌上面的椎动脉，切勿损伤；下部的第 2 颈神经后支如妨碍显露可以切断，对整体功能无大的影响。

八、下颈椎损伤

颈椎外伤占整个脊柱外伤的 50% 以上，大部分与高能损伤有关，其中交通事故伤约占 45%，坠落伤约占 20%。在所有钝性损伤中，颈椎外伤占 2%～6%。大约 40% 的颈椎外伤患者合并神经功能损伤。颈椎外伤，尤其是骨折脱位后，经保守治疗后病死率及致残率均较高。现在，随着诊断及治疗手段的提高和内固定技术的发展，颈椎外伤的病死率及致残率有了显著的改善。

（一）病史及体格检查

对于清醒患者可简要了解既往病史及这次外伤的发生经过，包括坠落高度、汽车撞击的方向、重物击打的方向及部位等，由此可推测颈椎外伤发生的机制。体格检查要包括脊柱及身体其他部位的系统检查，避免遗漏肢体及脏器损伤，检查脊柱时要逐一触摸棘突，检查有无压痛、骨擦音及台阶，观察瘀斑、裂伤及穿通伤口的部位，颈前部的肿胀及饱满提示颈椎前方的血肿及颈椎外伤的发生。头部及颈椎的旋转畸形往往提示颈椎单侧小关节交锁，头面部的瘀斑往往是外力直接作用的结果，提示外力的播散方向。在清醒患者要进行详细的神经学检查，包括所有皮节及肌节感觉、运动及相应反射，肌肉力量按照 0～5 级记录，注意反复检查记录神经损害有无进展，肛门周围感觉存在提示骶髓功能残留，是不全损伤的体征，提示治疗后会有所改善，脊髓损伤可按照美国脊柱损伤协会的分级标准进行分级。在不清醒的患者，神经学检查受到限制，但肛门张力可以评价，球海绵体反射也可检查，其恢复提示脊髓休克结束，通常在 48 小时内结束。

（二）初期影像学检查

对于创伤患者应常规进行颈椎侧位、胸部及骨盆的 X 线检查，颈椎侧位片可发现 85% 的颈椎外伤，对于 $C_7 \sim T_1$ 部位的损伤仅有 57% 的病例在 X 线片上能显示。目前 CT 检查已经普及，因此 CT 检查在颈椎外伤早期的影像学检查中已经变得不可缺少，一方面可以准确显示颅底及颈胸段的损伤，另一方面可以更精确显示细微的脱位、关节突交锁及骨折，特别是 CT 重建影像可显示椎体间的顺列及椎间隙的改变情况。颈椎侧位影像要注意观察棘突椎板交界连接线、椎体后缘连接线、棘突间的距离、椎体间的距离、关节突的对合关系及椎体前缘的连线。这些连线的中断或异常往往提示颈椎骨折脱位。

有关除外颈椎外伤的最佳检查方法还存在争论，文献报道漏诊率为 10%～48%。普通 X 线片是有效的检查方法，标准的颈椎检查包括正侧位及开口位片，83%～99% 的颈椎外伤可通过上述 X 线片得到显示，斜位片在创伤时应用价值小，可显示椎板及关节突骨折，颈胸段可通过牵引肢体或采取泳姿位显示，即一侧肢体外展、另一侧肢体位于体侧以减少肩部遮挡。对于清醒患者静态 X 线片无异常可进行动态 X 线检查，8% 的患者可显示不稳定，但早期因肌肉痉挛，造成伸屈位片不准确，可延迟进行这项检查。侧位片要观察椎前软组织厚度，$C_{2\sim3}$ 水平大于 7mm、$C_{6\sim7}$ 水平大于 21mm 提示颈椎外伤，颈椎后凸角度可通过 Cobb 方法即上位椎体上终板及下位椎体下终板连线夹角确定，后凸角度大于 11° 提示后方韧带损伤或不稳定，棘突关节突分离椎体无骨折提示外力造成颈椎屈曲旋转轴在前纵韧带，椎体骨折伴棘突分离提示旋转轴在关节突，椎体前后移位可通过测量椎体后缘切线间的距离确定，侧方移位少见，可通过侧块连线测量移位距离。

CT 检查可显示椎体纵向骨折线、骨块突入椎管程度、椎体粉碎程度及椎板椎弓的骨折，重建影像可显示颈椎顺列，特别是小关节对合情况。

MRI 检查可显示脊髓影像、椎间盘及后方韧带结构影像，还可以评价血管情况。T_1 像可显示解剖结构,T_2 像显示病理及韧带结构,MRA 可显示颈椎血管。脊髓水肿 T_1 显示低信号或等信号,T_2 显示高信号。脊髓出血时其信号与血液的化学状态、磁场强度及检查程序有关,急性期(1～7 天)T_2 显示低信号,7 天后血细胞溶解 T_1、T_2 均显示高信号。正常韧带在 MRI 图像显示低信号,韧带损伤时则显示高信号,同样椎间盘损伤也显示高信号。单侧或双侧小关节脱位时椎间盘突出发生率高,闭合复位可能造成脊髓损伤加重,术前 MRI 检查十分必要,MRI 可清楚显示突出的椎间盘。硬膜外血肿多发于颈椎外伤患者,发生率为 1%～2%。多发生在后方硬膜外,早期(1～3 天)MRI 显示 T_1 高信号,T_2 低信号,3～7 天血肿中心信号同早期,周围则 T_1、T_2 均显示高信号。

诊断:综合病史、症状、体征及影像学资料做出完整诊断,内容包括颈椎损伤解剖部位、程度及分型,神经损伤解剖部位及程度,多发创伤合并其他脏器损伤者应一并做出诊断。

(三)下颈椎损伤的分类

良好的损伤分类可以帮助判断损伤程度及预后,同时也可以指导治疗方式和手术入路的选择。目前常用的分类有 2 种。

1.Ferguson & Allen 分类

(1)根据颈部受伤时的方向(屈曲或伸展)及损伤后解剖结构的改变(压缩或分离)分为 6 类:①屈曲压缩;②伸展压缩;③垂直压缩;④屈曲分离;⑤伸展分离;⑥侧方屈曲型损伤。

(2)根据损伤严重程度不同,各类骨折又分为不同级别。

1)屈曲压缩损伤:常表现为椎体前方有泪滴样骨折,严重时椎体压缩,上位椎体后脱位。①Ⅰ度:椎体前缘变钝,上终板损伤,后方结构完整。②Ⅱ度:椎体前方高度丢失,上、下终板损伤。③Ⅲ度:椎体压缩性骨折伴纵裂。④Ⅳ度:椎体压缩性骨折并向后移位<3mm。⑤Ⅴ度:椎体压缩性骨折并向后移位>3mm,后方韧带结构损伤。

2)伸展压缩损伤:主要表现为后方结构损伤,严重时上位椎体前脱位。①Ⅰ度:单侧椎弓骨折。②Ⅱ度:双侧椎板骨折,无其他结构损伤。③Ⅲ度:双侧椎弓骨折伴单侧或双侧椎板、关节突骨折,椎体无移位。④Ⅳ度:Ⅲ+椎体部分前脱位。⑤Ⅴ度:Ⅲ+椎体完全脱位。

3)垂直压缩性损伤:主要表现为椎体暴散骨折。①Ⅰ度:上或下终板骨折。②Ⅱ度:上、下终板均骨折伴纵裂,无移位。③Ⅲ度:暴散骨折,向椎管内移位。

4)屈曲分离损伤:主要表现为小关节脱位。①Ⅰ度:小关节半脱位,后方韧带结构损伤。②Ⅱ度:单侧小关节脱位,椎体脱位<50%。③Ⅲ度:双侧小关节脱位,关节对顶,椎体脱位≈50%。④Ⅳ度:双侧小关节脱位,椎体完全脱位。

5)伸展分离损伤:主要表现为上位椎体后脱位。①Ⅰ度:前方韧带结构损伤或椎体横骨折,椎间隙增宽。②Ⅱ度:后方韧带结构损伤,椎体向后脱位。

6)侧方屈曲型损伤:主要表现为椎体侧方结构损伤。①Ⅰ度:单侧椎体压缩性骨折伴同侧椎弓骨折无移位。②Ⅱ度:单侧椎体压缩性骨折伴同侧椎弓骨折有移位或对侧韧带断裂及关节突分离。

2.AO 分类

主要用于胸腰椎骨折脱位的分类,也可用于下颈椎骨折脱位的分类,对于指导手术入路的选择有帮助。

（四）颈椎外伤的治疗

1.保守治疗

部分颈椎外伤可采取保守治疗方法，采取保守治疗的适应证包括：①颈部软组织损伤；②颈椎附件骨折包括单纯棘突、横突骨折；③椎体轻度压缩（小于25%），不合并神经损伤、椎间盘损伤及后方韧带损伤；④因身体原因或其他技术原因暂时不能采取手术治疗或需要转移的患者。

（1）颈椎围领固定：颈椎围领的作用是减少颈椎活动度，借助颈椎周围的皮下骨突起到固定保护作用，包括枕骨、棘突、肩胛冈、肩峰、锁骨、胸骨及下颌骨。软围领没有制动作用，只应用于颈椎软组织牵拉伤。硬质围领根据材质及设计可起到不同程度的制动作用，围领前方要开窗方便气管切开时连接通气管道，在野外救助时最可靠的方法是将下颌及前额用胶带固定在硬质的担架板上。在应用颈椎围领时要注意相关并发症，包括皮肤压疮，特别是枕骨、下颌骨及胸骨部位，早期除外颈椎外伤避免不必要的时间过长的围领制动。

颈胸固定装置可使固定延续到上胸椎，制动作用比颈围领强，研究显示79%～87%的屈伸活动、75%～77%的旋转活动及51%～61%的侧屈活动得到限制。其缺点是不方便拆卸，同样存在皮肤压迫问题，对枕颈及颈胸段固定效果差。

（2）牵引治疗：颅骨牵引也是颈椎外伤保守治疗的方法之一，对不稳定的颈椎外伤可获得即刻制动，对等待手术固定或转运的患者是非常有益的。通过牵引可达到颈椎骨折脱位的复位，但对于枕颈不稳定、椎体间存在分离及合并枢椎椎弓断裂伤的病例应当禁止使用。牵引可以部分恢复颈椎顺列，部分复位突入椎管的骨块，创伤性后凸也可得到部分矫正，因此可使脊髓压迫减轻。实施牵引要避免过度，过度牵引可造成脊髓损伤加重。

（3）Halo背心固定：随着颈椎内固定技术的普及，头环背心在治疗下颈椎骨折脱位的应用越来越少。但对不适合手术的病例，头环背心是控制颈椎旋转和移位的最好方法，但其缺乏对抗纵向负荷的功能。

2.外科手术治疗

（1）术前治疗：正确、及时、有效的术前处理也是确保治疗成功的不可缺少的一步，主要包括以下内容。

1）吸氧：面罩吸氧，浓度维持在40%，保持PaO_2 100mmHg、$PaCO_2 < 45mmHg$，如果患者的PaO_2与$PaCO_2$比值<0.75应考虑行气管插管。

2）维持血压：不低于90/60mmHg，否则容易造成脊髓损伤加重。

3）脱水治疗：可减轻继发性脊髓损伤。①甲强龙：仅在伤后8小时内给药有效。首次剂量30mg/kg，15分钟内给入，如伤后少于3小时，用法为5.4mg/(kg·h)，持续24小时；如伤后超过3小时但仍在8小时内，用法为5.4mg/(kg·h)，持续48小时。②GM-1：仅在伤后72小时内给药有效，用法为100mg/d，持续18～32天。

（2）手术治疗。

1）复位：可以达到稳定脊柱和间接减压的目的。因此，对于脊椎骨折脱位的患者，在做CT及MRI或检查前必须有颈部支具保护或行颅骨牵引，对于暴散骨折或有脱位的患者必须尽早进行复位，应争取在伤后6小时内复位。

目前,颈椎骨折脱位的复位方式如下。

全麻下颅骨牵引复位:术前应有 MRI 检查结果,除外椎间盘突出,椎管内有椎间盘组织占位者不适合闭合牵引复位,以免造成脊髓损伤加重,应尽快准备外科手术复位,经前入路取出椎间盘组织再复位椎体。笔者的经验表明,绝大部分骨折脱位可经此方法得到复位。其复位时间明显短于传统方式,平均 23 分钟,牵引重量轻,平均 11kg,患者无痛苦,复位成功率达98%,且未出现牵引后神经损伤加重。需要在全身麻醉下进行,必须有透视监测,最好有神经电生理监测。具体方式为:全身麻醉后于双侧耳上 1.5cm 同时拧入 Gardner-Well 牵引弓螺钉,患者头颈部屈曲 30°,起始重量 5kg,间隔 5 分钟增加 2.5kg,每次增加重量后在透视下观察有无过度牵引,并用电生理仪监测脊髓传导功能有无损害,透视见交锁小关节出现"尖对尖"对顶后,将颈部改为仰伸位,使之完全复位后总量减为 5kg 维持牵引。

床旁牵引复位:此法复位成功率较低,所用牵引重量较大,由于是在患者清醒状态下实施,患者较为痛苦和恐惧。具体方式为:抬高床头,先在局部麻醉下安放 Gardner-Wells 牵引弓,患者颈部屈曲 30°,起始牵引重量为 5kg,C_1 以下每增加一节段加 2.5kg,即 C_2 脱位加 2.5kg,C_3 脱位加 5kg,C_4 脱位加 7.5kg,以此类推。以后每 30 分钟增加 2.5kg 并拍床旁片,直至交锁小关节出现"尖对尖"对顶后,将颈部改为仰伸位,使之完全复位后总量减为 5kg 维持牵引。最大重量可加至体重的 50% 并持续 1 小时,如仍不能复位或在牵引过程中神经损伤程度加重则将重量减少到 5kg 维持,改为手术复位。目前临床常用的牵引弓有 Gardner-Well 弓及 Halo环,材质包括不锈钢、钛及碳素纤维三种,牵引前要检查固定钉的强度,避免牵引时断裂或脱出。安装牵引弓前应拍 X 线片或行 CT 检查以除外颅骨骨折。中立位进针点应在耳郭上方1cm,经过外耳道的纵向线上。在此位置可实施最佳纵向牵引,适度偏前或偏后可产生后伸或屈曲作用,协助矫正后凸或过度前凸。进针点皮肤使用碘伏消毒,利多卡因局部麻醉(包括骨膜),固定针通过进针点拧入穿透外层骨板,避免过度拧紧穿破内侧骨板引发脑损伤,或过松造成钉脱落而引起大量出血。

双侧小关节脱位的牵引复位时牵引弓应安装适度偏后 1cm,牵引时可同时产生屈曲便于复位,首先调整滑轮屈曲牵引解锁,然后转为中立位或后伸牵引,维持后伸位置。起始牵引重量为 2.5~5kg,C 型臂 X 线机或拍片避免枕颈部或脱位部位的过度牵引,注意神经体征变化,每次增加重量 5kg,观察 15 分钟,再次透视或摄片确认无过度牵引,直至复位。牵引重量不应超过 25~30kg,复位后牵引重量维持 2.5kg 或 5kg,维持适度后伸位置。牵引时患者要保持清醒,能配合体格检查。

单侧小关节交锁时,往往损伤外力小,颈椎在脱位的状态尚稳定,所以复位需要更大的力量,牵引弓安装适度偏后,牵引屈曲解锁小关节,术者双手握牵引弓正常侧轴向推压脱位侧牵拉,旋转头部向脱位侧,会听到细微弹响或感到弹跳。摄片确认复位成功,维持牵引重量2.5~5kg 轻度过伸位。

闭合复位存在脊髓损伤加重的风险,其中重要的致病因素是椎间盘突出,复位前进行MRI 检查是必要的,特别是对昏迷不清醒患者或在麻醉下进行复位时,MRI 检查除外椎间盘突出更为必要。

手术切开复位:如果闭合复位失败,可以采用手术切开复位。复位方式可依手术方式选择前路或后路切开复位。笔者所在医院多采用前路,先切除脱位椎体间的椎间盘,用 Caspar 椎体牵开器或椎板撑开器复位,在术中透视的监控下逐渐撑开椎间隙至小关节突对顶,此时将上位椎体向后推移至复位。后路切开复位相对直观简单,可用两把鼠齿钳分别夹持上下两个脱位脊椎的棘突,向头尾两端牵开棘突,在肉眼直视下观察小关节,直至复位。有时,脱位时间较长、复位困难时需要切除部分下位椎体的上关节突以达到复位目的。

2)手术时机选择:手术时机的选择目前尚无定论,早期手术可尽早解除脊髓压迫,稳定脊柱,方便护理。动物实验研究显示早期减压手术可促进脊髓功能恢复,临床上尚无证据表明早期减压可改善脊髓功能恢复。早期复位及减压固定不但可以减轻由创伤导致继发的脊髓损伤程度,还可以达到稳定脊柱目的,便于护理及翻身,防止肺部感染、PE 等致命并发症。脊髓不完全损伤的患者应力争在 24 小时内进行,完全损伤的患者也应力争在 72 小时内手术治疗。

3)手术指征:颈椎外伤后如果出现不稳定性骨折脱位和(或)脊髓神经根功能损害均应进行手术治疗,保守治疗仅适用于稳定性骨折及无脊髓损伤患者。下颈椎外伤的手术指征为:①继发脊髓损伤;②椎体滑移≥3.5mm;③后突成角≥11°;④椎体高度丢失≥25%;⑤椎间盘损伤;⑥任何形式的脱位;⑦双侧关节突、椎板、椎弓骨折;⑧后方韧带结构损伤伴前方或后方骨性结构损伤。

4)手术方式:根据骨折脱位的类型,采用不同的手术入路,主要有 3 种手术入路:前路、后路及前后联合入路。一般均应在全身麻醉下进行,术中全程颅骨牵引。其选择的适应证如下。

前路:是目前治疗下颈椎骨折脱位的最常用术式,也是常用的术式。前路手术适合于椎间盘突出压迫脊髓、椎体骨折脱位及椎体小关节交锁合并椎间盘突出的病例,可进行单纯椎间盘切除减压融合前路钛板螺钉固定术、椎体次全切除钛网融合固定术及椎间盘切除撑开复位椎间融合固定术。撑开复位时避免过度撑开损伤脊髓,不能复位者可再行后路手术复位。植入钛网或骨块时因外伤造成不稳定要避免过度撑开,可通过推压头顶使椎间加压固定。前路钛板固定时钛板应尽可能置于椎体中央,在冠状面螺钉应向中线偏斜 10°~15°以避免损伤前方椎动脉,在矢状面螺钉应平行或轻微远离融合的椎体终板,螺钉长度应根据术前影像学资料确定或术中测量确定,头尾端椎体各置入 2 枚螺钉。早期的颈椎前路固定钛板要求螺钉穿透 2 层骨皮质,现在的多角度锁定螺钉不需要穿透 2 层骨皮质,但可以达到同样的固定效果,对钛板本身要求有足够强度,重建和维持稳定是颈椎外伤前路手术固定的首要步骤,厚度过小的钛板可应用在颈椎病患者以减少术后吞咽不适,但尽量避免应用在颈椎外伤患者。

前路手术可用于大部分骨折类型,包括:单纯前方结构损伤、椎体骨折椎间盘损伤;前方结构损伤合并后方单侧骨折(椎板、椎弓、关节突)或单一韧带结构损伤(棘间韧带、棘突);小关节脱位。其优点为:仰卧位易于麻醉管理和术中观察,创伤小、失血少,能直接清除损伤的椎间盘,椎间植骨融合率高,一般只需做一个运动单元的固定,术后并发症少。缺点是:前方解剖结构复杂,有时复位较困难,前路固定较后路固定抗旋转力弱。手术方式包括:①前路椎间盘切除、植骨融合内固定术,用于没有骨性结构损伤的脱位及椎间盘损伤,植骨材料可采用自体髂骨、椎间融合器,用自锁钛板内固定;②椎体次全切除植骨融合内固定术,用于有不稳定椎体骨折的颈椎损伤,植骨材料可采用自体髂骨、钛网、人工椎体,用自锁钛板内固定。

在显露深层的过程中,喉返神经和迷走神经的分支均有可能受到伤及。左侧入路损伤神经的危险相对较小,因为在左侧神经走行更容易被探查。右侧入路可能更易于右势手医生的操作,习惯选择右侧入路。

横切口可以用于大部分颈椎骨折前路手术,从美观角度也更符合患者要求。皮肤切口常沿皮肤皱纹从中线斜向胸锁乳突肌的中部。如果需要减压 3 个椎体以上节段,宜采用沿胸锁乳突肌前缘的纵行切口。切口位置的选择可以通过体表解剖标记进行定位(表 2-14)。

表 2-14　颈前路切口的体表标志

硬腭	寰椎椎弓
上腭下界	$C_2 \sim C_3$
舌骨	C_3
甲状软骨	$C_4 \sim C_5$
环状软骨	C_6
颈动脉结节(横突前结节)	C_6

无论皮肤切口高低,均采用标准的前外侧入路(Smith-Robinson 入路)来达到 $C_3 \sim T_1$ 椎体前缘、椎间隙以及钩突关节的显露。

手术显露技巧如下。

体位的摆放:在患者的肩胛间区垫一个毛巾卷,然后让患者的颈部向对侧旋转 15°。轻度后伸位往往也有一定帮助。在麻醉和肌松状态下,椎管狭窄的患者极易出现脊髓过伸损伤,摆放体位时要格外当心,此时常需采用纤维气管镜辅助气管插管。

为了提高术中透视检查的可视性,尤其对于低位颈椎,应将双臂放在两侧(裹住双手并保护好腕管),然后用胶布固定,维持双肩向下的位置,但不要用过大的力量,以防止臂丛损伤的发生。也可用布圈套在两个手腕上,在需透视时施行牵引。

在显露中,做深层剥离前要用手指触摸血管搏动,仔细辨清颈动脉鞘。事先留置鼻饲胃管有助于认清食管结构并防止食管损伤。

在进行深层剥离时,应避免损伤相邻节段的椎间盘。另外,过度牵拉颈长肌会导致颈交感链的损伤并出现术后 Horner 征。

在整个手术过程中确认中线非常重要:偏向一侧操作可损伤椎动脉。在椎间盘切除过程中可将钩椎关节作为确定椎间盘过界的标志。此外,也可用神经剥离子或小探子探查椎体外缘。

当手术减压需较长时间时,应每间隔一定时间将拉钩取下一小会儿,使受牵拉的软组织结构得到放松。

前路钢板的放置:根据以下原则选择钢板:钢板的长度既要使螺钉(最好是可以变换角度的)能够拧入椎体,又不能遮盖相邻的椎间隙。将钢板放在准备拧入螺钉的位置,X 线透视观察钢板的位置和长度。拧入第 1 枚螺钉,但是暂时不要完全拧紧。重新观察钢板的位置,并在对角线(上方或下方)拧入螺钉,将钢板固定在最后的位置上,拧入其他的螺钉。X 线检查确定螺钉的位置,确认螺钉不在植骨块上或者椎间隙内。

后路:后路手术应沿后正中线切开分离,避免进入椎旁肌以减少出血,尽可能保留棘间及棘及上韧带,沿骨膜下剥离暴露椎板,只暴露需要复位固定的侧块关节,很少需要椎板切除减压,合并发育性或退行性变性椎管狭窄者可在复位后进行椎板成形、脊髓减压术,同时进行侧块固定融合术。复位时可纵向牵引使交锁的关节解锁,同时应用刮匙或神经剥离子撬拨复位,复位困难者可切除部分下位颈椎的上关节突再复位。后方固定目前最常用的是侧块螺钉加钛板或钛棒固定,侧块螺钉以 Margal 法安装,长度可突破侧块前侧骨皮质,对手法复位困难者可在安装侧块螺钉之后固定远端钛棒,应用提拉装置撑开复位,再适度加压恢复小关节对合关系。固定节段要根据复位后侧块的稳定性决定,关节交锁复位对合良好无缺损可单纯固定两侧脱位的侧块关节,头尾端各 1 枚螺钉。局部稳定性差,关节突缺损或侧块骨折,前方椎体骨折时可头尾端各固定 2 个节段。脱位节段小关节表面粗糙化并植骨融合。颈椎椎弓根固定技术要求高,风险比侧块固定大,应慎重使用。侧块螺钉的连接可使用钛板或钛棒,使用万向螺钉和钛棒可允许螺钉安装不需要根据钛板螺钉孔的位置进行,安装螺钉时可根据解剖选择最佳位置而不必担心螺钉间连接的问题。棘突钛缆固定也是后路固定的方法之一,适用于单侧或双侧小关节交锁复位后关节突无缺损、棘突椎板无骨折者,可在上位椎体棘突椎板交界处钻孔,穿过钛缆与下位椎体棘突加压固定,维持后方张力待软组织愈合。

主要用于后方结构损伤,包括小关节脱位、后方双侧骨性结构损伤(椎板、椎弓、关节突)。包括椎板切除术、椎板成形术、侧块螺钉钢板内固定术及椎弓根内固定术。其优点是后方解剖结构简单,复位较容易,内固定抗旋转力较强;缺点是无法探查可能损伤的椎间盘,术后发生颈痛的可能性大,通常要做至少 2 个运动单元的固定,融合率低。该入路单独使用较少,有时与前路联合使用治疗复杂的下颈椎骨折脱位。

患者的准备和体位:在气管插管和翻身至俯卧位过程中必须保持颈部的稳定。使用 Mayfield 头架,一根针置于耳郭上方2.5cm 处。在头架的另一侧有 2 根针置于耳郭上方2.5cm 处,保持头部中立位,牵引弓应平行于床面。框架置于前额的前方并与手术台固定。也可以使用马蹄形的头架,注意要避免眼部受压以免发生视网膜缺血,此并发症一旦出现,患者有可能终身失明。头高脚低位可以减少出血和降低脑脊液压力。对于肥胖或颈部短粗的患者可用胶布贴在肩部向尾侧牵引以利于显露。

切口:沿着棘突行正中切口,确认项韧带并从正中切开。$C_3 \sim C_6$ 的棘突常呈分叉状,C_2 和 C_7 棘突更加突出,通常以 C_2 棘突进行定位。行骨膜下剥离椎旁肌至椎板。在 C_1 水平不应当超过中线旁1.5cm,因为椎动脉正好位于这个区域。

内固定:无论选择钉板还是钉棒固定均应先进行预弯以维持或恢复颈椎前凸。在拧入螺钉之前应当确认内固定平贴各个小关节。如果棘突和椎板完整,可以将其背侧皮质粗糙化,以便安入内固定后植骨。如果这些结构已经被切除,例如椎板切除术,可以将小关节面皮质粗糙化,植入小骨条后再安放钢板。内固定的螺孔应当正对拟融合节段各个侧块的中点。钻孔前应测试螺钉孔对应的位置。安放内固定后拧入螺钉,但是不要完全拧紧,以免内固定扭转和翘起。对于 $C_3 \sim C_4$ 节段的螺钉固定,确定关节突的中点。螺钉钻入点依据不同的技术和钢板上的螺孔位置而不同。根据解剖学研究,An 技术最不容易损伤神经根。这项技术使用尖锥或小磨钻在侧块中点内侧 1mm 处开出一个钻入点,这一步骤对于防止钻头滑移非常重要。使用限深钻头以向头侧 15°、向外侧 30°方向钻孔。根据所选用的螺钉不同,可以选择钻透单侧皮质或双侧皮质。使用 3.5mm 丝锥攻丝,拧入 3.5mm 的皮质骨螺钉。4mm 的螺钉用于翻修。螺钉的平均长度是 10～12mm。如果钻入点偏下和偏内,建议使用 Magerl 技术。如果钻入点位于正中,建议使用 Roy-Camille 技术。

如果融合节段上至 C_1,可以经侧块钢板拧入 Magerl 螺钉。采用上述方法显露 C_2 小关节,螺钉的钻入点为 C_2 下关节突下缘、侧块中线内侧 1mm 处。在正、侧位 X 线透视监视下钻孔,钻头从上关节突后缘穿出,穿过小关节并进入 C_1 侧块,使用 3.5mm 丝锥攻丝,拧入3.5mm 的皮质骨螺钉。

有些内固定系统限制了钢板上螺钉的位置。必须注意,在钻孔之前应当确认钢板适合所有融合节段上的钻入点。解决的方法是根据钢板的方向和局部的解剖选择最适合的螺钉固定技术。

前后联合入路:用于前方结构损伤后并后方双侧骨性结构损伤,一般先行前路手术复位及固定骨折脱位,再行后路减压固定。强直性脊柱炎的骨折脱位也应行前后固定。

(3)常见并发症及处理。

1)多尿及低钠、低钾。颈脊髓损伤多尿、低钠血症于伤后(4.5±1.2)天开始出现,伤后(14±3)天达到高峰,伤后(39+10)天恢复,尿量最多可达 14 000mL/d,在严重颈脊髓损伤(ASIA A 级)患者中的发生率几乎为 100%。治疗主要应给予高张含钠液,应用肾上腺皮质激素(氢化可的松),而过度限水可能会加重病情。

2)中枢性高热。体温升高时间多为伤后 2～7 天,平均为 3.8 天,体温为 38.5～41.2℃,持续 2～3 周,平均为 18.2 天。严重颈脊髓损伤(ASIA A 级)患者发生中枢性高热比例占 76%,临床表现高热、无汗、面部潮红、鼻塞、惊厥、抽搐、呼吸困难等症状,药物降温效果不佳,受外界环境温度影响而变化。血常规检查白细胞无显著升高。对此类高热要严密观察体温变化,积极行颈椎牵引制动,早期应用脱水剂、肾上腺皮质腺激素以减轻脊髓损伤和水肿,早期减压固定,不能因高热而延误手术时机。采取物理降温措施,如冰袋冷敷、冰水灌肠或乙醇擦浴,并调节室温在 18～20℃。鼓励患者多饮水。在高热时,持续中流量吸氧,提高脊髓的耐受性,利于其康复,给予足够的电解质、液体、糖、氨基酸,以补充能量消耗。

3)前路并发症。①最常见的并发症是取骨区的不适,包括疼痛、感染、髂骨骨折及股外侧皮神经麻痹。其次是咽喉疼痛或吞咽困难,主要为过度牵拉气管所致。②血肿压迫气管:由于伤口出血量较大而引流不畅造成。如患者出现缺氧、窒息症状,颈部明显肿胀增粗而引流量少或无,应立即切开伤口清理血肿、止血,否则会出现植物人甚至死亡的灾难性后果。③食管和气管的损伤少见,食管损伤的漏诊会导致早期食管瘘。随即出现纵隔炎,其发病率和病死率均很高。可通过小心放置拉钩来避免。④喉返神经损伤导致声带麻痹发生率可高达 11%,但常为单侧或一过性,多为过度牵拉所致。如术后 6 周症状无改善应进行喉镜检查。⑤交感链的损伤可导致 Horner 综合征,常为过度牵拉颈长肌所致,表现为上睑下垂、瞳孔缩小和无汗症。⑥神经损伤和脑脊液漏,据报道总的发生率约为 1%。一过性 C_5 神经根损伤最为常见。但灾难性的脊髓损伤也有报道。⑦术后 10 年内 25% 的病例可见相邻节段退行性变。此种情况多见于老年患者,尤其是以前已有退行性变或手术融合水平达 C_5 及 C_6 者。⑧血管损伤(包括颈血管鞘和鞘内的血管损伤,其被胸锁乳突肌前缘所保护)的报道少见。自动撑开器放置不合适可伤及血管鞘。手持的牵开器如过度牵拉也可引起灾难性后果。减压范围过于偏外可损伤椎动脉,也可损伤左侧颈胸交界处的胸导管。

4)后路并发症。①眼部受压:使用马蹄形的头架时未将前额放置在头架上而直接压迫眼部或在术中头部位置移动造成。避免的方法是术前仔细检查眼部位置,使用 Mayfield 头架,如无此头架用颅骨牵引或宽胶布固定头部。此并发症一旦出现,患者有可能终身失明。②血肿压迫脊髓:由于伤口出血量较大而引流不畅造成。主要特点是进行性加重脊髓损害症状及体征,引流量少或无。疑似患者应行 B 超或 MRI 检查,确诊后应立即行手术清除血肿、止血重新放置引流,否则将造成永久性脊髓损害。③C_5 神经根麻痹:多为一过性。术后出现肩部及上臂痛,三角肌和肱二头肌无力。主要由脊髓后移导致的神经根牵拉造成。非甾体抗炎药、颈部制动可缓解疼痛,肌无力在 12 个月内逐渐恢复。④椎动脉损伤:为椎弓根螺钉或侧块螺钉位置不当所导致。⑤内固定松动、断裂,最常见于最头端或尾端的螺钉,可以更换。如已经融合可以取出钢板。

(4)术后处理及康复。

1)常规放置负压引流,引流留置 48 小时或直至 8 小时内引流量小于 10mL(前路)或30mL(后路)。

2)术后 48 小时应用抗生素。

3)引流拔除后拍摄术后片,内固定位置满意即可鼓励患者坐起或下床活动。术后当晚即可翻身,应鼓励早期活动。

4)术后佩戴硬质颈椎围领 6~12 周。一般患者除洗浴时间外,应持续佩戴围领。

5)限制运动直至融合。避免提取重物、体力劳动、屈曲、扭转等。

6)于术后 1 个月、3 个月、6 个月和 12 个月进行门诊随访及常规影像学检查,以了解神经功能恢复情况和植骨融合情况。

(杨　帆)

第四节　颈椎间盘突出症

一、流行病学

颈椎间盘突出症的发病年龄为 25~60 岁,男性较女性多见,男女发病比为 2：1,其发生率约为腰椎间盘突出症的 1/10。因颈椎间盘突出的部位不同,可分别压迫脊髓和脊神经,而产生一系列类似颈椎病的症状。急性颈椎间盘突出症在 20 世纪 80 年代以前,由于检测技术所限以及认识不足,诊断较为困难,自磁共振成像问世以来,本病发现率日趋增多,其基础和临床研究也不断深入。

颈椎间盘突出症的自然病史及流行病学已被多个学者研究。有学者回顾一组无症状型患者后发现,60~65 岁的人群中,95% 的男性和 70% 的女性在颈椎侧位片上可见至少 1 个平面的退行性变。节段的退行性变与同节段矢状面椎管腔狭窄有关。有学者分析了急性颈椎间盘突出症的流行病学发现,40 岁年龄组的人群较其他年龄组更易患病。男女发病比例为 1.4∶1,大多数患者受累椎间盘为第 5～6 颈椎和第 6～7 颈椎。与颈椎间盘突出症发病最相关的潜在因素是吸烟,在症状初发期为经常提重物以及经常跳水者。统计学上具有临界显著性或无显著性差异的相关因素是振动性器械的操作以及骑摩托车的时间。对颈椎间盘突出症无明显影响的潜在因素包括除跳水以外的其他体育运动、经常穿高跟鞋、早产次数、经常扭曲颈部的工作、坐位工作的时间以及抽雪茄或烟斗等。

二、病因

颈椎病虽属于以退行性变为主的疾病,但与多种因素相关,以致病情错综复杂,加之个体之间的差异较大,极易与其他疾病,尤其是易与邻近组织病变所造成相似症状的疾病相混淆。通过对颈椎病全程的分析与全面观察可以确信,本病主要起源于颈椎间盘的退行性变。单纯退行性变本身就有可能出现各种症状与体征,尤其多见于伴有颈椎椎管狭窄者,而椎管较宽者少见。但更为多发的是在颈椎原发性退行性变基础上接踵而来的各种继发性改变,既有动力性异常如椎节失稳、松动与错位等,也有器质性改变如髓核突出与脱出、韧带及骨膜下血肿、骨赘形成和继发性椎管狭窄等。这些病理生理与病理解剖的异常现象,构成了颈椎病的实质,同时限定了其与各种相似疾病之间的根本区别。

颈椎是脊柱中体积最小,但灵活性最大、活动频率最高的节段。因此,人自出生后,随着人体的发育、生长与成熟,由于不断地承受各种负荷、劳损甚至外伤而逐渐出现退行性变。尤其是颈椎间盘,不仅退行性变过程开始较早,而且是诱发或促进颈椎其他部位组织退行性变的重要因素。如果伴有发育性颈椎椎管狭窄,则更易生病。现就其致病因素分述如下。

(一)颈椎退行性变

1.颈椎间盘变性

由髓核、纤维环和椎体上下软骨板三者构成的颈椎间盘为一个完整的解剖单位,使上下两节椎体紧密连结,并保证颈椎生理功能的进行。三者为相互关联、相互制约的病理过程,当病变进入一定阶段,则互为因果,并形成恶性循环,则不利于颈椎病的恢复。如其一旦出现变性,由于其形态的改变而可失去正常的功能,以致最终影响或破坏颈椎骨性结构的内在平衡,并直接涉及椎骨外在的力学结构。因此,应将颈椎间盘变性视为颈椎病发生与发展的主要因素。

2.韧带—椎间盘间隙的出现与血肿形成

由于椎间盘的变性,不仅造成变性与失水使硬化的髓核突向韧带下方,因局部压力增高而有可能引起韧带连同骨膜与椎骨间的分离,而且椎间盘变性的本身还可造成椎体间关节的松动和异常活动,从而进一步加剧了韧带—椎间盘间隙的形成。椎间盘韧带下分离后所形成的间隙,因多同时伴有局部微血管的撕裂与出血而形成韧带—椎间盘间隙血肿。此血肿既可直接刺激分布于后纵韧带的窦椎神经末梢而引起颈部或远隔部位的各种症状,又升高了韧带下间隙内压力,如颈椎再处于异常活动和不良体位,则局部的压应力加大,并形成恶性循环。

3.椎体边缘骨赘形成

随着血肿的机化、老化和钙盐沉积,最后形成突向椎管或突向椎体前缘的骨赘(或称骨刺）。此骨赘可因局部反复外伤、周围韧带持续牵拉和其他因素,通过出血、机化、骨化或钙化而不断增大,质地变硬。晚期病例,尤其有多次外伤者,骨赘质地十分坚硬,增加了手术切除的难度及危险性。

骨赘的形成可见于任何椎节,但以遭受外力作用较大的第3～4颈椎和第5～6颈椎最为多见。从同一椎节来看,钩突处先发病者居多,其次为椎体后缘。

4.颈椎其他部位退行性变

颈椎的退行性变并不局限于椎间盘以及相邻近的椎体边缘和钩椎关节,还包括以下4个方面。

(1)小关节退变:多在椎间盘变性后造成椎体间关节失稳和异常活动后出现变性。早期为软骨,渐波及软骨下,最终形成损伤性关节炎。由于局部的变性、关节间隙狭窄和骨赘形成而使椎间孔的前后径及上下径变窄,并易刺激或压迫脊神经根,以致影响根部血管的血流及刺激或压迫脑脊膜返回神经支。

(2)黄韧带退变:多在前者退行性变的基础上开始退行性变。其早期表现为韧带松弛,渐而增生、肥厚,并向椎管内突入,后期则可能出现钙化或骨化。此种继发性病变虽不同于发育性颈椎椎管狭窄症,但当颈部屈伸时,同样易诱发或加重颈椎病症状。主要原因为该韧带发生皱褶并突向椎管,致使脊神经根或脊髓受刺激或压迫。

(3)前纵韧带与后纵韧带退变:前纵韧带与后纵韧带退行性变主要表现为韧带本身的纤维增生与硬化,后期则形成钙化或骨化,并与病变椎节相一致。这种现象不妨将其视为人体的自然保护作用。韧带硬化与钙化可直接起到局部制动作用,从而增加颈椎的稳定性,减缓颈椎病进一步发展与恶化的速度。

(4)项韧带退变:又称为颈棘上韧带,其退行性变情况与前纵韧带和后纵韧带相似,往往以局部的硬化与钙化而对颈椎起到制动作用。

(二)慢性劳损

慢性劳损是指超过正常生理活动范围最大限度或局部所能耐受时的各种超限活动。因其有别于明显的外伤或生活、工作中的意外,因此易被忽视。事实上,慢性劳损是构成颈椎骨关节退行性变最为常见的因素,并与颈椎病的发生、发展、治疗及预后等有直接关系。此种劳损主要包括不良睡眠体位、工作姿势不当和不适当的体育锻炼。

(三)颈部外伤

各种全身性外伤对颈椎局部均有影响,但与颈椎病的发生与发展更有直接关系的是头颈部外伤。外伤的种类主要有以下4种。

1.交通意外

除车祸所造成的颈椎骨折脱位外,一般情况下主要是高速行驶的车辆突然刹车所造成的颈部软组织损伤。这种损伤程度与车速、患者所站坐的位置、有无系安全带、患者头颈所朝向的方向及车辆本身状态等有关。

2.运动性损伤

除双人或多人直接对抗状态下的损伤外,大多是由于高速或过大负荷对颈椎所造成的损伤。因此,有经验的教练员总是严格要求每位运动员在竞技前做好准备活动,以适应竞技体育中所要求的速度和强度。

3.生活与工作中的意外

在日常生活及工作中常可遇到各种意外性伤害,尤其在公共场所或居住条件拥挤情况下,头颈部容易因碰撞或过度前屈、后伸及侧屈而损伤。

4.其他意外损伤

包括医源性或某些特定情况下的意外伤害,前者主要是指不正确的推拿、牵引及其他手法操作,后者为各种自然灾害所造成的意外伤害。

(四)咽喉部与颈部炎症

大量临床病例表明,当咽喉部及颈部有急性或慢性感染时,极易诱发颈椎病的症状出现,甚至使病情加重。在儿童中绝大多数自发性颈椎脱位与咽喉部、颈部的炎症有关。由于该处的炎症病变可直接刺激邻近的肌肉、韧带或是通过丰富的淋巴组织使炎症在局部扩散,以致造成该处的肌肉张力降低、韧带松弛和椎节内外平衡失调,从而破坏局部的完整性与稳定性,而导致临床症状的发生。

(五)椎管狭窄

近年来已明确颈椎管的内径大小与颈椎病的发病有直接关系,尤其是矢状径,不仅对颈椎病的发生与发展有意义,而且与颈椎病的诊断、治疗和预后判定有十分密切的关系。

(六)颈椎先天性畸形

在对正常人进行健康检查或研究性摄片时,常可发现各种异常,其中骨骼明显畸形约占5%。但在颈椎病患者中,局部的畸形数为正常人的1倍以上,说明骨骼的变异与颈椎病的发生有着一定的关系。现就临床上较为多见且与发病有关的畸形阐述如下。

1.先天性椎体融合

多为双节单发,三节者少见,双节双发者也少见。由于椎体融合,2个椎体之间的椎间关节原有的活动度势必转移至相邻的上下椎节。根据颈椎的生物力学特点,颈椎的上椎节先天融合者,其下一椎节由于负荷增加而形成明显的退行性变,甚至出现损伤性关节炎。如同时伴有椎管发育性狭窄,则其发病明显较早;而椎管宽大或是靠近上颈椎者,其发病则较迟。

2.第1颈椎发育不全或伴颅底凹陷症

这种情况较为少见,但在临床上易引起上颈椎不稳或影响椎动脉第3段血供而出现较为严重的后果,因此此类病例大多就医较早。当然,当病变波及下颈椎时,也需采取相应对策。

3.韧带钙化

多在后天出现,它与先天因素有无关系尚无定论。临床上多见,各组韧带加在一起钙化可达15%以上,尤以与颈椎病伴发的前纵韧带钙化多见,此也可视为人体防御机制的产物。

4.棘突畸形

此种畸形虽不少见,但如对X线片不注意观察,则不易发现。棘突畸形主要影响颈椎外在结构的稳定性,因而间接成为颈椎病发病的因素。

5.颈肋与第7颈椎横突肥大

此两者与颈椎病的发生与发展并无直接关系,但在诊断上必须注意鉴别。当其刺激臂丛神经下干,并出现颈部与上肢症状时,可表现与颈椎病十分相似的症状与体征,应加以鉴别,否则会延误治疗。

三、发病机制

近年来,国内外不少学者试图对颈椎病的发病机制做较系统而全面的解释,但由于人类机体的特殊性和明显的个体差异,当前尚难以做到。动物模拟实验因为无法获取与人类相似的生活及社会条件,也难以取得进展。因此,对这一复杂问题尚有待今后继续研究。目前仅能依据现有的临床材料和已被证实的研究结果加以探讨。

(一)颈椎病发病的主要因素

颈椎病为一退行性变性疾病,当人体停止生长后即逐渐开始退变,这意味着机体从发育到成熟,再由成熟走向衰老这一进程。

颈椎病源于颈椎间盘退行性变,因此当这一退行性变过程开始,尽管属于早期,病变轻微,也有可能发病。从这种意义上来讲,颈椎间盘退变当然是主要因素。尽管是发病的主要因素,但是否发病取决第2个主要因素——椎管的状态。一个发育性椎管狭窄者,当退行性变的髓核突入椎管,并超过其所允许的最大代偿限度时,就易出现症状。反之,一个椎管宽大者,则不容易发病。而其后的过程,主要取决于各种致病因素的演变。例如,突出的髓核不断增大,椎体间关节及后方小关节逐渐失稳造成的松动、变位以及继发性椎管狭窄,后纵韧带下的血肿,血肿的纤维化、骨化并形成骨赘以及黄韧带肥厚等。当这一演变过程在某一阶段突然超过椎管内平衡时,症状随之出现。在此期间,头颈部的劳损及局部椎节的畸形等起加速作用,而外伤和咽喉部及颈部炎症则可随时诱发症状出现。

根据以上分析可以看出,颈椎病的发生与发展主要取决于在先天性发育性椎管狭窄基础上的退行性变,劳损和畸形会加速这一进程,外伤与炎症视其程度而有可能随时成为诱发因素。

(二)病理解剖与病理生理特点

1.椎间盘变性阶段

从生长停止,椎间盘的变性即随之开始。纤维环变性所造成的椎节不稳是引起与加速髓核退行性变的主要因素。由于椎间盘本身的抗压力与抗牵拉力性能降低,使原来处于饱和、稳定,并能承受数倍以上头颈重量的椎间盘失去原来的生理解剖状态。与此同时,椎节周围的各主要韧带也随之出现退行性变,以致整个椎体间关节处于松动状态。在这种不稳定状态下,由于椎间隙内压升高和压力的分布不均,而使髓核很容易向四周移位。在后纵韧带薄弱的前提下,其最易突向后方形成髓核突出,如果突出的髓核一旦穿过中央有裂隙的后纵韧带进入椎管内,则称为髓核脱出。无论髓核是突出或脱出,在椎管狭窄的情况下可压迫脊髓,也可压迫或刺激脊神经根或椎管内的血管。究竟何者受累,主要取决于髓核变位的方向与程度。在无椎管狭窄的情况下,也可以由于椎管内的窦椎神经末梢受到刺激而出现颈部症状。当然,椎节松动、不稳的本身也可引起与髓核变性相似的症状。

髓核的突出与脱出,椎节的松动与不稳定,均可使韧带和骨膜撕裂而形成韧带—椎间盘间隙及局部的创伤性反应,从而构成向下一期病理变化的病理解剖与病理生理基础。

此期的病理解剖实质是髓核的突出或脱出,而其病理生理特点则是椎节的松动与失稳。促成此期的发展因素是进一步造成椎间隙内压升高与椎节不稳的各种原因。而慢性劳损、外伤及炎症多为促发因素。终止此期发展并使其病理逆转的主要措施是局部的稳定、制动及各种有利于髓核还纳的疗法,并应避免各种诱发及促发因素。

2.骨赘形成阶段

此期是前期的延续,实质上可视为突出的髓核及其引起的骨膜下血肿通过骨化的过程,并呈持续化。骨赘来源于韧带—椎间盘间隙血肿的机化、骨化或钙化。如果在机化期以前采取有效措施,这一过程则可能逆转。一旦形成骨赘,虽然某些药物有可能使其停止进展,但较大或是病程久的骨赘很难使其自然消退,对此目前仍无特效方法,除非采用外科手术将其切除。

从人体的防御功能角度来考虑,骨赘也可看作是机体的保护性自卫措施。在椎节不稳的情况下,当然不利于病情的稳定,一旦周围的韧带硬化并有骨赘形成,尽管此种骨赘并非生理性产物,但患病椎节却得到了稳定,对局部的反应性、创伤性炎症起到相应的消退作用。骨赘生长的时间不同,其体积大小也有所差异,且其坚硬度随着时间的延长、钙盐的不断沉积而变得似象牙样坚硬,在手术切除时必须十分小心。

骨赘的早发部位多见于两侧钩突,其次为小关节边缘及椎体后缘;但至后期几乎每个骨缘均可出现。在节段上,由于生物力学的特点,以第5~6颈椎钩突最为多见。侧方的骨赘主要刺激根袖而出现根性症状,引起椎动脉受压者则较少见。研究证明,在椎动脉受压的情况下,椎间孔的横径变化较矢状径更为重要。因此,在实行减压术时应着眼于扩大横径,而仅仅将横突孔前壁切除则难以获得持久的疗效。突向后方的骨赘主要对脊髓本身及其血管造成威胁,而对于一个椎管宽大者,即便是较大的骨赘,只要其长度未超过椎管内的临界点,一般不易发病。但要注意预防各种附加因素,尤其是外伤及劳损。当骨赘凸向前方,由于食管后间隙较宽而难以引起症状,只有当其十分巨大或是食管本身有炎症情况时,方可造成食管痉挛或机械性阻塞,这一现象并非罕见。

总之,骨赘的形成是椎间盘退行性变到一定程度的产物,表明颈椎的退行性变已经进入难以逆转的阶段。无症状者应注意预防各种可以增加退行性变的因素,有症状者则必须设法积极治疗,以使其停止进展及消除对邻近组织的压迫与刺激。外科手术虽可切除骨赘以促使局部建立新的平衡关系,但不能完全改变患病椎节退行性变所造成的病理结果。

3.继发性改变

即由于前两种病理改变对周围组织所引起的相应变化,尤其是骨赘因涉及面较广且变化多而难以全面涉及,仅选择其中主要的几个问题加以说明。

(1)脊神经根:由于钩椎关节及椎体侧后缘之骨赘,关节不稳,突出或脱出之髓核等刺激、压迫而出现病变。早期为根袖处水肿及渗出等反应性炎症,此时多属可逆性改变,如能及时消除致病因素则可不残留后遗症状。如压力持续,则可继发粘连性蛛网膜炎,而且此处是蛛网膜炎最早发生、最易发的部位。根袖在椎管内的正常活动度为6.35~12.75mm,如有粘连形成,当颈椎活动时由于牵拉而引起或加重对神经根的刺激。由于蛛网膜炎的发展,根袖可出现纤维化。这种继发性病理改变又可进一步增加局部压力,并造成神经根处的缺血性改变。而缺血进一步加重病情,并构成恶性循环,最后神经根本身出现明显的退行性变,甚至伴有沃勒变性。位于局部的交感神经节后纤维也同时受累,并在临床上出现相应症状。

临床上所见病例多属早期,因上肢症状以疼痛为主,患者多较早就医,并得到及时诊断和早期治疗,真正迁延至晚期者为数甚少。

(2)脊髓:脊髓变化甚为复杂,除了后突之髓核和骨赘对脊髓所造成的刺激和压迫外,椎体间关节的前后滑动所出现的"嵌夹",尤其是在伴有黄韧带肥厚、内陷情况下,也可引起脊髓相应的病理改变。早期仅仅由于脊髓本身的血管(脊髓前中央动脉或沟动脉)受压,尽管也可出现十分严重的症状,但只要去除对血管的致压物即可迅速消失。当然,如果该血管受压时间较久或已出现器质性改变,如痉挛、纤维变、管壁增厚,甚至血栓形成等,则另当别论。造成这种病变的致压物大多位于椎体后缘中央处。如为中央旁或侧缘致压物,则主要压迫脊髓前方的前角与前索,并出现一侧或两侧的锥体束症状;而来自后方或侧后方的致压物,主要表现以感觉障碍为主的症状。

脊髓本身病理改变的程度取决于压力的强度与持续时间,超过脊髓本身的耐受性则逐渐出现变性、软化及纤维化,甚至形成空洞及囊性变。脊髓本身一旦出现变性,任何方法均难以从根本上达到治疗目的,最多使其停止或减速发展。

(3)椎动脉:在涉及椎动脉的病理改变判定之前,必须对患者全身的血管状态加以了解,以除外由于全身血管硬化、动脉粥样硬化所产生的局部表现。

椎动脉较为深在,其病变几乎都是因钩椎关节增生或变位所致。早期主要病理改变是该血管因折曲与痉挛所造成的管腔狭窄,以致引起血流动力学的异常致使颅内供血减少而出现一系列症状。如果这种缺血突然发生,则由于椎体交叉处失去血供而发生猝倒症。

椎动脉造影及血管数字减影技术是确定椎动脉是否受压及其受压部位的可靠方法。血管壁本身正常时不易发生意外,如果血管本身有疾病,则有可能引起基底动脉闭塞综合征。

由于椎动脉壁周围有大量的交感神经纤维包绕,因此,可以产生各种各样的自主神经症状;一旦通过手术得以缓解,方知由于椎动脉受压所致,认为这是交感型疾病。椎动脉的病理改变主要是周围病变组织的压迫与刺激,如能及时消除,症状可迅速消失,且预后较好,很难遇到椎动脉继发严重器质性改变者。鉴于这一情况,对椎动脉病变在治疗上,应以非手术疗法为主,无效者方可采取手术。

除上述继发性改变外,患椎节邻近的其他组织均可出现相应的改变,如后方小关节的早期松动与变位,后期的增生性小关节炎,硬膜外脂肪的变性与消失,周围韧带的松弛、变性、硬化及钙化等,均随着病程的发展而加剧。

四、诊断

(一)临床诊断

(1)在颈部酸胀不适等椎间盘退行性变的基础上,有与外伤有关的突然发病,症状表现为较重的持续神经刺激症状。

(2)有颈髓或颈脊神经根压迫引起的上肢无力、疼痛、麻木、肌肉萎缩等运动和感觉功能障碍的临床体征。

（3）颈肩部压痛明显。

（4）颈椎间盘突出症的特异性试验阳性,如颈椎挤压试验和颈脊神经牵拉试验阳性等。但在髓核组织脱出游离时,颈椎挤压试验可为阴性或弱阳性。

（5）有与临床症状和体征相符合的 CT、MRI、脊髓造影等影像学异常表现。

上述诊断依据必须注意两点:一要有颈椎间盘突出的临床症状和体征;二要有 CT 扫描或脊髓造影、磁共振成像所显示的明确的椎间盘突出征象,且必须与临床表现相符合。两点缺一不可。

（二）定位诊断

1.侧方型颈椎间盘突出症的诊断

（1）具有较典型的根性症状(麻木、疼痛等),且其范围与颈脊神经所支配的区域相一致。

脊神经根的定位诊断主要通过:①主观感到疼痛或感觉过敏的区域;②客观皮节感觉的位置;③主观运动减弱;④客观肌肉检查(肌节);⑤深层腱反射测定所证实的位置。

因为大多数病变累及第 5～7 颈椎神经根,所以定位的准确性可有所提高,左右侧进行对比有明显的意义。

1)第 5 颈椎脊神经:受累椎节为第 4～5 颈椎椎节;感觉障碍在上臂外侧(腋神经),具有定位意义的是三角肌侧方一块 3cm×3cm 的范围,运动障碍主要累及三角肌(腋神经支配),其次为肱二头肌(为来自第 5 颈椎、第 6 颈椎的肌皮神经支配),其他肌群如冈上肌、冈下肌、肱桡肌等均可波及,但无定位意义;反射改变主要为肱二头肌反射(其同时受第 5 颈椎和第 6 颈椎两个脊节平面支配),早期活跃,后期减弱。

2)第 6 颈椎脊神经:受累椎节为第 5～6 颈椎椎节;感觉障碍为前臂外侧及拇指、示指(肌皮神经)障碍;运动障碍为桡侧伸腕肌(来自第 6 颈椎参与组成的桡神经支配,而尺侧伸腕肌为第 7 颈椎支配区),次为肱二头肌(与第 5 颈椎共同支配)及前臂旋转肌群等;反射改变以桡反射(桡神经支配)为主,次为肱二头肌反射(与第 5 颈椎共同支配),早期活跃,中后期减弱或消失。

3)第 7 颈椎脊神经:受累椎节为第 6～7 颈椎椎节;感觉障碍主要为中指,但此区尚同时受第 6 颈椎与第 8 颈椎影响;运动障碍主要为伸腕、伸指肌群及肱三头肌(由第 7 颈椎参与组成的桡神经所支配),次为桡侧屈腕肌(发自第 7 颈椎的正中神经支配,而尺侧腕屈肌为第 8 颈椎的尺神经);反射改变指肱三头肌反射(第 7 颈椎的桡神经支配)。

4)颈 8 脊神经:受累椎节为第 7 颈椎～第 1 胸椎椎节;感觉改变主要为小指及环指和前臂尺侧皮肤;运动障碍主要是手部小肌肉,由正中神经和尺神经所支配的屈指浅肌、屈指深肌和蚓状肌;反射无影响。

（2）压颈试验与上肢牵拉试验:多为阳性。

（3）X 线片:可显示颈椎生理前凸减小或消失,受累间隙可见不同程度的退行性改变,在年轻病例或急性外伤性突出者,其椎间隙可无明显异常。颈椎动力 X 线片可见受累节段失稳,骨刺形成等。

（4）痛点封闭无显效。诊断明确者无须做此试验。

（5）临床表现与 X 线片上的异常所见在节段上一致。

(6)MRI：椎间盘从后外侧突出，压迫神经根和颈髓侧方。可见椎间盘呈块状或碎片状突出。颈髓的前外侧受压变形，向后方和健侧移位，局部信号增强，神经根部向后外侧移位或消失。

(7)应除外颈椎骨骼的其他实质性病变(结核、肿瘤等)，如胸腔出口综合征，腕管综合征，尺神经、桡神经和正中神经受损，肩关节周围炎，网球肘，肱二头肌腱鞘炎等以上肢疼痛为主的各种疾病。

2.中央型颈椎间盘突出症的诊断

(1)临床上具有脊髓受压表现：分为中央型(症状先从上肢开始，故又称为上肢型)、周围型(症状从下肢开始，故又称为下肢型)及中央血管型(上、下肢同时出现症状，又称为四肢型)。三者又可分为轻、中、重3度。

(2)X线片：颈椎生理前凸减小或消失，受累间隙变窄，不同程度的退行性改变，在年轻病例或急性外伤性突出者，其椎间隙可无明显异常。颈椎动力X线片可见受累节段失稳、骨刺形成、椎间盘钙化等。

(3)应除外其他疾包括肌萎缩性脊髓侧索硬化症、脊髓肿瘤、脊髓空洞症、脊髓结核、颅底凹陷症、多发性神经尖、继发性粘连性脊蛛网膜炎(易伴发)、共济失调症及多发性硬化症等。

(4)腰椎穿刺及脊髓造影检查：腰穿时，一般显示蛛网膜不全阻塞征。对个别诊断困难者，可做脊髓造影，但应选择刺激性较小之造影剂(国内的以Omnipaque为多用)。注意除外假阳性及假阴性结果，仔细观察并除外枕大孔处肿瘤(并非罕见)。

(5)其他辅助检查：对有条件者应根据病情需要，选择性做体层摄影、CT、MRI、数字减影或其他特殊检查。

MRI：椎间盘从其后方中央部位突出压迫颈髓，可见椎间盘从受累椎间隙水平呈团块状突出，压迫颈髓前方的中央部位。受压颈髓局部弯曲、变扁或呈凹陷状向后方移位，并出现异常信号，其中以信号增强为主。

3.混合型颈椎间盘突出症的诊断

(1)临床上同时出现脊神经根和脊髓受压的症状和体征。

(2)MRI：椎间盘突出同时压迫神经根和颈髓。

五、鉴别诊断

由于许多疾病都可以出现与颈椎间盘突出症相似的临床表现，因此需要进行鉴别，尤其是拟行手术治疗的病例。

(一)与侧方型颈椎间盘突出症相鉴别的疾病

由于颈脊神经根共有8对，视其受累部位不同而症状差异较大，临床上以颈5、颈6、颈7和颈8脊神经根受累较多，故以此为重点对易混淆的疾病进行鉴别。

1.尺神经炎

尺神经由颈7、颈8和胸1脊神经参与组成。尺神经炎以老年人多见，尤其伴有肘关节外翻畸形时发病率更高，其易与颈8神经受累者相混淆。尺神经炎特点如下。

（1）肘后尺神经沟压痛：位于肘关节后内侧的尺神经沟处多有较明显的压痛，且可触及条索状变性之尺神经。

（2）感觉障碍：其感觉障碍分布区较第8颈脊神经分布区为小，前臂尺侧处多不波及。

（3）对手部内在肌的影响：常呈典型的"爪形手"，主因骨间肌受累使掌指关节过伸及指间关节屈曲，以环指及小指为明显。

（4）其他：尚可参考X线平片（多属阴性）、病史及既往史等。

2.正中神经受损

正中神经由颈7～胸1参与构成。正中神经受损多因外伤或纤维管道受卡压所致，前者易于诊断与治疗，后者则易与第7颈椎脊神经根受压相混淆。正中神经受损特点如下。

（1）感觉障碍：感觉障碍分布区主为背侧指端及掌侧1～3指处，而前臂则多不波及。

（2）肌力改变：呈"猿状手"，主因大鱼际肌萎缩所致。

（3）自主神经症状：因正中神经中混有大量交感神经纤维，因此手部血管、毛囊等多处于异常状态，表现为色红、多汗等，且其疼痛常伴有"灼痛感"。

（4）反射：多无影响。当颈7脊神经根受累时，肱三头肌反射可减弱或消失。

3.桡神经受损

桡神经由颈5～7和胸1脊神经所组成，在上臂位于肱骨干桡神经沟内，紧贴骨面走行，多因肱骨干骨折而受累。外伤者易于鉴别，如因纤维粘连、局部卡压等因素所致者，则需与第6颈脊神经受累相区别。桡神经受损特点如下。

（1）垂腕征：为桡神受损特有症状，主要由于腕伸肌及指伸肌失去支配所致。高位桡神经受累者，伸肘功能也受影响。

（2）感觉障碍：其与第6颈神经受损不同的是，感觉障碍区主要表现为除指尖部以外的手背侧（1～3指）及臂背侧，而1、2指掌侧则无障碍。

（3）反射改变：多无明显影响。而颈6脊神经受累则肱二头肌与肱三头肌反射均减弱或消失（早期亢进）。

（4）其他：尚可参考病史、局部检查及影像学所见等。

4.胸腔出口综合征

本病多见，因其可直接压迫臂丛下干或是由于前斜角肌挛缩、炎性刺激而使颈脊神经前支受累以致引起上肢症状，多以感觉障碍为主，并可引起手部肌肉萎缩而肌力减弱等。本病主要包括前斜角肌综合征、颈肋（或第7颈椎横突过长）综合征和肋锁综合征。此三者虽有区别，但均具有以下特点，以与侧方型颈椎间盘突出症鉴别。

（1）臂丛神经受累：主要为臂丛之下干受累，临床常表现为自上臂之尺侧延及前臂和手部尺侧的感觉障碍与尺侧屈腕肌、屈指浅肌和骨间肌受累。

（2）局部体征：患侧锁骨上窝处多呈饱满状，检查时可触及条索样之前斜角肌或骨性颈肋，向深部加压（或让患者做深吸气运动）可诱发或加剧症状。

（3）Adson征：多属阳性。即让患者端坐，头略向后仰，深吸气后屏住呼吸，将头转向患侧。检查者一手抵住患者下颌，略给阻力；另一手摸着患侧桡动脉，如脉搏减弱或消失，则为阳性。此为本病的特殊试验。

(4)其他:可参考影像学所见,压颈试验阴性,椎旁区多无压痛及其他体征。一般情况下,两者不难鉴别。

5.肩关节周围炎

本病易与侧方型颈椎间盘突出症相混淆。除前述之特点外,本病不具有脊神经之根性症状,故易鉴别。但应注意,在临床上可遇到某些颈椎间盘突出症病例同时伴有肩周围炎症状者,当治疗后(例如手术疗法),肩部症状可随颈椎间盘突出症症状同时消失,这主要由于由颈5~7脊神经受累后通过腋神经波及肩部所致。

6.腕管综合征

此为正中神经通过腕管时受压所致,其主要特点如下。

(1)腕中部加压试验阳性:即用手压迫或叩击腕中部,腕横韧带近侧端处如出现1~3指麻木或刺痛时即属阳性。此试验具有诊断意义。

(2)腕背屈试验阳性:让患者手腕向背侧屈曲持续半分钟至1分钟,如出现症状,则为阳性,也有诊断意义。

(3)封闭试验:本病用1%普鲁卡因1~2mL局部封闭有效。

(4)其他:具有低位正中神经末梢之感觉障碍症状(主要表现为1~3指指端麻木、过敏或刺痛),颈部X线片无相应之改变,侧方型颈椎间盘突出症诸试验均属阴性。

7.肿瘤

指侵及脊神经根部之肿瘤,其中以转移性肿瘤多见。当波及脊神经根或颈丛或臂丛时,则可引起形形色色的根性或丛性症状。因此除常规对锁骨上窝及颈肩部进行视诊与触诊检查外,对有异样感觉者应以肩颈部为中心拍片,以防漏诊或误诊。

8.其他

应注意与周围神经炎、脊髓空洞症、风湿症、网球肘(肱骨外上髁炎)、肱二头肌腱鞘炎及心绞痛等疾病相鉴别。

(二)与中央型颈椎间盘突出症相鉴别的疾病

1.肌萎缩型脊髓侧索硬化症

本病属于运动神经元疾病的一种类型,其病因尚未明了,在临床上主要引起以上肢为主的四肢性瘫痪,因此易与中央型颈椎间盘突出症相混淆。本病目前尚无有效的疗法,预后差。手术可加重病情引起死亡,而中央型颈椎间盘突出症者则需及早施行手术,故两者必须鉴别,以明确诊断及选择相应的治疗方法。

(1)年龄:中央型颈椎间盘突出症发病年龄由25~60岁不等,而本病发病常在40岁前后。

(2)感觉障碍:本病一般无感觉障碍,仅部分病例可有感觉异常主诉。而颈椎间盘突出时由于脊髓受压,在出现运动障碍的同时,一般均伴有程度不同的感觉障碍症状与体征。

(3)起病速度:颈椎间盘突出症者发病缓慢,且多伴有一定诱因。而本病多无任何原因突然发病,常先从肌无力开始,且病情发展快。

(4)肌萎缩情况:本病虽可发生于身体任何部位,但以上肢先发者为多,尤以手部小肌肉明显,大小鱼际、蚓状肌萎缩,掌骨间隙凹陷,双手可呈鹰爪状,并迅速向前臂、肘及肩部发展,甚至引起颈部肌肉无力与萎缩。对此类病例应常规检查胸锁乳突肌、肩胛提肌及颈部肌群,以判定有无萎缩征。而颈椎间盘突出者以颈5～6、颈6～7及颈4～5处多见,故肌肉受累水平罕有超过肩部者。

(5)自主神经症状:本病很少出现自主神经症状,而中央型颈椎间盘突出症者常有症状。

(6)发音障碍:当侧索硬化之病理改变波及延髓时(可在起病时出现,但多见于本病之晚期),会出现发音含糊,渐而影响咀嚼肌及吞咽动作。而中央型颈椎间盘突出症者则无此症状,只有当病变累及椎动脉时方可出现。

(7)椎管矢状径:本病多正常,而中央型颈椎间盘突出症者则多显示狭窄。

(8)脑脊液检查:颈椎间盘突出症多有脑脊液生物化学检查异常等,而本病则多属正常。

(9)脊髓造影:本病均属阴性,而颈椎间盘突出症则有阳性表现。

(10)其他:包括各期所特有的肌电图征、肌肉活组织检查以及CT和MRI等,均有助于本病与中央型颈椎间盘突出症相鉴别。

本病预后较差,目前尚无有效措施阻止病情进展,多在起病后数年至10余年死于各种并发症或呼吸障碍。

2.原发性侧索硬化症

与肌萎缩型脊髓侧索硬化症相似,唯其运动神经元变性仅限于上神经元而不波及下神经元。主要表现为进行性、强直性截瘫或四肢瘫,无感觉及膀胱症状。如病变波及皮层延髓束时,可出现假性球麻痹现象。鉴别要点与肌萎缩型脊髓侧索硬化症一致。

3.进行性脊肌萎缩症

指运动神经元变性局限于脊髓前角细胞而不波及上神经元。肌萎缩先从部分肌肉开始,渐而累及全身。表现为肌无力、肌萎缩及肌束颤动,强直征不明显。

4.脊髓空洞症

本病与延髓空洞症均属于慢性退行性病变,以髓内空洞形成及胶质增生为特点。多见于青壮年,病程进展缓慢,早期影响上肢,呈节段性分布。当空洞逐渐扩大,由于压力或胶质增生不断加重,可累及脊髓白质内的长传导束,临床上易与中央型颈椎间盘突出症混淆,应根据本病以下特点进行鉴别。

(1)感觉障碍:本病早期即可有一侧性痛温觉障碍。当病变波及前连合时则可有双侧手部、前臂或部分颈、胸部的痛温觉丧失,而触觉及深感觉则基本正常,此现象称为感觉分离。而颈椎间盘突出症则无此种征象。

(2)营养性障碍:由于痛觉障碍,不仅在局部易产生溃疡、烫伤、皮下组织增厚及排汗功能障碍等病变,且关节处可引起过度增生、磨损性改变,甚至出现超限活动,但无痛感,此称为Schmorl关节。注意与脊髓结核所致者相鉴别(主要根据冶游史、病史及康华反应)。

(3)其他:尚可参考其他体征、年龄,以及颈椎X线平片、颈椎椎管矢状径测量及腰穿等检查,必要时可行CT、MRI或脊髓造影检查。以往对本病不主张手术,但近年来有人建议采取脊髓后正中切开减压术以减轻髓内压力。有学者曾施术多例,近期有效,但远期疗效尚待观察。本病发展较慢,预后较前者为好。

5.共济失调症

本病有明显遗传性,视其病变特点不同而分为少年脊髓型共济失调(又名Friedreich共济失调症)型、脊小脑型、小脑型及周围型等数种,且亚型较多。

本病不难与中央型颈椎间盘突出症鉴别,关键是对本病要有明确认识,在对患者检查身体时注意其有无肢体共济失调、眼球震颤及肢体肌张力低下等症状即可判定。

6. 颅底凹陷症

近年来发现本病并非罕见。由于其可引起脊髓压迫症状,因此应与中央型颈椎间盘突出症相鉴别。

本病属先天畸形,其临床特点如下。

(1)短颈外观。主要因为上颈椎凹入颅内所致。

(2)标志测量异常。

(3)本病发病年龄多较早,可在20~30岁发病,临床上多表现为四肢痉挛性瘫痪,且其部位较中央型颈椎间盘突出症为高,程度较重;多伴有疼痛性斜颈畸形及颈椎骨其他畸形;后期如引起颅内压升高则出现颅内症状。

7. 多发性硬化症

此为病因尚不十分明了的中枢神经脱髓鞘疾病,因可出现锥体束症状及感觉障碍,易与中央型颈椎间盘突出症相混淆。本病特点如下。

(1)好发年龄:多在20~40岁,女性多于男性。

(2)精神症状:多有不同程度的精神症状,常呈欣快状,情绪易冲动。

(3)发音障碍:病变波及小脑者可出现发音不清,甚至声带瘫痪。

(4)脑神经症状:以视神经受累为多,其他脑神经也可波及。

(5)共济失调症状:当病变波及小脑时可出现。

本病虽在国内少见,但也并非没有,其可引起与中央型颈椎间盘突出症相类同的感觉障碍及肢体痉挛性瘫痪,故在诊断上应予以鉴别。本病尚无特殊疗法,手术可加剧病情甚至引起意外,因此切忌误诊。

8. 脊髓结核

为梅毒后期病征,其病理改变主要位于脊髓后根与后束,尤以腰骶部为多发。多于初次感染后10~30年发病。本病有如下特点。

(1)有冶游史,应详细反复询问。

(2)闪电样疼痛,以下肢多见,呈灼痛或撕痛状,疼痛消失后该处出现感觉过敏。这是由于后根躯体神经受刺激所致。

(3)共济失调。因深感觉障碍所致,步态蹒跚,并呈跨阈状,患者主诉步行时有踩棉花样感觉。

(4)视力障碍。由视神经萎缩所致,早期视力减退,视野呈向心性缩小,最后可致盲。

(5)阿—罗瞳孔,即瞳孔的调节反射正常,而对光反射消失或延迟。

(6)肌力低下,尤以下肢为明显,膝反射可消失。

(7)血清康华反应阳性率约为70%,脑脊液之康华反应阳性率约为60%。

根据以上7点易与颈椎病相鉴别。此外尚可参考其他检查结果,包括X线片、CT及MRI等,一般无须脊髓造影。

9.周围神经炎

本病是由于中毒、感染以及感染后变态反应等引起的周围神经病变,表现为对称性或非对称性(少见)的肢体运动、感觉及自主神经功能障碍,可单发或多发。其中因病毒感染或自体免疫功能低下急性发病者,称为急性多发性神经根炎(即 Guillain-Barre 综合征)。本病类型较多,其中共有的症状如下。

(1)对称性运动障碍:通常表现以四肢远端为重的对称性、弛缓性不全瘫痪,此不同于颈椎间盘突出症的不对称性痉挛瘫痪。

(2)对称性感觉障碍:可出现上肢或下肢双侧对称性似手套—袜子型感觉减退,颈椎间盘突出症少有此种改变。

(3)对称性自主神经功能障碍:主要表现为手足部血管舒缩、出汗和营养性改变。

根据以上 3 点不难与中央型颈椎间盘突出症区别。此外尚可参考病史、X 线片及其他相关检查,非病情特别需要,一般无须脊髓造影。

10.粘连性继发性脊蛛网膜炎

近年来发现本病日渐增多,除由于外伤、脊髓与脊神经根受压迫症状外,大多由于椎管穿刺注药、腰麻及脊髓造影所引起,后者属于医源性因素。本病可与颈椎间盘突出症伴发或单独存在。在诊断上主要依据如下特点。

(1)病史:既往多有椎管穿刺、注药或造影等病史,尤其某些刺激性较大之造影剂更易引起。

(2)根性刺激症状:多较明显,尤以病程长者显著,常表现为根性痛。其范围较广泛,呈持续性,可有缓解期,在增加腹压时加剧。

(3)X 线片:既往曾行碘油造影者,于 X 线片上显示椎管内有烛泪状阴影,多散布于两侧根袖处。以往未行碘油造影者,主要观察颈椎椎管矢状径,骨质增生范围及程度;此有助于与中央型颈椎间盘突出症鉴别,但也有不少病例两者伴发。

(4)其他:脊髓造影虽有助于本病诊断,但可加重病情,不如 MRI 检查简便。

11.肿瘤

指颈髓本身及邻近可波及脊髓的肿瘤,后者除椎管内髓外肿瘤,尚应注意颈椎椎骨的原发性及转移性肿瘤(以后者多见),尤其病变早期,如不注意观察则易误诊或漏诊。

(1)髓内肿瘤:较为少见,在脊髓肿瘤中不足 1/10。

(2)髓外肿瘤:椎管内肿瘤以神经鞘瘤为多见,几乎占脊髓肿瘤的一半,其次为脊膜瘤(10%~15%)和转移瘤(8%)等。现以神经鞘瘤为例,归纳其特点如下。

1)年龄:好发于 30~40 岁,性别无明显差异。

2)好发部位:以脊神经后根处为多发。

3)症状特点:发病缓慢,由于脊髓及脊神经根的代偿作用而使症状多逐渐发生。主要表现为根性痛、棘突旁叩痛及受累节段的反射与肌力改变。

4)诊断:可选用 MRI 等无损伤性技术辅助诊断,必要时可选用脊髓造影及其他检查。

(3)脊髓血管瘤:在脊髓肿瘤中发病率占 8% 左右,实质上是脊髓血管畸形。由于其病变范围较广,程度轻重不一,因此临床症状差异也较大。从较微症状到肢体瘫痪,如因脊髓血流动力学改变引起病理循环或血栓形成,则脊髓可因严重缺血而出现软化(后期纤维化),临床上呈现完全性瘫痪。

本病早期诊断不易,对有短暂性神经根痛者应注意是否患本病。典型病例可以通过脊髓造影或脊髓血管造影等诊断,不典型者往往是在术中确诊。

本病与脊髓型颈椎病的鉴别除依据造影技术外,主要根据颈椎病本身的诊断要点。

12.颈髓过伸性损伤

又名脊髓中央管综合征或挥鞭性损伤,属于颈部外伤的一种,临床易与在颈椎病基础上遭受过损伤所造成的脊髓前中央动脉综合征相混淆。前者早期宜采用非手术疗法,后者则需早期施术,故两者的鉴别具有现实意义。其鉴别要点如下。

(1)致伤机制:两者均发生于头颈部外伤后。过伸性损伤者大多因高速行驶之车辆急刹车所引起,由于惯性力的作用,面、颌、颏部遭受来自正前方的撞击,可使头颈向后过度仰伸。此时已被拉长的脊髓(椎管也相对狭窄)易被嵌夹于突然前突内陷的黄韧带与前方骨纤维性管壁之中,以致引起脊髓中央管周围损害。而脊髓前中央动脉综合征,则是在椎体后缘骨刺或髓核突出的基础上,突然遭受使头颈前屈之暴力,以致脊髓前方被撞击在骨性或软骨性致压物上而引起脊髓前中央动脉的痉挛与狭窄,并迅速出现供血不全的症状。

(2)运动障碍:由于过伸性损伤的病理改变位于脊髓中央管周围,因此最先累及上肢的神经传导束而出现上肢瘫痪或是上肢瘫重、下肢瘫轻的四肢瘫,其中尤以手部为严重。而脊髓前中央动脉综合征则完全相反,其瘫痪是下肢重于上肢。

(3)感觉障碍:脊髓前中央动脉综合征感觉受累较轻。而过伸性损伤者不仅症状明显,而且可出现感觉分离现象,即温痛觉消失,位置觉、深感觉存在,这主要是由于病变位于中央管周围之故。

(4)X线片特点:两者有明显差异。过伸性损伤者在侧位X线片上不仅可以发现患节椎间隙前方呈裂开状,且椎体前软组织阴影明显增宽,多超过正常值一倍。而脊髓前中央动脉综合征由于多在骨刺形成的基础上发病,因此不仅多有骨赘存在,而且椎管一般较狭窄(当然椎管宽大者不易发病)。

(5)其他:尚可参考面颌部或后头部有无软组织损伤、患者年龄、病史等,一般不需要进行脊髓造影。

六、治疗

(一)非手术治疗

颈椎间盘突出症的非手术治疗成功率各家报道不一。虽然非手术治疗对急性颈椎间盘突出症具有重要的治疗作用,但由于颈椎间盘突出症伴发椎间盘退行性变、骨赘形成、椎管和椎间孔狭窄将导致对神经组织的骨性压迫和动力性不稳,非手术治疗不能改变这些因素。由于上述原因,对于持续性疼痛患者,非手术治疗的实际作用较少。必须理解颈椎间盘突出症的自然史,慢性下颈椎机械性疼痛是日常生活中的常见症状,通常减轻和缓解是自然过程,并非治疗结果。鉴于此原因,目前尚无良好前瞻性研究证实非手术治疗的效果。

对于颈部和(或)上肢痛的患者非手术治疗是可以考虑的,由于颈椎管狭窄导致的脊髓病变需要明确的治疗方法,大多数患者不宜采用折中的办法。有脊髓病变的患者,文献报道病程不超过1年的减压效果好。

密切观察症状、体征和体检,有助于使患者更好地理解本病的起源和本质。让本病患者自然恢复,早期着重训练和简单的对症处理,如使用非甾体抗炎药和限制活动。

对于难治性或严重的颈部痛或上肢根性痛可以使用其他方法。避免剧烈活动,要求患者减轻工作和改善家庭生活环境。治疗应包括门诊理疗、着重训练肌肉等长收缩练习、高压氧、线性手法牵引、体位锻炼和一些湿热疗、超声、针灸等。在家颈椎牵引装置可以使患者从线性牵引中解放出来。按摩推拿可以缓解一些急性患者的疼痛,甚至可以明显地减轻症状,但需要有经验的正规训练的医师操作。如果合并有根性症状,尤其是脊髓病变的患者,尽量不使用手法按摩推拿的方法。非甾体抗炎药适用于对这类药物耐受的患者。还要警惕患者是否有肾功能不全、高血压、消化不良和血液系统疾病。短时间使用肌松药可以解除痉挛症状,但心脏病患者不可以使用。

如果上述疗法无效,短期可以使用小剂量迅速减量的口服类固醇药,一些患者症状可以缓解,偶尔小剂量也会出现不良反应,尽量避免使用阿片类镇痛药。

最小侵蚀性治疗技术可能对许多患者有效,硬膜外给予类固醇药物可以减轻上肢根性症状,椎小关节阻滞可以减轻颈椎局部僵硬引起的疼痛,痛点封闭可以缓解肌肉疼痛。这些方法有损伤神经和感染的风险。

关于针压法、针刺法、按摩疗法的安全性和疗效,尽管还没有明确的文献报道,但这些方法对有些患者是有帮助的。

总之,上肢根性症状根据其严重程度应使用6~12周的保守治疗,对于慢性颈部疼痛常需要6~12个月,对于合并脊髓病变的患者则需要早期手术。

综上所述,休息、固定、抗炎药、有氧运动、良好姿势和伸肌增强锻炼均被推荐,这些措施应及早给予以求至少减轻一些症状,并应持续到患者恢复功能。伴有明显脊髓症状的脊髓型颈椎间盘突出症患者,非手术治疗效果不佳。

1.非手术治疗的基本原则

(1)非手术治疗为治疗颈椎间盘突出症及颈椎病的基本方法。颈椎病是在人体退行性变的基础上,各种因素相加形成的,为停止、减慢或逆转这一过程,必须采取一系列预防与治疗措施。这些措施既有药物,又有手法操作及物理疗法等,还应包括以纠正颈椎病的病理状态为目的并符合生物力学原则的措施,如纠正不良坐姿与不良睡眠体位,减轻颈椎间隙压力,改变颈椎负荷力线等,这些是用于颈椎间盘突出症及颈椎病的基本措施,也是有效的措施。因此,非手术治疗是本病的基本疗法。

(2)非手术治疗是手术治疗的基础,并贯彻手术前后。主要原因如下所述。

1)非手术治疗是治疗前的必经阶段:绝大多数患者都是先由非手术治疗开始。其中某些病例并不显效,甚至根本无效,但这一治疗过程至少具有稳定病情、减缓发展速度和为术前准备提供时间的作用。

2)非手术治疗有利于手术本身:非手术治疗尽管对解除脊神经根压迫无效,但可使局部的可逆性病理发生改变,如减轻或消退局部水肿、列线不正、反应性渗出等,从而有利于手术操作,并降低术中意外的发生率。

3)手法康复是非手术治疗的主要措施:手术本身尽管对疗效具有决定性作用,但如果没有非手术治疗作为术后康复过程的主要措施,不仅影响手术效果,而且在术中对病变组织切除过程中,会使局部的骨与韧带的完整性遭到损伤而有发生意外的可能,尤其是对颈椎稳定性破坏较大的手术。因此,必须认识到非手术治疗的重要性,切忌单纯手术的观点。

(3)正规非手术治疗的要求。

1)目的明确:对每例患者首先要根据诊断(分期与分型)确定其治疗所要达到的目的,再按此目的采取相应的措施。

2)计划周密:对病情复杂或在基层某些疗法未见到显效,应该在充分估计其局部病理改变的基础上,筛选相应的治疗措施。对单纯性髓核突出者应与以骨质增生为主者有所区别,而在后一种情况中,单纯骨质增生者和伴有颈椎管狭窄者也不可同等视之,一旦无效则可及早转手术治疗。

3)按程序进行:由于本病相当多见,临床易形成"应付"状态。为了避免这一现象,每位患者应相对由一位固定的医师接诊,既有利于病情的恢复,又可对其预后及转归有充分的估计。切忌由不同医师重复同一种无效的疗法,这不仅延误治疗时机,而且易使患者失去信心。

4)多种疗法并用的问题:某些疗法并用并无对抗作用,甚至起到相辅相成的作用。但某些作用强烈的疗法不宜同时使用,而应根据患者病情及病程所处的具体阶段选择其中一种,然后根据其疗效再决定是否要更换另一疗法。切忌盲目地随意更换,特别是对那些见效慢、早期可能有反应的疗法,如颌—胸石膏等,应坚持观察一段时间证明确实无效时,方可考虑更换其他疗法。

(4)非手术治疗过程中症状加重的原因:在治疗过程中,一旦出现症状加重,应全面加以检查,除方法本身因素外,还应考虑是否手术。造成病情加重的主要原因有以下4点。

1)方法选择不当:每种颈椎病的治疗均有其相应的要求,例如对脊髓型颈椎病如果仅仅寄希望于牵引疗法,成功率不大。同样地,由于钩椎关节明显增生造成的椎动脉颈椎病,也难以靠某种非手术治疗获得奇效。

2)对方法本身的具体操作掌握不当:每种疗法在具体使用上均有其相应的要求,应按其具体要求结合病情灵活掌握。例如对伴有黄韧带肥厚之颈椎间盘突出症患者,如果在牵引时采取仰卧位当然无效;反之,对椎管前方巨大骨刺患者,也不应采用头颈前屈位牵引。

3)诊断错误:主要是将非颈椎病误诊为颈椎病加以治疗,其中以脊髓侧索硬化症为多,其次是椎管内肿瘤,也有某些病例既有颈椎病又伴有其他更严重的疾病,其对治疗无明显反应,还可能耽误或加重病情。

4)病情发展:除上述诸因素外,应考虑是否由于病情发展,尤其是脊髓本身的血管受压可使病情突然加重,对此种病例应争取及早施行手术。

2.颈椎间盘突出症及颈椎病的自我疗法

指在家庭或工作场所可以自行掌握的治疗技术与保健知识。包括纠正、改善睡眠和工作中的不良体位,自我牵引疗法,家庭或办公室内简易牵引疗法,围领的制作与使用以及合理使用各种药物等。从而既有利于患者的治疗和健康,又可降低医院的门诊量。

(1)自我疗法的临床意义:如果让众多的颈椎间盘突出症及颈椎病患者对本病的自然规律有全面认识,并结合个人的病情特点采取相应的自我疗法,不仅能使患者在过程中变被动为主动,而且从临床意义上讲有以下特点。

1)为采用正规的非手术治疗打下基础:首先让患者对本病的病因与发展规律有较全面的认识,并在此基础上采取一系列个人保健性措施及结合病情在家庭或工作场所内采用简易可行的治疗方法。如此,使患者增加非手术治疗的硬性认识与康复信心。

2)有利于改善门诊的拥挤状态:近年来骨科门诊量逐年递增,其中绝大多数病例属于可采用保守疗法治愈的轻型与中型。因此,使患者掌握一套有效的保健与治疗措施,既可减轻门诊负担,又节省了患者来往于家庭与医院之间的时间。

3)可增加患者的医学科普知识:除一般的常识外,对颈椎间盘突出症及颈椎病一类的常见病也应使大家有所了解。因此,推广自我疗法可使患者本人及周围的亲友等对颈椎间盘突出症及颈椎病有较全面的系统了解,既有利于对颈椎病的防治,又能对严重病例的早期发现起到积极作用。

4)可降低颈椎间盘突出症及颈椎病患者治愈后的复发率:颈椎间盘突出症及颈椎病的治疗康复并不困难,但如何防止其复发常使人感到束手无策。如果让患者掌握这方面的防治知识,每当出现复发前的征象,就可以及时采取简易的自我疗法而中断病情发展。由于懂得了如何避免各种不良体位,从而消除复发机会。

5)减轻患者本人及单位的经济开支:随着医疗工作的现代化与管理科学化,将逐渐按成本收取医疗费用,而自我疗法则完全可以免去这笔开支,从而减轻个人或单位的经济负担。

(2)自我疗法的实施:确定诊断后,根据其病情特点和具体条件不同,选择相应的方法,并在实施过程中,依据病情变化再加以修正与调整。

1)改善与调整睡眠状态:睡眠姿势不当,不仅易诱发腰腿痛,而且更容易引起或加剧颈椎间盘突出症及颈椎病。因此,注意改善与调整颈椎在睡眠中的体位和相关因素,则可起到预防与治疗作用。主要应注意以下3个方面。①枕头:枕头是维持头颈正常位置的主要工具。所谓正常位置,主要是指维持头颈段本身的生理曲线。此种生理曲线,不仅是颈椎外在肌群平衡的保证,而且对保持椎管内的生理解剖状态也是必不可少的条件。如果使用或选择不当,包括枕头的高低、形状与充填物不同等,不仅会破坏颈椎椎管的外在平衡,而且可直接影响椎管内容积的大小和局部的解剖状态。正常状态下颈椎的生理前凸是维持椎管内外平衡的基本条件。如果枕头过低,头部会过度后仰,不仅椎体前方的肌肉与前纵韧带张力易过大,后方的黄韧带也可向前突入椎管。而且由于椎管被拉长、容积变小,脊髓及神经根变短,以致椎管处于饱和状态,因各种附加因素(如髓核突出、骨刺形成等)而出现症状。严重者可直接压迫脊髓与两侧的脊神经根。如果枕头过高,头部会过度前屈,则出现相反的结果,如于椎体后缘有明显的骨刺形成或是伴有发育性椎管狭窄,此骨刺就很容易压迫脊髓或脊髓前中央动脉而出现症状。因此,颈椎间盘突出症及颈椎病患者的枕头不宜过高或过低,并在治疗过程中,应根据不同的病情适当调整枕头的高度。枕芯充填物以质地柔软的鸭绒较好,尤其是冬季。也可根据当地特产情况与个人经济条件选择相应之填充物,例如荞麦皮、木棉等,海绵和塑料虽质地柔软但透气性差,不宜选用。一个理想的枕头,应该是质地柔软、透气性好、符合颈椎生理曲线度的元宝形枕头。②睡眠体位:理想的睡眠体位应该是使胸部及腰部保持自然,双髋及双膝呈屈曲状,如此可使全身肌肉放松。但并非每个患者均能习惯此种体位。也可根据其平日的习惯不同而采取侧卧或仰卧。但不宜俯卧,因俯卧既不能保持颈部的平衡,又影响呼吸,尤其是对病情严重的脊髓型颈椎病患者。③床铺的选择:从颈椎病的预防与治疗角度来看,应该选择有益于病情稳定、保持脊柱平衡的床铺。一般情况下,应选择以木板为底部的席梦思床,因为可随着脊柱的生理曲线而具有相应的调节作用。尤其是目前国外已采用的多规格弹簧结构,是根据人体各部位负荷大小的不同和人体曲线特点,选用不同规格、合格的弹簧合理排列的,从而达到维持人体生理曲线的作用。

2)纠正与改变工作中的不良体位:不良的工作体位,不仅影响患者的治疗,而且是本病发生、发展与复发的主要原因之一,因此必须引起重视。对各种不同职业工作体位的分析表明,颈椎病与颈椎长时间处于屈曲或某些特定的体位有着密切的关系,这种不良的体位会导致椎间隙内压增高,从而引起一系列症状。所以应定期改变头颈部体位,定时远视,调整桌面高度与倾斜度,注意纠正日常生活与家务劳动中的不良体位。

3)自我牵引疗法:这是一项可立即见效的措施。如突然感到颈部酸痛或肩部及上肢有放射痛时,将双手十指交叉合拢,将其举过头顶置于枕颈部,之后将头后仰,双手逐渐用力向头顶方向持续牵引5~10秒,如此连续3~4次,即可起到缓解椎间隙内压力之作用。其原理是利用双手向上牵引之力,使椎间隙牵开,使后突之髓核有可能稍许还纳,也可改变椎间关节之列线而起到缓解症状的作用。

4)家庭牵引疗法:指可在家庭、单位办公室或单人宿舍内进行牵引的方法,其装备较简便、安全,可自行操作,一般不会发生意外。按牵引体位不同可分为坐位牵引和卧床牵引,按牵引时间不同可分为间断性牵引、持续性牵引和半持续性牵引。牵引重量一般选用1.5~2.0kg轻重量。

(3)传统的非手术治疗:颈椎病的传统疗法甚多,包括中西医的各种疗法,并已为大众所熟悉,此处不再赘述。下文仅就其中技术性较强的牵引、固定与制动略加介绍。

1)一般牵引治疗:分为坐位及卧位2种,前者主要用于门诊及家庭,此处主要介绍卧位牵引法。①牵引要领及注意点:如果牵引绳较粗或表面不光滑,易受阻而失去牵引作用;牵引重量不可轻,一般不少于1kg。对年迈、反应迟钝、呼吸功能不全及全身状态虚弱者,在睡眠时不宜持续牵引,以防止引起呼吸梗阻或颈动脉窦反射性心搏停止。②颈部固定与制动:指通过石膏、支架等用品,使颈椎获得制动与固定,达到治疗目的。③恢复平衡:颈椎内外平衡失调既是颈椎病的发病原因之一,又是构成本病恶性循环的直接因素。因此,固定与制动后的颈椎,将逐渐恢复颈椎的内外平衡,至少可起到避免进一步加剧之功效。④术前准备:术前的制动与固定除由于病情本身的需要外,另一目的是为术后采取同样措施进行准备。例如特制的石膏床及支架等,均需在术前定制、试用及训练,否则术后如有不妥影响其使用及术后治疗。⑤术后康复:任何一种手术对颈椎来说均为创伤,因此局部固定与制动是其恢复的重要因素之一。既可以减轻手术局部及邻近部位的创伤性反应,又为创伤修复提供基本条件。

2)固定与制动的方式及其适用范围。①石膏类:为临床上最为常用的方式之一,包括以下

4 种。a.石膏颈围:与一般简式颈围长度、宽度及外形相似,由石膏条制成,外包以纱套,由各医院石膏室按大、中、小 3 种规格预制成半成品,再加工为成品。适用于一般轻型颈椎病及手术后远期病例。b.颌胸石膏:为从下颌至上胸部之石膏,这种石膏可限制颈椎正常活动量的 60％～80％,因此适用于神经受压、症状明显的根型、脊髓型及椎动脉型颈椎病患者,也用于颈椎前路手术后(一般持续 3 个月左右)。c.头颈胸石膏:即自头顶至颈、胸廓之石膏,可限制颈椎活动量的 90％以上,主要用于各种需绝对限制颈部活动的伤患。除用于颈椎骨折脱位外,尚适用于上颈椎不稳者,颈椎后路广泛切骨减压或开门式手术者及颈前路开槽式减压植骨术后骨块滑块滑脱者之早期病例等。d.带头之石膏床:即在一般石膏床上端将长度延至头顶,视病情需要可用背侧单面石膏床或腹、背侧均有的两面组合式石膏床,主要用于颈椎不稳者(多为上颈椎合并瘫痪者)的术中(保持体位)及术后(需采用头—颈—胸石膏而又不能起床者)。②支架类:即由各种材料组合制成的颈部固定与制动支架,其中某些尚具有牵引功能,目前采用的有以下 5 种。a.塑料简易颈围:与一般颈围相似,唯用塑料制成,外可包或不包纱套。上下两边缘有软边,以防锐缘对颈部皮肤的压迫。使用范围同一般颈围。b.双塑料片撑开式颈围:即由宽窄两条塑料片制成,于两条中部装有塑料搭扣,可视颈部长短与病情需要而随意增减两块条状物的间距。如间距大于颈部长度时则具牵引作用或使其保持仰伸与前屈体位。适用于因椎间盘突出与脱出所造成的脊神经、脊髓及椎动脉受压,对骨源性颈椎病仅起固定与制动作用。c.颈椎牵引支架:多用金属加以海绵垫等物制成,于头颈部附有牵引装置,其原理分为充气式与机械式两种,均具有一定疗效。运用范围同前。d.气囊式颌—胸支架:国外已较广泛使用。国内也已开始试产,其外形与颌—胸石膏相似,多采用医用硬质塑料制成,在胸上颌颈部,放置一环形气囊垫,该气囊垫分为前、后或左、右(旋转 180°即由前后变成左右)两房,可分别充气。如两房均充气,对颈部起牵引作用;前房充气则头颈后仰,反之则前屈。左房充气,头颈向右倾斜,反之则向左倾斜。这种活动式支架对各型颈椎病患者均较理想,但价格较昂贵,仅限于有条件者。e.头环—骨盆(或胸部)牵引装置:系将一环状钢圈上之 4 根钉子,分别从 4 个相等距离刺入颅骨外板处,再将头圈通过 4 根钢柱与骨盆上钢钉(或胸部石膏)相联结而起固定作用。由于在 4 根钉子上下两端分别为正反 2 种螺纹,旋动后起牵引撑开作用。其最大优点是患者可下地走动,且可在牵引下对颈部施术,并便于术后观察,故多用于颈椎骨折脱位病例,颈椎病患者罕有需要使用者。

(4)大重量牵引:大重量牵引是近年来流行的一种简便疗法,但如适应证选择不当或操作失误,有可能发生意外。

1)适应证。①神经根型颈椎病:对 4 种情况疗效甚佳,即因椎节不稳造成者,因髓核突出或脱出造成者,症状波动较大者及早期病例。②脊髓型颈椎病:对由于椎节不稳或髓核突出等造成的脊髓前方沟动脉受压中央型者疗效较佳。但此种类型如操作不当易发生意外或加重病情,故操作者必须有经验,并密切观察椎体束症状变化,一旦恶化立即终止。③椎动脉型颈椎病:对钩椎关节不稳或以不稳为主伴有增生所致的椎动脉供血不全者疗效较佳。④颈型颈椎病:仅用于个别症状持续不退者。因大多数病例采用一般疗法均可获得疗效。

2)禁忌证。①年迈体弱、全身状态不佳者:切勿实施,以防意外。②颈椎骨质有破坏性病变者:为明确诊断防止发生意外,于牵引前常规摄颈椎 X 线正、侧位片,以除外肿瘤、结核等骨质破坏性病变。③拟行手术者:此类病例多伴有明显的致压物,合用大重量牵引易引起颈椎椎旁肌群及韧带松弛,以使手术后的内固定物或植骨块容易滑出。④枕—颈或寰—枢不稳者:虽有疗效,但如使用不当易引起致命后果,因此在一般情况下,尤其是临床经验不足者,切勿任意选用。⑤炎症:除全身急性炎症者外,咽喉部有炎症者也宜选用。⑥外伤者:包括急性操作或既往3个月内有颈椎损伤。⑦其他:凡牵引后有可能加重症状,例如落枕、心血管疾病等均不宜选用,以防加重病情或发生意外。

3)具体操作。①机械式:即采取一般之牵引装置,附加一弹簧秤或压力计,于上述过程中根据需要增加牵引重量,一般在20kg以内为妥,持续时间不宜超过1.5分钟。随时注意患者有无不良反应,隔0.5～1分钟再次牵引,重复3～5次。②电动式:已有各种型号产品供应市场,多为两用式,既可用于颈椎牵引,也可用于腰椎牵引。某些产品带有计算机,可将牵引重量、牵引时间、间隔时间(放松时间)等预先编制程序,之后将牵引带放于患者颌颈部,按程序自动操作,最后自动停止。此种牵引方式虽较方便,但宜从小重量开始,最大不应超过45kg,每次持续10～15秒,间隔1～1.5分钟,共3～4次即可。③重量悬吊式:即利用滑车与重量直接牵引,此法虽较简单易行,但重量的加减和间隔时间难以掌握,故不如前两者方便,一般少用。

(二)胶原酶化学溶解术

1.适应证与禁忌证

(1)适应证。

1)经临床病史、体征、CT或MRI明确诊断为颈椎间盘突出症。

2)症状和体征与CT或MRI影像学表现相一致。

3)有明确的症状和体征,经正规的保守治疗3个月以上无效。

4)颈椎间盘突出症手术失败、复发或关节镜切吸不彻底。

(2)禁忌证。

1)对胶原酶及碘有过敏。

2)非椎间盘突出所致椎间管狭窄或神经根管狭窄。

3)突出的椎间盘严重钙化。

4)椎间隙明显狭窄。

5)明显的骨质增生、后纵韧带钙化、黄韧带肥厚等退行性改变。

6)有脊髓肿瘤、糖尿病、严重的高血压、冠心病、血液病、精神病等慢性病。

7)孕妇及儿童不适宜应用。

2.术前准备

(1)医患准备。

1)详细查体,并进行正、侧位X线片,CT或MRI等影像学检查,明确椎间盘突出部位、方向、程度和类型。

2)根据患者的症状和体征及影像学检查结果,严格掌握适应证和禁忌证。

3)检查血、尿、便常规,凝血功能以及肝肾功能,心电图,血糖等,以排除其他潜在的有可能对溶解术中、术后造成不良影响的疾病。

4)有药物过敏史者可在术前3天口服氯苯那敏或苯海拉明,进行脱敏处理,并做好抗过敏准备。

5)术前 30 分钟给予抗生素预防感染。

6)进行碘过敏试验,防止变态反应。

7)术前训练床上排便,术前不必禁食,但应注意吃含水量较少的食物,以减少术后最初 8 小时排便。入手术室前排空大小便。

8)如患者精神紧张,必要时术前 30 分钟肌内注射地西泮 5～10mg。

9)给患者及其家属讲清治疗原理,可能发生的不良反应和并发症以及优、良、差 3 种治疗效果的可能性,并要求患者及其家属在手术知情同意书上签字。

10)患者进入手术室后开放静脉通道,常规给予酚磺乙胺 0.5g 静脉滴注,地塞米松 5～10mg 入壶。

11)入室后常规多功能监测仪监测血压、心律、心电图、血氧饱和度。

12)护士打开无菌硬膜外包,术者清洁洗手,戴无菌手套,检查器械有无缺损,穿刺针、针头、导管是否通畅。

(2)消毒准备。

1)穿刺器械消毒。

2)穿刺房间或 CT 室消毒。

3)铺巾,球管套、手套、手术衣及敷料等消毒。

(3)药物与抢救设备准备。

1)2%利多卡因 5～10mL。

2)胶原酶 1200～2400U。

3)生理盐水 250mL。

4)非离子型造影剂 10mL。

5)抗变态反应的常用药以及麻醉意外的抢救药品。

6)麻醉机或呼吸急救装置。

3.操作方法

(1)盘外注射术。

1)后正中入路横向置管法。①根据手术者的习惯让患者取侧卧位或俯卧位。如果侧卧位,头部向下的一侧应垫软枕,枕头高度以与患者一侧肩部等高为宜,使颈椎与胸腰椎在同一高度;同时使患者尽量勾头,下颌抵胸。如果俯卧位,应在胸前垫枕,头尽量向下低,以增大颈椎棘突间隙。②在 CT 或 C 形臂 X 线机下确定突出椎间隙,并在体表做好标记作为穿刺点。③以穿刺点为中心消毒、铺无菌洞巾,用 2%的利多卡因做穿刺点皮肤、皮下组织至棘间韧带浸润麻醉。④持 16 号硬膜外穿刺针从患者颈部病变椎间隙行正中入路硬膜外腔后间隙穿刺。术者以右手拇指和中指、示指握住针尾,以左手背抵于皮肤,用左手拇指与示指握住针体,并与右手相对抗。经穿刺点向椎间盘中心缓慢刺入,进针至黄韧带时,可感到柔韧滞涩的阻力,稍用力推进,穿刺针突破黄韧带有落空感时立即停止进针。⑤在 X 线侧位透视或 CT 扫描下观察针尖位置。当影像学显示穿刺针位于椎管后部的硬膜外腔,抽吸无脑脊液或血液流出,用玻璃注射器推空气无阻力时,将穿刺针勺状面转向患侧,回抽无血液及脑脊液流出后置入带钢丝的硬膜外导管约 2cm,使其沿椎管侧壁抵达硬膜外前间隙或侧间隙。⑥一手固定好硬膜外导管使导管留置在原处不动,另一手缓慢轻柔地退出穿刺针。⑦退出穿刺针后,再将钢丝从导管中慢慢抽出,回抽导管无血后经导管注入 1mL 非离子型造影剂,X 线透视或 CT 扫描下观察,证实导管头端与突出椎间盘相接触或邻近处时说明导管位置正确。⑧用胶布将导管固定在皮肤上,为节省介入治疗室(尤其是 CT 室)占用时间,可用平板推车将患者转移回病区观察室,转移过程中注意不要让患者颈部大幅度活动,以免带动导管偏离突出椎间盘。⑨让患者保持俯卧位,从导管内注入 1%利多卡因 3mL 加地塞米松 5mg。分别于 5 分钟和 20 分钟时,测试颈椎间盘突出症临床症状是否减轻,麻醉范围在何处,以便从功能上再一次判断硬膜外导管位置是否正确。⑩经判断导管位置正确而且间隔时间超过 20 分钟,即可缓慢注入稀释于 2～3mL 生理盐水中的胶原酶 1200U,观察 5～10 分钟无不良反应后拔出导管,包敷穿刺口。少数突出物较大者可将导管密封,暂时留置体内,于第 2 天从导管中追加胶原酶 1200U。也可留置导管至胶原酶注射 72 小时后,视疼痛反应情况从硬膜外导管中注入吲哚美辛痛液,根据观察可加快患者恢复,提高疗效。

2)经颈椎间孔硬膜外侧前间隙注射法。①患者取仰卧位,参照其颈椎 X 线正、侧位片及 MRI 片,结合症状及体征确定需要行溶盘治疗的间隙与侧别,并结合患者体表骨性标志以横突为标记点,确定体表穿刺点,再用影像学证实。②取特制 5 号长 6cm 穿刺针,经大 C 形臂 X 线减影(DSA)证实的穿刺标记点进针,取横突下入路,与额状面成 5°左右向前内方向进针,术中取同侧 45°斜位和正侧位摄片证实穿刺间隙和判断进针方向,再调整角度边进针边加压,一旦阻力消失,穿刺针便进入椎间孔,再在 DSA 引导下进针直抵颈硬膜外侧前间隙,并测量深度,与 X 线片计算深度对照。回抽无血无脑脊液,则行造影,以确定药液在拟注入的颈硬膜外侧前间隙。③若出现激惹征(上肢放射性疼痛)及有阻力感消失即停止进针,同时在 DSA 下快速注入非离子型造影剂 0.5～1mL,显示穿刺针尖端位置与突出椎间盘的关系,证实造影剂在颈部硬膜外侧前间隙弥散。再注入 2%利多卡因 2mL 和生理盐水 2mL 行局部麻醉药试验,若无全脊髓麻醉征象,且出现受累神经根阻滞或臂丛阻滞表现,则证实穿刺针尖端在突出的颈椎间盘处,即可缓慢注射胶原酶 1200U 和生理盐水 3mL。④观察 20 分钟,无异常反应后退出穿刺针,将患者送回观察室继续严密观察生命体征 2 小时。

3)细针经侧隐窝入路注射法。①体位:患者侧卧位,患侧在下。也可采用俯卧位,胸前垫枕,头尽量向下低。②确定进针点:选择病变间隙作为穿刺间隙,构成该穿刺间隙的下位棘突为穿刺水平。在 CT 或 C 形臂 X 线机下测得该穿刺间隙小关节内缘间距,然后将测得的间距除以 2,再减去 2mm 即为穿刺针进针的旁开距离。如第 5～6 颈椎椎间盘左后突出,穿刺间隙选第 5～6 颈椎间隙;测量第 5～6 颈椎小关节内缘间距为 24mm;进针点在第 6 颈椎棘突向左旁开 10mm。③穿刺方法:经穿刺点以 7 号 8cm 长穿刺针快速垂直进针达椎板,注射 0.5%利多卡因 2mL。退针至皮下,调整进针方向使之朝向头端,与皮肤成 30°～45°,进针至小关节内缘椎板间黄韧带时,手下可有橡皮样韧感。此时边加压边进针,一旦阻力消失,有落空感,针尖即突破黄韧带进入硬膜外腔侧隐窝。回抽无血无脑脊液,推注过滤空气无阻力后注入含地塞米松 5mg 的 0.8%利多卡因 3mL,观察 20 分钟,颈项部及患侧上肢疼痛程度减小,并有温热、麻木感,测量阻滞神经根分布区痛觉及触觉减退,肌力稍减弱,但不影响指间关节及腕关节运动,说明针尖恰好位于病变神经根处而未误入蛛网膜下隙及硬膜下腔。确认穿刺针在侧隐窝无误后,缓慢注入含 1200U 胶原蛋白酶的生理盐水溶液 2mL 或 3mL。

4)硬膜外侧隐窝穿刺置管法。①体位:患者患侧卧位或俯卧位,局部消毒。②进针点定位如下。a.CT 下定位法:在 CT 下先扫描定位像,再选择病变间隙的下 1～2 个间隙作为穿刺间隙,沿该穿刺间隙的下位棘突水平扫描断面像。直接利用 CT 在断面像上精确测得小关节内缘间距,将小关节内缘间距除以 2,再减去 2mm 就是进针点的旁开距离。然后将 CT 床移到该层面所在位置,打开激光定位灯,在皮肤上做好标记。b.C 形臂 X 线机透视定位法:因各颈椎的上下关节突连在一起,小关节显示不清,但呈柱状可辨,故名关节柱。通过观察颈椎标本,测量颈椎 CT 及 MRI 片发现,颈椎钩状突外缘与关节柱内缘重叠且均与小关节内缘在同一矢状面上,而钩状突外缘在 X 线片上清晰可辨。利用这一特点,在 C 形臂正位透视下,选择病变间隙的下 1～2 个间隙作为穿刺间隙,构成该穿刺间隙的下位棘突为穿刺水平。再找到该穿刺间隙关节柱内缘或钩状突外缘即为小关节内缘,然后向中线平移 2mm 即为进针点的旁开距离。以第 5～6 颈椎椎间盘左后突出为例,选第 6～7 颈椎或第 7 颈椎～第 1 胸椎间隙为穿刺间隙,测得第 6～7 颈椎小关节内缘间距为 24mm,则第 7 颈椎棘突水平向左旁开 10mm 为进针点。③穿刺置管方法:用 16 号硬膜外置管针经进针点垂直皮面进针,抵住第 7 颈椎左侧椎板后,稍退针 2mm,改朝向头端 45°～60°进针,使穿刺针勺状面背侧紧贴第 7 颈椎左侧椎板及其上缘滑入小关节内缘,遇到韧性阻力为黄韧带,退出针芯,接装有 2mL 生理盐水的 5mL 注射器,左手扶持针体,右手扶持注射器及针尾,边加压边进针。一旦阻力消失,有落空感,为突破黄韧带进入侧隐窝。回抽无血无脑脊液,推注液体或过滤空气无阻力,则将穿刺针勺状面旋至头侧,向头端置入硬膜外导管 10cm。④在 CT 或 C 形臂 X 线机下测算出针尖至突出椎间盘的距离,一般为 20mm(第 5～6 颈椎水平),然后一手固定导管另一手缓慢退出穿刺针。再退管,使硬膜外腔留管长度与所测出的针尖至突出椎间盘的距离相等,这样可使导管前端位于椎间盘突出间隙。最后将导管稳妥固定。⑤注药试验:注入含地塞米松的 0.8% 利多卡因 2mL,观察 20 分钟后无脊麻反应,颈项部及患侧上肢疼痛消失,并有温热、麻木感。测阻滞神经根分布区域痛觉及触觉减退,肌力稍减弱,但不影响指间关节及腕关节的运动,说明导管顶端恰好位于病变节段而未误入蛛网膜下隙及硬膜下腔。⑥最后注入用生理盐水 3mL 稀释好的胶原酶 1200U,注毕拔出导管,以无菌止血贴覆盖术处,俯卧 6 小时。术后处置:每小时测血压 1 次,共 3 次,素食 3 天,观察四肢肌力及皮肤感觉情况,预防感染。

(2)盘内注射术。

1)X 线透视或 CT 扫描下盘内注射法。①体位:患者仰卧,头尽量后伸并稍偏向健侧。②定位:在 X 线透视或 CT 扫描下确定病变椎间隙,前正中旁开 1～2cm 处作穿刺点。③消毒:以穿刺点为中心,消毒皮肤,铺无菌洞巾。④麻醉:1% 利多卡因作穿刺点浸润麻醉。⑤穿刺:术者以左手拇指、示指和中指分别推开气管和颈动脉鞘,右手持 9 号穿刺针取与椎体矢状面成 10°～15°经皮肤、皮下组织、前纵韧带、纤维环向病变椎间隙中心部刺入。⑥C 形臂 X 线正、侧位透视或 CT 扫描确认穿刺针尖位于椎间盘中心部位时,缓慢注入稀释于 1mL 内的胶原酶 200U。⑦观察 5 分钟,如无不良反应出现,则拔出穿刺针,穿刺部位压迫 5～10 分钟,并贴上创可贴。

2)B超引导下颈椎间盘内胶原酶注射法。①定位：患者仰卧，头向后仰，持B超探头对颈部进行探测，确定病变椎间隙及穿刺点，并做标记。②常规消毒铺巾，2%利多卡因做局部浸润麻醉。③换上消毒穿刺探头，调整穿刺角度并测量深度，将穿刺引导线对准病变椎间盘中心。④选择气管与胸锁乳突肌之间进针，一只手适当用力下压，把颈动脉、胸锁乳突肌推向外侧，气管推向对侧。⑤将9~12号专用穿刺针插入探头导向器的针槽，经皮肤穿刺点刺入，在实时超声引导监视下通过皮下组织、纤维环抵达椎间盘中心。⑥穿刺针到位后，抽吸无液体或血液流出，推注少量生理盐水有阻力或B超下有云雾状影时缓慢推注稀释的胶原酶100~200U。⑦拔出穿刺针，压迫10分钟，包敷穿刺口。

4.术后处理

(1)盘外法胶原酶注射完毕后保持俯卧位绝对卧床6~8小时，再改为自由卧位绝对卧床72小时，然后尽可能卧床休息1~2周。盘内法术后应仰卧位或侧卧位绝对卧床休息24小时，自由体位卧床休息2~4周。常规应用颈托固定2~4周。

(2)术后8小时内严密观察患者的生命体征及上下肢感觉、运动等有无异常变化。

(3)术前30分钟及术后常规使用广谱抗生素2~3天以预防感染。

(4)为避免椎间盘内压力增高，盘内注射时一般不主张造影，透视观察穿刺针位置即可。

(5)定期随访，一般在6个月后做CT复查，影像学结果必须与临床症状和体征的变化相结合，但不是唯一的参考证据。

（刘佐忠）

第五节　腰椎间盘突出症

腰椎间盘突出症是由于腰椎间盘退行性变，纤维环破裂，髓核突出刺激或压迫神经根、马尾神经所表现出来的一系列临床症状和体征，是导致腰痛和坐骨神经痛最常见的原因。

一、病因及病理

(一)病因

腰椎间盘突出症常常是在椎间盘退行性变的基础上产生的，外伤则是其发病的重要原因之一。随着年龄的增长，椎间盘则出现不同程度的退行性改变。通过尸检发现椎间盘结构的退行性变发生于青年时期，表现为椎间盘内出现裂隙。此后，由于纤维环和髓核内含水量逐渐减少，髓核张力下降，椎间盘高度降低，导致椎间隙狭窄。随着退行性变的发生，透明质酸和角化硫酸盐减少，低分子糖蛋白增多，原纤维变性及胶原纤维沉积增加，髓核失去弹性，椎间盘结构松弛，软骨板囊性变。髓核组织的脱水可使纤维环后部进一步由里向外产生裂隙。此后，由于外伤或生活中反复地轻微损伤，变性的髓核可由纤维环的裂隙或薄弱处突出。除退行性变和外伤因素以外，遗传因素与腰椎间盘突出相关，在小于20岁的青少年患者中约32%有家族史。吸烟、肥胖均是腰椎间盘突出症的易发因素。$L_{1~2}$和$L_{2~3}$椎间盘突出的发生率较低。

(二)病理分类

根据腰椎间盘突出的程度及病理，将分为以下5种病理类型。

1. 膨出

纤维环完整,髓核因压力而向椎管内呈均匀隆起。由于纤维环完整,因此隆起的表面光滑。这种类型在临床上较为常见,在正常人群中也较为常见,许多患者并无明显症状或只有轻度腰痛,而且其腰痛的原因并非均由椎间盘膨出引起。

2. 突出

纤维环内层破裂,但最外层尚完整。髓核通过破裂的通道突向椎管,形成局限性突起。此类型常因压迫神经根而产生临床症状。

3. 脱出

纤维环完全破裂,髓核组织通过破口突入椎管,部分在椎管内,部分尚在纤维环内。此类型不仅可引起神经根损害,而且常出现硬膜囊压迫而导致马尾神经损害。

4. 游离椎间盘

髓核组织从纤维环破口完全脱入椎管,在椎管内形成游离的组织。此类型可引起马尾神经损害,但有时也会因为脱入椎管后,对神经根的压迫反而减轻,临床症状随之有所缓解。

5. Schmorl 结节

当上、下软骨板发育异常或后天损伤后,髓核可突入椎体内,在影像学上呈结节样改变。由于此类型对椎管内的神经无压迫,因此常无神经根症状。

(三)疼痛性质及机制

腰椎间盘突出症是腰腿痛的常见原因之一,其导致腰腿痛的原因不仅包括对神经根的机械性压迫,而且包括对周围组织产生化学性刺激以及自身免疫反应等。

通常认为腰椎间盘突出直接压迫神经根将会引起神经根性疼痛。但有研究发现正常神经在机械性发生改变时并不发现放射性疼痛,而是感觉和运动功能障碍。但对于慢性损伤的神经根而言,对机械性压迫非常敏感。多个临床研究表明神经根炎症和机械性压迫在神经根病变的发生中起重要作用。研究发现 167 例患者中,90% 患者在术中会因为神经根受到刺激而产生疼痛,而在正常神经根中发生率只有 9%。突出椎间盘的压迫还可造成神经根血运障碍,导致神经根水肿。神经根内或周围的炎症可导致局部炎性细胞反应。临床上许多患者在急性发作时出现严重的神经根性疼痛,经过保守治疗后症状明显改善或消失,但复查磁共振后发现椎间盘突出程度无变化,神经根依然处于压迫状态。此现象也提示神经根炎症是导致疼痛的重要因素。此外,髓核脱出意味着有免疫原性组织与自身免疫系统接触,这将引发相应神经症状。

腰椎间盘突出引发的腰腿痛部分由神经根刺激所致,部分则由椎管内广泛存在的窦椎神经受刺激所引起。椎间盘后方及后纵韧带、黄韧带、小关节囊上有窦椎神经分布。神经根袖腹侧有 Hofmann 韧带和椎间孔纤维束带固定,从而限制神经根的移动。Hofmann 韧带上也有窦椎神经分布。当神经根受到顶压时,Hofmann 韧带紧张,窦椎神经受到刺激后产生腰部、臀部以及大腿后侧疼痛。

二、临床表现

腰椎间盘突出症常发生在 20～50 岁患者中,男性明显多于女性。老年人群发病率较低。

下腰椎连接腰椎和骨盆,活动度较大,承载的压力最大,椎间盘容易发生退行性变和损失,因此,$L_{4\sim5}$ 和 L_5S_1 椎间盘突出的发病率最高,占 90%～97%。多个椎间盘同时发病的患者仅占 5%～22%。

(一)症状

1.腰痛

是大多数患者的临床症状,常为患者的首发症状。多数患者先有反复的腰痛,然后出现腿痛,部分患者腰痛与腿痛同时出现,也有部分患者只有腿痛而无腰痛。腰椎间盘突出症所引发的腰痛是由于突出的椎间盘顶压纤维环外层、后纵韧带以及固定神经根的 Hofmann 韧带,刺激椎管内的窦椎神经所致。机械性压迫和局部的炎症反应刺激窦椎神经产生疼痛,表现为腰骶部弥漫的钝痛,有时会影响到臀部。此类疼痛为牵涉痛,又被称为感应痛。

2.坐骨神经痛

由于绝大多数患者是 $L_{4\sim5}$ 或 L_5S_1 椎间盘突出,因此 97% 左右的患者表现为坐骨神经痛。典型的坐骨神经痛是从腰骶部向臀部、大腿后外侧、小腿外侧或后侧至足部,呈放射性疼痛。患者在增加腹压或改变体位时可引发疼痛加重。对于其他高位腰椎间盘突出而言,常表现为股神经的损害,患者出现大腿前方的麻木、疼痛,但高位腰椎间盘突出的发生率小于 5%。

3.马尾神经损害

当腰椎间盘向后正中突出或髓核脱出时可对硬膜囊内的马尾神经产生压迫,患者可出现鞍区的麻木感,大小便功能障碍,严重者会出现尿潴留。上述症状是马尾神经受损的典型表现。但正如前文所述,严格意义上讲,只要硬膜囊内的神经受到压迫并产生相应的临床表现,从解剖学的角度均称为马尾神经损害。因此,马尾神经损害并不一定都出现大小便功能异常,也可表现为双侧多个神经根的损害或是单一神经根的损害。如 $L_{4\sim5}$ 椎间盘一侧突出,压迫同侧的 L_5 神经根及硬膜囊,但患者表现为 L_5 和 S_1 两个神经根损害,此时 S_1 神经根的损害严格意义上应称为马尾神经损害。

(二)体征

1.腰椎侧弯

是临床上常见的体征,它是一种姿势代偿性侧弯。为了能够减轻神经根的压迫和牵张,腰椎会根据椎间盘突出和神经根之间的位置关系来进行代偿。如果突出的椎间盘位于神经根外侧,则躯干向健侧弯曲;如果突出的椎间盘位于神经根的内侧,则躯干向患侧弯曲。腰椎的侧弯是为了能够缓解神经根所受的刺激,有时患者的骨盆也发生代偿性倾斜,导致双下肢"不等长"而影响行走。

2.腰部活动受限

绝大多数患者都有不同程度的腰椎活动受限。由于窦椎神经受到刺激,使患者因腰部疼痛而影响活动。此外,腰椎活动特别是前屈活动将会对受压的神经根产生牵张作用,加重下肢的放射性疼痛,导致患者腰椎活动明显受限。

3.局部压痛及骶棘肌痉挛

多数患者会在病变节段的棘突间或椎旁有压痛,严重时按压局部会引发或加重坐骨神经痛。

4.神经损害体征

腰椎间盘突出压迫神经将导致神经损害,从而出现其支配区的感觉、运动障碍。L_4 神经根受损将出现小腿内侧针刺觉减退,股四头肌肌力减弱和(或)胫前肌肌力减弱,膝腱反射减弱。$L_{4\sim5}$椎间盘突出常压迫 L_5 神经根,出现小腿外侧及足背皮肤针刺觉减退,踇背伸肌力减弱和(或)胫前肌、腓骨长短肌肌力减弱。L_5S_1 椎间盘突出常压迫 S_1 神经根,表现为足外缘针刺觉减退,小腿三头肌无力,跟腱反射减弱或消失。若马尾神经受损,患者除可出现上述神经根受损体征外,还可能出现鞍区针刺觉异常。

5.直腿抬高试验及加强试验阳性

又称为 Laseque 征。患者仰卧,检查者站在患者一侧,一手托起患者的踝关节,另一只手置于大腿前方保持膝关节伸直,然后将下肢慢慢抬起。如果在抬起的过程中(70°以内)出现同侧下肢的放射性疼痛,则为直腿抬高试验阳性。在直腿抬高试验阳性时,缓慢降低患肢高度,当放射痛消失时维持患肢高度,然后被动背伸同侧踝关节,若再次出现下肢放射性疼痛,则为加强试验阳性。在直腿抬高试验过程中,如果患者下肢在离开床面 50°以内即引发疼痛,则几乎可以确定患者有腰椎间盘病变。此试验是腰椎间盘突出症的特征性体征,其阳性率接近 90%。

$L_4\sim S_3$ 神经根构成了坐骨神经,在直腿抬高时这组神经均会受到牵拉而向远端移动。正常时腰椎的神经根具有一定的活动度,大约可滑动 4mm,下肢可抬高至 70°左右。一般在超过 70°时才会有腘窝处的牵扯感。但当椎间盘突出时神经根受到挤压或周围有粘连,在直腿抬高时神经根受到进一步牵张刺激,导致下肢放射性疼痛。临床上,$L_4\sim S_1$ 的椎间盘突出时可以出现坐骨神经痛。如果是 $L_{2\sim3}$ 以上的腰椎间盘突出,则不会出现直腿抬高试验阳性,通常可以采用股神经牵拉试验来检查。

即使患肢主诉一侧腿痛,也应对双下肢进行直腿抬高试验。直腿抬高试验交叉试验,是指抬高患者的一侧下肢,保持膝关节伸直,在抬高的过程中若引发对侧下肢的放射性疼痛,则为交叉试验阳性。在抬高一侧下肢的时候,位于对侧的腰椎神经根会受到轻度的牵拉。因此,此试验提示患者的腰椎间盘突出较为巨大或为中央型突出,神经根受压较为严重。

6.股神经牵拉试验阳性

患者俯卧,患侧髋和膝关节伸直,将下肢抬起使髋关节过伸,若引发大腿前侧放射痛即为阳性。也可采用另一种方法进行检查:患肢俯卧,下肢伸直,抬起患侧小腿使膝关节屈曲,若出现大腿前侧放射痛也为股神经牵拉试验阳性。此项检查的原理与直腿抬高试验相同。

(三)影像学检查

1.X 线检查

腰椎正侧位 X 线片检查虽然不能显示椎间盘和神经结构,但部分患者可有椎间盘突出的间接表现。腰椎间盘突出症患者在 X 线上常表现为病变节段椎间隙变窄,椎体的前后缘可有唇样骨质增生,后方的小关节可有增生肥大。当患者症状较重时,X 线片常常可见腰椎轻度侧弯。若椎间盘突出合并纤维环钙化,有时在椎间盘后缘处可见钙化影。当腰椎间盘合并有椎体后缘离断时,X 线侧位片可见椎间盘上方椎体后下缘或椎间盘下方椎体后上缘结构不规整、有缺失,在椎间盘后缘水平有时可见离断椎体后缘影像。

随着影像学的不断发展以及 CT、MRI 检查的不断普及,一些医师认为在患者已有 CT 或 MRI 检查的时候,X 线检查可有可无。而实际上 X 线检查的临床重要意义决定了它应被作为腰椎间盘突出症患者的必备检查项目。X 线检查最重要的临床意义是鉴别诊断。通过 X 线检查可以排除腰椎肿瘤、感染以及畸形等。近年来,随着对节段稳定性重视程度的不断提高,除 X 线正侧位以外,腰椎过伸过屈侧位 X 线片也作为常规检查项目。动力位 X 线片能够反映病变节段的稳定性,这对全面评价患者病情十分重要。当患者决定进行手术治疗时,动力位 X 线片的临床意义更为重大。它不仅能够评价手术节段的稳定性,同时还能体现手术相邻节段的稳定性,为合理制订手术策略提供重要临床信息。

2.CT 检查

CT 可以清楚地显示腰椎骨性结构,包括椎管形态、椎间盘钙化或椎体后缘离断等。腰椎间盘突出时 CT 可表现为椎管内椎体后缘出现突出的椎间盘影,椎管与硬膜囊间的脂肪层消失,神经根受压移位,硬膜囊受压变形等。若行 CT 影像学三维重建,将会清楚地看到整个腰椎的立体结构,特别是在矢状位上显示双侧峡部结构。若为术后患者,三维重建 CT 还可显示植骨融合情况。CT 软组织窗可以较清楚地看到椎间盘突出的部分、方向、严重程度等,CT 检查的确诊率可达 90% 以上。

3.MRI 检查

虽然 CT 对骨组织的显像效果好于 MRI,但 MRI 对神经及硬膜囊的显影效果明显好于 CT 检查。MRI 可全面地观察突出的髓核、硬膜囊及神经根之间的关系。同时可以观察在圆锥以下是否存在高位腰椎间盘突出以及神经畸形(如脊髓栓系)。此外,MRI 还能够显示和分辨椎间盘的退行性变程度,为临床提供重要的诊断信息。将腰椎间盘退行性变分为不同等级,并以此来评价椎间盘退行性变的严重程度。

4.其他检查

肌电图检查可以协助确定神经损害的范围及程度。通过对下肢不同组肌肉的电生理检查,根据异常结果来判定受损的神经根。

三、诊断及鉴别诊断

临床上可以根据病史、症状、体征以及影像学检查来明确诊断。大多数腰椎间盘突出症并不难诊断,如果患者有腰痛或下肢放射性疼痛,查体有神经损害体征,特别是直腿抬高试验阳性,影像学检查显示腰椎间盘突出压迫神经,常可诊断腰椎间盘突出症。但在诊断过程中一定要重视两点:一是如何合理应用影像学检查来明确诊断;二是临床症状、体征及影像学结果三者要相互符合,否则诊断无法确立。

(一)X 线检查的重要性

对于可疑腰椎间盘突出症的患者,辅助检查应包括腰椎 X 线正侧位片以及 CT 或 MRI。X 线片可以除外腰椎的其他疾病,如肿瘤、感染等,具有重要的鉴别诊断价值。CT 或 MRI 检查可以全面显示突出的髓核和硬膜囊、神经根之间的关系,显示椎间盘突出的形态以及神经受压程度。因此,X 线片和 CT 或 MRI 应作为常规检查项目。随着 CT 和 MRI 等大型检查设备的不断普及,为腰椎间盘突出症的诊断提供了良好的条件。由于这些检查可以明确椎间盘突出的情况,因此一些医师认为 X 线片已不再重要,甚至可以不用检查。然而,X 线片对于腰椎间盘突出症患者的诊断乃至治疗方案的选择具有重要的临床意义,它的重要性决定了其不可取代。不仅如此,有学者还建议在行腰椎正侧位 X 线片检查的同时,进行腰椎过伸过屈位 X 线检查。由于 CT 和 MRI 检查要求患者仰卧位,因此无法显示腰椎在站立位时的序列,更不能显示腰椎的稳定性。站立位 X 线片则可以清楚显示腰椎的序列及稳定性,如是否存在不稳定、滑脱、侧弯、后凸等。腰椎间盘突出症常由退行性变引发,而退行性变的腰椎常常合并有腰椎动力学的改变,X 线检查恰好为深入了解病情提供了有益的动力学信息。例如,患者右下肢放射性疼痛,疼痛分别在小腿外侧和足背,查体踇背伸肌力减弱,MRI 示 $L_{4\sim5}$ 椎间盘右后突出压迫 L_5 神经根。根据病情,可以明确诊断为腰椎间盘突出症。如果只有上述信息,在手术治疗上可采用椎板间开窗椎间盘切除术。但患者经正侧屈伸位 X 线片检查后发现 $L_{4\sim5}$ 存在节段不稳定,因此为防止椎间盘切除术后局部不稳定加重,手术方案最终确定为椎间盘切除及椎弓根螺钉内固定植骨融合术。此病例说明 X 线片检查可以使临床医师更全面细致地掌握不同患者的病情,为合理选择治疗方案提供重要信息。

(二)腰椎间盘突出症的节段判定

腰椎间盘突出症的临床表现有时较为复杂,因此应强调症状、体征和影像学之间的一致性,这不仅有利于明确诊断,更有利于确定引发症状的相应节段,另外神经根阻滞术更能明确责任节段,避免漏诊、误诊、过度治疗,甚至错误治疗。

(三)鉴别诊断

1.腰肌劳损

腰肌劳损是腰部肌肉及其附着点筋膜,甚或骨膜的慢性损伤性炎症,为腰痛的常见原因。其病因常与过度劳累或久坐有关。临床上主要表现为慢性腰部疼痛,腰痛为酸胀痛,休息可缓解,但卧床过久后会出现不适,活动后可缓解,活动过久会再次加剧。发作时往往不能久坐。疼痛有时有明确的痛点,痛点往往位于肌肉的起止点附近或神经肌肉结合点。但有时疼痛呈弥散性,无确切位置。有时当腰痛发作较为严重时,也可出现臀部及大腿后方的疼痛甚至麻木,这是由于窦椎神经受刺激所致。但患者往往无下肢的放射性疼痛及麻木,疼痛不会超过膝关节,影像学也没有椎间盘突出神经受压的表现。

2.腰椎小关节紊乱

相邻椎体的上下关节突构成腰椎小关节,为滑膜关节,有神经分布。当腰椎小关节的上、下关节突在活动中发生异常错动时,可引发相应的临床症状,中医称为腰椎小关节紊乱。到目前为止,西医尚无被公认的诊断名称来反映此类病症,临床上常被诊断为腰椎筋膜炎、软组织损伤或急性腰扭伤等。但国外文献常将此现象归结于腰椎不稳定范畴,认为是由于腰椎的退行性变或腰肌劳损后导致节段间稳定性降低,并因此出现腰椎节段间的异常活动而引发症状。急性期可因滑膜嵌顿产生疼痛,慢性病例可产生创伤性关节炎,出现腰痛。这种疼痛多发生于一侧腰椎旁,即一侧的小关节位置,有时疼痛可向同侧臀部或大腿后放射,易与腰椎间盘突出症相混淆。该病的放射痛一般不超过膝关节,且不伴有感觉、肌力减退及反射消失等神经根受损之体征。对鉴别困难的病例,可在病变的小关节突附近进行局部封闭治疗,如症状消失,则可排除腰椎间盘突出症。

3.腰椎管狭窄症

神经源性间歇性跛行是本病最突出的临床表现,患者自诉步行一段距离后,下肢酸困、麻木、无力,必须休息后方能继续行走。骑自行车可无症状。患者症状重而体征轻,即症状体征分离,这是本病的一个重要临床特点。部分患者有根性神经损伤的表现。影像学显示腰椎中央管和(或)神经根管狭窄,神经受压。过去认为有无神经源性间歇性跛行是腰椎间盘突出症和腰椎管狭窄症的重要区别,但实际上大于30%腰椎间盘突出症患者合并有间歇性跛行。两者的鉴别还需要结合影像学检查。

4.腰椎结核

早期局限性腰椎结核可刺激邻近的神经根,造成腰痛及下肢放射痛;腰椎结核有结核病的全身反应,如低热、盗汗、消瘦、食欲缺乏等。但近年来结核病的临床表现往往不很典型,但腰痛常较严重。实验室检查表现为红细胞沉降率加快,C反应蛋白增加,有时患者可有血红蛋白降低等贫血表现。X线片上可见椎体或椎弓根的破坏,椎间隙变窄。CT扫描可显示X线片不能显示的椎体早期局限性结核病灶。有时CT或MRI可以发现椎旁脓肿形成。

5.椎体转移瘤

疼痛加剧,有时夜间加重。若合并有神经压迫,可引发下肢放射性疼痛甚至马尾神经损害。肺癌、乳腺癌、肾癌、前列腺癌常发生骨转移,通过全身的相关检查可查到原发肿瘤。X线片可见椎体溶骨性破坏,但椎间盘常正常。CT及MRI可确定椎体破坏的范围以及神经受压的程度。局部CT引导下穿刺活检可提高诊断率,也有利于发现肿瘤来源。

6.神经根及马尾肿瘤

为慢性进行性疾患,无间歇好转或自愈现象,常呈进行性损害,MRI及增强MRI可以明确诊断。

7.髋关节骨关节病或股骨头无菌性坏死

此前在腰椎间盘突出症的临床鉴别诊断中极少提及此病临床上此病常表现为髋部疼痛,有时表现为臀部疼痛,甚至会因为局部疼痛而出现间歇性跛行。由于髋关节疾病可引起同侧膝关节的疼痛(此为牵涉痛),因此有时会被误诊为腰椎间盘突出症。如果患者同时存在腰椎间盘的退行性变,则更容易被误诊。但如果仔细询问病史及进行临床查体,会发现此类患者髋关节活动受限,髋关节被动活动时会引发局部疼痛,部分患者有腹股沟区的疼痛,而下肢的感觉及肌力正常。影像学检查显示髋关节相应的病变。

8.梨状肌综合征

坐骨神经从梨状肌下缘或梨状肌肌间隙下行。如果梨状肌因外伤、炎症或其他因素而出现增生肥大,可在肌肉收缩过程中刺激甚至压迫坐骨神经而引发症状。患者的症状主要以臀部及下肢疼痛为主,症状与运动相关。查体可见臀肌萎缩,直腿抬高试验阳性,但下肢缺乏神经损害的定位体征。在梨状肌收缩,即髋关节旋外、外展位对抗阻力时可诱发症状,此情况在腰椎间盘突出症中较少见。

9.盆腔疾病

盆腔后壁肿瘤、炎症可以刺激腰骶神经根而出现腰骶部疼痛,有时可伴有下肢的放射痛,临床上往往难以鉴别。因此,对于不典型腰腿痛患者,在诊断不清时应考虑到盆腔疾病的可能。可采用盆腔 B 超、直肠或阴道镜检查,并密切观察病情变化。

四、治疗

(一)非手术治疗

腰椎间盘突出症的治疗方法选择,取决于不同病理阶段和临床表现。手术和非手术治疗各有指征,大多数腰椎间盘突出症经非手术治疗能治愈。对于骨科医师来说,要求详细询问病史,仔细检查身体,熟悉各种检查项目,如常用检查法及其意义、肌电图、脊柱的 X 线征象、椎管造影和 CT、MRI 等,对疾病不同的病理过程全面深入透彻了解,采用适当的治疗方法。

明确诊断后,除有大小便功能障碍、广泛肌力和感觉减退或瘫痪的病例(可能为中央性突出或疑为破裂型、游离型突出)外,均可先采用非手术治疗,包括卧硬床休息、牵引、手法复位、按摩推拿、理疗及硬膜外腔注射类固醇治疗等。

1.非手术治疗原理

原理有两种:一种是手法治疗,通过牵引推拿旋转复位、卧床休息、理疗等,可使肌肉放松,椎间盘内压降低,使突出的髓核部分还纳,缓解症状;另一种是硬膜外隙类固醇注射,消除或减轻神经根炎症水肿,减轻突出髓核对神经根的压迫,使症状缓解或治愈。

(1)手法治疗的原理:牵引使椎间隙增大及后纵韧带紧张,有利于突出物的还纳。卧床休息可减少椎间隙承受的压力,有利于水肿消退和纤维环的修复及突出物的部分还纳。按摩推拿可缓解肌肉痉挛,松解神经根粘连或改变髓核与神经根的关系,减轻压迫。

(2)硬膜外间隙注射类固醇疗法原理:硬膜外腔是位于椎管内的一个潜在腔隙,其中充满疏松结缔组织,有动脉、静脉、淋巴管及 31 对脊神经从此腔经过。在脊神经及神经壳的剖面,后纵韧带及黄韧带的内面,有丰富的神经纤维及末梢分布,这些纤维均属于细纤维,主要来自脊神经的窦椎支。腔壁和其中结缔组织的慢性劳损、急性损伤、椎间盘膨出和髓核突出等引起的椎管狭窄,都可引起硬脊膜外间隙的组织无菌性炎症。

硬膜外间隙注入普鲁卡因类麻醉药物及少量类固醇药物,可抑制神经末梢的兴奋性,同时改善局部血循环,使局部代谢产物易于从血循环中被带走,减轻局部酸中毒,从而起到消炎作用,阻断疼痛的恶性循环,达到止痛目的。此外,注射液体可以起到"液体剥离粘连的作用",使椎间盘组织从神经根上剥离。

2.具体方法

(1)卧床:腰椎间盘突出症的非手术治疗首选是卧床,并且最好是绝对卧床 1~2 周。大部分患者症状可以得到缓解。

(2)牵引:牵引疗法可使椎间隙增大及后纵韧带紧张,有利于突出的髓核部分还纳,从而减轻对神经根的挤压。常用方法有手法牵引、门框牵引、骨盆牵引、机械牵引等,体位有坐位、卧位和立体牵引。机械牵引种类也很多,有自控脉冲牵引治疗床、振动牵引床、XQ 立式自动控制腰牵引器等。

(3)手法复位:推拿按摩常用方法有以下 4 种。

1)俯卧牵引按压法:患者俯卧,两手把住床头,一助手双手握患者两踝部做对拉牵引约10分钟,术者位于患者一侧,用手掌或指腹按压椎旁压痛点,压力由轻至重。

2)单腿后伸压腰法:患者俯卧,术者立于患者病侧,一手将患肢提起后伸,另一手压于腰部压痛点,将患肢做上下起落数十次。

3)人工牵引按抖复位法:患者俯卧,轻者不用麻醉,症状重者可肌内注射哌替啶(杜冷丁)50～100mg,有肌肉痉挛者,将0.25％～0.5％普鲁卡因50～100mL注射于病变部两侧肌肉至椎板处。在胸及髂腹部各垫一枕,使腹部稍悬空,用大被单折叠后分别绕过骨盆及双肩,腋部用棉垫保护,由两助手分别向上、向下牵引,术者双手重叠对正突出部位,做有节律的快速按抖,每分钟120次,持续5分钟,使其复位。按抖后应卧床休息10～14天,起床后用腰围保护,积极进行腰背肌锻炼,不宜弯腰和抬重物。

4)其他:如屈髋屈膝伸腿足背屈法和旋转复位法等,应用适当也可缓解症状,但有很大的盲目性和加重损伤的可能性,应慎重选择病例。

(4)硬膜外类固醇注射:由于方法安全、操作方便、疗效肯定,所以近年来已被广泛用于治疗顽固性腰腿痛患者。经过多种非手术疗法失败的患者,可作为术前的一种治疗方法。

1)常用药物和剂量:氢化可的松15mg加2％普鲁卡因8mL,醋酸强的松龙25mg加普鲁卡因8mL,1％普鲁卡因15～20mL加地塞米松(氟美松)4mg椎管注射,5～7天1次,4～5次为一疗程。

2)操作方法:注射部位应严格消毒,铺巾。①硬膜外注射:患者取侧卧位,患肢在下,这样有利于药物向病侧弥散。穿刺平面据临床表现而定,多在腰$_{2～3}$或腰$_{3～4}$椎间隙,凭穿刺黄韧带之感觉,负压及抽吸无脑脊液等证实为硬膜外腔后,即可缓慢注射药物。②骶管注射:患者取俯卧位,应保持头低15°～20°,以利药物向腰段扩散。先找骶裂孔,确定进针点和方向后,改用16号穿刺针进入骶管,拔出针芯尾部,连接装有水柱的玻璃管,缓慢进针,深度不超过第2骶椎水平,若见有负压搏动,即证实在硬膜外腔,随即与穿刺针尾部连接注射器,将药液缓慢注入。注药后平卧20～30分钟即可起床。

以上穿刺时,严防注入蛛网膜下隙,以免发生全脊髓麻醉。如发生,应争分夺秒就地抢救,并通知麻醉师协助抢救,建立有效的呼吸和循环功能。

(5)髓核化学溶解:有学者在1959年认识到椎间盘内的软骨黏液蛋白质可演变成胶原或纤维组织,随年龄增长缓慢进行,并设想一种药物促进生化改变,用木瓜凝乳蛋白酶做动物试验达到此目的。有学者在1964年首次报道木瓜凝乳蛋白酶做椎间盘溶解术,目前在北美已运用于17 000多例患者,使3/4的患者免于手术。

1)适应证:病史少于2个月,行其他非手术治疗无效;有手术指征,非手术治疗无效;经手术治疗效果欠佳。

2)禁忌证:对木瓜凝乳蛋白酶过敏者,过去用过此酶治疗,再次注射用增加过敏的危险;合并有椎管狭窄的患者;腰椎间盘突出症有足下垂和括约肌功能障碍者;孕妇或14岁以下的儿童。

3)药物剂量:临床应用木瓜凝乳蛋白酶时,将此药溶于蒸馏水5mL内,使溶液呈2000U/mL浓度,5mL溶液内含10 000U,相当于木瓜凝乳蛋白酶20mg。人体应用剂量为2～12mg,平均每个椎间盘 4mg,超过 180mg 可致 24 小时内死亡,平均致死量为0.25mg/kg。也可用胶原蛋白酶进行椎间盘溶解。胶原蛋白酶为白色粉末,每瓶含酶 150U,重 11mg,将此药 100～150U 溶于 4～6mL 等渗氯化钠注射液内即可。

4)方法:全身麻醉或局部麻醉。术前用药:地塞米松 5mg 加入 5％葡萄糖注射液 60mL 静脉推注,防止过敏反应。注射方法:患者侧卧位,15cm 长 18 号针,距中线右侧 10cm,平腰$_{4～5}$或腰$_5$～骶$_1$ 椎间隙与躯干矢状面成 50°～60°角进针,"C"形臂 X 线机确定针尖位置在中线椎弓根最内侧。然后用脊髓造影剂 1～2mL 做椎间盘造影,定位后注入木瓜凝乳蛋白酶 1～2mL,应缓慢注入,时间要在 3 分钟以上。最大剂量在 1 万 U 以内,如穿刺针不能经侧方途径进入椎间隙,则应中止注射。术后处理:应平卧观察有无不良反应。首先观察有无毛发运动反应,这是过敏的第一个表现,其他如恶心、头晕、皮痒、荨麻疹等,严重者可出现呼吸困难、低血压。出现过敏反应时,立即使用 1:1000 肾上腺素 0.05～0.1mL 静脉推注。术后用泼尼松 10mg,共 4 天。

5)并发症:①常见并发症有过敏反应,发生率为 2％～2.3％,北美曾有 2 例死亡报道;②椎间盘炎为化脓性或无菌性炎症,表现腰背疼痛和椎间隙变窄;③穿刺针损伤神经根和神经鞘膜引起的灼性神经痛以及继发性椎间孔和椎管狭窄等。

(6)药物治疗:药物治疗腰椎间盘突出症是综合治疗措施中不可缺少的一部分,合理的药物治疗不仅可以消炎消肿、缓解疼痛,而且可以改善局部血循环,促进破损组织修复,加快损伤组织愈合,维持正常的新陈代谢和生理功能。

1)西药治疗:主要用于消炎止痛、镇静、消除紧张,常用药物为非甾体抗炎药、镇静药、肌肉松弛药、激素类和维生素等。根据患者的病情和实际情况选用不同的剂型,口服用药,外涂药,肌注药,静脉滴注用药等。

2)中医药疗法:许多中药具有可靠的止痛消炎、抗粘连效果,药源广泛经济,治疗方便安全,有效率高,而且临床上中医药疗法丰富多彩,形式多样,既有内服药,又有外用药。目前,中医药疗法已经成为临床治疗腰椎间盘突出症不可缺少的方法。

以上药物治疗要遵循的用药原则:对症用药;个体化用药;中西药联合应用和综合治疗原则。取长补短,取得更好疗效,从而达到改善症状、提高生活质量、防止复发的目的。

(二)手术治疗

当腰椎间盘突出症患者出现以下情况时,应考虑手术治疗:病史超过 3 个月,经严格保守治疗无效;保守治疗有效,但仍反复发作且症状重;病史时间较长,对生活或工作产生严重影响。若患者出现以下情况,应急诊手术治疗:神经损害严重,出现足下垂或马尾神经损害。如患者疼痛严重,无法入睡,强迫体位,经保守治疗无效,即使未出现足下垂或马尾损害,也可作为急诊手术指征。

腰椎间盘突出症的手术治疗方法有很多种,主要包括经典的椎板间开窗椎间盘切除术、椎间盘切除融合内固定术以及微创治疗。

1.常规手术治疗

椎板间开窗椎间盘切除术主要适用于后外侧型腰椎间盘突出症、中央型腰椎间盘突出症、以神经根管狭窄为主的腰椎管狭窄症。若患者存在下列情况,则不宜采用此术式:椎间盘突出节段不稳定;巨大椎间盘突出,开窗难以切除;椎体后缘离断或较大的后纵韧带骨化;中央管狭窄;极外侧间盘突出。上述情况常需切除更多的骨质而影响腰椎节段稳定性,因此常需融合固定术,对于椎间盘术后复发者,可根据病情来决定是否采用此术式。

(1)术前准备:除常规检查外,术前应重点检查有无皮肤和全身感染病灶。应摄腰椎正侧位片以协助定位和排除有无移行椎、隐性脊柱裂等。

(2)麻醉:可根据需要和条件选择硬膜外麻醉、腰麻或插管全身麻醉。

(3)手术体位:俯卧位,双侧髂嵴部对准手术床的折叠桥,胸前及两髂骨翼处垫软枕使腹部悬空,摇动折叠桥让腰部展平或轻度后突,使椎板间黄韧带拉紧,椎板间隙张开。

(4)定位:术前可根据腰椎侧位片上髂嵴最高点相对应的椎间隙水平减去脂肪厚度作初步定位,也可术前插定位针摄片或用 C 形臂 X 线机透视定位。

(5)手术步骤:术者站立于所需开窗的手术侧,以所需切除间盘的上、下位棘突为起止点,作腰后正中切口,切开皮肤、皮下组织,骨膜下锐性剥离椎旁肌,用椎板拉钩牵开椎旁肌,暴露需切除椎间盘的上下椎板、椎板间黄韧带及关节突。此时,需再次确定定位是否正确,对于 $L_{4\sim5}$ 及 L_5S_1 间盘,可通过触摸骶骨斜坡定位;也可用咬骨钳或 Kocher 钳提拉棘突观察活动节段以定位。对于 $L_{3\sim4}$ 或以上间隙的开窗以及有移行椎者,建议插定位针透视以确定定位无误。

确定所需手术节段后,如椎板间隙较小,可先切除部分上位椎板的下部和下位椎板的上部。用直血管钳提起黄韧带,15 号小圆刀片自黄韧带的椎板附着处(左侧开窗为下位椎板,右侧开窗为上位椎板)小心切开黄韧带,此时应始终保持能看到刀尖以防切破硬膜,切开黄韧带后可见浅蓝色的硬膜,有时还可见硬膜外脂肪,用神经剥离子做硬膜外分离,用大号刮匙自另一附着处将黄韧带刮除。完全显露硬膜后,还可根据需要用椎板咬骨钳或骨刀切除部分上下椎板,切除关节突前方的黄韧带,有时还需切除关节突内侧少许,显露神经根。切除单侧 1/2 的小关节对术后稳定性无明显影响。

用神经剥离子小心地将硬膜推向中线,此时即可见神经根。多数情况下轻轻向内侧推开神经根,即可见发亮的突出椎间盘位于神经根的肩前方。少数椎间盘突出于神经根的腋部,向内侧推开神经根很困难且容易造成损伤,此时可将神经根轻轻向外拉开即可显露突出的椎间盘。注意硬膜和神经根可能和其腹侧突出的椎间盘存在明显粘连,此时可先避开粘连部位,从粘连部位下方自下而上或从粘连部位上方自上而下逐渐分离。显露突出椎间盘及分离神经根过程中,有时可见椎管内静脉丛破裂出血,此时可用小片的脑棉片填塞于硬膜外或神经根的前方,这样既可有效止血,也可保护硬膜及神经根。

如牵开神经根后发现椎间盘没有明显突出或突出的程度与影像学不符,首先应想到手术节段是否正确,不应盲目做椎间盘切除,应再透视确定手术节段是否有误,应注意有无椎间盘脱出移位以及神经根畸形及肿瘤等可能。

当清楚地看到神经根并确认其与突出的椎间盘已经分开后,用神经拉钩将硬膜及神经根向中线牵开。注意拉钩的正确使用方法,是将神经根牵开到位后向下压神经拉钩使之保持原位,而不是拉锯式牵拉神经根,忌将硬膜及神经根牵拉超过棘突中线。

牵开神经根后即可清楚显露突出的椎间盘,此时应注意观察纤维环是否完整,椎间盘突出的程度,有无脱出游离的髓核。如有脱出的髓核,可用直血管钳将其取出,以达到部分减压的目的。切记必须找到并保护好神经根后,才能做椎间盘切除。因少数突出较大的椎间盘可将神经根挤压成薄膜状,不分离出神经根就做椎间盘切除有可能误切神经根。

用 15 号小圆刀片(也可用角膜钻)环状切开纤维环,用髓核钳切除突出、变性及游离的髓核组织。应尽可能多地切除髓核组织,以防止术后复发,但终板应尽量保留。注意一定要让钳口闭合后再进入椎间隙,进入椎间隙后即横向张口。髓核钳的进入深度不应超过椎体前缘及两侧边缘,以免造成大血管及输尿管等的损伤。椎间隙内反复冲洗,取尽残留的椎间盘碎片。松开神经拉钩,观察神经根的活动度,如能自由地横向移动 1cm,表明神经根减压充分、神经根已松弛,否则应再探查椎间盘切除是否彻底或是否同时伴有神经根管狭窄。如伴有神经根管狭窄需作根管扩大,只需沿神经根走行方向切除部分下位椎的上关节突内缘即可。

再次冲洗伤口,如硬膜外或神经根周围有出血,一般用少许明胶海绵即可止血。于硬膜外放置负压引流管,分层关闭伤口。

(6)术后处理。

1)观察病情:术后应严密观察双下肢感觉、肌力及反射情况,注意下肢症状的恢复情况。

2)引流管的处理:术后应注意观察引流管是否通畅,引流物的性状及引流量。24 小时内引流量少于 60mL 时,即可拔除引流管。开窗术后引流量一般不多,术后 24 小时大多可拔除引流管。

3)直腿抬高及腰背肌功能锻炼:术后第 1 天即开始主动及被动的直腿抬高练习,每日 2次,有助于防止神经根粘连,也有助于防止股四头肌失用性萎缩。术后第 3 天,拔除引流管后,如伤口已无明显疼痛即开始腰背肌功能锻炼。

4)下地活动时间:术后 4～5 天即可在围腰保护下下地活动,并逐步增加活动时间和行走距离。

5)恢复工作时间:围腰一般应佩带 3 个月,期间应加强腰背肌功能锻炼。3 个月内避免弯腰拿重物。一般于术后 2～3 个月内可恢复工作,可根据具体情况确定。

(7)并发症及其防治要点。

1)硬膜破裂及脑脊液漏:开窗及分离硬膜神经根过程均有可能造成硬膜破裂,谨慎操作可有效防止该并发症的发生。如术中即发现硬膜破裂应尽量缝合;如缝合确有困难,可用明胶海绵覆盖;如术后发现引流物中有脑脊液且量较多,应适当减小负压,待引流管中无明显血性液体而大部分为清亮脑脊液时,可在无负压下适当延长引流管放置时间 1～2 天,目的是避免形成大的囊腔及脑脊液侵蚀伤口,影响伤口愈合。拔除引流管后还应让患者俯卧或侧俯卧至术后 6～7 天伤口已基本愈合。

2)神经根或马尾神经损伤:一般为牵拉伤,助手牵拉神经拉钩时应特别注意要领,动作要十分轻柔,避免过度向中线牵拉。另外,术野应清楚,开窗不能太小,如突出的椎间盘特别大,宁可牺牲部分小关节以获得充分的侧方显露。少数为误切损伤,如发现误切,应尽量做端端吻合。预防该类损伤的要点是始终坚持"不见神经根不切椎间盘"的原则。

3)血肿:一般发生在术后 24 小时内,多为引流不畅所致,如术后出现进行性加重的神经症状,且引流量很少,应警惕硬膜外血肿的发生。情况允许时,应做 MRI 检查以确诊,否则应及时进行手术探查。

4)感染:感染的原因很多,总的来说,应加强无菌操作,手术器械应严格消毒。如为浅层软组织感染,一般经换药及应用抗生素即可控制。如为深部感染,经前述处理后仍不能控制,可考虑做伤口全层切开、清创,对口冲洗引流术。若为椎间隙感染,患者常有严重腰痛,不敢翻身。处理包括绝对制动,应用抗生素,消炎止痛,解释病情,一般于 3～4 个月后椎体间发生骨性融合而痊愈。

(8)术式评价:椎板间开窗椎间盘切除术是治疗腰椎间盘突出症的经典术式。过去的几十年中,大量文献报道显示此术式疗效很好,而且手术操作安全,创伤小,疗效确切。10 年以上的随访发现优良率仍可达到 80% 以上。术后椎间盘突出复发概率为 2%～10%,大多报道认为在 5% 左右。因此,对于腰椎间盘突出症,若手术无须破坏腰椎的稳定性,椎板间开窗椎间盘切除术应为首选术式。

2.微创治疗

近年来,脊柱外科的微创技术得到了很大发展,特别是针对腰椎间盘突出症治疗的微创技术更是发展迅速。综合起来,微创技术主要分为两大类:一类是通过物理或化学方法使髓核变小或消失,减小纤维环张力,使纤维环部分回纳;另一类则是采用微创通道进行腰椎间盘的切除手术。

(1)第 1 类治疗方法:包括髓核化学溶解法,激光椎间盘汽化,臭氧、一氧化氮、等离子射频消融术等。

曾有学者将木瓜凝乳蛋白酶首次用于治疗腰椎间盘突出症。通过溶解椎间盘内的髓核,使椎间盘内压力降低,突出的髓核回纳,而达到治疗的目的。但此方法有时术后出现局部神经根刺激,甚至会引发严重的顽固性腰背部疼痛,而且疗效不确定。由于髓核溶解后椎间盘松弛度增加明显,破碎的髓核也再次突出,因此复发率也较高,目前已较少使用。

激光经皮椎间盘切除术是利用激光的热能使椎间盘组织干燥脱水,而非机械性切除。术者依然无法看到实际的病变部位或直视下切除椎间盘。有报道此方法疗效很好,但有研究发现其疗效尚低于化学髓核溶解术。

臭氧消融术是由欧洲兴起的椎间盘突出症微创治疗技术。臭氧是已知可利用的最强氧化剂之一,能够氧化分解髓核内蛋白质、多糖大分子聚合物,使髓核结构遭到破坏,髓核被氧化后体积缩小,使纤维环不同程度回缩。同时,臭氧还有消炎作用,使对神经的压迫减缓,具有安全、有效、损伤小、恢复快等优点。

等离子射频消融是射频电场在刀头电极周围形成等离子体薄层,经等离子体作用,组织被分解为简单的分子或原子低相对分子质量气体,从而使髓核回缩,达到治疗目的。

上述这些方法机制不同,但理念是一致的,即通过化学或物理的方法使髓核固缩或分解汽化等,从而达到神经减压的效果,而且上述方法均无法在术中看到操作区域,并非所有的病例均适用此类方法。上述方法主要适用于需要手术治疗的患者,但患者无中央管或神经根管狭窄,无椎体后缘离断,无椎间盘纤维环钙化,无椎间盘脱出或游离。医师在采用此类治疗前,应严格掌握手术指征,避免将指征盲目扩大而影响疗效。此外,此类技术的术后远期疗效明显低于传统的切开手术,术后椎间盘突出的复发率相对较高。因此,医师在术前有责任让患者清楚了解此类技术的优点及局限性。

（2）经皮穿刺腰椎间盘切除术：此方法的适应证是具有外科手术切口治疗指征的患者，但此类微创治疗手段既不排斥必要的保守治疗，也不能完全取代传统的外科手术切口治疗方法。并非全部适合外科切开手术治疗的患者均适用于此术式，有学者统计，约有 20% 的椎间盘突出症患者适用于此方法。对于存在下列情况者，不应用此术式：全身状态差，不能耐受手术；穿刺部位皮肤有感染或破溃；椎间盘脱出或完全游离；椎间盘纤维环钙化；腰椎节段不稳定；影像学显示椎间盘突出，但临床上只表现为腰痛，而无下肢根性疼痛；腰椎退行性病变严重，椎间隙严重狭窄，导致神经受压的因素为侧隐窝狭窄、关节突增生及黄韧带肥厚与骨化等；合并马尾神经损害；肌力严重减退、足下垂；存在显著的社会心理因素。

1）手术器械与设备：主要包括穿刺导丝、套管、纤维环切割器、髓核钳以及 C 形臂 X 线透视机；可透 X 线手术台。

2）手术步骤如下。①体位：患者取侧卧位，患侧在上，肋部垫枕，屈膝屈髋，腰部屈曲，双手抱膝，以使后方椎间隙张开，利于定位和穿刺。②确定皮肤穿刺入点：在透视下找到拟行穿刺的椎间隙。将 1 枚克氏针横置于肋部体表，使其刚好通过此椎间隙的中心，这样可在体表沿克氏针走向画出标志线，沿此标志线向患侧旁开后正中 8～14cm 处即为皮肤穿刺点。根据患者体形可适当调整穿刺点位置。③局部麻醉下放置工作套筒：经穿刺针将导丝置入椎间隙中央，保留导丝退出穿刺针。以进针点为中心做皮肤切口，长约 0.5cm。沿导丝将套筒置入并抵于纤维环后外侧。套筒由小到大依次放入，最后保留大号套筒，并拔出导丝。④椎间盘切除：经套筒置入环锯，轻轻推压环锯，确认未引发神经刺激症状后，在纤维环上开窗，退出环锯，用髓核钳切除椎间盘组织。切除是避免髓核钳插入过深。操作过程需在 X 线监视下进行，某医院曾在术中采用 B 超监测，既减少了 X 线辐射，又提高了操作的安全性。椎间盘切除后，经套筒冲洗，缝合皮肤。

3）术后处理：口服预防剂量抗生素 3 天，患者于术后当天或次日开始下床活动，同时进行腰背肌练习。术后次日可出院。

4）并发症：此术式并发症发生率非常低，包括椎间盘炎，神经根损伤，腰大肌血肿，腰背肌痉挛及血管、肠管损伤等。有资料显示在美国近 3 万例患者接受了此术式治疗，无一死亡病例，其中腰椎间盘炎发生率为 0.2%。

5）术式评价：此术式的疗效为 70%～97%。有学者报道 100 例患者，随访 1～6 年，87% 患者获得了满意的疗效。有学者报道 136 例患者，术后 10 年的有效率可达 72%。但也有报道认为术后优良率在 50% 左右。

在现代椎间盘外科发展中，诊断精确化、治疗局限化是重要发展趋势。经皮穿刺腰椎间盘切除术对椎管无直接干扰，保持了节段的稳定性，减少了硬膜外粘连的发生，创伤小、痛苦少，较为安全，患者康复快。尽管该手术的优势明显，但依然存在一些缺陷。如患者的髂嵴位置较高或椎间隙塌陷，术中就难以找到通道的精确置入点。而且当椎间盘碎片已游离时，手术操作比较困难。对于需要全身麻醉的患者，神经根损害的风险也较高。

（3）腔镜下椎间盘切除术：为了能够在可视下完成腰椎间盘的切除减压术，目前已发展出内镜下的腰椎微创技术。其主要包括 3 种：后外侧椎间孔镜下椎间盘切除术、后路经椎板间隙入路内镜下椎间盘切除术、前路腹腔镜下椎间盘切除术。其中前两种应用较多。

后外侧经皮椎间孔镜下腰椎间盘切除术是经后外侧入路,通过椎间孔安全三角区进入椎间盘。此入路与经皮穿刺椎间盘切除术基本相同。手术可以在局部麻醉下完成。由于椎间孔镜的应用,使早期的后外侧经皮椎间盘盲切发展到目前的内镜下的椎间盘切吸,从过去单纯经Kambin安全三角区进入椎间盘进行间接椎间盘减压,发展到当今可直接通过椎间孔进入椎管内进行神经根松解和减压。在可视下操作,不仅可以完成单纯包容性椎间盘突出,而且对于部分椎间盘脱出患者也可直接切除。研究已经证实此术式治疗包容性椎间盘突出与传统术式相比疗效相同。有学者应用此技术获得85%～92%的临床满意率。此术式创伤小,操作较为安全,疗效确定,目前国内外的应用范围在不断扩大。

纤维内镜椎间盘切除术(MED)是由美国开始发展起来的,是继椎间盘入路和椎间孔入路之后内镜技术的发展之一。手术在X线透视下,经C形臂X线机定位后,插入扩张管,清理椎管外软组织,椎板间开窗,剥离神经根,摘除突出髓核,其特点是更准确。辨认和保护硬脊膜神经根,可精确分离,切开黄韧带,手术更安全,效果更可靠。由于手术入路与椎板间开窗椎间盘切除术相同,外科医师更容易从传统手术转换并适应到内镜手术。国内外采用此方法治疗腰椎间盘突出症患者,均取得了良好的治疗效果。

内镜手术虽然具有许多优点,但也存在一些不足。内镜下的手术使医师的视野局限在镜头所及的狭小范围,而且镜头又常被血液、水雾或烟雾所干扰。由于视野和操作空间所限,存在椎间盘残留,甚至切除失败。为确保手术安全,医师又必须在X线透视下操作,承受了大量放射性照射。某教授总结了显微内镜下椎间盘切除术治疗腰椎间盘突出症中出现的并发症,1852例患者术中发生椎管内静脉丛出血48例,42例通过镜下止血后完成髓核切除,6例改为开放椎间盘切除术;定位错误47例,术中发现后调整内镜位置完成手术;硬脊膜破裂21例,2例改为开放手术;髓核遗漏13例,二期再次行髓核切除术;神经根损伤6例,术后3个月内完全恢复。1295例患者获得3～69个月的随访,平均随访13个月,出现椎间感染6例;术后复发32例,21例行开放椎间盘切除手术。虽然手术并发症的发生率并不高,但此项技术需要较长的学习曲线,对临床医师而言依然存在挑战。

(屈一鸣)

第六节　胸椎间盘突出症

一、流行病学

80%胸椎间盘突出症患者的发病年龄为40～60岁,男女发病比例为1.5∶1。胸椎间盘突出症在临床上较为少见,仅占所有椎间盘突出症的0.25%～0.75%。近年来,随着对本病认识的不断深入及影像学诊断技术的不断发展,尤其是磁共振成像(MRI)检查应用的日益广泛,本病的诊断率有上升趋势。

二、发病机制

同颈、腰椎间盘突出一样，椎间盘退行性变是其主要致病因素。损伤在胸椎间盘突出发病机制中的作用尚不确定。胸椎间盘突出常出现于严重脊柱外伤后的患者，多于外伤后立即或较短时间内出现，而发展到出现明显的脊髓受压症状则需要几个月或几年时间。此种情况多见于青年人。

脊柱畸形的患者易出现损伤性胸椎间盘突出，以脊柱呈锐角后凸畸形者多见。常继发于Scheuermann病、结核性脊柱畸形或其他原因引起脊柱后凸畸形的患者。

胸、腰椎退行性病变伴发Scheuermann病概率较高。有学者研究指出青少年的胸椎间盘突出常见于伴有明显胸椎后突的Scheuermann病患者，其突出常位于胸椎后突的顶点，同时其他椎间盘退行性变的发生率也明显高于无Scheuermann病患者。有学者报道21例Scheuermann病患者，其中55%病例MRI显示其椎间盘异常，而对照组仅有10%出现异常。Scheuermann病患者的流行病学调查发现，Scheuermann病患者的胸椎间盘在早期即出现退行性改变，继而出现椎体骨质增生，可能的致病原因为：①单纯由简单的压力性脊柱营养不良引起，即脊柱长期在屈曲位受静止负荷压力的作用，致使椎体终板生长停止，出现损伤；②椎间盘组织从椎体终板处疝入椎体，导致缺损区域的力学强度减少；③脊柱轴位压力导致施莫尔结节形成，椎体萎缩后椎间盘变得更干燥、易损。因此，Scheuermann病是胸椎退行性变的重要致病原因之一，青少年患者表现尤为明显。

三、临床诊断

（一）诊断的特殊性

胸椎间盘突出症（TDH）的临床诊断往往较颈及腰椎间盘突出症要困难，主要原因如下。

（1）现有的报道一般认为胸椎由肋骨及胸骨与其构成相对颈、腰椎稳定的特殊解剖结构，其活动度较小，胸椎间盘突出发生率低，仅占所有椎间盘突出的0.21%～4%，因而较易忽视。

（2）胸椎间盘突出症早期缺乏典型的临床表现。不典型的疼痛最先出现，神经功能损害早期往往较轻微，因此容易导致延误诊断。突出早期脊髓压迫症状不典型，仅有腰背酸痛而误诊为慢性腰肌劳损、肋间神经痛等。当症状反复发作，逐年加重，脊髓压迫症状日趋明显时，又易与椎管内肿瘤、颈椎间盘突出症相混淆。疼痛有不同类型，可集中在胸背部或腰部，也可放射至躯干前部、腹股沟或腿部，所以有报道误以为消化系、泌尿系、腰部疾患而进行不必要的检查，给患者带来严重的心理压力和额外的经济负担。

（3）胸椎椎节数量最多，其椎管内神经结构包含有脊髓、圆锥甚至部分马尾，不同节段的突出其临床表现没有特异性且难以与椎管内的其他占位损害或椎管狭窄相鉴别。按突出的解剖位置，将胸椎间盘突出症分为3类主要的临床综合征：高位中央型突出表现为脊髓压迫综合征脊髓病；低位突出（T_{11}或T_{12}）损害圆锥或马尾出现马尾综合征，表现为背部、下肢痛合并括约肌松弛，大小便功能障碍；后外侧型突出压迫神经根，主要表现为根性痛综合征，伴有或不伴有脊髓征，出现放射痛、肋间神经痛、感觉障碍等。然而，这些症状及体征早期并不典型，可以单独或合并存在,没有截然的界限,其临床表现并非严格按照以上的分类出现,这就给临床判断增加了困难。因此,对临床怀疑有胸椎间盘问题的病例,MRI 应当作为诊断本病的首选影像学检查,便于及时发现、早期治疗。

(二)临床诊断依据

对本病的临床诊断主要依据以下 3 点。

1.病史

可急性发病,也可缓慢发生,症状轻重不一,应全面了解,包括既往的检查及治疗概况等。

2.临床表现

由于患者个体椎管矢状径大小不一,症状差异较大,从一般局部隐痛到下肢完全瘫痪均可发生。因此临床医师应提高对本病的认识,对 40 岁以上患者,出现背痛或下肢痛,下肢进行性的运动、感觉障碍,尤其是伴有大小便功能障碍者,即应想到胸椎间盘突出的可能。对此类患者仔细询问病史及进行物理检查最为重要,一旦确定有胸段脊髓损害症状或体征即应考虑到本病的可能,应做相应的辅助检查以明确诊断。

3.影像学检查

对于怀疑胸椎间盘突出症的患者,目前首选胸椎 MRI 检查。据报道 20%～50% 的胸椎间盘突出症患者在椎管内有钙化的椎间盘,但 MRI 对突入椎管内的骨赘和钙化椎间盘区分不清晰,所以如果要了解此方面的情况还应补充 CT 检查。对于不具备 MRI 检查条件的医院也可采用大剂量的水溶性造影剂行脊髓造影术,同时用 CT 扫描,如不先行脊髓造影而直接用CT 检查,将会弄错受损脊髓的准确节段。

和颈、腰椎间盘突出症一样,胸椎间盘突出症临床诊断必须符合如下两点:一是有典型的临床症状和体征;二是影像学检查有明确的胸椎间盘突出征象,同时该征象应与临床表现相符合。因为随着 CT 及 MRI 的普及,目前已发现有大量无症状的胸椎间盘突出。

对于部分症状不典型但影像学检查确有胸椎间盘突出的患者,在排除其他可能引起症状的疾病后,应行胸椎间盘造影检查,如注入造影剂时诱发原有疼痛症状或使其加重,对 TDH的临床诊断具有更大的价值。

四、定 位 诊 断

(1)当椎间盘突出压迫第 1 胸椎神经根时,症状主要表现为颈部、肩胛骨内侧、前胸壁、上臂和前臂内侧疼痛,前臂尺侧感觉迟钝,手指骨间肌力下降、肌肉萎缩,有时尚可引起 Horner综合征,一般无反射障碍。Horner 综合征主要是由第 1 胸椎神经根前根受压所致。第 1 胸椎神经根前根为含有来自第 8 颈椎脊髓节段和第 1 胸椎脊髓节段的迷走神经细胞的有髓鞘轴索,含有神经根节前纤维的有髓鞘轴索形成的白交通支通过交感神经干到上颈部神经节。无髓鞘轴索吻合支与颈动脉并行达海绵窦,通过眶上裂入右眼眶内支配上睑提肌、瞳孔括约肌和眼内肌,因此,胸椎间盘突出压迫第 1 胸椎神经前根可导致复杂的 Horner 综合征。

(2)第 2～9 胸椎间盘突出压迫脊神经可导致肩胛骨周围和肩顶部及胸壁疼痛,有时可误诊为胆囊疾病或其他腹部脏器疾病及肩关节、肩胛骨本身疾病。其他感觉和运动障碍主要表现在胸、腹部。

（3）第 10 胸椎皮节水平是报道最常见的疼痛分布区域,形成一个环绕着下外侧胸廓向内至脐部水平的皮带状皮肤区域。

（4）第 11 胸椎和第 12 胸椎～第 1 腰椎间盘突出的患者可同时伴有圆锥综合征,如腰部和大腿部感觉障碍,髂腰肌无力,膀胱、直肠括约肌功能紊乱。

五、分类诊断

（一）依据发病急缓分类

1.急发型

指在数天甚至数小时以内急骤发病并引起神经症状者,病情严重的病例甚至可以出现瘫痪。其中 50% 患者有外伤史。

2.缓发型

慢性逐渐发病。大多因椎节退行性变所致,患者在不知不觉中出现症状,并逐渐加重,晚期可引起瘫痪。

（二）依据症状的严重程度分类

1.轻型

指影像学检查显示胸椎间盘突出,但临床症状轻微,甚至仅有一般的局部症状。

2.中型

有明显的临床症状,除椎节局部疼痛及叩击痛外,可有根性刺激症状或脊髓症状;MRI 检查可清晰地显示阳性所见。

3.重型

主要表现为脊髓或圆锥受压症状,甚至出现完全性瘫痪。其中 50% 发病较急,尤其是年轻患者。

（三）依据突出的解剖部位分类

Bennett 按突出的解剖部位将本病分为 3 类临床综合征。

1.高位中央型突出

表现为脊髓压迫综合征脊髓病。

2.低位突出（第 11 胸椎或第 12 胸椎）

损害圆锥或马尾出现马尾综合征,表现为背痛、下肢痛合并括约肌松弛,大小便功能障碍。

3.后外侧突出

压迫神经根表现为根性痛综合征,伴有或不伴有脊髓征。出现放射痛、肋间神经痛、感觉障碍等。

（四）依据胸椎间盘突向椎管位置和方向分类

1.侧型

因胸椎椎骨狭小,因此髓核易向压力较低的侧后方突（脱）出,因此在临床上以侧型为多见。此型主要表现为单侧神经根受压,患者出现根性症状而无明显的脊髓症状,表现为背部疼痛并发肋间放射痛。胸段的脊神经根在椎骨内经过的距离甚短,仅 2～5mm,一旦受压可因感觉神经支和交感神经支受累而引起剧烈的疼痛。

2.中央型

此型是椎间盘向正后方突出,以脊髓受压为主,并出现或轻或重的运动功能障碍及疼痛和感觉异常,以背痛开始,胸腹部束带感,逐渐出现下肢感觉、运动和括约肌功能障碍。其产生机制有如下 3 点。

(1)脊髓直接受压:这是临床最为多见的原因。

(2)脊髓血供障碍:主要是突出物直接压迫脊髓前中央动脉所致。因脊髓的血供属终末式,侧支循环甚少,所以一旦血供障碍,即可导致急性截瘫。此时,脊髓多呈横贯性损害。

(3)当第 11～12 胸椎间盘突出压迫脊髓圆锥和马尾时,患者除有胸椎疼痛及放射至下肢的疼痛外,括约肌功能也同时紊乱,以致在表现感觉、运动功能障碍的同时,大小便功能及性功能均受累,抑或是仅仅表现为马尾受压的症状。此型在临床上较为多见。

需要注意的是:侧型和中央型胸椎间盘突出症的临床表现并不总是完全不同的,侧型突出也可压迫脊髓而出现锥体束征,中央型突出又可间接牵拉神经根而导致神经根痛。

(五)依据症状、体征综合分类

由于退行性病变的自然病程,胸椎间盘病变除表现为脊髓和神经根受压症状、体征外,还可有胸椎关节炎的表现。James 将胸椎间盘突出分为 4 种类型。

1.机械力学性胸椎间盘突出

椎间盘突出并有椎间关节紊乱,造成典型力学特点的局限性背部疼痛,轴向疼痛。卧床休息时疼痛减轻,活动时症状加重。急性胸椎间盘突出可产生有胸膜炎症状特点的疼痛。

2.神经根性胸椎间盘突出

胸椎间盘突出可挤压神经根出口,引起沿着肋间神经走行的带状神经根疼痛,表现为肋间肩胛带区域疼痛,在相关的皮节区域还可伴有感觉异常和感觉迟钝。

胸椎间盘突出症患者疼痛性质常因不同受累部位而有差异。除第 1～2 胸椎、第 2～3 胸椎突出或其他间隙外侧型突出外,55%～60%的患者疼痛为游走性钝痛,常累及胸部、腰部,并可放射至相应上肢。疼痛多为弥散性,边界不清,常无特定的神经根痛特征。有明显外侧型椎间盘突出的患者,疼痛常位于胸壁,有清晰的特定部位分布。疼痛多为锐痛,有时难以忍受,并可放射至胸腔或腹腔内部,约 20%的患者自诉有后背部钝痛并大腿后、外侧放射痛,放射到小腿者相对较少,至足趾者罕见。

3.脊髓病性胸椎间盘突出

当椎间盘组织挤压脊髓本身时,将产生广泛的症状,从轻微的疼痛和感觉异常到明显的瘫痪,可出现大小便障碍。患者主诉出现无力症状,可为全身性的典型表现,是累及双侧下肢的轻度瘫痪。脊髓病变的症状表现为持续痉挛,双下肢肌张力高,髌腱反射和跟腱反射活跃、亢进,髌阵挛、踝阵挛、巴彬斯基征阳性,蹒跚和痉挛步态。在这些患者中,只有 15%～20%出现排便和排尿功能障碍。由于只有很少的定位体征,因此,对胸椎间盘突出患者的神经系统检查应非常细致。皮肤感觉、腹壁反射、提睾反射、腹直肌等长收缩和下肢的反射、肌力、感觉的检查以及皮质脊束相关体征的检查都极为重要。病程时间越短,上述体征越常见。

胸椎间盘硬膜内突出罕有发生,这些患者通常出现严重的神经症状,包括截瘫。脊髓后柱的功能(位置觉和振动觉)通常能保留。这是因为脊髓受挤压的部位在脊髓前柱,后柱通常能幸免受损,感觉障碍在胸部皮区分布可高于椎间盘突出的实际水平,可能由于椎间盘突出压迫脊髓前动脉造成脊髓缺血所致。

4.内脏性胸椎间盘突出

胸椎间盘突出可有多种多样的表现,易与心脏、肺部或腹部疾病相混淆。有时,患者被误诊为神经官能症或肿瘤。长期误诊很常见。

六、鉴别诊断

由于本病在临床上较为少见,且其临床表现复杂多样和缺乏特异性,故容易发生延误诊断或漏诊。当确定患者下肢上运动神经元损害要除外有无颈椎病可能;当下肢症状显著重于上肢时,除了考虑颈髓损害,同时要考虑胸脊髓压迫的可能;当患者表现为广泛下运动神经元或混合性神经损害时,要考虑胸腰段脊髓压迫;当表现有脊髓损伤但是无显著压迫时,要除外脊髓血管畸形或脊髓自身的其他病变,包括肌萎缩侧索硬化、脊髓多发硬化、横贯性脊髓炎、脊髓肿瘤等;有胸椎手术史者要考虑手术纤维瘢痕压迫脊髓。另外当疼痛成为胸椎间盘突出的唯一表现时应注意与椎间盘感染鉴别。患者就诊时主诉较为杂乱且缺乏特异性,故应系统地从脊柱源性和非脊柱源性疾患的角度进行全面的评估。而易与本病症状相混淆的非脊柱源性疾病包括心肺系统、消化系统及肌肉骨骼系统的疾患。

(一)椎管内肿瘤

椎管内肿瘤多表现为椎管内软组织块影,发生于椎管任何部位,与椎间盘无联系,常有椎间孔扩大、椎体骨质破坏等改变,静脉注入造影剂增强扫描多有明显强化,可资鉴别。

(二)椎间盘感染

多有明显感染史和急性起病,临床症状明显。影像学改变主要为相邻椎体边缘出现骨质破坏和骨质增生、硬化,椎间盘常因破坏而导致椎间隙明显变窄,椎间盘突出所致的椎间隙狭窄程度常较轻微。增强 CT 检查,可见感染局部出现强化改变。

(三)手术后纤维瘢痕

有手术史,瘢痕组织密度及信号强度均低于椎间盘,多位于硬膜囊与手术部位之间,为不规则条状物,可压迫硬膜囊及脊髓。在 MRI 图像上信号明显低于椎间盘信号,尤以 T_2 加权像明显。静脉注入造影剂后,瘢痕组织多呈均一强化,而椎间盘组织多无强化。

七、治疗

(一)非手术治疗

如果患者在诊断时没有明显的神经缺陷的临床表现,那么应像治疗其他背部疾病那样,先采用非手术治疗,通常有效,但至今尚无一个科学的控制治疗程序。可以用非甾体类抗炎镇痛药物,改变体力的活动,低氧耗量锻炼,经皮电神经刺激器等,并可试用其他物理方法,如果可能,这些治疗措施通常持续 6～12 周。待症状缓解后,在医生指导下逐渐恢复活动,可重新开始剧烈运动。目前尚未证明牵引有治疗价值。

对于一些初期,症状较轻或者年迈体弱的患者来说,采用非手术治疗胸椎间盘突出症是最佳选择。

1.休息

视病情而选择绝对卧床休息、一般休息或限制活动量等,前者主要用于急性期患者或是病情突然加剧者。

2.胸部制动

因胸廓的作用胸椎本身活动度甚微,但为安全起见,对活动型病例可辅加胸背支架予以固定,这对病情逆转或防止恶化具有积极意义。

3.对症处理

包括口服镇静药、外敷镇痛消炎药膏理疗、使用活血化瘀类药物及其他有效的治疗措施等,均可酌情选用。

总的来说,胸椎间盘突出症的早期治疗疗效还是比较满意的,根据胸椎间盘突出不同类型其治疗方法也有相应的差异,对具体的患者应该根据专业的检查,患者自身状况,综合各种因素选择来分型,并采取治疗方案,不能单一看一个因素。只要方法得当、治疗及时,就可以很好地控制病情,抑制病情发展。

(二)胶原酶化学溶解术

1.术前准备

(1)术前 30 分钟静脉推注 50％葡萄糖注射液 20mL、地塞米松 5mg。

(2)进行碘过敏试验。

2.手术操作步骤

(1)患者俯卧于有 C 形臂 X 线电视监视的手术床。

(2)常规消毒、铺巾,局部麻醉。

(3)从突出椎间隙后正中线旁开 3cm 与躯干矢状面成 5°～10°进针。

(4)当透视下显示针尖正位位于椎弓根与椎板夹角内,侧位位于椎间孔中下 1/3 处时停止进针,并行负压试验及抽吸无脑脊液,以便初步判断针尖位于硬膜外间隙。

(5)从穿刺针注入碘曲仑 2mL 行硬膜外造影,并行 C 形臂透视显示正位像见造影剂位于椎管内,未沿神经根流向侧方;侧位见造影剂沿椎管前壁后方呈线状分布。

(6)将 1200U 胶原酶溶于 3mL 生理盐水内,缓慢注入至胸椎硬膜外。

(7)留针 5 分钟后退出穿刺针。

3.术后处理

(1)术后保持俯卧位 8 小时。

(2)静脉滴注抗生素 3 天以预防感染。

(3)定期进行随访。

(三)经皮穿刺胸椎间盘激光减压术(PLDD)

PLDD 主要应用于腰及颈椎间盘突出症的治疗,应用于胸椎间盘突出的报道较少。因此,对该病的治疗尚处于探索阶段。

1.适应证与禁忌证

(1)适应证:CT 或 MRI 检查显示有胸椎间盘突出压迫脊髓或神经根的征象,且有与影像学表现相一致的下列 1 项或多项症状,经过 8～10 周正规的保守治疗仍无效者。

1)胸腹部束带感。

2)下肢麻木、无力、行走不稳或有踩棉感。

3)肋间神经痛。

4)大小便功能障碍。

5)查体躯干部出现感觉异常平面,下肢肌张力增高,腱反射亢进或病理征阳性,腹壁反射减弱。

(2)禁忌证。

1)颈椎间盘突出合并有骨质增生压迫脊髓或神经根。

2)胸椎间盘突出游离或突出物过大,超过 6mm。

3)胸椎畸形或肿瘤等。

4)心肺功能差。

5)凝血功能障碍。

2.手术步骤

(1)患者俯卧于 CT 床上,胸部垫软枕,使胸椎后凸增加,以张开胸椎间隙的后方。

(2)在病变椎间隙的患侧椎旁放置穿刺定位器,用 CT 对靶椎间盘做 2mm 层厚扫描,并与术前 CT 或 MRI 核对,确定椎间隙无误。以突出椎间隙正中的层面作为穿刺层面,在 CT 图像的椎间盘中心断面上确定烧灼的靶点,从靶点经小关节外缘达皮肤确定体表的穿刺点。利用 CT 测量功能测出穿刺点与定位器的距离、穿刺路径的距离及其与水平面的夹角。将 CT 床退回至穿刺层面,打开 CT 定位灯,标记皮肤进针点。进针点一般距后正中线旁开距离 4cm 左右,穿刺路径与水平面的夹角一般为 45°～70°。

(3)常规消毒,铺无菌巾,用 2%盐酸利多卡因行穿刺点皮肤、皮下和肌肉浅层的局部麻醉。

(4)用 18G 穿刺针按设计好的穿刺路径进针,边进针边对穿刺针进行 CT 扫描,根据 CT 扫描的进针深度和角度适时评估穿刺针能否进入胸腔,如果可能进入胸腔则应及时退针调整方向和角度后重新穿刺。要高度注意穿刺针误入胸腔引起气胸等并发症。当穿刺针从上下椎弓根内侧及肋骨头外侧抵达椎间盘纤维环后外侧缘时,继续进针至椎间盘内,CT 扫描显示穿针位于椎间盘中心后,将穿刺针后退 5mm。

(5)将光导纤维通过穿刺针进入椎间盘内中心,光纤尖端超过穿刺针尖 5mm,使光纤尖端恰好位于髓核中央。设定激光功率为 15W,单脉冲工作模式,持续时间 1 秒。开启激光进行汽化,当穿刺针尾处出现沸腾的水泡或有青烟冒出并能闻到焦煳味后,及时抽吸椎间盘内的气体。为扩大减压范围,可以前后移动穿刺针和光纤,进行多点烧灼髓核。在改变穿刺针深度时一定要注意 CT 扫描观察针尖位置,严防针尖穿透椎间盘前部的纤维环而误伤椎体前方的脏器或退出纤维环引起神经根的热损伤。

(6)根据 CT 扫描显示的椎间盘汽化后形成空洞大小的情况适时停止烧灼汽化,退出光纤和穿刺针。局部压迫 10～15 分钟以防出血。

3.术后处理

(1)卧床休息,严密观察有无气胸、椎旁血肿、神经根损伤等并发症。

(2)给予抗生素预防感染,并给予 20% 甘露醇 250mL＋地塞米松 5mg 静脉滴注,每日 2 次,连用 3 天。

(3)3 天后可下床锻炼。

(四)手术治疗

与椎间盘突出相关的难以忍受的剧烈疼痛,神经功能障碍逐渐加重或出现脊髓病变症状是手术治疗的先决条件。

当疼痛成为外科手术的主要指征时,胸椎间盘造影有助于疼痛灶的定位。正如胸椎间盘疾病 MRI 矢状位影像见到的那样,在相邻为正常的椎间盘时,出现单发的椎间盘突出。当决定手术治疗时,这类患者仅须切除单一节段椎间盘。胸椎间盘突出的另一类疾病是 Schenermann 病,具有脊柱后凸畸形和相邻椎间盘多发性突出或退行性变,当选择手术治疗时,行前路椎间盘切除并广泛融合术和整个畸形节段后路内固定。介于上述两种情况之间者,是持续不断的胸背疼痛和 MRI 矢状影像上表现为数个节段的椎间盘退行性变、膨出或突出。除物理检查外,椎间盘造影诱发出与原来一样的疼痛症状,有助于骨科医生决定需手术的椎间盘。

通过椎板切除术来显露脊髓行椎间盘切除,其并发症发生率相当高,令人难以接受。据报道,在一组 40 例经椎板切除胸椎间盘的患者中,14 例发生医源性截瘫。故当需手术时,椎板切除很少作为胸椎间盘突出的主要手术入路。

有学者推荐了经肋骨横突切除途径行脊柱髓核减压的方法。有学者提倡采用这种方法对胸椎间盘突出进行减压。其他学者也报道了经后外侧或经椎弓根途径切除椎间盘令人满意的疗效。虽然经椎弓根或肋横突切除显露途径进行脊髓减压收到令人满意的效果,但这些途径更适合椎间盘侧方突出者。有学者最先对胸椎间盘突出进行前外侧减压。对中央型胸椎间盘突出或对须手术切除超过一个节段的胸椎间盘突出症,选用这种途径。有学者介绍了经胸膜外显露方法行前路椎间盘切除和椎体融合术。如果是单一节段的椎间盘切除,那么胸膜外解剖显露创伤较小,且不需要闭式引流。有学者推荐在前路胸椎间盘切除术之前,用动脉造影来确定脊髓主要的营养血管。手术暴露过程中,如必须结扎椎节段动脉和静脉,那么应在远离神经孔的前方结扎,因为此处的脊髓血供有重要的侧支循环。

鉴于胸段脊髓特有的解剖学特点,该节段的手术风险相对较大,因此选择最佳的手术途径,尽可能减少对脊髓和神经根造成的牵挂刺激显得格外重要。具体而言,手术途径的选择主要取决于以下 4 个方面内容:椎间盘突出的节段、突出的病理类型、与脊髓的相对关系以及术者对该手术途径的熟悉途径等。

1.经胸腔途径

该手术入路包括经胸膜内和经胸膜外两种方式。两种方式大体相同,但是前者手术野开阔清晰,操作简便,对脊髓无牵拉,相对安全;而后者较前者创伤小、干扰小,且术后无须放置胸腔闭式引流管。两者均为目前临床上最常采用的术式。

（1）适应证：广泛适用于第 4～12 胸椎间盘突出，尤其是在切除中央型椎间盘突出及伴有钙化、骨化时，优点更为突出。

（2）麻醉：气管内双腔插管全身麻醉。

（3）体位：患者取侧卧位。对于中、下段胸椎，为避免对下腔静脉和肝脏的干扰，建议从左侧切口进入；而对上段胸椎，可以从右侧切口进入，以避免对心脏及颈部、锁骨下血管的影响。对侧于上胸壁腋部垫以薄枕，使腋动脉、腋静脉和臂丛神经避免受压。体位固定后，检查上肢有无色泽变紫、静脉充血现象，以及动脉搏动是否正常。

（4）操作步骤。

1）显露：经胸腔手术途径，主要适用于第 4～10 胸椎间盘突出，切口一般以病变间隙上位第 2 肋为定位点。切口沿肋骨方向后侧开始于竖脊肌外缘，前至腋前线，在所定肋骨上切口，切开皮肤、皮下组织和深筋膜，然后依次切开肌肉。第一层切开背阔肌，高位沿肩胛骨内缘者，同时切开斜方肌和大、小菱形肌。第二层切开前锯肌、腹外斜肌起点及竖脊肌外缘。低位者则切断部分后下锯肌。

显露所需切除的肋骨：用肩肋骨拉钩，向上提肩胛骨，在肩胛骨下用手摸到的最上的肋骨即第 2 肋，以此为准即可确定需切除的肋骨。切开肋骨骨膜，用骨膜剥离器分离切开的肋骨骨膜。从肋骨下缘由前向后剥离肋间内肌及肋床。从肋骨上缘由后向前剥离肋间外肌。剥离肋骨前端时，不要露出肋软骨。然后用肋剪，在肋骨前、后两端剪断取出。若从肋间入路，即直接由选择的肋间，由外向内切开肋间外肌和肋间内肌。避免损伤位于肋骨下缘的肋间神经和肋间动、静脉，显露胸膜壁层。此时，根据术者习惯或手术操作方便，选择经胸膜内或胸膜外，以下按经胸膜内叙述。将肋骨床和膜壁层或仅胸膜壁层切开一小口，空气随即进入。肺组织即逐渐完全萎陷。若肺组织与胸壁有粘连，用剪刀剪断带状或膜状粘连，使肺完全萎陷。用盐水纱布垫保护胸壁，置开胸器逐渐将胸廓撑开，显露胸腔内手术野。

用盐水纱布垫覆盖肺组织并将其牵向中线，显露胸椎体的侧前方及后纵隔。若需要显露椎弓根部，则需将与病椎相邻的肋骨近段 5cm，从肋椎关节和肋横关节处分离切断取出。

纵行切开纵隔胸膜，即可见位于左侧的胸主动脉和半奇静脉，位于右侧的奇静脉以及肋间动、静脉，将肋间动、静脉或左、右侧半奇静脉，奇静脉予以结扎切断。切断肋间动脉要远离椎间孔，并且不要超过 3 根，以免损害脊髓的血液供应。然后于胸膜外用骨膜剥离器，将纵隔中的食管或主动脉从椎体前方推开，即显露椎体正前方、椎间盘和前纵韧带。依据手术要求，在此处进行手术。若手术需要探查椎管，则应保留肋间神经近端，以此为引导，切除一侧椎弓根，扩大一侧椎管探查脊髓。

2）手术定位：能否确定正确的手术节段至关重要，直接影响到手术的成败。确定方法包括参照切除的肋骨和对应的椎节来确定正确的手术节段；还可以进行术中透视或拍片，根据第 5 腰椎、第 12 胸椎或第 1～2 颈椎影像学标志来进行手术定位。通常情况下，需将上述方法结合起来进行判断；有时尚需根据局部的解剖学特点，如某一椎节的特殊形态、骨赘大小或局部曲度情况等，结合术中所见进行反复推断。尤其存在移行椎的情况下，更应提高警惕。

3）切除椎间盘组织：先切除椎间盘大部，然后使用长柄窄骨刀楔形切除相邻椎体后角，即上位椎体的后下角和下位椎体的后上角，深达椎管对侧壁，然后逐层由前向后切削至椎体后缘。用神经剥离子探及椎间盘后缘及椎体后壁,以指导骨刀切骨的方向及进刀深度。于椎间盘纤维环在椎体上、下缘附着点以远切断椎体后壁,用窄骨刀或配合应用长柄刮匙将部分后壁连同椎间盘组织由后向前撬拨切除或刮除,用刮匙刮残存椎管内的椎间盘及骨赘,直至胸脊髓前部硬膜囊完全清晰地显露出来。也可以先咬椎弓根,显露出硬膜囊和椎体后壁,再用刮匙逐步将椎间盘刮除。

4)植骨融合和固定:椎间盘切除和胸脊髓减压后,是否需要同时进行椎间植骨融合内固定,对此问题目前尚有争议。考虑到有利于早期功能锻炼,提高植骨融合率以及避免椎间隙狭窄带来的远期问题,建议同时行植骨和内固定。

5)切口引流及闭合:经胸膜途径或经胸膜外途径但胸膜已破者,均须放置胸腔闭式引流。常规方法逐层闭合切口。

6)术后处理:预防感染应用抗生素3～5天;密切观察胸腔引流量和性状,若24小时内引流量少于60mL时,摄X线胸片核实无误后可去除胸腔闭式引流管。术后7天复查胸椎X线平片了解椎体间植骨和内固定情况,并开始下床行走。

7)并发症及处理:①术中出血,若为节段血管出血,需立即重新予以结扎或电灼止血;若为椎管静脉丛出血,可以用双极电灼止血或用吸收性明胶海绵填塞压迫出血;如果是骨壁渗血,则可用骨蜡涂抹进行止血;②术中硬脊膜破裂脑脊液漏,若裂口较小可填以吸收性明胶海绵;若破损较大,则应尽可能地进行缝合修补(6-0尼龙缝线);有时需扩大骨性结构的切除,以便有必备空间进行破损硬膜的缝合修补;③术中脊髓或神经根损伤,术中仔细辨认、松解神经粘连以减少神经损伤的发生,一旦发生,可予以脱水、激素和神经营养药物等,术后积极进行有关康复功能练习;④肺部并发症,如术后气胸、胸腔积液或乳糜胸等,可进行相应处理。

2.经胸骨切开前方显露途径

该术式适用于其他术式难以显露的第1～4胸椎间盘突出。

颈胸联合切口,切开胸骨,经上部纵隔可显露第7颈椎～第4胸椎前方,是比较困难的显露途径。切开胸骨有3种不同方法:一是纵向劈开胸骨,二是倒T形切开胸骨上段,三是切除一侧胸锁关节及胸骨柄的半侧。3种方法都曾被应用。

一侧胸锁关节与胸骨柄半侧切除显露途径:仰卧位,头偏向对侧。气管内插管全身麻醉。根据显露需要,可选择左侧或右侧,以左侧为例进行介绍。下颈横切口,连接胸骨中线纵切口,切开皮肤、皮下及颈阔肌。在颈阔肌深面游离皮瓣,显露胸骨柄、左侧胸锁关节与锁骨内1/3段。骨膜下剥离将上述深面结构深面与上、下侧面游离。在骨面附着点上切断胸锁乳突肌的胸骨头与锁骨头,并向上推开。切除胸锁关节、胸骨柄半侧、第一肋的胸骨端、第2肋软骨,进入上纵隔。在儿童的胸骨后侧有胸腺,成年人已萎缩,其深面为气管、食管、主动脉弓、锁骨下动/静脉、喉返神经、胸导管等。在气管、食管侧面,与血管之间向深处钝性分离,轻柔解剖达椎体前面。并用平滑拉钩向两侧拉开,加以保护。将椎体前面筋膜切开,可见颈长肌在椎体前面的两侧部。第1～4胸椎椎体前面显露于手术野。

3.经肋横突关节切除途径

该术式为侧后方经胸膜外的一种显露方法。

(1)适应证:可广泛用于第1～2胸椎外侧型胸椎间盘突出。但对于中央型和旁中央型的胸椎间盘突出来说,由于术野和视野角度的限制,若要彻底切除椎间盘则难以避免对脊髓造成牵拉和干扰,即存在着损伤神经的风险,故不建议选用此入路。

(2)麻醉:气管内插管全身麻醉。

(3)体位:患者取侧卧位,患侧在上,对侧胸部垫枕。

(4)操作步骤。

1)切口:根据胸椎间盘突出的节段不同,所取皮肤切口略有变化。通常为脊后正中线旁开2cm的纵切口;若突出节段在第7胸椎以上,其切口远端应拐向肩胛骨的下缘顶点并向前下。

2)显露:使用电刀切开上方的斜方肌和菱形肌,切开下方的斜方肌外侧缘及背阔肌内侧缘,此时便可见到清晰的肋骨。将椎旁肌牵向背侧进而显露肋横突关节和横突。切开肋骨骨膜,并沿其走向行骨膜下剥离接近肋横突关节处。切断肋横突间的前、后韧带,然后将该段肋骨和横突分别予以切除。上述操作始终在胸膜外进行。通常需在椎体水平结扎肋间血管,并可借助肋间神经走行来确定椎间孔的位置。用撑开器撑开肋骨,用花生米或骨膜剥离器将胸膜壁层及椎前筋膜推开,使用拉钩将胸膜和肺牵向前侧,显露出椎体的侧方。将椎旁肌向背侧进一步剥开,显露出同侧椎板,将同一侧椎弓根、关节突切除后,即可显露出突向外侧或极外侧的椎间盘,小心剥离硬脊膜与椎间盘之间的粘连,切除突出的椎间盘组织。冲洗切口后,用明胶海绵覆盖硬脊膜囊。

3)切口闭合及引流:留置负压引流管,常规方法逐层关闭切口。

(屈一鸣)

第七节　脊柱、脊髓肿瘤

一、脊柱肿瘤

(一)概述

脊柱肿瘤是一种危害性很大的疾病。由于肿瘤组织可直接破坏脊椎骨质,导致脊柱生物力学结构损毁,并常殃及脊髓、神经根等重要结构,造成神经功能障碍,故使脊柱肿瘤的致残率和致死率均较高。与四肢肿瘤相比,脊柱肿瘤所处解剖部位比较特殊,毗邻器官或组织结构复杂,给临床诊断和手术切除带来很大困难,以往疗效一直欠佳。近年来,随着医学整体水平的提高,特别是外科手术技术的显著进步,脊柱肿瘤诊断和治疗的状况得到较大改观,但总体而言,在脊柱肿瘤诊断和治疗领域尚未解决的难题仍然较多,有待大力研究及逐步解决。

关于脊柱肿瘤的发生情况,因国内外不同学者所研究的病例来源不同,故所报道的数据和结果也相差较大。一般认为,原发性脊柱肿瘤约占原发性全身骨肿瘤的近10%。而脊柱转移性肿瘤发生率相对更高,若干对因肿瘤死亡的患者进行尸检的观察结果表明,高达30%～40%的病例已发生脊柱转移,诊断与治疗问题不容忽视。

(二)分类与分期

脊柱肿瘤按其来源可划分为原发性和转移性。原发性脊柱肿瘤因其性质不同又可划分为良性和恶性。然而,由于肿瘤细胞生物学行为的差异以及脊柱肿瘤生长部位的特殊性,无论用原发性或转移性的概念,还是用良性与恶性的概念,都难以准确描述脊柱肿瘤的实际危害和临床预后,除恶性程度以外,肿瘤所在节段、侵犯范围大小及软组织或椎管受累情况等都是疾病转归至关重要的影响因素。因此,采纳现有的临床分类系统或重新研究制定新的临床分类系统,以便于对脊柱肿瘤的存在状况做出准确评估和判断,并进而选择正确的治疗策略和适宜治疗方法,具有重要临床意义。

Enneking 外科分期系统在四肢骨肿瘤的临床分期中被广泛应用,在指导四肢肿瘤的临床诊断和治疗方面发挥重要作用。该分期系统基于 3 个因素对骨肿瘤进行描述。

1.肿瘤分级

Grade,用 G 表示。从组织学上区分,良性肿瘤为 G_0,低度恶性肿瘤为 G_1,高度恶性肿瘤为 G_2。除根据组织学划分而外,还可结合临床及影像学资料(如血管造影、骨扫描、CT、MRI等)对肿瘤的特性做出判断。

2.肿瘤的解剖学位置

Site,用 T 表示。T_0 为良性肿瘤,由成熟纤维所形成的囊或由骨组织完全包绕;T_1 是一种靠短的指状突穿透(良性)或在周围的反应层中(假膜)有许多小的卫星结节(恶性肿瘤),其发生在解剖学上的间室内,但并不破坏间室的自然屏障;T_2 是一种发生在间室外或由于自身生长、创伤(病理骨折)或与手术有关的创伤(病灶内或边缘切除活检)而超越原有间室的屏障向外扩散的肿瘤。这里所说的间室是指在骨膜内的骨,关节囊内的关节,未穿透筋膜外的皮下组织、肌肉等。一般而言,骨膜、关节囊及筋膜等结构可以看作是阻止肿瘤侵袭的保护屏障。

3.肿瘤的转移情况

MPtastasis,用 M 表示。无转移者为 M_0,有局部或远处转移为 M_1。

Enneking 借助对上述 3 种因素的研究,制定出骨与软组织良性和恶性肿瘤的分级。

需要强调,无论将良性肿瘤区分为 1、2 或 3 期,还是将恶性肿瘤区分为 G_1 和 G_2 级,除了组织学检查,临床及影像学资料同样具有重要价值。

应用 Enneking 外科分期系统对脊柱肿瘤进行描述虽在一定程度上能提供很多有用信息,但鉴于脊柱肿瘤的诸多自身特点,在许多情况下很难依照 Enneking 系统进行划分。例如,间室在四肢肿瘤分期乃至手术切除方式的确定中是一个十分重要的概念,但在脊柱肿瘤的分期和切除范围确定上则很难实际应用。当脊柱肿瘤侵入椎管时,间室外切除就意味着连同整个硬膜一并切除,这在临床实际中难以做到,也不必做到。由此可见,Enneking 分期系统在很大程度上尚不能满足脊柱肿瘤外科分期的需要。

WBB 分期系统着重于描述肿瘤在脊椎局部的侵占情况,旨在据此来确定手术切除的范围与方式。该系统首先将脊椎在横断面上按时钟的形式分成 12 个扇形区域,其中 4～9 区为前方结构,其余区为后方结构;然后根据解剖结构从脊椎周围至椎管分成 A～E 5 个不同层次:A为脊椎周围软组织,B 为骨组织浅层,C 为骨组织深层,D 为椎管内硬膜外部分,E 为硬膜内;最后再记录肿瘤侵占脊椎的节段。采用这一系统,可以从横向、矢向和纵向 3 个角度对肿瘤的病变范围做出清楚判断,继而确定相应手术方案。例如,根据肿瘤所侵占的时区来确定是行椎体切除、后方结构切除,还是矢状半脊椎切除。

Tomita 评分系统则主要用于对转移性脊柱肿瘤的临床评估。该系统以 3 种因素作为评分依据。①原发性肿瘤的组织学分级：生长缓慢 1 分，生长中度 2 分，生长迅速 4 分。②全身脏器转移情况：可治疗者 2 分，不可治疗者 4 分。③骨转移情况：单发或孤立性 1 分，多发性转移 2 分。参照以上评分系统，如患者预计生存期长，评分为 2～3 分者，行肿瘤的广泛性或边缘性切除；预计生存期中等，评分为 4～5 分者，行肿瘤的边缘性或病变内切除；预计生存期短，评分为 6～7 分者，仅行姑息性肿瘤切除；而对于肿瘤晚期患者，评分达 8～10 分者，宜放弃手术，选择非手术支持疗法。

综合应用上述几种分期或分级方法可从不同角度对脊柱肿瘤的性质、部位或预后做出一定判断，并以此作为确定治疗方案的重要依据。但应当指出，由于脊柱肿瘤的特殊性和复杂性，现行使用的方法均存在各自的局限性，需要研究更完善的临床分类系统。

（三）转移性脊柱肿瘤

1.概述

很多晚期癌症患者，脊柱转移的发生率很高。然而，原发灶不明确，从脊柱转移癌首先发现癌症的例子并不少见。原发性肺癌、乳腺癌、前列腺癌、甲状腺癌、肝癌、肾癌、直肠癌、子宫癌等主要原发癌中，乳腺癌的脊柱转移率最高。转移部位以腰椎多见（约占 70%），胸椎、颈椎、骶椎依次降低。

2.临床表现

恶性肿瘤一般存在食欲减退、消瘦、全身乏力等，有些也会早期出现局部症状。早期局部症状以疼痛多见。与脊椎退行性疾患所出现的运动时疼痛不同，转移癌多表现为静止时疼痛。随着病灶的扩大，逐渐产生神经刺激症状，因脊髓和马尾的压迫而产生感觉及运动障碍发生率逐渐增大。临床检查中可以发现红细胞沉降率增快、贫血、血清碱性磷酸酶的升高等非特异性表现以及肿瘤特定标志物的检出。例如，前列腺癌时前列腺酸性磷酸酶（PAP）及前列腺特异性抗原（PSA）值升高。

3.影像学表现

转移多发生在椎体。多数肿瘤在 X 线片上表现为溶骨性骨破坏，边界不清晰。椎体的压缩也很常见。但是，前列腺癌或者乳腺癌引起骨硬化的类型也是存在的。一般情况下，正位 X 线片上首先表现为一侧椎弓根的消失，称为"猫头鹰眨眼征"。这是由于肿瘤扩大，压迫破坏一侧椎弓根造成的，进一步发展有可能出现脊髓麻痹。

一般情况下在脓肿部位出现椎间隙狭窄，应当与化脓性脊柱炎或者脊柱结核相鉴别。锝（^{99m}Tc）骨扫描，对于判断全身骨转移有无、数目以及部位十分有用。而 MRI 有助于判断详细的病变，以及与神经组织的关系。

4.治疗

治疗的目的主要是缓解疼痛以及神经麻痹带来的痛苦，提高生存期间的生活质量，因此必须从原发脏器的功能状态，转移灶的大小，生存预后，全身状态以及家庭、社会、心理等诸多因素综合考虑，制订适当的治疗计划。采用姑息治疗、放疗、激素治疗，还是化疗，根据肿瘤的种类以及敏感性而定。放疗对麻痹的改善很多时候虽然无效，但可以减轻疼痛。激素治疗对于前列腺癌、乳腺癌大多是有效的。

对于合并有脊髓麻痹的脊柱支撑障碍,但预计术后可以存活 6 个月以上的患者,应当进行手术治疗。手术主要是进行神经减压以及脊柱固定,使用内固定器械以达到固定、强化支撑、早期下床、早期出院的目的。近年来,对于术后预计生存时间较长的病例,逐渐采取以根治性为目的的转移灶摘除术。

(四)原发性脊柱肿瘤

1.原发性良性脊柱肿瘤

来源于脊柱的原发性肿瘤当中,良性肿瘤较恶性肿瘤多见。原发性肿瘤中 60% 为良性肿瘤,具有代表性者有以下 5 种。

(1)血管瘤:好发于椎体,大多无临床表现。有时会出现椎体的压缩和脊髓麻痹。典型的表现为 X 片上椎体的垂直骨小梁粗糙,呈现椎体膨胀或侵蚀。MRI 呈现 T_1,T_2 加权像高信号的斑点样影像。

(2)动脉瘤样骨囊肿:好发于椎弓、横突根部及椎体后方,骨皮质变薄、膨胀,部分骨皮质缺失。因动脉瘤样骨囊肿破裂可导致自发性出血。

(3)骨巨细胞瘤:主要发生在成年人的椎体,骶骨部位好发。男女发病比例约为 2:1。X线片上呈膨胀性溶骨性间隔性病变,称"肥皂泡样"。本肿瘤虽属良性肿瘤,但有恶变的可能存在。手术切除后易于复发。

(4)嗜酸性肉芽肿:嗜酸性肉芽肿是组织细胞 X 综合征中最局限的一种形式,形成骨组织的良性病变。多数表现为 15 岁以下儿童椎体单发病灶,很少伴有麻痹。颈椎和胸椎部位同样好发。X线片上典型表现为扁平椎,是由于椎体不同程度的压缩造成的。患者有自发痛、僵直等症状。本病为自限性疾患,椎体的高度可自行恢复,但通常留有残余畸形。对于进展性的病例应当加以注意。

(5)骨样骨瘤和骨母细胞瘤:两者均为比较少见的肿瘤,好发于小儿的椎弓、横突根部、棘突根部。有时会出现抗痛性侧凸。诊断上,MRI、CT 以及骨扫描都是十分有用的,病灶部位会出现显著的浓聚。治疗以手术切除为主。

2.原发性恶性脊柱肿瘤

原发性恶性脊柱肿瘤临床常见发病率较高的是以下两种肿瘤,其他少见肿瘤还包括 Ewing 肉瘤、软骨肉瘤、骨肉瘤等。

(1)孤立性浆细胞瘤及多发性骨髓瘤。

1)概述:孤立性浆细胞瘤及多发性骨髓瘤,是以骨破坏为主的浆细胞肿瘤,是一种原发性全身骨髓恶性肿瘤,源于 B 淋巴细胞,并具有 B 淋巴细胞分化特征。本病是原发性恶性脊柱肿瘤中发病率最高的。轮廓完整的单一浆细胞瘤出现在某一椎节或相邻椎节时,称为孤立性浆细胞瘤,多数病变发生在胸椎。男女发病比例为(2~3):1,发病年龄在 40~50 岁,近年有年轻化的趋势。多发性骨髓瘤是骨髓中浆细胞进行性增殖恶性疾病,可由前者发展而来。多见于成人,发病率为 2.0~3.1/10 万,发病年龄为 50~70 岁,随年龄增大发病率呈倍数增长,男女发病比例相同。

2)病理和病理生理:肿瘤大体形态呈多发性瘤结节,也可呈浸润性瘤块。肿瘤切面呈灰白色或灰红色,有时可见胶冻状骨溶解区、出血区和坏死灶。大的瘤结节可浸润骨膜和骨外软组织。肿瘤由正常和异常的浆细胞组成,可以见到不同分化阶段的浆细胞。肿瘤间质少,由纤维血管组织构成,有时可有丰富的网状纤维。多发性骨髓瘤患者常出现贫血,并可有高钙血症和骨折。患者可出现凝血机制障碍,并有肾功能损害。

3)临床表现:孤立性浆细胞瘤最常见的症状是局部疼痛。约半数患者会出现脊髓或神经根受压,偶尔会出现瘫痪。X线表现为椎体的溶骨性破坏,呈不同程度椎体塌陷或即将塌陷。病变常累及椎弓根并延伸至椎体前方,X线正位平片可表现为受累椎弓根消失。受累椎体在CT显示筛孔样改变,在MRI T_1 加权像为等信号,T_2 加权像为高信号,并可显示椎管内神经组织受侵犯的范围。

多发性骨髓瘤患者常有周身骨骼疼痛、贫血、肾功能损害和感染。X线表现为骨骼破坏,放射性核素骨扫描可发现多处骨骼受累,以肋骨、椎体、骨盆最易受累。

由于副蛋白的产生,患者还可出现副蛋白综合征,包括皮肤色素沉着、多发性神经病、水肿、多毛症等。

4)诊断:孤立性浆细胞瘤可通过病灶抽吸病理检查以确定诊断。并需要明确肿瘤细胞分化程度和有无神经组织压迫。一旦诊断成立,必须明确系统性疾病情况,进行骨髓穿刺活检。血清蛋白电泳中的 M 蛋白,尿中的 Bence-Jones 蛋白在半数的病例会出现升高。通过副蛋白水平的测定可以帮助判断预后情况。

骨髓涂片与活检是诊断多发性骨髓瘤的主要手段之一,发现有成堆的幼稚浆细胞即可确诊。多发性骨髓瘤的诊断标准包括细胞学标准和其他实验室标准。细胞学标准包括:①骨髓涂片浆细胞或异常浆细胞超过 10%;②活检证实浆细胞瘤存在。其他实验室标准包括:①血清中大量 M 蛋白,IgG＞25g/L,IgA＞10g/L,IgD＞2.0g/L,IgE＞2.0g/L,IgM＞10g/L;②尿中 Bence-Jones 蛋白＞0.2g/24 小时;③放射学溶骨性损害的证据或无任何其他原因的广泛性骨质疏松;④至少 2 张外周血涂片见到骨髓瘤细胞。如果细胞学标准 2 项同时存在或者细胞学标准中任何 1 项加上其他实验室标准 4 项中任何 1 项,即可确立诊断。

5)治疗方法:对于出现疼痛和椎体轻度塌陷的脊椎单发浆细胞瘤患者,单纯放疗为早期最佳方案。对于有明显椎体塌陷、神经受压、局限性后凸畸形和脊柱不稳的患者,可行椎管减压和脊柱稳定性重建手术,术后 6～8 周开始放疗。

多发性骨髓瘤的治疗应全面考虑患者全身系统情况、并发症和局部骨破坏情况。化疗和放疗是标准的治疗方法。对于病变导致严重脊髓神经压迫或脊柱不稳定,可行手术治疗,主要针对神经压迫节段进行病灶切除、椎管减压和重建脊柱稳定性。

6)预后:脊柱孤立性浆细胞瘤患者的 5 年生存率可达 70%,60% 的孤立性浆细胞瘤可发展为多发性骨髓瘤。预后不良的因素包括年龄、软组织受累情况、副蛋白水平等。

(2)脊索瘤。

1)概述:脊索瘤是一种起源于胚胎残留脊索组织的原发性恶性肿瘤。男女发病比例约为2:1。发病年龄主要为 50～70 岁,也可见于婴儿和青壮年。其发病率占恶性骨肿瘤的 1%～4%。主要发生于中轴骨,是 30 岁以下患者骶骨部位的好发肿瘤。

2)病理:肿瘤大体形态具有不完整的假包膜,边缘清晰,呈小叶状,质地坚度不一。镜下可见肿瘤组织呈分叶状结构,细胞特征为含空泡细胞,空泡大小不一,糖原和黏液染色均为阳性。

有的细胞核偏于细胞的一侧,称为印戒细胞。在较大的肿瘤小叶内,细胞外黏液丰富而细胞较少。在较小的肿瘤小叶内,细胞呈多边形并相互靠拢,类似产生黏液的腺癌。细胞内外有黏液存在是本肿瘤最重要的组织学诊断依据。

3)临床表现:疼痛是最常见症状。早期症状不典型,易被误诊,临床工作中需要注意。骶骨脊索瘤生长缓慢,早期常没有症状,确诊时往往瘤体较大,肿瘤侵犯骶神经可导致直肠和膀胱功能障碍。椎体病理性骨折和肿瘤的椎管内侵犯可导致脊髓神经压迫。

脊椎脊索瘤的主要 X 线表现为不对称的椎体破坏和邻近软组织肿块。由于肠气的影响,单纯 X 线诊断通常较为困难。

CT 和 MRI 可以更加清晰地显示肿瘤自身的组织结构、椎体破坏范围以及与周围组织器官的关系。脊索瘤在 CT 上表现为与肌肉相似的密度,在 MRI 显示异质性改变,T_1 加权像呈低至中等信号,T_2 加权像呈高信号。

骶骨脊索瘤骶骨区常出现多个区域节段的溶骨性病变,骨皮质薄纸样膨隆、扩大。

4)诊断:脊索瘤进展缓慢,早期症状不典型,容易误诊。诊断应遵循临床、病理、影像学三结合的原则。由于影像学和病理学上的相似,鉴别诊断应注意骨巨细胞瘤和软骨肉瘤。

5)治疗:不同部位的治疗各异。主要治疗手段包括放疗、化疗和手术治疗。但本病对化疗和放疗不敏感。治疗应以完全的外科切除为主,切除不完全是局部复发率高的主要原因。当肿瘤侵犯第 1 骶骨时,应进行骶骨全切,使用内固定器材进行骶骨再造术。目前临床多采用手术切除与术后放疗甚至化疗相结合的方法以提高疗效。

6)预后:脊索瘤主要表现为局部侵袭性生长,但也可发生缓慢转移。转移率为 5%～40%。

二、脊髓肿瘤

脊髓肿瘤是指椎管内发生的肿瘤的总称。脊髓肿瘤在临床上根据肿瘤与脊髓以及肿瘤与硬膜的关系,大致分为硬膜外肿瘤、硬膜内髓外肿瘤以及脊髓内肿瘤。但是也存在一种特殊形态的肿瘤,同时位于椎管的内外,通过椎间孔,形似沙漏样,总称为沙漏样肿瘤。

脊髓肿瘤因发生部位和形态以及因肿瘤种类而采取的手术方法不同,其预后各异,因而治疗前的判定是不可缺少的。从脊柱的生物力学讲,手术时随意扩大椎板的切除范围,术后导致脊柱变形的发生率很高。因而应尽量保存脊柱后方的稳定结构,采取椎板成形术、半侧椎板切除术等。过去神经外科沿袭的椎管探查术正逐渐被显微外科手术所代替。磁共振(包括加强磁共振)、导航技术在术前定位和手术方案的制订方面非常重要。近年来,随着影像学诊断技术的不断进步,手术疗法在脊髓肿瘤治疗中的地位逐渐提高。由于日益广泛应用的神经电位监测和术中超声技术以及术中导航,因手术带来的神经功能障碍正在不断减少。随着显微外科技术的不断进步以及激光技术和放射性治疗技术的发展,外科手术切除已经成为硬膜内肿瘤最有效的治疗手段。

(一)分类

1.硬膜外肿瘤

约占脊髓肿瘤总数的 11%。肿瘤位于硬膜外腔,从硬膜外压迫脊髓。转移性肿瘤占大多数,乳腺癌、肺癌以及恶性淋巴瘤转移较为多见。原发肿瘤中,以神经鞘瘤和脂肪瘤为主。

2.硬膜内髓外肿瘤

肿瘤位于硬膜内脊髓外,即硬膜下腔及蛛网膜下隙。脊髓受到外来压迫而引起脊髓障碍。约占脊髓肿瘤总数的65%,肿瘤种类以神经鞘瘤、神经纤维瘤以及脊膜瘤为主,约占髓外肿瘤的80%,终丝室管膜瘤约占15%,其他还包括不属于真性肿瘤的蛛网膜囊肿、脊髓动静脉畸形等。肿瘤大多偏于脊髓的背侧方,硬膜切开后即可切除。神经鞘瘤大多来源后根的Schwann细胞,摘除较为容易。脊膜瘤来源神经根袖附近的硬膜内层,因而摘除时发生部位的部分硬膜予以部分切除是防止复发的重要步骤。

(1)脊膜瘤:从病理发生上分析,脊膜瘤主要来源于神经根袖附近硬膜内层的蛛网膜细胞,少数来源于硬脊膜和软脊膜的成纤维细胞。多位于脊髓外侧方,偶发生在脊髓背侧。脊膜瘤的发病年龄多在50～70岁,女性多见,占75%～80%。肿瘤的发生部位以胸段最为常见。大多数脊膜瘤发生于髓外,且多为单发。但在神经纤维瘤病患者可表现为多发病灶,占1%～2%。由于存在硬膜外腔,脊膜瘤很少发生脊柱骨质的破坏。

(2)神经鞘瘤:神经鞘瘤来源于神经膜细胞,发病年龄多在40～60岁,但性别上男女发生率无显著差异。神经鞘瘤可发生在各段椎管,多为单发。神经鞘瘤中有80%左右位于硬膜内,10%位于硬膜外,另有10%～15%通过硬脊膜根袖形成沙漏样肿瘤。极少数神经鞘瘤来源脊髓穿通血管的管周神经鞘,形成髓内肿瘤,约占1%。在神经鞘瘤中,约有2.5%表现为恶性,其中半数以上为神经纤维瘤病患者。此类恶性神经鞘瘤预后较差,存活时间多不超过1年。

(3)神经纤维瘤:神经纤维瘤虽然和神经鞘瘤一样,都来源于神经膜细胞,但病理检查前者还有神经周细胞以及成纤维细胞的参与。神经纤维瘤组织学表现为大量纤维组织和肿瘤基质中明显的神经纤维。肿瘤发生部位使受累神经梭形增粗,难以分清肿瘤和神经。多发的神经纤维瘤提示有神经纤维瘤病的存在。

(4)终丝室管膜瘤:有近半数的终丝室管膜瘤来源于终丝内。发病年龄以30～50岁多见,男性略多于女性。虽然几乎所有的终丝室管膜瘤都为良性,但在婴幼儿中危害较大。

3.髓内肿瘤

髓内肿瘤是发生于脊髓实质内的肿瘤,占脊髓肿瘤的20%～25%。脊髓受到由内向外的膨胀压迫、肿大。髓内肿瘤包括室管膜瘤、星形细胞瘤、血管母细胞瘤、海绵状血管瘤、血管畸形、囊肿、转移性肿瘤等。切除肿瘤时必须切开脊髓,完全摘除肿瘤是很难的,特别是星形细胞瘤的完全摘除率是非常低的。

(1)星形细胞瘤:星形细胞瘤多发生在30岁以前,是儿童髓内肿瘤最常见的类型,约占10岁以下病例的90%,青少年病例的60%。肿瘤多发生在颈段和颈胸段。根据组织学分为不同的类型,包括低分化纤维型、毛细胞型星形细胞瘤,神经节胶质细胞瘤,恶性星形细胞瘤,胶质母细胞瘤等。大约90%的儿童星形细胞瘤是良性的,恶性星形细胞瘤和胶质母细胞瘤约占髓内星形细胞瘤的10%,临床进展较快,转移发生率高,存活率低。

(2)室管膜瘤:室管膜瘤多发生于中年,男女发病无显著差异。髓内室管膜瘤常见于颈段,近一半中枢神经系统室管膜瘤来源于中央管。室管膜瘤组织学上分为细胞型室管膜瘤、上皮型室管膜瘤、纤维型室管膜瘤、室管膜下瘤、黏液乳头型室管膜瘤和混合型室管膜瘤。多数室管膜瘤表现为良性,尽管常伴有坏死或肿瘤内出血。虽然不存在包膜,但这些胶质肿瘤常有完好的边界而不浸润邻近的脊髓组织。

(3)血管母细胞瘤:血管母细胞瘤是一种边界清楚、无包膜的血管来源的良性肿瘤。肿瘤多位于脊髓的背侧或外侧,且常与软脊膜相连。在血管母细胞瘤的患者中,约有 25% 以上的病例合并有 VHL 综合征。

4.马尾肿瘤

马尾肿瘤是指腰椎马尾部存在的肿瘤的总称。神经鞘瘤多见,从脊髓延续的终丝发生的室管膜瘤较多见。早期主诉主要为神经根刺激症状,进展期主要发展为马尾压迫症状引起的下肢感觉及运动障碍,最后出现排尿困难($S_2 \sim S_4$ 神经根障碍)。肿瘤的完全摘除是必要的。

(二)临床表现

脊髓肿瘤的临床症状以早期的神经根刺激症状(根性痛)和进展期的脊髓压迫症状为代表,因进行性神经损害而引发的疼痛在临床最为多见。疼痛的类型以及神经损害的特点主要取决于肿瘤的发生部位和生长速度。

1.神经根刺激症状(根性痛)和叩击痛

早期的根性疼痛,并不是所有脊髓肿瘤病例都必须出现的,这一点非常重要。疼痛程度各种各样,很多时候是没有明确记忆的一过性疼痛。

颈髓肿瘤主要表现为颈肩上肢部的放射痛;胸髓肿瘤首先自觉胸部侧方以及上腹部疼痛,随后逐渐发现有脊髓症状;腰骶髓肿瘤以及马尾肿瘤,大多出现明显的下肢痛,有时误诊为腰椎间盘突出症。

对于这种根性疼痛部位和范围的仔细询问,有助于推断肿瘤的位置是左侧还是右侧。有时肿瘤患者会出现背部的叩击痛以及远方的放射痛。

2.脊髓压迫症状

出现在高位脊髓(颈髓、胸髓)的脊髓肿瘤,首先因为椎体束障碍引起下肢痉挛性麻痹,感觉上行通路的障碍引起浅感觉障碍以及深感觉异常,病情进展可能会出现完全的脊髓横断性弛缓性瘫痪。从起始症状的出现,到临床症状的发展,可以判定出是来自脊髓外的压迫(髓外肿瘤)还是来自脊髓内的压迫(髓内肿瘤)。髓内肿瘤以及位于排尿中枢的脊髓圆锥部位的肿瘤,很早期就容易产生膀胱及直肠功能障碍。

(三)影像学检查

从神经学分析来看,病变髓节的判定是最基本和最重要的。X 线平片因为无法显示软组织的病变情况,在现代脊髓肿瘤诊断中的作用很小。单纯 X 线正位片仅可见肿瘤水平椎弓根间距的扩大和椎弓根的侵蚀,侧位像可见椎体后方的压痕,沙漏样肿瘤时斜位像可见椎间孔的扩大。脊髓造影以及 CTM 在脊髓肿瘤的诊断中受到一定限制。硬膜内髓外肿瘤在脊髓造影中可表现为圆形的充盈缺损(杯口征),髓内肿瘤可表现为脊髓影的局部增宽。对于脊髓旁或沙漏样肿瘤在硬膜内外的分布,脊髓造影 CT 可以清晰地显示。近年来,MRI 成为脊髓肿瘤诊断中最可靠的检查。MRI 椎管造影的应用,使得从发病部位到病变组织的诊断成为可能。MRI 中 T_1 加权像以及 T_2 加权像可以显现出肿瘤的大致情况,进一步的增强造影(^{99m}Tc),大多可以清晰地显示出肿瘤的轮廓。

多数髓内肿瘤在 T_1 加权像上表现为等密度或稍低密度,脊髓表现为轻度增粗。T_2 加权像较为敏感,表现为高密度。几乎所有髓内肿瘤在增强造影时,T_1 加权像都可被增强。

由于 MRI 可以清楚显示脑脊液或马尾占位的异常信号,进而发现髓外肿瘤。根据影像学特点,判定脂肪瘤、神经肠源性囊肿、皮样瘤、蛛网膜囊肿、血管畸形等。大多数髓外肿瘤的 T_1 表现为等信号或略低信号,T_2 像神经鞘瘤和脊膜瘤的信号都比脊髓高。硬膜内髓外肿瘤中发病率较高的神经鞘瘤和脊膜瘤的鉴别诊断要点是,神经鞘瘤较脊膜瘤与硬膜成角锐利,大多造影加强像肿瘤部位呈明显加强。

脊柱肿瘤存在的部位,蛛网膜下隙存在不同程度的阻塞,造成脑脊液循环障碍。因此,脑脊液穿刺可以发现脑脊液循环阻塞的综合征(Queckenstedt 试验阳性,脑脊液发黄,蛋白质增加以及 Pandy 试验和 Nonne-Apelt 试验阳性)。而且进行椎管造影时,脊髓肿瘤横断面的局部特征也可以表现出来。

(四)治疗

脊髓肿瘤大多对放疗的敏感性很低,而且因为存在放射线对脊髓的损伤,除一部分髓内肿瘤(恶性星形细胞瘤,部分切除术后的室管膜瘤)外很少施行。因而脊髓肿瘤的治疗,基本以外科摘除为原则。手术的目的在于最大范围地切除全部肿瘤。显微手术技术的提高和术中脊髓监护技术的应用,使肿瘤摘除时安全性不断提高。髓内肿瘤在内的脊髓肿瘤,术后可能引起的神经功能障碍和完全摘除的可能性等问题术前需向患者进行详细的交代说明,得到患者及其家属的理解,这一点十分重要。

根据目前的治疗方法,手术治疗仍是多数髓内肿瘤最有效的治疗手段。手术的方案取决于肿瘤和脊髓的相互关系以及浸润程度。因为手术切除对恶性髓内肿瘤的疗效有限,所以一旦术中组织学活检明确证实恶性肿瘤,手术应当立即终止。显微外科技术的发展,术中显微镜的应用以及术中常规的稳定状态听力诱发反应检查(SSEP)和面神经运动诱发电位(MEP)的检查,有助于进一步降低脊髓损伤。术中超声和近年发展起来的导航技术不仅可以用来定位肿瘤的位置和浸润范围,而且可以最大程度减少椎板切除范围,降低手术对脊柱生物力学的影响。

手术切除是硬膜内髓外肿瘤的最佳治疗方法,通过椎板切除暴露椎管,可以切除几乎所有的髓外病变。完整切除肿瘤后的复发率很低,预后良好。

(屈一鸣)

第八节 脊髓损伤

进入 20 世纪后半叶,随着世界各国经济水平的发展,脊髓损伤发生率呈现逐年增高的趋势。脊髓损伤常常继发于脊柱损伤,是脊柱损伤最严重的并发症,往往导致损伤节段以下肢体严重的功能障碍。脊髓损伤不仅会给患者本人带来身体和心理的严重伤害,还会给整个社会造成巨大的经济负担。在美国,由于脊髓损伤所导致的社会经济损失大约为 80 亿美元/年,每位脊髓损伤患者每年的治疗康复费用平均为 43.5 万～260 万美元。针对脊髓损伤的预防、治疗和康复已成为当今医学界的一大课题。

一、流行病学

现阶段我国与劳动相关的脊柱脊髓损伤比例较高,如矿山事故或其他劳动场地的重物砸伤、建筑工地的高处坠落伤等。而在一些发达国家,由于工作条件的改善,工伤事故等劳动损害造成的脊髓损伤明显减少,而运动和娱乐等原因造成的脊髓损伤逐年增加。

其他少见的原因还有如匕首类锐器所导致的直接的脊髓损伤。

二、病因

(一)脊髓的间接暴力损伤

间接暴力损伤是导致脊髓损伤的最主要原因,脊髓损伤可以是继发于脊柱的骨折脱位,也可以是无骨折脱位型脊髓损伤。外来的暴力并不直接作用于脊髓,而是通过严重的暴力作用于脊柱,导致脊柱的骨折脱位或是无骨折脱位的损伤,间接作用于脊髓而导致损伤。

1.继发于脊柱骨折脱位的脊髓损伤

严重的外来暴力可以导致脊柱损伤,在严重的车祸伤、高处坠落伤或者重物砸伤脊柱,头部摔伤或砸伤导致颈椎过度屈曲或过度伸展伤等外来的暴力,可以导致脊柱骨折或者脱位,而脱位或骨折的脊柱结构常常冲击压迫脊髓,使脊髓遭受间接暴力损伤,这是脊髓损伤的重要原因。另外,脊柱骨折或脱位后,某些患者可能没有出现脊髓损伤的情况或脊髓损伤程度较轻,但由于脊柱损伤后脊柱的稳定性遭到破坏,救护及转运时不正确的搬运方法,将有可能使原先并没有导致脊髓压迫的脱位或骨折的脊柱结构造成对脊髓的压迫而形成脊髓损伤或使原有的脊髓损伤程度加重,这也是导致脊髓损伤的重要原因。继发于脊柱骨折脱位的脊髓损伤程度往往较重,有相当比例的患者属于完全性脊髓损伤。

在病理情况下,由于强直性脊柱炎或类风湿关节炎累及脊柱,导致脊柱韧带钙化,脊柱强直者,轻微的暴力也可以出现脊柱骨折,并使脊髓遭受间接暴力损伤,但这种情况较少见。

2.无骨折脱位性脊髓损伤

无骨折脱位性脊髓损伤或称无放射影像学异常的脊髓损伤(SCIWORA),是指损伤暴力造成了脊髓损伤而X线及CT等放射学检查没有可见的脊柱骨折、脱位等异常发现,也属于脊髓的间接暴力损伤。

成人无骨折脱位型脊髓损伤的暴力程度一般轻于继发于脊柱骨折脱位的脊髓损伤,绝大多数见于颈脊髓损伤,而胸脊髓损伤罕见。成人的无骨折脱位性颈脊髓损伤多见于原有颈椎退行性变或先天性、发育性或退行性变性颈椎管狭窄、颈椎OPLL或先天性颈椎畸形等原有颈椎病变者,受到外力后可导致颈脊髓损伤并出现相应临床症状,成人的无骨折脱位型颈髓损伤往往外伤的暴力程度较轻,脊髓损伤程度多为不完全性损伤。成人胸脊髓的无骨折脱位型脊髓损伤罕见,见于胸椎黄韧带骨化或OPLL等胸椎管狭窄的原有病理基础,而受到暴力后出现的胸脊髓损伤。

儿童SCIWORA的比例明显高于其他年龄组,儿童的SCIWORA常见于颈脊髓损伤,其他也有胸脊髓及胸腰脊髓损伤者。儿童的 SCIWORA 多发生于 8 岁以下儿童,且多为完全性或严重脊髓损伤。

(二)脊髓的直接暴力损伤

脊髓的直接暴力损伤极为少见。由于脊髓位于脊柱的椎管内,受到脊柱的保护,一般情况下,不易受到直接暴力的损伤。但在少见的情况下,当受到来自后方或侧后方的刀刺伤及枪弹火器伤时,刀刺尖或枪弹可穿过椎板或通过椎板间隙,直接损伤脊髓。这种情况下,往往脊柱的骨组织结构损伤很轻或者甚至没有骨结构的损伤,但由于脊髓受到这种直接暴力的损伤,往往造成脊髓的完全性横贯性损伤,绝大多数患者神经功能无法改善;如刀刺伤仅仅刺伤脊髓的一侧或前部或后部,虽可能也属于不完全性脊髓损伤,但受到直接暴力损伤的脊髓部位以下的神经功能也无法改善,仅仅在未遭受损伤的部分脊髓可能残留部分功能。

三、病理

按脊髓损伤的程度可分为完全性或不完全性脊髓损伤,按病程进展一般分为原发性和继发性脊髓损伤。

(一)原发性脊髓损伤

脊髓及神经根在遭受直接或间接暴力后所受到的最初损伤称为原发性损伤,其损伤严重程度与作用于脊髓或神经根的动力学能量大小有关。原发性脊髓损伤的常见病理类型如下。

1.脊髓挫伤及挫裂伤

脊髓由于挤压或撞击所导致的实质性损伤,损伤程度轻者为挫伤,严重者为挫裂伤。其病理改变为脊髓实质出血和神经细胞变性、坏死及神经纤维的扭曲或部分断裂等。

2.脊髓断裂

因脊髓受损为横贯性损毁、神经组织的连续性中断,其断端灰质可见出血及坏死。

(二)继发性脊髓损伤

脊髓在最初的原发性损伤后,因进行性的生化、血管及生物力学改变所导致的神经组织的进一步损伤称为继发性损伤,继发性损伤的程度与伤后脊髓所处的状态以及治疗恰当与否密切相关。如治疗得当,一部分的继发性脊髓损伤是可逆的;反之,一部分的继发性脊髓损伤如治疗不当或由其自身的发展规律,可演变为不可逆性的脊髓损伤,使脊髓功能进一步丧失。因而,对继发性脊髓损伤的研究是现代临床与实验研究的重点课题。

1.脊髓组织水肿

指脊髓实质内含水量增加。当损伤导致脊髓出现原发性损伤后,脊髓本身可出现创伤性反应性炎症,脊髓组织细胞炎症性水肿。当脊髓发生水肿时,由于椎管的容积是一定的,从而使椎管内压力增高,引起脊髓神经细胞或神经纤维的直接受损或造成神经组织血液灌注量减少,这样可导致脊髓功能进一步障碍。脊髓水肿减轻、消失后,或因及时手术扩大椎管,将使脊髓的受压得到一定程度的缓解,脊髓功能可望逐渐恢复。但如脊髓的水肿未及时消退或没有及时手术扩大椎管,解除脊髓神经组织的压迫,将导致部分脊髓神经组织出现不可逆的损害。

因此,在不完全性脊髓损伤的早期,采用药物迅速缓解脊髓水肿或通过手术扩大椎管,解除脊髓压迫,对于改善脊髓神经功能、改善预后具有重要的意义。

2.脊髓神经组织的其他继发性改变

脊髓损伤后,随着创伤反应的进展,缺血、缺氧状态的持续,可出现一系列的继发性改变,包括:依赖 ATP 的细胞膜转运系统功能障碍;脊髓组织内某些有毒代谢产物如儿茶酚胺、花生四烯酸、自由基、脂质过氧化物以及兴奋性氨基酸等的释放和堆积;局部微循环障碍;延迟性低灌注状态:可导致脊髓神经组织细胞凋亡及坏死等继发性表现。从而使最初尚未遭到不可逆损害的神经组织发生继发性变性或坏死,使脊髓功能进一步丧失。

四、临床表现

根据脊髓的解剖结构特点,脊髓损伤后,根据损伤平面、损伤程度及损伤节段的不同,患者可呈现不同程度或特征的肢体感觉及运动障碍,还可出现一系列的全身性改变。

(一)脊髓休克

在脊髓损伤的早期,可呈现一段时间的脊髓休克期,即损伤节段以下的脊髓功能消失,表现为损伤节段以下感觉丧失,肌肉呈迟缓性瘫痪,深浅反射均消失。待脊髓休克期过后,损伤节段以下的脊髓功能恢复,可出现上运动神经元损伤的表现,表现为痉挛性瘫痪。脊髓休克期可持续数周至数月。

1.概念

脊髓休克是指脊髓损伤后,脊髓内的神经细胞受到强烈振荡,从而引起脊髓功能暂时性超限抑制状态,在受损水平以下的脊髓神经功能立即、完全、暂时性丧失。

在病理标本上无明显肉眼所见的器质性改变,而临床上表现为伤后立即出现损伤平面以下的完全性弛缓性瘫痪。伤后数小时至数天,脊髓功能开始恢复,日后可无神经系统后遗症。脊髓器质性损伤者,伤后也可出现类似于脊髓休克的表现,持续数小时至数周,对此,临床上称为脊髓休克期。其不同之处在于:休克期过后,可长期存在程度不等的脊髓神经功能障碍。

脊髓休克临床表现:以迟缓性瘫痪为特征,各种脊髓反射(包括病理反射)消失及二便功能均丧失。全身性改变主要可有低血压或心排血量降低、心动过缓、体温降低及呼吸功能障碍等。

脊髓休克与损伤程度、损伤部位及患者年龄有关,脊髓损伤后不一定都出现脊髓休克,严重的脊髓损伤后可有脊髓休克期。

2.时限

脊髓休克伤后立即发生,可持续数小时至数周(有文献述及可达数月)。儿童一般持续3~4天,成人多为3~6周。脊髓损伤部位越低,其持续时间越短。如腰、骶段脊髓休克期一般小于 24 小时。

3.发生机制

自脊髓休克概念提出后,虽进行了大量研究工作,但迄今为止对其病理生理机制仍不太清楚。正常时,中枢神经系统高级部位常对脊髓发放冲动,特别是大脑皮层、脑干网状结构和前庭神经核对脊髓的易化作用,即高级中枢下行的纤维末梢与脊髓神经元的胞体和轴突建立大量的突触联系。生理状态下,来自高级中枢的低频冲动不断到达脊髓神经元,使其常保持在一种阈限下的兴奋状,即易化作用。脊髓横断后,突然失去这种易化作用,使脊髓神经元暂时处于兴奋性极为低下的状态,即无反应状态,称为脊髓休克。

4.结束标志

在脊髓休克期不能判定脊髓损伤程度,只有休克期结束才可判断。因而熟悉脊髓休克期结束的标志极为重要。

脊髓休克发生后,脊髓损伤水平以下脊髓反射活动恢复为休克结束的标志。临床上常将以下3个反射之一的出现作为脊髓休克结束的标志。

(1)球海绵体反射出现:即医生用一只手轻轻挤压龟头或阴蒂,另一只手戴手套手指置于肛门内能同时感到肛门括约肌有收缩。

(2)肛门反射出现:即针刺肛门周围皮肤与黏膜交界处,有肛门括约肌收缩。

(3)足底反射出现:即刺激足底时,踇趾跖屈。以上3种反射最早出现,认为是原始反射,反射中枢位于骶髓($S_3 \sim S_5$)。

脊髓休克结束后,其反射恢复的顺序一般由低位向高位、由远端向近端。但膝腱反射多早于跟腱反射恢复。

在脊髓休克期,须注意观察脊髓损伤的平面上升或下降的变化,且仔细记录每次检查结果,若有损伤平面上升的趋势,应考虑为脊髓上行性水肿或血肿所致,要避免治疗失误导致的脊髓损伤范围扩大。

肛门反射、球海绵体反射的临床意义:这两种反射检查对判断脊髓休克期结束及辅助判断脊髓损伤类型是极为重要的。

反射阳性的意义:①正常人;②圆锥以上的完全性脊髓损伤,休克期已结束;③不完全性圆锥或马尾损伤,这时是反射减弱。

反射阴性的意义:①脊髓休克期,不能确诊脊髓是否完全损伤;②圆锥或马尾的完全损伤。

脊髓损伤患者应当详细检查损伤节段以下的感觉和运动功能,这是鉴别是完全性还是不完全性脊髓损伤或是单纯性神经根损伤的最重要依据;对于不完全性脊髓损伤,关键肌群力量检查是评估脊髓损伤程度的最重要指标之一。

检查完肢体和躯干后,要通过直肠括约肌或趾屈肌的自主收缩来判断是否有骶部运动缺失。如果骶神经支配的肌肉有自主运动,那么运动功能恢复的预后良好。最后要记录反射情况。麻痹的患者通常是无反射的,腿部对针刺或刺激的屈曲收缩相当于痉挛性瘫痪的腱放射亢进,不能表明有肌肉的自主运动。

虽然脊髓休克很少持续24小时以上,但是有时的确可以持续数天到数周。球海绵体反射阳性或肛门反射的恢复是脊髓休克结束的标志。脊髓休克期结束后,如果损伤平面以下仍然无运动和感觉,说明是完全性脊髓损伤,远端运动与感觉恢复的预后不良。

(二)脊髓损伤后的运动、感觉及括约肌功能障碍

在脊髓休克期过后,根据脊髓损伤平面的不同,其临床表现各异。

颈脊髓损伤者,运动障碍方面,下肢表现为痉挛性瘫痪,腱反射亢进,病理征阳性;上肢的运动障碍依颈脊髓损伤的平面不同而有差异,一般而言,上肢的部分肌群可因脊髓前角细胞受

损或神经根损伤,表现为弛缓性瘫痪,晚期可表现为手内在肌的萎缩;而损伤节段以下的髓节支配的上肢肌群则呈痉挛性瘫痪。躯干部的感觉减退或缺失平面一般位于胸部或腹部,颈脊髓损伤严重者,感觉平面位于胸2皮节附近,不完全性颈脊髓损伤者,感觉平面可位于下胸部或腹部;上肢的感觉减退或缺失一般对应于颈脊髓损伤的平面。

胸脊髓损伤者,下肢呈痉挛性瘫痪,腱反射亢进,病理征阳性,感觉减退或缺失平面随胸脊髓损伤平面的不同位于胸部或腹部。

脊髓圆锥损伤及马尾损伤者,下肢呈迟缓性瘫痪,晚期可出现相应的肌肉萎缩。脊髓圆锥损伤的感觉减退或缺失平面一般位于腹股沟附近,而马尾损伤者依损伤节段的不同,其感觉减退或缺失平面可位于下肢或鞍区。

根据脊髓损伤的横截面部位不同,常见有如前所述的脊髓中央损伤综合征、脊髓半侧损伤综合征及脊髓前侧损伤综合征的临床表现。若损伤靠近脊髓前部,则损伤平面以下的感觉障碍为痛温觉改变(脊髓丘脑束的功能障碍,脊髓丘脑束位于脊髓的前外侧,主司痛温觉的向上传导);如果损伤靠近脊髓后部,则感觉障碍为触觉及本体感觉(位置觉和运动觉)改变(薄束和楔束损伤,薄束和楔束位于脊髓后方,主司触觉及本体感觉的向上传导);损伤偏于脊髓一侧者,则表现为对侧肢体的痛温觉及同侧触觉、本体感觉的改变。因运动传导或脊髓前角运动细胞的损伤,患者肢体运动功能出现相应障碍。在程度较轻的无骨折脱位型颈脊髓损伤中,常出现以中央型损伤为主的损伤类型,通常上肢受累程度比下肢重,手功能障碍明显,有时出现括约肌功能障碍,大部分患者没有感觉障碍或感觉障碍的程度较轻。

不同节段平面的脊髓损伤还同时合并括约肌功能障碍,表现为尿失禁或尿潴留以及大便失禁或便秘。

脊髓损伤后,除上述明显的运动、感觉及括约肌功能障碍以外,还可依据脊髓损伤节段的不同而出现呼吸系统及自主神经功能紊乱的表现。

五、处 理

(一)急救和转运

大多数的脊髓损伤是由于脊柱损伤所导致的,而脊柱损伤后,脊柱的稳定性大多丧失。统计表明,3%~26%的脊髓损伤是由于受伤后的急救及搬运不当所导致的,不正确的急救及搬运将可能加重原始的脊髓损伤,还可使可逆的不完全性脊髓损伤转变为不可逆的完全性脊髓损伤。某市的一项5年回顾性研究结果表明,脊髓损伤患者在急救转运途中脊髓损伤程度加重者达22.6%,其中部分患者从可逆的不完全性脊髓损伤加重成为不可逆的完全性脊髓损伤。因此,对脊柱脊髓损伤而言,正确及时的院前急救和转运是降低完全性脊髓损伤的重要因素之一,也是提高脊柱脊髓损伤患者治疗效果的关键因素之一。院前急救和转运的重点是尽量保持脊柱的相对稳定性,避免脊髓受到继发性损伤。应当加强急救组织的健全和人员的培训,对于考虑可能是脊髓损伤的患者,切忌盲目搬动,搬运时应当保持脊柱的中立位置,由3~4人保持脊柱平直地移动至担架上,完善急救设备,如脊柱的临时固定支具、担架,特别是特制的铲式担架等。

对于急性不完全性脊髓损伤,正确地急救和转运及早治疗是改善患者预后的关键因素。特别是伤后 8 小时以内使用甲强龙冲击治疗,能有效改善不完全性脊髓损伤的神经功能,伤后 8 小时以内是急性脊髓损伤的黄金治疗窗口期。目前,在欧美发达国家,使用救护车甚至直升机运输,使大多数的脊髓损伤患者能在伤后 3～8 小时内送到医院开始进行药物治疗;而在我国某市的一项 5 年回顾性调查表明,脊髓损伤患者在市区受伤者,平均 15.2 小时可送达医院,而郊区受伤患者平均 26.8 小时才能送达医院,有相当比例的患者丧失了甲强龙冲击治疗的黄金治疗窗口期。因此,在对脊髓损伤的患者进行转运时,应当以最快的速度转运至医院,使用救护车,必要时可使用直升机就近转运至附近医院开始治疗,甚至在救护车或直升机上就可以开始甲强龙的冲击治疗。

(二)治疗

1.脊髓损伤的治疗原则

目前认为,对于不完全性脊髓损伤使用手术减压或药物治疗,均有改善神经功能的可能。因而,目前的治疗甚至急救转运的重点均是针对不完全性脊髓损伤而言。但对于完全性脊髓损伤患者,早期的手术固定,既有助于重建脊柱的稳定性,也有助于翻身拍背等护理工作,还有助于降低病死率。

(1)早期治疗:通过手术结合激素等药物积极抢救并保护残存的脊髓功能,防止脊髓的进一步损伤,促使残存脊髓功能的恢复。同时,积极预防及治疗各种早期并发症,以改善患者的预后,降低病死率。

手术减压应当越早越好,及早手术减压,有助于减轻脊髓水肿或使水肿尽早消退,有助于减轻脊髓的继发性损伤,改善脊髓损伤的预后。一项旨在评价急性脊髓损伤手术时机的前瞻性、多中心、随机对照临床试验结果显示,在伤后 1 年的随访期中,早期手术减压组(损伤<24 小时)患者 ASIA 分级的改善至少比晚期减压组(损伤>24 小时)高 2 级,而且晚期减压组并发症发生率较高。初步研究结果显示,急性脊髓损伤早期手术减压安全、可行,影响早期减压疗效的主要因素为入院时间延迟、影像学检查耗时和是否及时获得手术。另有学者主张应当在伤后 6 小时以内进行脊髓减压固定手术。

(2)晚期治疗:通过积极的康复锻炼,有助于提高瘫痪肢体的功能,改善患者的生存质量,部分患者能够提高生活自理能力。

2.脊髓损伤的早期治疗

随着现代脊柱脊髓损伤诊断及治疗水平的提高,特别是脊髓损伤早期治疗的广泛开展,使脊髓损伤患者住院早期的病死率下降到了原来的大约 1/5。

急性颈脊髓损伤的早期治疗包括药物治疗及外科手术治疗。

(1)急性脊髓损伤的早期药物治疗:急性脊髓损伤患者,除了早期的直接损伤外,后期的继发性损伤是引起脊髓神经功能障碍的主要原因。目前均主张早期进行积极的药物治疗,甚至在积极的外科减压固定手术之前就应当开始积极的早期药物治疗。

根据实验室及临床研究,有不少药物可用于急性颈脊髓损伤的早期治疗。但是,到目前为止,只有早期应用甲基泼尼松龙及单唾液酸神经节苷脂在急性不完全性脊髓损伤中的神经治疗康复作用得到实验室及临床试验的肯定。

1)甲基泼尼松龙冲击治疗(MP):大剂量甲基泼尼松龙于伤后 8 小时内应用,具有稳定溶酶体膜、抑制脂质过氧化、维持细胞内外正常离子平衡、减轻脊髓水肿、改善血液循环、降低毒性物质的释放等作用,可减缓或中止脊髓损伤后的继发性损伤,改善其功能恢复。一项美国全国急性脊髓损伤研究报道用双盲、随机及对照的方法,以超大剂量甲基泼尼松龙治疗急性脊髓损伤的临床试验结果。在受伤 8 小时内静脉输注甲基泼尼松龙的患者,伤后 6 周和 6 个月时运动功能和针刺及触觉的改善明显强于对照组。只要证明是急性脊髓损伤,并且无使用皮质激素的禁忌证,都应当采用甲基泼尼松龙治疗。其治疗方案为:在 15 分钟内按 30mg/kg 体重的剂量一次性推注,间隔 45 分钟后,按 5.4mg/(kg·h)的剂量持续输注 23 小时。而脊髓损伤 3 小时以内开始应用大剂量甲基泼尼松龙冲击治疗者,效果优于脊髓损伤 3~8 小时开始应用者。

而伤后 8 小时后进行甲基泼尼松龙的大剂量冲击治疗对于脊髓神经功能的改善意义不大,而各种使用激素的并发症反而显著增加,如肺部感染、应激性溃疡、伤口感染、水电解质紊乱及血栓性疾病等严重并发症的发生率明显增加,而病死率也显著增加,故应当慎用,特别是在 60 岁以上的患者,各种潜在的危险性更为增高。

2)神经节苷脂(GM-1):神经节苷脂类是广泛存在于哺乳类动物细胞膜上含糖酯的唾液酸,在中枢神经系统外层细胞膜有较高的浓度,尤其在突触区含量特别高。研究显示,神经节苷脂能促进轴突生长和轴索形成,能提高神经的存活率,改善神经传导速度,减少损伤后神经病变;改善细胞膜酶的活性,减轻神经细胞水肿,对损伤后继发性神经退化有保护作用,对神经细胞的凋亡有明显的抑制作用。国外较多病例的随机双盲临床试验观察认为,神经节苷脂在急性脊髓损伤后用药,具有促进神经功能恢复的作用。每天 100mg 静脉滴注,18~23 天后改为维持量,每天 20~40mg,再用 6 周。另有研究者认为,该药应在继发性脊髓损伤发生后 48 小时内给药,并维持治疗 26 天以上。

3)阿片受体拮抗剂:大剂量阿片受体拮抗剂通过增加脊髓血流量、提高血压、维持电解质平衡、改善能量代谢,从而保护和恢复神经功能,显著改善继发性脊髓损伤的预后。常用的阿片受体拮抗剂有纳洛酮。继发性脊髓损伤 8 小时内应用纳洛酮可促进脊髓功能恢复。纳洛酮冲击疗法的首次冲击剂量为5.4mg/kg,然后以 4mg/(kg·h)维持23 小时。新近发现,新型特异性阿片受体拮抗剂纳米芬较纳洛酮能更好地保护肢体运动功能。

4)钙拮抗药:由于脊髓损伤后细胞膜结构和功能受损,大量钙离子内流并在细胞内聚集,可诱发出与创伤一致的组织病理学和生化改变。因此,应用钙拮抗药可减轻损伤介导的血管痉挛,防止周围血管舒张导致的系统性低血压,改善损伤后的脊髓血流,达到阻止继发性脊髓损伤发展的目的。目前,临床常用的钙拮抗药为尼莫地平,用法为:开始时静脉滴注 0.01mg/(kg·h),如无不良反应,24 小时后增至 0.05mg/(kg·h),应用 7 天。但尼莫地平可引起血压下降,因此使用时必须严格监测血压变化。

5)维生素 B_{12}:维生素 B_{12} 能增强神经细胞内核酸和蛋白质的合成,促进髓鞘主要成分卵磷脂的合成,有利于受损神经纤维的修复,在脊髓损伤后使用有一定意义。

6)脱水剂:脱水剂和利尿剂能排除脊髓损伤后脊髓组织细胞外液中过多的水分,减轻脊髓组织的水肿,对于减轻脊髓的继发性损伤有一定作用,也可选择性使用。常用 20% 甘露醇,具有迅速提高血管内渗透压、吸取组织水分的作用。一般用量 250mL/次,于 30 分钟内静脉滴注,4～6 小时可重复使用一次。其他可选择的脱水剂有:30％尿素 100～200mL 静脉滴注;呋塞米 20～40mg 静脉或肌内注射。脱水期间注意:应每日记出入量,监测血压、脉搏及电解质的变化,并做相应处理,使其保持在正常水平。

7)高压氧舱疗法:在高压氧环境里,损伤脊髓局部组织内的氧分压可显著升高,从而改善脊髓组织的缺氧状况,调整酶系统因缺氧导致的破坏,减轻由此引起的继发性损伤。不完全性脊髓损伤后早期应用对神经功能的改善有一定效果。但应用此疗法有耳鸣、头晕不适等不良反应。

8)其他药物:①低分子右旋糖酐,可能有改善组织微循环,减少缺血和坏死发生;②神经生长因子(NGF),可以保护神经元,促进轴突再生,对于脊髓损伤也可有一定疗效,用法为 NGF 1000pg 肌内注射,qd,连用 30 天;③东莨菪碱,可调节和改善微循环,对于脊髓损伤也可有一定疗效,用法为 0.3mg 肌内注射,每 4 小时 1 次,使之东莨菪碱化,可维持 3 天,于伤后当天尽早使用。

(2)急性脊髓损伤的外科手术治疗:脊柱脊髓损伤的早期外科治疗包括尽早对骨折的整复、矫形、椎管减压或扩容、固定与植骨融合。其目的有三:一是为了重建脊柱的稳定性,使患者能够早期活动,也有利于进行翻身拍背等护理工作,减少各种脊髓损伤的早期并发症,降低早期病死率;二是手术稳定脊柱后,防止因脊柱不稳定而使骨折椎骨对脊髓造成继发性的损伤;三是减压稳定后,直接解除对脊髓的压迫,为脊髓神经恢复创造宽松的内环境。

成人的无骨折脱位性脊髓损伤,也应当积极手术,扩大椎管容积,解除脊髓压迫,从而减轻脊髓水肿,降低神经组织内部张力,以改善血流灌注状况,减轻脊髓的继发性损伤,有助于脊髓功能改善。

手术应当选择患者生命指征平稳,排除局部及全身其他部位的感染后,尽早施行。

某些脊髓损伤患者,转运至医院时,已过了急性期,甚至某些患者早期的外科减压固定手术不当,仍然存在脊柱不稳定或脊髓压迫,部分患者晚期再次进行减压及固定手术,仍可收到一定疗效。

六、并发症处理

(一)体温调节异常

脊髓损伤后体温调节中枢对于体温的调节作用失去控制,因而可以出现变温血症,即体温受环境温度的影响而变化。损伤后早期的低体温也相当常见,并可以导致机体功能的明显下降,因此要注意定期监测患者的体温。对于高体温者需要排除感染等因素。

预防及治疗如下,①注意在气温变化时采取适当的衣着。气温在 21℃ 时,如果没有保暖衣物,患者的体温有可能在 35℃ 左右。患者外出时尤其要注意保暖。②嘱患者保持皮肤干燥,防止受凉。麻痹肢体由于散热障碍,所以会出现麻痹平面以上出汗、平面以下受寒的情况。③过度出汗有可能是交感神经系统过度兴奋的表现,要注意是否发生自主神经过反射,最常见的诱因是膀胱或直肠充盈。④天气炎热时要注意帮助患者散热。⑤原因不明的发热首先要考虑是否发生感染,患者由于感觉障碍,所以发热常是感染最早或唯一的表现。

(二)硬脊膜破裂致脑脊液漏

脑脊液主要由第三、第四脑室及大脑侧脑室内的脉络丛产生,生成速度为 0.3～0.6mL/min,每日产生量为 500～800mL,每日循环 3～4 次。脑脊液由侧脑室循环至第三、第四脑室,进入大脑基底池,最后进入皮质和脊髓的蛛网膜下隙被吸收。脑脊液的产生速度及产生量对于脑脊液渗漏的置管引流非常重要,脑脊液引流速度通常控制在 10mL/h,引流过多过快会导致低颅压,引起头痛、恶心、呕吐等症状。脊柱椎体爆裂性骨折或联合椎板骨折,可导致硬脊膜撕裂,文献报道胸腰椎爆裂性骨折合并椎板骨折,硬脊膜撕裂发生率为 18%～64%。

1.脑脊液漏的常见症状

术中发现硬脊膜破裂后,即使进行有效修补,术后仍有可能出现脑脊液漏。脑脊液漏的常见并发症分为早期并发症,如低颅压症状、切口渗漏不愈、切口内积液、呼吸道压迫、低蛋白、低钠血症(消耗性造成),严重的可导致脊髓及颅内感染等,其中低颅压性头痛最为常见;晚期并发症,如皮下脑脊液池、假性脑脊膜膨出、皮下窦道形成、获得性 Chiari 综合征等。多数脑脊液渗漏不会遗留后遗症,但如果出现假性脑脊膜膨出、皮下窦道形成,则需翻修手术治疗。此外,术中脑脊液渗漏还可出现罕见的并发症,如单侧外展神经麻痹、短暂性失明、远隔部位脑出血、颅内积气导致的暂时性复视。

2.硬脊膜破裂的修补

(1)术中硬脊膜破裂的修补:术中发现硬脊膜撕裂时应仔细修补,缝合修补是首选治疗方法,建议使用 5-0 以上丝线修补,连续缝合与间断缝合的治疗效果发现无明显差异;硬脊膜缺损也可考虑移植物修补,常用的移植物修补方法分为自体组织移植修补、异体组织移植修补以及人工材料修补,常用的自体组织移植包括脂肪移植、筋膜移植及肌肉移植。硬脊膜内面补片技术建议在超过 5mm 的破口处使用,在此修补操作中可使用胶原网状止血材料作为补片,补片大小应当超出破口边缘 2mm,并将其缝合到硬脊膜内表面。因为缝合修补有较高的失败率和较长的操作时间,目前已有针对使用非缝合方法闭合硬脊膜的研究,常用的方法包括生物胶封闭及止血材料直接覆盖。用于封闭硬脊膜破裂的生物胶包括纤维蛋白胶、胶原蛋白基质和水凝胶。

(2)术后硬脊膜破裂的修补:在处理术中硬脊膜修补失败引起的急性脑脊液漏及迟发性脑脊液漏有重要意义。最常用的术后硬脊膜破裂修补方法为硬脊膜外血液填补技术及蛛网膜下隙闭式引流。

3.硬脊膜破裂的术后管理

脊柱手术硬脊膜破裂患者的术后管理对促进硬脊膜破裂的愈合,预防假性硬脊膜膨出、脑脊液瘘及神经纤维包裹等并发症有重要意义。术后管理包括特殊体位、药物治疗、伤口局部处理及补液治疗。

(1)特殊体位:绝对卧床休息是硬脊膜破裂患者管理最重要的内容。为了降低液压,腰部硬脊膜破裂症状较轻的患者可取去枕平卧位,症状严重时可取 30°头低足高位;颈部硬脑膜破裂的患者应当取 30°头高足低位;卧床时间的长短尚无标准。

(2)药物治疗:主要目的包括预防感染及缓解症状。应给予广谱抗生素,头孢曲松钠因其良好的血脑屏障通透性可作为首选药物,待脑脊液漏出量减少后改为口服抗生素,脑脊液漏停止后继续给药1周。即使已成功修补,恶心和体位性头痛等症状还得持续几天,阿片类药物和非甾体类抗炎药能用于缓解头痛;硬脊膜穿刺后头痛是由颅内脑脊液减少后引起的静脉扩张造成的,这种头痛可以通过甲基黄嘌呤制剂如咖啡因或茶碱等的缩血管效应来缓解;止吐剂能够用于缓解伴随的恶心症状;口服乙氮酰胺可减少脑脊液分泌,明显缓解症状。

（3）伤口局部处理:脑脊液漏伤口常见的局部处理方法除了定期换药,还包括引流管管理及伤口局部加压包扎。目前研究提示,早期拔除引流管结合加压包扎与延迟拔除引流管均可有效治疗脑脊液漏,二者疗效及并发症方面无明确差异。

（4）补液治疗:脑脊液漏患者往往伴随体液的大量丢失,建议补液量在3000mL以上,并注意监测电解质变化,对一般情况较差的患者可使用白蛋白及血浆等支持治疗,促进脑脊液漏的恢复。

（三）呼吸系统并发症

脊髓损伤患者呼吸系统并发症的发生率高达67%,其中以通气功能障碍、肺不张、肺部感染等最为常见。脊柱脊髓损伤呼吸系统并发症的严重程度与损伤的节段高度相关,损伤节段越高,其发生率越高,症状越严重。

$C_{1\sim4}$脊柱骨折导致呼吸系统并发症的发生率约为84%,而在$C_5\sim T_{11}$节段则约为60%。$C_{1\sim2}$的高位损伤不仅可导致膈肌和肋间肌瘫痪、胸锁乳突肌和斜方肌等辅助呼吸肌完全瘫痪,甚至有可能延髓呼吸中枢也有损伤,此类患者由于几乎所有的呼吸肌均已麻痹,如不立即进行处理则将很快发生急性呼吸衰竭,不少患者可在损伤当时死亡;此类患者需要立刻、永久的通气支持,以维持生命。$C_{3\sim7}$节段损伤患者肋间肌和膈肌瘫痪,而呼吸辅助肌的功能部分保留,机体不能维持足够的肺活量和呼吸强度,从而出现限制性通气功能障碍,因此需要常规早期气管辅助呼吸,以减少呼吸系统并发症发生率。关于胸脊髓损伤及其以下节段脊髓损伤,截瘫患者虽有部分肋间肌及腹肌发生麻痹,但尚不会直接致死,在这类患者中肺不张和肺炎是主要的致死原因;除此之外,胸脊髓损伤患者还可能合并胸壁创伤,引起气胸及血胸。

脊髓损伤后黏液腺交感支配缺失,副交感神经兴奋,肺内分泌物产生增多;同时由于呼吸肌麻痹,咳嗽反射消失,对气管分泌物清除能力下降,可导致肺内痰液积聚,加之患者长期卧床,易发生坠积性肺炎。针对坠积性肺炎,应加强预防措施,包括定时翻身、湿化气道,并在保持脊柱稳定的前提下进行体位引流。要鼓励或帮助患者咳嗽排痰,患者保持半卧位可使内脏下移,有利于增加肺部通气量。针对脊髓损伤肺炎患者不推荐预防性应用抗生素,因为这样可能导致呼吸系统出现耐药性菌群。应当根据痰培养和药敏试验结果,有针对性地选择敏感的抗生素治疗。

（四）泌尿系统并发症

脊柱脊髓损伤患者围手术期常出现泌尿系统的并发症,包括排尿功能障碍和泌尿系统感染、结石等。脊髓损伤后泌尿系统的一系列并发症是截瘫患者晚期的主要死亡原因,其中泌尿系统功能障碍引发的肾功能衰竭是导致截瘫患者晚期死亡的第1位原因。截瘫患者伤后25年的病死率为49%,其中因肾功能衰竭而病死者占43%。因此,早期发现、预防和治疗脊髓损伤后的泌尿系统并发症对降低病死率、改善生活质量有重要意义。

由于排尿低级中枢位于脊髓圆锥部位（$S_{2\sim4}$），因此，脊髓损伤节段不同，排尿障碍的临床表现也不尽相同。脊柱骨折伴圆锥以上脊髓损伤时，尿道外括约肌失神经支配，不能自主放松，出现排尿障碍，引起尿潴留。当脊髓损伤引发尿潴留时，由于膀胱内压增高引起膀胱—输尿管尿液反流，导致肾积水，最终可能发展为肾功能衰竭；脊髓圆锥受损后，会阴部神经中枢受损，括约肌过度松弛，造成尿失禁。对于脊髓损伤引起的排尿功能障碍，治疗的目标是：预防泌尿系统感染与肾功能衰竭，尽早建立自主性排尿规律，尽量减少导尿次数直至不需要导尿，提高患者的生活质量。对于由于脊髓损伤导致的尿潴留，在脊髓休克期，膀胱表现为无张力状态，必须予以留置导尿才能彻底排出尿液。神经源性膀胱经过一个阶段导尿管引流后，膀胱肌力逐渐恢复，可尝试采用间歇性导尿以利于膀胱功能的恢复。对于需要长期留置尿管的患者可以进行耻骨上膀胱造口术。

泌尿系统感染的病因主要为：反复导尿损伤泌尿道，病原体逆行进入泌尿道导致感染；脊髓损伤后膀胱残留尿容易滋生细菌，引发感染；患者体质虚弱，处于负氮平衡状态，抗感染的能力下降。尿路感染一旦发生，则应行间歇导尿，定时冲洗膀胱，碱化尿液，鼓励饮水，应用敏感抗生素进行治疗。

（五）消化系统并发症

1.应激性溃疡

脊柱脊髓损伤患者可出现急性胃黏膜病变及发生胃的应激性溃疡和出血。由于脊髓损伤后损伤水平以下的感觉丧失，应激性溃疡、出血甚至穿孔的诊断都比较困难，容易发生漏诊。腹胀、恶心、呕吐或胃肠减压出现咖啡色胃内容物或黑色大便，提示应激性溃疡。

应激性溃疡的治疗主要如下。

（1）内科治疗：①留置胃管持续减压，可防止胃扩张；②冰盐水或血管收缩剂等洗胃，可使黏膜血管收缩，达到止血目的；③静脉用血管收缩剂（去甲肾上腺素、垂体后叶加压素等）；④抗酸药物抑制胃酸。

（2）外科治疗：仅10%应激性溃疡出血患者需手术治疗，有严格的手术指征。

2.胃肠道功能紊乱

脊柱脊髓损伤患者胃肠道功能紊乱非常常见。主要是自主神经功能障碍，导致肠蠕动减弱或蠕动节律紊乱。一般表现为腹部不适和饱胀，出现恶心等症状，一般不太严重。急性期可出现严重胃肠道问题，如肠麻痹，可导致严重胃肠胀气、腹部膨隆，甚至影响膈肌活动，需要积极处理。

处理原则：①禁食；②胃肠减压；③静脉营养；④半坐卧位可减轻腹腔内脏器对膈肌压迫，改善呼吸；⑤警惕应激性溃疡。

3.大便功能异常

脊髓损伤患者都有大便功能异常。脊髓损伤早期表现为大便失禁，随后出现便秘。截瘫患者的严重便秘主要是由于缺乏胃结肠反射、结肠蠕动减慢（主要是在左半结肠）以及直肠的排便反射消失而使水分过多吸收所致。

便秘的治疗：①促进肠蠕动，可以通过腹部手法按摩，尤其是左半结肠；②训练排便反射，尽可能每天让患者取坐位，增加腹压，并给以适当刺激或手指刺激，如按压肛门部及下腹部；同时,有计划地定时排便,根据患者伤前的排便习惯安排时间;③调整饮食习惯,增加含纤维的食物;④使用通便药物,如甘油灌肠剂等。

(六)压疮

压疮是脊柱脊髓损伤患者及其家属终身需要注意的问题,它是由于患者长期卧床,局部皮肤长期受压,导致血液循环障碍、营养缺乏引起的软组织坏死。压疮有发病率高、病程发展快、难以治愈和治愈后易复发的特点。久治不愈的压疮容易并发骨髓炎、低蛋白血症和败血症,这些并发症不仅会加重病情,严重的可导致患者死亡。压疮好发于皮肤菲薄且有骨性突出之处,如坐骨结节、股骨大转子、骶尾部、内外脚踝以及足跟等部位。压疮重在预防,最简单有效的措施就是定时翻身,避免局部皮肤长期受压;定时按摩受压部位,加速血液循环;加强营养,改善负氮平衡;保持皮肤清洁干燥,避免潮湿;在压疮好发的骨突部位垫以海绵软垫等。

(七)血栓

深静脉血栓(DVT)是脊柱脊髓损伤患者常见的并发症之一,有研究表明对于未采取预防措施的急性脊髓损伤患者,DVT 的发生率高达 $80\%\sim100\%$。下肢血栓脱落可导致肺栓塞(PE),脊髓损伤死亡患者中约 1/3 由 PE 引起。DVT 具有发病率高、起病隐匿、早期诊断困难、后果严重及治疗费用高等特点。因此,对于所有脊柱脊髓损伤的患者,在损伤后立即告知患者本人及其家属预防 DVT 的重要性、必要性和基本方法,以降低 DVT 的发生率。

1.下肢 DVT 的临床表现

下肢 DVT 分急性期(<14 天)、亚急性期(15~30 天)和慢性期(>30 天)。急性期表现为下肢肿胀、疼痛,患侧肢体皮肤颜色变紫变黯,慢性期出现慢性下肢静脉功能不全的临床表现。腓静脉型 DVT 多无临床症状,$40\%\sim50\%$ 有症状者血栓向近端延展;近端型 DVT 可出现患肢疼痛、肿胀等症状。近一半患者可发生无明显临床症状的肺栓塞。

2.肺栓塞的临床表现

肺栓塞的临床表现取决于栓子的大小和肺循环状态。清醒状态下突发呼吸困难、胸痛、晕厥;全身麻醉状态下突发无诱因的低氧血症;大面积肺栓塞时呼气末二氧化碳骤降,有高碳酸血症和循环衰竭。

3.可考虑肺栓塞的临床表现

(1)下肢无力,静脉曲张,不对称的下肢浮肿,血栓性静脉炎。

(2)外伤后呼吸困难,胸痛、咯血。

(3)原因不明的呼吸困难或原有的呼吸困难加重。

(4)原因不明的血压降低,不能解释的休克。

(5)晕厥发作。

(6)低热、红细胞沉降率(ESR)增快、黄疸、发绀。

(7)心衰时洋地黄治疗效果不佳。

(8)原因不明的肺动脉高压,右室肥大。

(9)X 线片楔形影。

(10)放射性核素检查显示肺灌注缺损。

4.辅助检查

B超诊断率可达90％，但对较深部位的静脉血栓诊断欠佳，加压超声探查法可使诊断准确率提高至97％；静脉造影最可靠，适合较深部位的检查，但其为有创检查，且费用较高；CT静脉成像适用于下肢主干静脉和腔静脉，联合应用CTV及CT肺动脉造影，可增加确诊率；核磁静脉成像能准确显示髂静脉、股静脉、腘静脉，适用于孕妇，有金属植入物或心脏起搏器者禁用；其他还有放射性核素静脉造影、血管内镜、血管内超声等，一般应用甚少。

5.血栓的可能性评估

Wells评分＜2分为不可能，Wells评分≥2分为可能。Caprini血栓风险因素评估，0～1分为低危，2分为中危，3～4分为高危，≥5分为极高危。

（八）脊髓损伤后疼痛综合征

脊髓损伤后疼痛就是人们在脊髓损伤后所感受到的相应部位躯体的疼痛。它可以是由脊椎骨骨折、局部组织结构异常所引起的机械性疼痛，也可以是脊髓损伤本身所引起的中枢性疼痛。可以表现为躯体疼痛，也可以表现为内脏疼痛。目前各种研究资料表明并不是每一个脊髓损伤的患者都会发生脊髓损伤后疼痛，但哪些人会出现脊髓损伤后疼痛尚无定论。目前国内外报道认为脊髓损伤后患者疼痛的发生率差异较大，可以低至11％，也可高达94％。但大多数学者都认为脊髓损伤后出现疼痛很常见，发生率可高达65％，其中1/3患者程度较重，属于剧烈疼痛。脊髓损伤后疼痛常是慢性的，如不及时就诊治疗，疼痛可以长期存在，迁延不愈。

1.发生机制

脊髓损伤后疼痛发生的机制较为复杂，目前认为主要有以下3个方面。①脊髓损伤后感觉传入缺失，引起神经调节功能紊乱。②脊髓损伤后脊髓中枢兴奋性增高。③脊髓损伤平面以下痛觉传入缺失，兴奋性递质释放减少、递质受体分布不均，造成神经元自发放电活动持续存在，产生持续性疼痛。但随着外在环境、情绪及非伤害性刺激量与强度的变化，也可出现间歇性疼痛与激惹性疼痛。

2.影响因素

目前认为，很多因素都会影响脊髓损伤后疼痛的发生。其中，脊髓损伤的性质（原因）、脊髓损伤的程度与平面以及患者的心理状况都对疼痛的发生有较大影响。其他如吸烟、膀胱或肠道并发症、压疮、痉挛、长时间坐或不活动、疲劳、冷湿气候等各种有害刺激均可诱发或加重脊髓损伤后疼痛。约2/3的脊髓损伤后患者的疼痛发生于脊髓损伤后1年之内，但也有一些患者是在脊髓损伤后数年才出现躯体疼痛的情况。因为脊髓损伤后受损神经的功能恢复需要依赖神经自身的修复作用、手术的减压作用以及药物的促进作用，脊髓损伤后在前一阶段的有效治疗期内若神经得不到修复，就有可能因缺血时间过长发生萎缩、软化，继而出现缺血性神经传导异常，引起疼痛。换句话说，脊髓损伤后出现疼痛意味着可能有迟发性脊髓损伤。

3.疼痛表现形式

脊髓损伤后疼痛的表现形式常是多种多样的，包括肌肉、骨骼的酸胀痛，内脏的钝痛（如腹部绞痛、钝痛等），神经性疼痛（神经分布区域的针刺痛、枪击痛、电击痛、烧灼痛、刀扎痛等）以及情绪变化引起的复杂不适的疼痛感觉等。脊髓损伤后出现肢体麻木，也属于脊髓损伤后疼痛。肌肉骨骼性疼痛更多见于胸脊髓平面损伤，而神经性疼痛多见于颈脊髓平面的不完全性损伤。关于脊髓损伤后疼痛,目前公认的分类有以下 4 种类型:肌肉骨骼性疼痛、内脏性疼痛、神经性疼痛及其他类型的疼痛。此外,也可以依据疼痛发作的特点分为持续性疼痛、间歇性疼痛及激惹性疼痛。

4.疼痛程度评估

应用最为广泛的 7 种评估脊髓损伤后疼痛的方法有:视觉模拟评分法(VAS)、疼痛数字评分法(NRS)、麦吉尔疼痛问卷(MPQ)、轮椅使用者的肩部疼痛指数(WUSPI)、简化多维疼痛量表(MPI-SCI)、简明疼痛量表(BPI)及慢性疼痛分级表(CPGQ)。

(九)性功能障碍

脊髓损伤后的性功能障碍是康复过程中极为重要的问题,涉及生理、心理、生育等。勃起反射在脊髓休克期消失,通常在损伤后 6 个月(大多数为 3～9 个月)恢复,脊髓损伤后勃起功能障碍,大多数与神经系统本身的损伤有关,但在年纪较大的患者,需排除血管性和糖尿病等。

1.损伤平面及严重程度与性功能障碍的关系

T_{10}～L_2 平面以上完全性脊髓损伤使男女生殖器感觉全部丧失,但直接刺激可以使阴茎反射性勃起或阴唇反射性充血,阴道润滑,阴蒂肿胀,产生这一现象的原因是损伤平面以下存在的交感和副交感神经反射。$T_{10～12}$ 的完全性损伤可使交感神经活动丧失,因此心理性男性阴茎勃起反应和女性阴道血管充血反应丧失。如果损伤平面以下的脊髓骶段未受影响,直接刺激生殖器能产生反射现象。T_{12} 以下完全性损伤后,心理性阴茎勃起可能还存在,但这种勃起的时间较短,通常不能满足性交的要求。对女性 T_{12} 平面以下损伤的患者,心理刺激也能引起阴蒂充血、阴唇充血和阴道润滑,并可引起骨盆区域的较正常弱的快感。脊髓骶段或马尾损伤时这种骨盆反射消失。不完全性脊髓损伤后运动、感觉和自主神经所保留下来的功能各不相同,对性功能障碍的预测就不太精确。L_2～S_1 平面的完全性损伤患者出现分离反应,即男性可以有生殖器触摸和心理性勃起,但不能协调一致。男女均不能通过生殖器刺激获得性高潮。$S_{2～4}$ 平面的完全性损伤患者生殖器感觉完全丧失,男性丧失勃起和射精能力,不可能通过生殖器刺激获得性高潮。

2.恢复勃起能力的治疗

具体治疗包括心理治疗、口服药物、血管活性物质阴茎海绵体注射、真空肿大收缩疗法、阴茎假体(包括半硬式和充盈式两大类)、骶前神经刺激等。

脊髓损伤对女性患者的生育无影响,月经一般在 1 年内恢复正常,平均为 5～6 个月。但是损伤本身对患者的心理和配偶的心理产生严重影响,生殖器的感觉障碍和肢体活动障碍在一定程度上也可影响性生活,需要采用一些适应性技术,但最重要的是心理咨询和治疗。

(十)运动系统并发症

1.关节挛缩

关节挛缩为最常见的运动系统并发症。由于脊髓损伤后要卧床相当长的时间,如果不注意关节活动的训练,则可能出现严重关节挛缩,影响之后的自理能力。因此,避免关节挛缩应注意以下问题:卧床期间注意关节的主、被动活动,每天至少进行 5 次全关节范围的主、被动活动;注意体位摆放,平卧应注意肩关节的外展和肘关节的伸直,应用夹板或体位垫保持关节于功能位,特别注意腕关节和踝关节;对于影响生活的关节挛缩可考虑外科手术治疗。

2.异位骨化

脊髓损伤后异位骨化发生率为 $10\%\sim53\%$，多发生于脊髓损伤平面以下，最常见于髋关节周围，其次为膝关节，症状较轻时表现为原因不明的低热、局部皮温升高和软组织肿胀，常在影像学检查时发现，症状严重则表现为关节活动度降低、关节强直及运动障碍。脊髓损伤后异位骨化常因结缔组织和骨骼周围肌纤维受压引发纤维化和钙化、局部肌肉变性而致。其确切机制尚不清楚，但已有许多学者从体液因子、神经—免疫因素、机体局部环境角度做过分析。早期或骨化较轻者仅需被动活动肢体和关节、按摩及理疗等非手术治疗；严重者需采取手术治疗。但手术可能并发感染、出血或失去神经支配区域，伤口不易愈合。

3.肌肉痉挛

肌肉痉挛是脊髓损伤患者的常见并发症之一，是中枢神经系统损害后出现的肌肉张力异常增高的症候群，是由牵张反射兴奋性增高所致的、以速度依赖的紧张性牵张反射亢进为特征的运动功能障碍。肌肉痉挛的速度依赖是指伴随肌肉牵伸速度的增加，肌肉痉挛的程度也增高。据报道，脊髓损伤患者中 $12\%\sim37\%$ 有肌肉痉挛，40% 因为肌肉痉挛而影响康复治疗的实施，其中超过 25% 为严重的肌肉痉挛。

脊髓损伤后的肌肉痉挛是一种复杂的病理生理现象，其发生机制尚不完全清楚。大部分学者认为脊髓损伤后的肌肉痉挛可能是由于脑干下行运动通路受损，并且在沿着该通路任何水平的病变均能观察到痉挛的出现。肌肉痉挛是对肢体被动屈伸的一种抵抗，是由于肌肉牵张反射，可源于下降的节段上抑制影响的减弱或肌肉收缩的神经控制异常。正常骨骼肌肌梭的梭内肌接受脊髓前角 γ 运动神经元支配，梭内肌的螺旋状感受器对肌肉牵张极为敏感，当肌肉受到被动牵拉或兴奋 γ 运动神经元引起梭内肌收缩时，通过感受器的传入神经，经后根将冲动传入脊髓灰质，与前角 α 及 γ 运动神经元构成兴奋性突触，再经 α 纤维传出，引起骨骼肌收缩。快速传导的 Ⅰa 纤维从肌肉的核囊和核链的初级末梢向中枢传导动作电位，它对张力刺激也有反应，通过 Ⅱ 类纤维向心传导其动作电位。由此，这些神经元可以激活屈肌或伸肌，同时抑制各自的拮抗肌。一般来说，由于脑干下行运动通路受损引起 α 运动神经元兴奋增高而产生痉挛。当前最主流的假说是：肌肉痉挛主要源于反射过程中中枢抑制作用减弱，同时也存在中枢兴奋作用增强。

脊髓损伤后引起的肌肉痉挛，其治疗方法有很多，如运动疗法、药物疗法（丹曲林、地西泮、巴氯芬、替扎尼定、加巴喷丁等）、苯酚阻滞疗法、经皮神经电刺激、直肠电刺激及选择性脊神经后根切除术等。当肌肉痉挛不能用药物和其他方法很好地缓解时，可考虑手术，有 $1\%\sim2\%$ 的患者需手术治疗，其方法有选择性脊神经后根切断术、脊髓切开术、肌腱选择性切断术、跟腱延长术等。

（十一）创伤性脊髓空洞症

1.理论解释

目前对创伤性脊髓空洞症的理论解释如下。

（1）脊髓损伤发生后伴有出血，并逐渐发展为液化坏死灶。

（2）作为损伤结果的炎症反应可导致蛛网膜瘢痕形成和受损脊髓直接与硬脊膜组织粘连，引起蛛网膜下隙中的脑脊液循环障碍，在脊髓上产生张力。脊髓供血血管受牵拉或髓内囊腔的扩张压迫可造成脊髓组织缺血牵拉,还可直接损伤髓内组织,使脑脊液渗入新形成的囊腔。外伤性脊髓空洞症的发生率为 1.1%～5.2%,MRI 影像学检查表明,12%～20% 的患者创伤后脊髓空洞将逐渐扩大。创伤后脊髓空洞的扩大可在损伤后最初的数月内较快发展,也可能在受伤数十年后发生。

2.临床表现

骨折附近的局部疼痛,多为单侧,呈神经病理性疼痛,如烧灼感、麻木感或针刺感,与活动无关,缓解期无疼痛;新发肌力减弱,表现为步态恶化;痉挛逐渐加重;感觉丢失或减退;自主神经症状,表现为多汗、直立性低血压、自主神经反射异常等。

3.治疗目的

治疗目的在于限制神经症状的继续进展,使已经存在的神经功能障碍尽量得到改善,治疗过程中密切观察,定期进行感觉和运动功能检查、影像学和电生理学检查,若经保守治疗仍有明显的持续性肌无力或严重、持续的顽固性疼痛,则应考虑手术治疗,包括 CT 引导下经皮引流、蛛网膜下隙分流术、粘连松解术＋硬膜成形术等。

(十二)电解质紊乱

脊髓损伤电解质紊乱以低钠血症最为常见,据报道其发病率为 45%～77.8%。发病原因较为复杂,包括利尿剂与低张液体的输入、水摄入过多与低钠饮食、肾内因素和 ADH 依赖性渗透压调节机制损害所致的水排出能力下降等。低钾血症主要是由于创伤所致的钾丢失过多及摄入不足和排钾利尿剂的应用。脊髓损伤的患者同时容易出现低蛋白血症,主要是因为创伤导致蛋白质摄入不足,创伤手术等应激反应导致蛋白质消耗过多。电解质紊乱的治疗原则是早期发现、早期治疗、密切监测,以指导补液。

七、脊髓损伤的恢复

(一)躯体运动恢复

神经功能的改善往往发生在脊髓损伤之后。在完全性脊髓损伤,恢复主要是在损伤区并一直持续 2 年。当低于损伤水平的脊髓节段出现一定肌力时,80%～90% 的患者能恢复到 4 级或 5 级。当没有肌力出现在这些节段时,只有 25%～35% 的患者能恢复到 3～5 级。如果完全性损伤持续超过 1 周,那么部分保留区以下神经功能恢复通常是无效的。在一个对完全损伤患者的神经恢复进行的大型回顾性研究中,有学者发现只有约 1% 的完全性损伤患者恢复行走能力。最佳的恢复在 B 类和 C 类不完全性损伤,30%～50% 的患者提高一个等级。目前,50%～60% 的患者有不完全性损伤。不完全性颈脊髓损伤的患者通常在损伤区域以及其远端恢复得比较迅速。如果患者在损伤区域远端的下肢能有任何的随意运动,那么超过 80% 的患者将恢复有用的运动功能(ASIAD 级或更好)。

(二)脊髓损伤患者的功能状态

截瘫是指一种神经功能状态,即失去收缩功能的最前端的肌肉低于第一背侧骨间肌平面(C_8～T_1),其远端同样失去肌肉收缩功能。

四肢瘫痪被定义为另一种神经功能状态,即最前端的失去收缩功能的肌肉是第一背侧骨间肌($C_8 \sim T_1$)甚至更高平面。

1.截瘫

如果手臂能产生足够的力量利用拐杖使身体保持在直立位,那么截瘫患者通常能够站起来。如果四肢肌力<3级,那么站立时就需要用膝关节矫形器来保持稳定。在摇摆运动中利用拐杖的帮助进行步态训练。截瘫患者利用拐杖进行步态训练需要大量的能量,这是不现实的。大部分患者更愿意使用轮椅。如果臀部和膝关系的力量能达到3级以上,那么患者只需要利用足部矫形器保持足和踝关节的稳定就能够站立。拐杖经常被用来帮助患者进行步态训练,患者通常只能走非常有限的一段距离,长距离时需要轮椅。

2.四肢瘫痪

四肢瘫痪患者功能的准确分级是至关重要的。C_4水平以上的损伤往往造成呼吸系统的损害,如果患者存活,则需要依靠呼吸机来维持生命。如果是因为上运动神经元损伤导致的膈肌麻痹,那么膈神经刺激可能使患者运用自己的膈肌进行呼吸。患者能够在有呼吸设备的轮椅上进行操作,他们能够运用口操纵杆在桌面上实施。通过气管切开进行通气,并允许患者用呼气进行交谈。

颈6肌群提供了四肢瘫痪患者在功能状态下的主要力量。伸腕肌使患者能够自己向前推动轮椅,用手从床上转移到轮椅上以及独立生活。如果伸腕肌力量比较弱小,那么腕手矫形器能用来提高伸腕肌的力量。当腕关节伸直时,另一个连接腕部和掌指关节的矫形器能使手指屈曲,并能够使拇指和手指进行有效的抓握。

3.脊髓损伤后的自动恢复

(1)膀胱和肠功能:由于脊髓休克的初始期持续几天至几周,通常不能预计脊髓损伤后的膀胱和肠功能恢复。当脊髓休克过后,可能出现反射活动和下肢痉挛,膀胱反射和肠功能恢复正常。完全损伤后如果骶部反射活动恢复,绝大多数患者保留膀胱反射排空功能。触发反射性膀胱排空可以通过耻骨弓上敲击、抚摸大腿、Valsalva动作等来实现。反射消失性膀胱通过外部膀胱施压或Valsalva动作促进排空。尽管反射性膀胱保留排空功能,但是其剩余尿量还较多,通过抗胆碱能药物减少膀胱颈内括约肌的肌肉痉挛或抗痉挛药物减少外部括约肌的骨骼肌张力得到改善。外括约肌痉挛有时需要施行括约肌切除术,从而保持合适的膀胱排空。留置导管被视为禁忌,其原因是该措施可能导致膀胱收缩,膀胱收缩会反过来导致肾结石形成和早期肾衰竭。对于男性患者,推荐使用外部尿管;女性患者推荐使用垫料或尿布。

(2)性功能:很长一段时间,脊髓损伤后的患者丧失性功能,在余下的生命里无性生活。最近发现,在了解性功能的神经机制及方法后,可以增强性活动,改善性功能,尤其在男性脊髓损伤患者中。男性的勃起功能由$S_{2 \sim 4}$节段副交感神经系统调节。它是自然反射,需要完整的反射弧,而且可以由损伤平面以下的皮肤或黏膜刺激引起。如果损伤在T_{11}平面以上,勃起能完全实现。如果损伤平面在T_{11}以下,仅阴茎海绵体受累,而不会累及尿道海绵体。心因性的勃起主要是由位于$T_{11} \sim L_2$节段的皮质交感神经系统调节,能被视觉、声音、嗅觉或精神刺激所引起。损伤低于L_2水平,这种形式的勃起能够维持,但是阴茎仅能膨胀,勃起硬度差而不能性交。当病变位于$L_2 \sim S_2$,可以诱导混合类型的勃起。脊髓损伤后2年,54%~95%的患者能重新勃起,但其质量通常达不到正常标准。颈椎和胸椎脊髓损伤患者往往比腰椎损伤患者有更高、更快的恢复速度。几种方法可以用来增强脊髓损伤患者的勃起功能,例如,真空设备、海绵窦内或皮肤注射血管活性药物、阴茎假体和骶前神经根刺激。

(3)射精:对于男性,射精是通过交感神经、副交感神经及躯体通道进行调节。交感神经中枢位于T_{11}～L_2脊髓,负责射精管射精、精囊和前列腺及膀胱颈的关闭。副交感神经中枢位于S_2～S_4脊髓,支配前列腺并帮助精液形成。躯体通道控制中心在$S_{2～4}$脊髓,负责球海绵体肌和坐骨海绵体肌的阵挛性收缩,导致精液从尿道射出。这个中枢功能一旦受损将阻止适当的射精,导致只能漏泄。男性不完全脊髓损伤患者较完全损伤患者的射精频率更高,下运动神经元损伤与上运动神经元比较,低位损伤与高位损伤比较也是如此。提高射精的方法或获得精液的产生包括震动刺激阴茎、通过探针释放电刺激射精和输精管手术。

(刘佐忠)

第九节 脊柱结核

结核病是人类认识最早、最常见的传染病之一。早在智人时期,结核分枝杆菌就可能与人类共同生活在地球上。西方国家在公元前1000年就已经了解了结核病的临床特点和传染性。古生物病理学家在史前人类身上找到骨与关节结核的证据。希波克拉底描述了脊柱结核,他将膈肌上方和下方的隆起加以区别。在印度,Rig Veda《梨俱吠陀》和Atharva Veda《阿闼婆吠陀》,还有Charaka《揭罗迦本集》和Sushruta《苏胥如塔·妙闻集》全部用"yakshma"这个词描述脊柱结核疾病。1779年,Percivall Pott将脊柱结核性疾病描述成"那种下肢麻痹通常发现伴有脊柱弯曲的疾病"。法国内科医师Laennec发现了该病在显微镜下的基本病变,"tubercle"结核这个词从此得到广泛应用。1870年,鉴定出分枝杆菌是结核病的致病微生物。1882年,法国科学家Robert Koch在结核病灶内找到结核分枝杆菌,为现代结核病学的发展及成就奠定了基础。法国科学家历经13年230代转代培育终于在1925年成功制造卡介苗,并证明它有免疫作用。20世纪30年代,卡介苗开始在世界各地推广使用。1948—1951年,抗结核药物的问世作为结核病治疗的里程碑而被载入史册。

结核病的病原体包括不同种类的分枝杆菌。近年来,文献报道我国菌型分布以人型菌(82.9%～95.4%)为主,少数为牛型菌(1.6%～7.5%)。结核分枝杆菌可以通过飞沫传播引起肺结核,也可以通过血液或淋巴系统侵犯人体其他器官,引起肺部以外的结核病,即肺外结核。骨关节结核是最常见的肺外结核,占肺外结核的19.8%～26.5%。其他常见的肺外结核还有淋巴结核、肠结核、肾结核、泌尿生殖器结核、结核性脑膜炎、结核性腹膜炎等。

脊柱结核占所有骨与关节结核的50%,主要侵犯身体负重较大、活动较多的关节,以胸椎最为常见(40%～50%),腰椎(35%～45%)、颈椎(10%)次之,而骶尾椎则较少见,男女发病比例为(1.5～2):1。近年来,全球人口数量不断增加,区域内人口流动性加快,免疫抑制患者逐渐增多,在经济发展落后地区脊柱结核的发病率呈上升趋势,临床过程中也发现,来自城市的脊柱结核患者数量在逐渐递增。随着医疗设备的更新、诊疗水平的提高以及脊柱外科医生对脊柱结核病认识的逐渐加深,绝大多数脊柱结核患者可以通过应用单纯抗结核药物或抗结核药物联合手术获得治愈,生存率明显提升。脊柱结核病灶清除术及植骨融合术、前路或后路内固定术、环形减压术等各种手术手段的改进和应用,使脊柱结核患者的预后大为改善。

一、病原学

脊柱结核感染通常是由结核分枝杆菌引起的,但是任何种类的结核分枝杆菌都有可能引起该疾病。

(一)分枝杆菌的分类

《伯杰细菌鉴定手册》将分枝杆菌分为两类——快速生长和缓慢生长,共56种。分枝杆菌经革兰染色后,菌体被染成蓝色,因而曾将分枝杆菌描述为革兰染色阳性细菌。另外,分枝杆菌属内各种菌具有抗酸染色性。

快速生长的分枝杆菌常见品种有偶然分枝杆菌、龟分枝杆菌、草分枝杆菌和母牛分枝杆菌等。

缓慢生长的分枝杆菌中较为常见的有结核分枝杆菌、牛分枝杆菌以及非洲分枝杆菌、田鼠分枝杆菌、麻风分枝杆菌、堪萨斯分枝杆菌、鸟分枝杆菌和胞内分枝杆菌等。

结核分枝杆菌,有人型结核杆菌、结核菌等俗称。1882年,柯赫发现结核分枝杆菌是人类结核菌的病原体。结核分枝杆菌是需氧菌,生长缓慢,侵入途径是空气微粒,可侵犯人体多种组织器官。

牛分枝杆菌于1896年经鉴定,曾以牛型结核杆菌相称。牛分枝杆菌是牛结核病的病原菌,对人类也有致病力。牛分枝杆菌在含胆盐马铃薯培养基上多次传代减毒成无菌苗株,即卡介苗(BCG)。由于长期传代,其生物学形状与亲株有所改变,有人将卡介苗独立为一种卡介苗分枝杆菌。BCG由于分别在不同实验室长期传代,也出现株的变异。

(二)结核分枝杆菌病原和染色特质

在细菌分类学上,结核分枝杆菌属厚壁菌门,裂殖菌纲,放线菌目,分枝杆菌科,分枝杆菌属,在医学上常简称为结核杆菌。结核分枝杆菌的形态特征是细长稍弯曲或直的杆菌,呈分支生长。结核分枝杆菌是需氧菌,适宜生长温度是37℃,生长缓慢,需要数周才能在固体培养基内长成菌落。结核分枝杆菌对有害物影响的免疫力大于其他大多数细菌。

结核分枝杆菌具有不易着色和抗酸染色特质。结核分枝杆菌难以着色,一般生物染色剂不易着色,在以苯酚为媒染剂辅助下被覆红着色,一经着色,不易被盐酸、乙醇脱色,因此将此类细菌称为抗酸菌。分枝杆菌属内各种细菌均具有抗酸染色性。在临床标本镜检中,抗酸染色性仅提供了被检菌着色抗酸性特性,而抗酸染色性非排他唯一特性,所以不能作为结核分枝杆菌种鉴定的标准。

二、病理学及发病机制

脊柱结核发病的早期阶段与脊柱化脓性感染相似,可以通过血液传播或病灶直接扩散而导致。脊柱结核以椎体结核较多见。因为椎体主要为松质骨,且其滋养动脉为终末动脉,所以结核分枝杆菌更易停留在此处。现在也有研究表明,相比于动脉系统,静脉或淋巴系统在疾病的传播过程中扮演了更为重要的角色。有学者曾试图通过向动物椎骨内或左心室直接注入结核分枝杆菌来模拟疾病的产生过程,结果却失败了。

脊柱结核多数为单发,2处及以上病灶较少见。同其他组织结核一样,脊柱结核也具有渗出、增殖和变性坏死3种基本病理变化。这3种变化在特定阶段可以某一种为主,但往往3种同时存在,且彼此之间可以互相转化。例如,在早期病变多以骨质破坏及脓肿形成为主,后期多以死骨形成、纤维化及钙化为主。

(一)分类

根据病灶在椎体所处的部位不同及其与邻近组织的关系,脊柱结核主要分为3型:边缘型(也称骨骺型)、前侧型(骨膜下型)及中心型。国外分析了一组914个病例,其中边缘型占33%,中心型占11.6%,前侧型占2.1%,52.8%的病例因为病变侵犯范围过广而无法确定主要病灶。非典型脊柱结核较为少见,包括病变仅限于椎弓根、椎板、棘突或横突等处的结核,罕见没有骨侵犯的椎管内结核性肉芽肿。印度学者曾提出一个相似的分型系统并详细阐述了各种分型的特异MRI表现。在他们提出的分型系统中,把脊柱结核分为边缘型、前侧型、中心型和后侧附件型4种类型。近年来,国内外有一些专家提出了不同的分型系统,例如有学者根据有无脓肿形成及后凸畸形、椎间盘退行性变、椎体塌陷及稳定程度、SI指数、有无神经损害把脊柱结核分为3型,并根据不同的分型提出了各自的治疗方法,在此不再赘述。

在边缘型脊柱结核中,感染从干骺端开始,并沿前纵韧带向相邻椎体扩散。不同与化脓性感染,椎间盘对感染较不敏感,甚至在大量骨质破坏缺损的情况下也能得以保留。椎间隙狭窄可能与病变的进展或终板功能改变引起椎间盘脱水有关。MRI上可以显示伴有椎间隙狭窄的椎体终板和大范围的椎旁脓肿(偶尔为硬膜外脓肿)在T_1像上呈低信号,T_2像上呈高信号。

在前侧型脊柱结核中,感染可沿前纵韧带波及到数个节段。X线上表现为多个椎体前缘凹陷,呈扇形侵蚀破坏,多见于胸椎,可与淋巴瘤或主动脉瘤造成的压迹相似。有人说这是主动脉搏动对前纵韧带下的椎前脓肿冲击造成的结果。然而,在颈椎也可以看到相似的影像学改变。还有一种说法是这种扇形破坏是因为椎体的局部血供变化所致。脓肿造成的压力增高和局部缺血共同导致这种改变。MRI上显示为韧带下脓肿形成,椎间隙尚正常和多个椎体信号异常。

在中央型脊柱结核中,菌栓可通过Batson静脉丛或椎体后部动脉分支到达椎体中央引起骨质破坏及楔形变。病变多局限于一个椎体,较少侵犯相邻椎间盘。但当骨质破坏穿透椎体皮质后即出现椎间盘破坏和椎旁脓肿。因为同样可以引起椎体塌陷和严重的脊柱畸形,所以此型经常和脊柱肿瘤相混淆。这种病理性骨折也和更为常见的骨质疏松所导致的压缩性骨折类似。MRI上表现为单个椎体的信号异常。因为相邻椎间盘多不受累,所以椎间隙可正常。这种影像学表现也和淋巴瘤和脊柱转移瘤相似。

主要位于后侧附件区的脊柱结核的实际发生率目前尚不清楚,有人估计为2%~10%。在MRI上,可以看到受累附件及相应的椎旁脓肿在T_2加权像上呈均匀的高信号。

综上所述,可以看出脊柱结核和化脓性感染在病理学改变上有明显不同。首先,椎间盘对结核分枝杆菌不敏感,因此病变需要更长时间,而且往往导致更为严重的脊柱畸形。其次,大范围的椎旁脓肿在脊柱结核中更为常见。关于各类椎旁脓肿的特点会在后面进一步说明。

(二)神经损害

脊柱结核导致的神经损害可与多种机制相关。有学者发现在疾病急性期或慢性期(如经过规范治疗后)均可产生神经损害症状。他用"疾病活跃期引起的截瘫"来描述急性期神经损害,并认为这是由于外部压迫或硬膜囊侵犯所导致的结果。脊髓受压可能由以下原因所引起:①脓肿或硬膜外结核性肉芽肿产生直接压迫;②坏死骨或坏死椎间盘产生压迫;③病变所致的脊柱完全或不全脱位。急性期所致的神经损害如果能及时清除压迫因素,截瘫多可以完全恢复。若脓液进入椎管前半部并使脊髓前动脉发生栓塞,则可致脊髓永久性损害。慢性期所引起的截瘫可由硬膜外肉芽组织纤维化增生变厚或脊柱后凸畸形逐步进展使椎管前方骨崤压迫脊髓所致。按脊柱结核病程把2年内出现截瘫者称为早发截瘫,2年以后出现截瘫者称为晚发截瘫。这些发病机制已被一些学者通过手术或尸检所见证明。

硬膜外结核性肉芽肿的发病机制与化脓性感染引起的硬膜外脓肿类似。最常见的感染途径是由邻近病灶的感染扩散而来。例如,可由脊柱结核病灶突破后纵韧带后侵犯硬脊膜所致,多见于胸椎。直接由血行播散引起的硬膜外结核罕见。因为脊柱结核以前侧型最为常见,所以脊髓压迫以前方受压居多。当后方椎弓受侵犯时,也可以出现后方受压。尽管椎弓结核较为少见,但是出现脊髓压迫并导致截瘫的概率可接近10%。另外,在硬膜内结核瘤和结核性蛛网膜炎中,也可仅有神经损害而无骨质破坏。其他不伴有骨性病损而产生截瘫症状的病例不超过5%。

(三)结核脓肿

脊柱结核的病理学特点可因继发化脓性感染而发生改变。感染可继发于窦道形成或病灶清除术后。在抗生素发明以前,继发化脓性感染是很多想尝试进行病灶清除术的医师最畏惧的并发症。但细菌性脓肿和脊柱结核脓肿有着明显不同。脊柱结核产生的脓肿也称寒性脓肿。不同于化脓性感染造成的脓肿,寒性脓肿无急性炎症的红、热等现象,故又称为冷脓肿。其内除含有脓液外,还有大量的肉芽组织、干酪样物质及坏死的骨和椎间盘组织。椎旁脓肿不断积聚达到一定压力后,就会穿破骨膜并沿着肌肉筋膜间隙向远处流动,在其他部位出现脓肿。不同节段的流注脓肿及窦道有不同特点。

1.颈椎脓肿

脓液常突破骨膜和前纵韧带,聚积于颈长肌及颈前筋膜深面的间隙内。C_4以上病变的脓肿多汇集于咽后壁,称咽后壁脓肿;C_4以下则多在食管后方汇聚,称食管后脓肿。当咽后壁脓肿过大时,会影响呼吸和吞咽功能,如可致夜间睡眠时鼾声响亮,也可向后侵犯椎管产生脊髓压迫症状。咽后脓肿可以沿颈部两侧流注形成胸锁乳突肌旁脓肿,也可沿斜角肌表面流至锁骨上窝或进入后纵隔。下颈椎病变的脓肿可沿着颈长肌下降到上纵隔两侧,容易与纵隔肿瘤相混淆。咽后或食管后脓肿向口腔或食管破溃后会吐出脓液、干酪样物质和死骨碎片。

2.胸椎脓肿

由于有前、后纵韧带的限制,脓液难以向前后扩展,故多突出于脊柱的两侧,形成广泛的椎旁脓肿,上可达颈根部,下可至腰大肌,通常大小不对称。早期脓肿以球形较多见,因为张力较大,故也称张力性脓肿,可穿破入肺;随着脓液的增多,加之胸主动脉搏动冲击,脓肿可上下蔓延呈梭状;慢性病例的脓肿则往往呈烟筒状,并伴有脓肿壁的钙化。椎旁脓肿可沿肋骨横突间隙向背部扩展,也可沿肋间神经及血管流向肋间隙的远端。若脓肿穿破胸膜则成为脓胸。

3.胸腰椎脓肿

典型表现为上方胸椎椎旁脓肿连接着下方腰大肌脓肿。因重力原因,下方腰大肌脓肿较大,且多为单发,部分椎体严重破坏病例中也可见双侧腰大肌脓肿。脓肿可沿肋间神经及血管下行流入腰背部,也可沿最下胸神经及最上腰神经流入腰上三角或腰三角,形成腰上三角脓肿或腰三角脓肿。当脓肿破溃时可形成窦道,多见于腰上三角。

4.腰椎脓肿

腰椎结核形成的脓肿多不局限于椎旁,而往往向椎体两侧发展。脓肿常汇聚于腰大肌鞘内,形成腰大肌脓肿,多在椎体破坏严重的一侧。当两侧均有严重破坏时可见双侧脓肿形成。脓肿可沿肌纤维及神经血管间隙下行,形成腰大肌流注脓肿。脓肿向下蔓延至髂窝形成髂窝脓肿,进而继续向下,形成腹股沟部脓肿。腹股沟脓肿可绕过股骨上端的后方,流入大腿外侧,甚至沿阔筋膜流至膝上部位或沿股深动脉在内收长肌下方流入大腿内侧或沿髂腰肌下行,经梨状肌上下孔沿坐骨神经汇入臀部。若脓肿穿破髂腰肌滑囊进入髋关节则可能继发髋关节结核。少数情况下,腰大肌脓肿穿过腰背筋膜形成腰三角脓肿,罕见脓肿越过膈肌角形成胸椎椎旁脓肿。

5.腰骶椎脓肿

脓肿多因重力作用汇于骶前。当脓肿压力较大时可向上侵入腰大肌内,继而向下流注形成大腿内侧和腹股沟脓肿。有时,脓肿可沿着梨状肌经坐骨大孔至臀部,甚至出盆腔经直肠后间隙到达会阴。当病变处于急性期时,脓肿可迅速增大并破溃入腹腔的空腔脏器(如结直肠、膀胱等)形成内瘘。

6.骶椎脓肿

常为骶前脓肿,可沿梨状肌流至大转子附近或经骶管流至骶骨后方,也可下坠到坐骨直肠窝及肛门附近。

三、临床表现

(一)一般症状

起病缓慢,有低热、疲倦、消瘦、盗汗、食欲缺乏与贫血等症状。儿童常有夜啼、呆滞或性情急躁等。

(二)疼痛

疼痛常是最先出现的症状。通常为轻微疼痛,休息后症状减轻,劳累后则加重。早期疼痛不会影响睡眠,病程长者夜间也会有疼痛。

(三)颈椎结核的表现

除有颈部疼痛外,还有上肢麻木等神经根受刺激表现,咳嗽、喷嚏会使疼痛与麻木加重。神经根受压时则疼痛剧烈。如果疼痛明显,患者常用双手撑住下颌,使头前倾、颈部缩短,姿势十分典型。咽后壁脓肿妨碍呼吸与吞咽,患者睡眠时有鼾声。后期可在颈侧摸到冷脓肿所致的颈部肿块。

（四）胸椎结核的表现

胸椎结核有背痛症状,必须注意,下胸椎病变的疼痛有时表现为腰骶部疼痛。脊柱后凸十分常见,有患者直至偶然发现有胸椎后凸畸形才来就诊。

（五）腰椎结核的表现

患者在站立与行走时,往往用双手托住腰部,头及躯干向后倾斜,使重心后移,尽量减轻体重对病变椎体的压力。患者从地上拾物时,不能弯腰,需挺腰屈膝屈髋下蹲才能取物,称拾物试验阳性。

另一检查方法为患儿俯卧,检查者用双手提起患儿双足,将两下肢及骨盆轻轻上提,如有腰椎病变,由于肌肉痉挛,腰部保持僵直,生理前凸消失。

后期患者有腰大肌脓肿形成,可在腰三角、髂窝或腹股沟处看到或摸到脓肿。腰椎结核患者脊柱后凸通常不严重,从胸椎到骶骨,沿着骶棘肌两侧,用手指顺序按摸,也能发觉轻度后凸。

寒性脓肿有继发感染时会出现高热以及毒血症症状加重。溃破后先流出大量稀薄液体,混有干酪样物,也可伴有少量死骨。破溃后往往形成慢性窦道,经久不愈。

四、检查

（一）X 线检查

1.骨关节改变

X线片上以骨质破坏和椎间隙狭窄为主。在发病后 2 个月内一般没有阳性 X 线征象,因此对可疑病例需重复摄片或采用其他检查。中心型的骨质破坏集中在椎体中央,在侧位片显示比较清楚。很快出现椎体压缩成楔形,前窄后宽。也可以侵犯至椎间盘,累及邻近椎体。边缘型的骨质破坏集中在椎体的上缘或下缘,很快侵犯至椎间盘,表现为椎体终板的破坏和进行性椎间隙狭窄,并累及邻近两个椎体。边缘型的骨质破坏与楔形压缩不及中心型明显,故脊柱后凸不重。

2.寒性脓肿表现

在颈椎侧位片上表现为椎前软组织影增宽、气管前移;胸椎正位片上可见椎旁增宽软组织影,可为球状、梭状或筒状,一般不对称。在腰椎正位片上腰大肌脓肿的表现为一侧腰大肌阴影模糊或腰大肌阴影增宽、饱满或局限性隆起,脓肿甚至可流注至臀部及股三角区。在慢性病例可见多量钙化阴影。

（二）CT 检查

可以清晰地显示病灶的部位,有空洞和死骨形成。即使是小型的椎旁脓肿,在 CT 检查时也可发现。CT 检查对发现腰大肌脓肿有独特的价值。

（三）MRI（磁共振）检查

具有早期诊断价值,在炎性浸润阶段即可显示异常信号,还可用于观察脊髓有无受压和变性。

五、诊断

根据病史、临床表现、体征、X 线片、CT、MRI 及实验室检查,临床确定诊断不难。

六、治疗

脊柱结核治疗的目的是消除感染，防止神经损害及脊柱畸形的发生并及时对症处理。近年来，由于艾滋病的蔓延和结核分枝杆菌耐药性的增加等种种因素，全球结核病的发病率已呈上升趋势，发展中国家更是如此。肺外结核中，骨与关节结核约占35%，而脊柱结核又占到了骨与关节结核的50%左右。同其他肺外结核一样，脊柱结核的治疗不能单纯依靠手术或单一方法，必须采取综合治疗的手段，才能达到最佳的治疗效果。

（一）单纯非手术治疗

包括一般支持治疗、局部制动、中医药治疗及心理治疗4个方面。

1.一般支持治疗

在抗结核药物出现以前，医生对结核病的治疗主要是通过补充营养、充分休息和适当的户外运动来实现。因为脊柱结核为慢性消耗性疾病，患者大多有消瘦、贫血、低蛋白血症等表现，所以全身情况的好坏与疾病的转归有着密切联系。结核病多发生于发展中国家，也从侧面反映出结核病与人们的营养状况、居住环境及条件等息息相关。对于营养状况差的患者，应注意膳食中多补充蛋白、热量及纤维素。尽量避免劳累，适当休息，并经常接受充足的日晒、呼吸新鲜的空气。对于全身情况较差或行动不便者，应严格卧床休息。

2.局部制动

局部制动是非手术治疗的重要环节。适当的局部制动，不仅可以保护病变部位免受进一步损害，预防或避免畸形加重，也可以减少因脊柱运动引起的局部疼痛和脊椎旁肌肉的保护性痉挛（即腰背僵硬），同时还能防止病变进一步蔓延，减少体力消耗。更重要的是，通过局部制动和佩戴支具，可以为脊柱提供一个相对稳定的力学环境，有助于结核病的痊愈和恢复。

3.中医药治疗

中医认为脊柱结核属于"骨痨""流痰"范畴。治法以温肾壮阳、益气健脾、滋阴养血、扶正祛邪、抗结核杀虫为主。疾病初期应养肝肾、补气血、温经通络、散寒化痰等，方用阳和汤或大防风汤加减，还可加入抗结核中药；中期以扶正脱毒、补益气血、化瘀消肿为主，方用托里散或托里透浓汤等加减；后期以补益气血、滋阴补肾、阴阳双补为主，方用人参养荣汤或先天大造丸加减。

4.心理治疗

因脊柱结核多病程较长，患者容易产生悲观、消极的情绪，所以应注意及时和患者沟通，了解患者的心理动向，继而辅之以心理疗法，促使其改善精神状态，增强战胜疾病的信心和对生活的向往，从而提高综合治疗的整体效果。经常采用的方法有心理分析疗法、暗示疗法及支持疗法等。

（二）药物治疗

1.概述

链霉素的使用大大降低了结核病的病死率。在链霉素应用前5年和应用后5年这10年的时间里，某医院结核病患者的病死率降低了72.5%。根据学者的报道，在采取非手术治疗的患者中,链霉素的应用使结核病患者的病死率从 42.9% 降到 9.3%。在接受 Albee 融合手术的患者中,未使用链霉素患者的病死率是 32%,而使用后这个数字降到了 0。在接受病灶清除术的患者中,链霉素的应用则使病死率由 71.4% 降为 2.1%。有学者在一份初步报告中报道了异烟肼在结核病应用中振奋人心的成果。这些抗结核药物的应用不仅大大降低了疾病传播的风险,有效阻止了病灶清除术后慢性窦道的产生,同时也使根治性手术变得相对安全。就算在那些没有接受手术的长期住院患者中,这些药物也被证明是有效的。在尼日利亚,由于病床短缺和医疗设施的匮乏,学者不得不采取非制动抗结核治疗手段。尽管在后来的随访中很多患者的资料都丢失了,但是就反馈回来的结果看,96% 的患者都得到了治愈。但是,药物治疗带来的一个重要问题就是脊柱畸形:骨融合率仅有 75%,脊柱后凸角度增加范围在 0°~10° 的为 49%,增加 30° 以上的为 18%。其他很多学者也报道了单独应用抗结核药物治疗脊柱结核的成功经验。研究发现,在抗结核药物治疗的同时行前路根治性病灶清除术并植骨融合术(即香港手术)会有很好的效果。

2.药物治疗方案制订的细菌学基础

病变程度、抗结核药物 MIC、菌群代谢特点和机体不良反应等是决定治疗药物剂量和方案的关键因素。

(1)结核分枝杆菌代谢类型与病变环境:有学者根据结核分枝杆菌的代谢和繁殖特点将结核分枝杆菌分为 4 类。①A 类菌群数量最多,为代谢旺盛、处于生长发育期的菌群或可持续生长的菌群。多见于早期以渗出性病变为主的病灶区内,如浸润性病灶或血源播散性病变,也可存在于液化干酪空洞中。②B 类菌群存在于酸性环境中,如巨噬细胞内或急性炎症部位,数量少,大多处于休眠状态,代谢缓慢或基本为静止状态。③C 类菌群可存在于干酪病灶内、空洞壁酸性环境中或淋巴结内,绝大多数为静止、不繁殖的半休眠状态,偶可短时间内突然生长,此类细菌数量少。④D 类是不繁殖、完全处于休眠状态的细菌,基本无代谢活性,数量极少,正常机体免疫力即可控制。

上述 4 种类型的细菌对各种抗结核药物的敏感性不一样:A 类细菌易被异烟肼、利福平和链霉素杀死;B 类细菌对吡嗪酰胺更为敏感;C 类细菌可被利福平杀灭;目前尚无作用于 D 类细菌的药物。但各种药物的杀菌作用也受外部条件的影响,如在低氧分压和酸性环境中,链霉素的抗菌能力可大大降低,而异烟肼和利福平变化不大。吡嗪酰胺则适合在酸性环境下发挥作用。

(2)结核分枝杆菌的延缓生长期:结核分枝杆菌在试管内短时间接触并除去抗结核药物后,处理的培养物需要经过一定时间才重新开始生长,称这段时间为延缓生长期。在一定条件下,对结核分枝杆菌来说,不同的药物具有不同的延缓生长期。

接触药物 6 小时,出现延缓生长的药物有链霉素、利福平和吡嗪酰胺;接触 24 小时,除氨苯硫脲外,其他抗结核药物均产生不等的延缓生长。因此,在结核病药物治疗中,特别是短程药物治疗中药物的延缓生长能力是选择依据之一。

(3)血液内药物浓度:抗结核药物在血液内的浓度,特别是在病变部位的药物浓度,对疗效有很大影响。一般来说,应该了解各个抗结核药物的试管内最低抑菌浓度(MIC)。显然,血药浓度应大于 MIC 方可有效。在血药浓度大于 10 倍 MIC 时,临床治疗可能有效,但是患者的血药浓度存在个体差异,往往达不到此浓度。

(4)耐药性和联合用药:在需要长期用药的结核病药物治疗中,耐药突变这一自然现象尤为重要。目前,耐药菌已经成为结核病药物治疗的重要障碍。

细菌产生耐药的机制一般包括药物失活酶、胞壁通透性改变、靶结构基因突变和代谢途径改变等。目前所知的结核分枝杆菌产生耐药的机制主要是靶编码基因的突变。

对结核分枝杆菌而言,在长期用药的结核病药物治疗中,抗结核药物的耐药突变率是药物的属性,结核分枝杆菌的自然耐药突变率为 $10^{-10} \sim 10^{-5}$。和其他细菌一样,与药物有关的结核分枝杆菌编码基因发生突变后,其对药物敏感性表型发生改变,这样的突变是随机的、自发的,与药物的接触与否无关。在一个菌群里,耐药个体以一定的频率出现,并因药物对敏感菌体杀灭的选择性作用,病变内菌数越多,出现耐药菌的概率越高。在敏感菌群陆续被药物灭杀后,耐药菌继续增殖代之成为优势菌群。

联合用药可减少耐药菌群的发育,发生多药耐药概率远低于单药耐药突变。此外,针对不同菌群的联合用药可发挥药物治疗方案的全面抗菌作用。因此,联合用药是结核病药物治疗的一个基本原则。治疗初期对药物敏感,随着治疗过程中耐药性的产生而对药物不敏感的现象称为继发性耐药。与之相对的是原发性耐药,即未经过治疗的患者被耐药菌感染的现象。耐药菌感染可以通过一个患者传染给另一个患者。根据有关资料,在美国,1970 年,原发性耐药现象仅不到 3%,到了 1980 年,这个数字升到接近 9%。耐药性的产生在城区某些特定区域更为常见,特别是在那些流浪人员、药物成瘾者及 HIV 感染者身上更易见到。联合用药可减少单药耐药菌群的出现,故现在临床多采取此种方案。药物的配伍应基于不同药物的药理和毒理机制。同时,因为结核分枝杆菌可存在于不同的环境中,所以对各种药物的反应也不尽相同。异烟肼和利福平对细胞内和细胞外的结核分枝杆菌都有杀灭作用。利福平则对那些干酪样组织中代谢缓慢的细菌有更强的杀灭作用。吡嗪酰胺仅对细胞内的结核菌或干酪样组织内的结核菌起作用。与之相反,链霉素只对细胞外结核分枝杆菌起作用,因此常和吡嗪酰胺搭配使用。乙胺丁醇对细胞内和细胞外的细菌均可产生抑制作用,已代替对氨基水杨酸应用于多种抗结核药物治疗方案中。

3.药物治疗方案

(1)标准药物治疗:20 世纪 50 年代异烟肼问世后产生的药物治疗方案,以异烟肼和对氨基水杨酸钠为主,前 3 个月加用链霉素,整个疗程通常为 18 个月。同时期医学研究委员会(MMRC)的研究资料表明,该方法对脊柱结核治愈率达到 89%,复发率 3%,病死率 1.4%。后来也有人用乙胺丁醇或氨硫脲代替对氨基水杨酸钠,也取得了良好的效果。

(2)短程药物治疗:早在 20 世纪 60 年代,医学研究委员会就针对短程药物治疗与标准药物治疗方案进行了比较。结果表明 6~9 个月的短程药物治疗方案与标准药物治疗方案在结果上并无统计学差异。美国胸科协会(ATS)建议脊柱与骨关节结核的疗程在成人为 6 个月,而儿童需延长至 12 个月。英国胸科协会(BTS)则建议,无论成人还是儿童,药物治疗疗程都为 6 个月。目前,西方国家通用的短程药物治疗方案是异烟肼、利福平与吡嗪酰胺的三联疗法,疗程为 6 个月。这种方法对绝大多数敏感菌感染导致的脊柱结核都有效。有学者曾对脊柱结核药物治疗的文献进行检索分析,其中应用异烟肼、利福平与吡嗪酰胺 6 个月的三联化疗方案的文献有 4 篇,大于 6 个月疗程的有 10 篇,另外还有一些是应用 9 个月以上异烟肼、利福平与乙胺丁醇治疗方案。结果显示,在应用 6 个月异烟肼、利福平与吡嗪酰胺的 4 篇文献共 82 个患者中,脊柱结核的复发率为 0%。非典型的结核分枝杆菌感染导致的脊柱结核用常规药物治疗方案效果不佳。由于脊柱结核可以带来严重的危害,因此大剂量的药物治疗是必需的。在最近一份关于腰椎与腰骶椎脊柱结核的研究中发现,3 倍于常规剂量的治疗方案可以取得不错的疗效。在脊柱没有发生明显的破坏变形之前,所有原发灶的感染都得到了控制。经过 36 个月的随访,这些患者的后凸畸形角度仅增加了 2.2°,Cobb 角仅增加了 5.4°。同时,骨融合率达到 87.5%。有学者报道在一个发展中国家治疗 103 例脊柱结核患者的经验。除去 2 例在治疗过程中死亡,剩下约有 74% 的患者可以通过非手术治疗获得治愈,只有不到 26% 的人需要接受手术,其疗程为 14 个月。这些结果也与印度等其他不发达国家所观察到的结果类似。

(3)耐多药以及非结核分枝杆菌的治疗:目前,关于耐多药以及非结核分枝杆菌的治疗尚无统一标准。根据国内有关文献报道分析,治疗方案应依据不同患者的具体情况来制订,方案中应至少包括 2～3 种敏感或未曾使用过的抗结核药物搭配用药,强化期最好由 5 种药物组成,巩固期至少由 3 种药物组成。首选药物有氧氟沙星、左氧氟沙星、对氨基水杨酸、对氨基水杨酸异烟肼和阿卡米星等。

4.不良反应

任何抗结核药物都有可能产生不良反应。不良反应可导致药物治疗中止甚至危及生命。例如,异烟肼和利福平的主要不良反应是肝功能损害,当联合应用异烟肼和利福平时,肝炎发生概率是单纯应用异烟肼的 4 倍。异烟肼还可以导致末梢神经炎。链霉素的主要不良反应是听力损害和肾功能损害,而乙胺丁醇主要引起视神经炎。当出现不良反应时,应及时停药及对症治疗,以免危及生命。

(三)手术治疗

1.概述

在抗结核药物应用之前,脊柱结核的治疗以卧床和休养为主。有学者曾报道 60%～90% 脊柱结核合并截瘫的患者,在空气清新的医院中经过长时间的卧床休息而获得康复。对于脊柱结核的手术治疗方面,前人进行了不断的探索。

有学者对结核脓肿的引流描述为:"这个最可怕疾病的治疗方法仅仅需要获得大量的引流物,在脓腔每个边的包膜下方将脓液引出来,持续引流直到患者完全恢复腿的功能。"他的观点过于乐观:许多患者在引流治疗结束之后并没有恢复神经功能,其他一些患者死于继发的化脓性感染。

有学者描述第一例应用椎板切除术治疗结核性脊柱炎的患者。有学者将两个椎体的棘突绑起来治疗结核菌感染所致的脊柱后凸畸形。有学者分别以文章的方式描述了第一次尝试脊柱融合术的经过。后有学者谴责了这个术式,并宣布"椎板切除术是无效的",因为该术式破坏了后柱的完整性,导致脊柱不稳定,进一步引起神经损害。有学者首次通过肋横突入路,试图对胸椎结核病灶行椎旁切开引流术,缓解脓肿对脊髓的压迫,患者症状得到意外改善。但很多按照这一方法治疗的患者死于继发感染。当时外科手术的病死率高达 40%～70%,因而这种方法被放弃了。

许多学者认同"椎板切除术治疗不当"这个观点,患者病情在椎板切除术后实际上直接获得了改善,但是有学者指出,如果脊柱前方和后方没有都做融合的话,截瘫不可避免地会再次发生。他们记录了14位经历椎板切除术的患者,除了4位采用环形融合的患者其余人都死亡了。目前,对于椎板切除术治疗脊柱结核截瘫的唯一指征是结核菌不典型地侵犯了椎弓导致脊髓后方受压迫。在某些少见情况下,该术式也适用于没有骨侵犯的后方硬膜外结核球的治疗。

20世纪40年代以来,随着抗结核药物的逐渐问世,药物治疗在结核病治疗中的地位逐渐提升。脊柱结核的治疗开始了药物治疗与手术治疗联合应用的阶段。部分脊柱结核患者可以通过单纯保守治疗而获得痊愈,包括加强营养、休息、支具固定和应用抗结核药物。当时多数学者认为抗结核药物与外科手术联合使用是一个比较好的方法。后期的一些研究也证实单纯应用药物治疗脊柱结核时间长、疗效差,并不优于手术结合药物治疗。有学者通过900例脊柱结核患者的治疗发现,38%的单纯化疗患者获得神经功能恢复,31%获得椎间骨性融合;而80%的手术患者神经功能恢复,89%获得椎间骨性融合。有学者观察了67例脊柱结核患者,其中手术治疗54例,单纯药物治疗13例,结果是手术治疗组神经功能损害在2个月内恢复,而单纯药物治疗组在2~6个月内恢复。

有学者于中国香港研究发现,在抗结核药物治疗的同时行前路根治性病灶清除并植骨融合与单纯手术清除病灶和单纯药物治疗相比,可以早期融合,同时脊柱畸形发生的可能性小。Hodgson病灶清除的原则和方法,在中国香港得以广泛应用,被学界称为"香港术式"。该术式强调对脊柱结核病灶的彻底清除,并未界定手术切除的范围。

一些脊柱外科医生提倡单纯脊柱病灶清除而不融合,然而同时期大多数学者同意医学研究委员会(MRC)的结论:前路彻底清除病灶、支撑植骨融合的香港术式效果优越。患者在病灶活动期手术治疗更加安全。移植物的选择基于移植物相容性和结构支持进行考虑。植骨材料经常选用髂骨嵴和肋骨。腓骨作为植骨材料可以提供好的结构支持,但是腓骨上大量的皮质骨在感染病灶中不符合要求。此外,应用长段的腓骨作为植骨材料可能会出现骨折。在一个有关4cm长狗腓骨移植材料的研究中,移植后6周~6个月移植物出现明显变弱,总的相容时间需要花费几年时间;在48周时,将近60%的坏死物质已经被重建。尽管如此,1年时植骨材料的强度接近正常。有学者描述了使用血管化肋骨用于稳定后凸畸形,植骨融合发生在4~16周(平均8.5周)。他们还描述了在3位患者的治疗中出于力学优势的考虑从前路应用4cm或更长的内置物,这些内置物没有发生骨折。也有报道称,在结核性脊柱后凸的治疗中,应用血管化肋骨可以获得高融合率。

有学者发现成人患者不应当使用肋骨作为植骨,他们报道植骨骨折发生率为32%,脊柱后凸平均进展20°。某些情况下,部分塌陷是由于肋骨穿透了椎间盘的终板。使用肋骨作为移植物总的融合率为62%,应用整块的厚髂骨作为植骨材料,只要其直径达到椎体的冠状面直径,植骨融合率高达94.5%。尤其对于那些有重大缺陷的患者而言,髂骨嵴也许比肋骨更好。

病灶内的死骨和干酪样物质必须被清除,直到上下骨面渗血及暴露后纵韧带。如果具有神经损害并且脊髓需要减压,那么减压的范围应达到硬脊膜。可以通过支撑植骨来矫正成角畸形。在成人和儿童中初次病灶清除术时应用自体骨移植是可靠的。术后 10 年自体骨移植的骨性融合率为 97%,相比而言,单纯的病灶清除术的骨性融合率为 90%。65%～79% 的病例单纯进行药物治疗可以达到稳定的骨性融合。部分患者术后远期随访发现脊柱后凸畸形矫正丢失较多。手术失败的原因是植骨的断裂、吸收、移位。有学者报道了 120 例前路病灶根治植骨手术,术后观察脊柱后凸畸形即时矫正率为 29.9%,术后 6 个月随访时矫正率为 12.8%,2 年随访时为 7.5%。有学者通过临床观察发现,脊柱结核术后脊柱的稳定性破坏,影响了病椎之间的骨性融合,导致植骨块易吸收、下沉和滑脱,脊柱后凸畸形和假关节的发生率较高。

20 世纪后期,随着内固定技术的不断完善,为脊柱结核的外科治疗奠定了基础。人们也逐渐认识到脊柱稳定性的维持与重建决定了脊柱结核远期的疗效,也是防止脊柱结核复发的重要因素。

感染病灶中应用内固定是否安全一直是学者关心的问题。有学者研究了在活动性结核病灶中应用脊柱内固定材料的风险。全部 11 名患者治愈了结核感染,并且术后没有形成脊柱后凸畸形。他们同时评估了结核分枝杆菌和表皮葡萄球菌对不锈钢的黏附特性。表皮葡萄球菌严重积聚在不锈钢棒上,其表面覆盖一层厚的生物被膜,相反只观察到一些生物被膜覆盖着几群结核分枝杆菌。这一发现推动了初次前路病灶清除的同时使用前方内固定的观点。3 个最新的研究揭示了这个一期手术技术的有效性。有学者报道了 63 位来自土耳其的胸椎和腰椎结核患者,所有患者接受前方病灶清除减压同时行自体髂骨块植骨的手术。在手术过程中,同时应用了侧方钢板。89% 的手术患者脊柱后凸得到矫正,在平均 51 个月的随访时间内,手术效果得以维持。在有神经损害的患者中,80% 全部恢复神经功能,16% 患者部分神经功能恢复。没有观察到一例感染复发。有学者报道了 41 例来自南非的患者。在这些患者中,前路移植物采用新鲜冷冻的同种异体移植物。与自体肋骨作为移植物相比,同种异体移植物的融合程度较慢。41 位患者中的 33 位观察到融合和骨重塑,在平均随访 6.4 年的时间中,8 位患者观察到骨融合伴有部分骨重塑。没有一例患者出现骨折或迟发感染。

2.治疗目的

早期认为脊柱结核的治疗目的是治愈结核病变,在治疗过程中人们逐渐关注诸如脊柱稳定性、神经功能恢复等诸多问题。那么,什么是采取外科治疗脊柱结核的目的呢?

有学者提出现代脊柱结核的治疗目的至少包括下述 4 个方面。①治愈结核病变:包括营养支持疗法、使用抗结核药物、脓肿引流、进行局部彻底病灶清除手术等手段。②重建脊柱稳定性:包括卧床制动、矫形、植骨融合、器械内固定等。③恢复脊髓的神经功能:可以通过减压、矫形使其恢复。④早日康复:手术治疗与传统治疗方法相比,减少了卧床时间,缩短了疗程,使患者早日恢复生活和工作能力。可以认为脊柱结核手术治疗的目的是病灶的彻底清除、脊柱稳定性的重建、神经功能恢复和缩短疗程。在制订脊柱结核的手术治疗方案时,应该施行个体化治疗,在每一名患者身上均要体现这 4 个治疗目的。

3.适应证

传统脊柱结核手术把治愈病灶作为根本目的,以此来决定手术适应证。现代脊柱外科的迅猛发展,使人们逐渐加深对脊柱结核的认识,许多学者认为,脊柱结核的治疗除了治愈结核病灶,更重要的是恢复患者脊柱的运动功能和神经功能。手术治疗目的的变化带来了适应证的变化。

关于手术指征,有学者认为脊柱结核手术治疗的绝对指征是:①脊髓受压、神经功能障碍;②脊柱的稳定性破坏;③脊柱严重或进行性后凸畸形。脓肿、死骨、窦道形成则是脊柱结核的相对手术指征,需要结合病变破坏程度、部位、患者年龄等综合考虑治疗方案。

脊柱结核手术适应证的选择,完全根据脊柱结核手术目的而定。①术前难以明确病理诊断,怀疑脊柱恶性肿物或非特异性感染。②脊髓或神经根受压出现神经损害,神经功能进行性损害,经保守治疗无效。③结核病灶破坏椎体导致明显脊柱不稳定。④保守治疗无效的慢性窦道存在继发感染。⑤椎旁脓肿或巨大死骨压迫周围解剖结构出现局部压迫症状(如颈椎结核压迫气管出现呼吸困难),且保守治疗无效。

手术时机的选择要考虑患者的全身情况和局部病灶情况。首先需要保证全身重要脏器的病变得到控制或无手术禁忌证,尤其是术前对心、肝、肺、肾的检查。全身情况较好的患者,术前应用抗结核药物至少2周;对于全身情况较差、合并全身重要脏器损害、结核中毒表现明显、营养状况较差的患者,术前用药时间则需延长至4～6周。红细胞沉降率对机体病理变化不具备特异性,不能用于结核病的诊断,对疾病发展变化和治疗效果的观察有一定意义,可作为评价结核转归的指标。C反应蛋白反应灵敏,可以作为疾病活动和治疗反应的客观指标,但是以上2个指标易受其他疾病的影响而变化。有学者观察到患者术前红细胞沉降率、C反应蛋白不降反升,尤其是术后短期内更有增高趋势,认为红细胞沉降率和C反应蛋白不应作为选择手术时机的指标。

4.术式选择

手术应根据病灶部位、椎体破坏程度、椎管累及程度、脓肿的部位及大小选择不同的个体化术式。脊柱结核病灶多位于椎体,单纯从清除病灶的角度考虑,首选前路手术。该入路可以充分显露结核病灶局部,进行有效的病灶清除、脊髓减压。后路病灶清除、内固定术式对于椎体病灶塌陷小于50%,病变组织凸向后方,硬膜或神经根受累严重,椎体前方无巨大脓肿者较为适用,尤其适用于腰椎,在病灶清除时采用经椎弓根或椎旁入路,避免进入椎管。前路病灶清除、植骨、后路内固定术适用于椎体破坏严重致脊柱严重后凸畸形以及部分上颈椎、颈胸段和腰骶段结核。

(1)单纯脊椎结核病灶清除术:早期的脊柱结核手术治疗方法以清除结核病灶为目的,目前,大多数手术在病灶清除的同时,结合其他方法共同治疗脊柱结核。

(2)脓肿引流术:文献中记录较早的术式,目的是通过引流使脓腔变小或闭合。脓肿引流术的指征是:患者因脓肿而产生脓毒血症;硬膜外脓肿导致神经损害;脓肿的范围极大。在脓肿引流术后,可以分层次闭合软组织或者可以将创面开放包扎起来。胸椎的椎旁脓肿可以通过肋骨横突切除术有效引流。巨大的腰大肌脓肿可以通过后腹膜入路来引流。在微创外科的发展下,部分学者尝试胸腔镜或在CT引导下穿刺引流治疗脊柱结核。有学者通过对脊柱结核进行分期,采用相应的微创治疗方法。微创治疗的特点包括提高病灶内药物浓度、切口小、费用低、持续引流,该方法可对无分隔脓肿内的稀薄脓液进行有效引流。微创治疗技术给脊柱结核治疗提供了新思路,是否所有的脊柱结核患者都适用微创治疗,目前还需大宗临床病例随访证实。

（3）单纯后路椎骨融合术：该术式适用于前路病灶已经稳定、后方需要通过椎骨融合治疗脊柱不稳定的情况。

（4）病灶清除、植骨融合术：传统的脊柱结核手术方法。以刮除病灶为主要手段，植骨以填充为主，有时也用镶嵌的方法。

（5）根治性病灶清除、植骨融合术（"香港手术"）：与传统病灶清除术相比，该术式可以充分暴露病灶，将病灶及其周围正常骨彻底清除。多数应用支撑植骨。

（6）前路病灶清除、植骨融合、前路器械内固定术：该术式优点为前方切口入路，充分暴露病灶，同时完成病灶清除、植骨融合，在同一切口内完成内固定。

（7）后路病灶清除、植骨融合、后路内固定术：当病灶位于脊柱附件或局限于椎体后方一侧时可以应用此术式。一般通过椎弓根进入病灶，切除病变侧的椎弓根。

5.病灶彻底清除的范围

1934年，日本学者报道采用病灶清除术疗法处理10例腰椎结核，当时因无抗结核药物支持，多数病例最后治疗效果不良，未被推广。《骨关节结核病灶清除疗法》一书中描述：早期采用适当的外科手术，直接进入病灶，清除寒性脓肿、结核性肉芽、病骨和死骨。根据高等医药院校教材，病灶清除术的定义是采用合适的手术切口途径，直接进入骨结核病灶部位，将脓液、死骨、结核性肉芽组织与干酪样坏死物质彻底清除掉，并放入抗结核药物，称为病灶清除术。

目前，对于病灶彻底清除的范围，存在不同的观点。

彻底病灶清除术，除应清楚寒性脓肿、肉芽组织、干酪样坏死物质、死骨、坏死的椎间盘、窦道外，还应清除空洞、硬化壁、病变性骨桥等。若病变以溶骨性破坏为主，则以刮匙刮除边缘即可；若病变以硬化性破坏为主，尚需切除硬化壁边缘4mm左右的硬化骨，同时多发空洞要切除打通。其依据是硬化边缘4mm范围内小病灶出现的概率达80%以上，在该范围内测不到利福平等抗结核药物浓度。结核病灶组织及病灶边缘形成一道药物屏障，只有彻底切除硬化骨，切除达正常骨质，才能破坏结核菌赖以生存、繁殖的封闭环境，同时消除药物进入的屏障，使抗结核药物有效地进入病变处，达到消灭细菌的目的，有利于植骨更快更好地融合。

清除病变区内所有病变组织如脓液、干酪样物质、死骨、肉芽组织、坏死椎间盘、坏死液化组织等，保留健康和亚健康组织即是彻底；对于硬化骨只需部分切除，能够满足摘除死骨、植骨床准备以及抗结核药物的渗透即可，一般在手术显露的椎体一侧以及上下端植骨接触面的硬化骨需要清楚，直至创面有新鲜渗血，而对侧硬化骨如果不是死骨，完全可以保留。

有学者认为彻底病灶清除的标准是相对的，应该理解为：清除主要病变区内的所有病变组织；对于主要病变区外的病灶，如无法通过抗结核药物治疗而痊愈则应彻底切除。对于是否切除硬化骨要视其与病灶的关系而决定：硬化骨下方隐藏有较大病灶，则应切除硬化骨以确保清除彻底，若硬化骨下病灶微小、数量不多，则不需要特别处理硬化骨。

彻底病灶清除术本身即是一个相对的概念，无论怎样切除，病灶内都达不到无菌的环境，切除硬化骨是否可以降低复发率、提高治愈率目前还不清楚。在彻底清除病灶的同时根据手术需要尽可能地保留"亚正常骨"，抗结核药物治疗是成功治疗脊柱结核的保证。

6.并发症

手术治疗的并发症常见。伴有其他多种疾病的老年患者手术风险最大。在一个系列研究中,手术的病死率为 2.9%,稍后又有 1% 的患者死亡。早期的并发症包括手术切口感染、胸膜渗出、肺栓塞、脑脊液漏进胸膜腔、肠梗阻、进展性的神经损害、尿道损伤、移植物脱出或移植物骨折、肺不张、肺炎、气胸、Horner 综合征、任一大血管的损伤。当链霉素直接放在暴露的硬脊膜上,患者也可能会发生抽搐。晚期并发症包括移植物吸收,移植物骨折、不融合,进展性脊柱后凸。结核菌侵犯肾上腺继发导致肾上腺素分泌不足。肾上腺素受到抑制应该被怀疑,尤其是影像学上发现肾上腺钙化。

(赵　强)

第十节　脊柱侧凸

一、先天性脊柱侧凸

先天性脊柱侧凸是由于椎节的先天发育异常而产生的脊柱三维畸形,可造成脊柱生长过程中的失衡。先天性脊柱侧凸类型多样,畸形复杂,临床治疗难度较大。

(一)分类

基于胚胎学的成因,先天性脊柱侧凸可以分为两大类:形成不全和分节障碍。

1.形成不全

椎节形成不全又称为Ⅰ型畸形,可以是部分的,形成一个楔形椎体或是完全的,形成半椎体。

椎体的纵向生长归因于上下两端的骨骺软骨,半椎体上下两端的生长能力和导致畸形的严重程度与其具体形态有关。

(1)分节良好的半椎体:其上下两端均具有生长潜力,相邻椎体的形态正常。

(2)部分分节的半椎体:半椎体的上端或下端具有生长潜力,而另一端与相邻椎体融合。

(3)未分节的半椎体:上下端均没有生长潜力,半椎体完全与上下椎体相融合。

(4)蝴蝶椎:在两侧形成较为对称的半椎体,两侧上下端均具有生长潜力。

(5)嵌入型半椎体:半椎体上下两端均有生长潜力,但相邻椎体对其有代偿,这种半椎体相当于"切入"相邻节段中。

2.分节障碍

分节障碍又称Ⅱ型畸形,可以是部分的或者是完全的(阻滞椎)。对于部分分节障碍,其位置可以在前方、后方、侧方或是混合型。对于一侧骨桥形成或者不对称性骨桥,由于有骨桥的一侧发育受阻,可以引起严重的脊柱侧凸。

3.合并畸形

在很多病例中,上述不同种类的畸形常合并存在,有的涉及数个节段,形成混合型畸形,如形成不全合并分节障碍(Ⅲ型畸形)。

脊柱的胚胎发生与许多器官系统的发生在同一时间,因此合并存在其他器官系统的畸形并不少见。30%～60%的先天性脊柱畸形儿童合并有其他器官及系统畸形。最常见合并存在的是脊髓和泌尿生殖器畸形。脊髓畸形包括脊髓栓系、脊髓纵裂和脊髓空洞症等。最常见的泌尿生殖器畸形是肾脏发育不全和异位肾。

上述大部分畸形是 VATER 综合征的一部分。VATER 是下述 5 种畸形的首字母缩写：脊椎畸形(V)、肛门闭锁(A)、气管食管瘘(TE)、桡骨变形和肾脏缺陷(R)。VATER 这一首字母缩写随后修改为 VACTERL，加入了心脏缺陷(C)和肢体缺陷(L)。

先天性椎体畸形也常见于 Klippel-Feil 综合征，其特点为颈椎先天融合，颈部活动受限，短颈和后发际变低。最近，还有报道先天性脊柱侧凸见于其他畸形，如 Sprengel 畸形、Mayer-Rokitansky-Küster-Hauser 综合征、Jarcho-Levin 综合征、Goldenhar 综合征和 Genoa 综合征。

(二)病因

先天性脊柱侧凸在一般人群中并不多见，其确切发病率并不清楚，多数病例为零星发现，但是家族发病率文献报道为 $1\%\sim5\%$。女性患者比男性患者稍多，女性和男性发病比约为 $(3\sim2):1$。

有文献认为先天性脊柱侧凸的发生与遗传和环境因素有关。近期又有学者认为基因突变也是先天性脊柱侧凸的原因之一。环境因素的影响也有相关的研究。有学者发现，在鼠和兔的胚胎发育模型中，如果体节形成过程中母体暴露于一氧化碳，则会诱发椎体畸形。但是，一氧化碳的作用机制尚不清楚。目前已知的是一氧化碳可以通过造成低氧血症或基因突变而影响脊柱的软骨。另外，还有学者发现先天性脊柱侧凸的家族中特发性脊柱侧凸的发生率也有增高。

(三)自然病程

不管是何种病因所引起，先天性脊柱侧凸倾向于在生长发育过程中持续加重。脊柱侧凸加重的风险与骨骺生长区数量的不平衡和椎体畸形的部位有关。在不进行任何治疗的情况下，大约 85% 的先天性脊柱侧凸患者在发育成熟时弯曲角度大于 $41°$。例如，分节的半椎体由于在生长过程中持续长大，因此具有较明显的加重趋势。同样道理，由于在生长阻滞侧没有一点儿生长潜力，最容易加重的畸形是存在凹侧单侧分节障碍伴有凸侧分节良好的半椎体。相反地，楔形椎体有较轻的加重风险，而完全阻滞的半椎体或嵌入的半椎体并不产生有进展的脊柱侧凸。因此，可以认为双侧生长潜力越不平衡，其畸形发展就越严重。

另外，畸形所在的部位也对脊柱侧凸的进展产生影响。位于胸腰段的侧凸所引起的畸形最为严重，而上胸椎的畸形相对较轻。

对于先天性脊柱侧凸的自然病程，需要考虑以下几个问题：畸形类型、畸形部位、畸形数量、侧凸最初的严重性和上下总体生长趋势。对于上述问题的分析有助于确定脊柱侧凸进展的可能性，并选择合适的治疗方法。

(四)畸形的评价

1.体格检查

先天性脊柱侧凸的体格检查要包括可能发生的脊髓和其他器官系统畸形。在评价脊柱的畸形状态时，要注意总体的冠状位和矢状位平衡情况、肩膀的高度、头部和躯干偏离骨盆中线的距离。对患者的神经功能进行检查和记录非常重要，包括肌肉力量、肌容积、反射和感觉障碍等。另外，要检查畸形的柔韧性、步态和肢体长度。如果存在疼痛，应检查其部位并进行量化。应注意患者后背有无局部凹陷或皮肤斑块。检查者要注意颈部的活动是否有异常,四肢(特别是桡骨)有无畸形。

2.影像学检查

(1)X线片:先天性脊柱侧凸患者进行早期X线片检查对于确定其畸形有帮助,多余的椎弓根、椎间隙不对称或消失、肋骨融合或缺如都有助于诊断。最好在4岁之前进行检查,易于明确其畸形的类型。如果患者在4岁之后就诊,需要查找以往的胸片或腹平片来确定其畸形类型。较大患儿的平片对于评价畸形类型的价值下降,因为椎体已有过多骨化,尤其是在融合或生长阻滞的区域。

站立位全脊柱正位和侧位平片有助于判断畸形的类型和位置,测量弯曲的大小,判断脊柱的平衡状况(冠状位和矢状位)。在先天性脊柱侧凸采用Cobb法测量弯曲的大小有时会因为椎节分界不清而造成不精确,所以将不同时间的测量进行对比是很重要的,可以判断弯曲的进展情况。在将不同时间的影像进行对比时,常因为主弯包含有畸形椎体而测量困难,而代偿弯是由正常的椎节所形成,其测量较为准确。所以,在主弯测量困难时,可以通过代偿弯的测量间接推测主弯的变化,如果代偿弯没有发展,则预示主弯也没有发生明显的进展。

(2)MRI检查:先天性脊柱侧凸常伴有脊髓畸形。在MRI问世之前,采用脊髓造影和CT所观察到的合并脊髓畸形发生率为5%~58%;而MRI广泛使用后脊髓畸形的发生率得到更精确的判断,为30%~41%。最常见的畸形为脊髓栓系、脊髓空洞和脊髓纵裂。

MRI是否需要常规应用于每一个先天性脊柱侧凸患者是一个问题。尽管在特发性脊柱侧凸患者,MRI只用于少见弯曲类型或神经系统检查有异常者,但在先天性脊柱侧凸患者有理由作为常规检查,因为脊髓畸形在先天性脊柱侧凸患者中占比高达1/3,其中一些畸形本身需要接受神经外科手术治疗,而其他一些畸形在侧凸矫形手术过程中要进行相应处理,如脊髓纵裂。及时发现这些畸形有助于治疗方法的选择,减小侧凸矫形手术可能发生的风险。当然,如果不是准备手术治疗,而患者又没有神经损害的临床表现,则并不急于马上进行MRI检查,因为对于年龄很小的患儿,在检查中不能有效配合,有时需要进行全身麻醉,所付出的成本较高。而对于有异常的神经系统发现或是脊柱侧凸进行性加重以及要准备手术的患者,则需要进行MRI检查。

最后,有必要对患者进行泌尿生殖系统检查,可以通过肾脏超声来精确判断,必要时请相关科室会诊。

(五)治疗

1.非手术治疗

先天性脊柱侧凸需要持续和密切的临床观察,这种观察要在生长发育过程中定期进行。在临床观察中要注意对弯曲的进展进行评价,判断是否需要手术治疗。对于复杂的畸形,尽早治疗常更为简单而安全。

与特发性脊柱侧凸相比,先天性脊柱侧凸的保守治疗价值较小。仅对于蝴蝶椎、未分节的半椎体或完全阻滞的分节障碍以及少数上下多发半椎体正好位于两侧而具有相互代偿性者,可以进行较长期的保守治疗并严密观察。对于有一定柔韧性的弯曲,支具是唯一可能有效的保守治疗方法。对于少数脊柱侧凸较长、柔韧性好的弯曲患者,可以采用支具治疗。然而,多数先天性脊柱侧凸的弯曲是较短且僵硬的。由于这一特点,并且在骨骼发育成熟之前需要较长的时间,所以支具常仅作为临时的处理方法。

因此,先天性脊柱侧凸的治疗有 2 种选择:①对于静态的畸形进行临床观察;②对持续加重的脊柱侧凸进行手术治疗。

2.手术治疗

先天性脊柱侧凸的患者大多需要进行手术,以避免在骨骼发育成熟时出现严重的弯曲和脊柱失平衡,其治疗与特发性脊柱侧凸有很大不同。由于其手术方式和时机受多种因素所决定,所以术者需要根据每个患者的特点,在完善评价畸形类型及其潜在进展风险后,制订个体化的治疗方案。

先天性脊柱侧凸的进展原因是脊柱一侧的生长快于另一侧,所以手术治疗的主要原理是阻止这种不平衡的生长,可以同时进行畸形的矫正。目前共有 4 种主要的手术方式:后路脊柱融合、前后路联合脊柱融合、凸侧半椎体骨骺融合和半椎体切除。

(1)后路脊柱融合:后路原位融合是最简单和安全的手术方式。当然,尽管是最简单的手术也需要仔细操作,因为可能有潜在的后方椎板缺如,存在神经损伤的风险。在做后方暴露前仔细分析影像学资料可以帮助我们注意到上述缺陷。即使在后方结构已经暴露好后,也要仔细判断手术区域的异常结构,并与影像学资料相对照,因为影像所见的前方半椎体和生长阻滞节段可能在后方结构中并没有相应的表现。融合范围应该包括整个侧凸区域,在侧方要达到横突。术后需要坚强的支具外固定 4~6 个月来获得坚强的融合。

该手术方式可能发生的几点问题。

1)由于前方的脊柱结构是完整的,仍然保留生长能力,因此可能在随后出现旋转畸形加重和融合部位的弯曲,称为"曲轴现象"。其风险因素包括手术时年龄较小和融合后残存明显弯曲。

2)存在假关节形成的风险,尤其是在术后制动时间较短者。

3)存在延长融合节段的风险,主要是由于定位不准或融合范围不够。

为了避免假关节的形成,并且在术中获得更好的矫形效果,可以采用后方固定,但是神经损伤的风险可能有所增加,需要进行术中脊髓功能监测,并在必要时进行唤醒试验。另一个问题是内固定的大小对于患儿来说不易选择,异常的椎弓根和椎板可能造成固定困难。

(2)前后路联合脊柱融合:前路手术可以进行椎间盘和终板的切除,通过这种松解方式增加脊柱的柔韧性,获得更好的畸形矫正。同时,应进行前路植骨融合。

前后路联合手术与单纯后路手术相比减少了假关节和曲轴现象的发生。在一些病例,可以通过后路进行前方的融合。位于胸腰交界处的畸形适合于后路的手术方式,胸膜返折处有良好的视野,便于进行椎间盘切除和融合。另外,有学者采用胸腔镜进行椎间盘的切除和植骨融合,获得了较好的效果,可作为一种选择。当从前方到达畸形部位时,应当注意脊髓供血血管的畸形可能导致血管结扎后脊髓缺血。

(3)凸侧半椎体骨骺融合:凸侧半椎体骨骺融合的原理与长骨畸形的治疗方法类似。手术减慢凸侧生长的同时,凹侧的继续生长可以产生持续而安全的侧凸矫正。实施手术的先决条件包括:患儿年龄较小(小于 6 岁),有足够的生长潜力供持续矫形所需;侧凸范围内的椎体小于7个;凹侧有明显的生长潜能。这一技术需要前后路联合暴露,前路切除凸侧的椎间盘和终板软骨,并进行凸侧的植骨融合,后路手术包括单侧小关节的切除和融合。这一矫形方法的效果较为适中,在骨骼成熟时能够达到的矫正角度为0°~20°。

在后路或者前后路联合手术中,内固定的使用可以为凹侧提供牵张力,为凸侧提供加压力,使手术获得更好的矫形效果。但是,术后的制动仍然是必要的。

由于这一治疗方式利用了患者的剩余生长潜力,所以需要其具有完整有效的脊柱生长能力,弯曲并不严重,并且所涉及的椎体较少。

(4)半椎体切除:这一手术方式通过将半椎体完全切除的方式,彻底去除畸形节段,再通过内固定矫正局部畸形,重建平衡,是最为彻底的一种术式。

手术可以通过前后路联合进行。在前方的凹侧进行植骨有助于维持矢状位的顺列。除非植骨和固定非常坚强,否则术后的制动是必需的,一般采用支具即可。

近年来,随着后路截骨矫形技术的不断改进和成熟,单纯通过后路进行半椎体切除成为普遍采用的方法。通过后路一个切口,先切除后方发育不良的附件结构,再剥离并暴露前方畸形的椎体,在有效保护神经结构的基础上,彻底切除半椎体,并切除上下软骨板,然后进行残留间隙的闭合矫形,可根据畸形矫正的需要加行凹侧的撑开植骨。该术式的主要风险为神经损伤,尤其是在胸椎区域,因为靠近脊髓,所以风险更大。因此,虽然手术可以获得良好效果,仍然不能忽视其风险。

在复杂的合并多节段融合的畸形中或者原来进行过融合手术的患者,可能存在明显的躯干失平衡。对这种患者,可能需要在术中进行截骨,以获得较好的畸形矫正。在截骨后,可以一期完成矫形或者在一段时间的牵引后进行矫形手术。

3.治疗方案的制订

对于先天性脊柱侧凸的治疗,其问题往往不是是否需要手术,而是需要怎样手术和何时手术。与特发性脊柱侧凸尽量延迟融合时间不同,先天性脊柱侧凸要在其进展过程中尽早手术,以矫正畸形,避免其进展为结构性的脊柱失代偿,并且尽量减少融合的节段和对以后脊柱生长发育的影响。患者在骨骼成熟后的身高并不是要考虑的主要问题,因为如果任由一个进展的弯曲生长,其生长方式为畸形的生长(合并有旋转加重和代偿弯的出现),而不是正常的纵向生长。早期进行正确的手术将最终使患者长得更高,姿态更正常。在手术决策中还要注意的是患者对手术的耐受情况、骨骼的发育程度以及是否有合适的内固定材料,上述问题在年龄过小患儿的诊治时尤为突出,往往需要被迫等待患儿长大一些后才能施术。

手术方案需要根据患者的具体情况制定,包括椎体畸形的类型、畸形部位、弯曲的大小和柔韧性以及患者的年龄。后路融合适用于较小的弯曲且脊柱前方未融合节段生长潜力有限者,以避免曲轴现象的发生。所以,手术区域存在前凸应该作为其禁忌证,因为其后的生长将使前凸持续加重。前后路联合手术的主要适应证是有较大生长潜力的脊柱侧凸,如单侧分节不全合并对侧半椎体。凸侧半椎体骨骺融合是一个理论上可行的方法,但是应注意其先决条件:所涉及的椎节少于7个;弯曲小于70°;年龄小于6岁,脊柱的生长在该年龄已完成了2/3;没有病理性的脊柱后凸或脊柱前凸。目前,国内外的学者对于其应用效果仍有争议,在手术决策中应该慎重。半椎体切除适用于不可接受的畸形,固定性的躯干侧方倾斜和半椎体位于侧凸顶端者。该手术最安全的区域在腰椎和腰骶交界处。

内固定的使用依赖于术者的选择,但在年龄大于 5 岁的较大脊柱侧凸患者通常需要使用,因为其单纯通过外固定难以获得和维持畸形的矫正,在合并存在脊髓畸形,如脊髓纵裂、脊髓栓系或脊髓空洞等情况时需要慎重应用内固定,因其可能增加神经损伤的风险。另外,在矫形过程中也应对上述脊髓畸形所存在的风险有充分认识。

二、特发性脊柱侧凸

脊柱侧凸是指脊柱向侧方弯曲、在冠状面上形成的脊柱畸形。脊柱侧凸可分为非结构性与结构性两类。特发性脊柱侧凸(AIS)是结构性脊柱侧凸最常见的类型。病因不明,通过排除法获得诊断,可能与遗传因素、褪黑激素水平低等有关。

(一)诊断步骤

1.病史采集要点

(1)年龄:发生于 18 岁以下,以青少年为多。

(2)脊柱畸形:是否存在胸椎和(或)腰椎畸形。

(3)疼痛:是否存在胸腰椎疼痛及上肢和下肢疼痛。

(4)大小便功能:是否有失禁或潴留等。

2.体格检查要点

(1)脊柱畸形:畸形的部位、是否有剃刀背,冠状位不平衡的估计,肩的高低与不对称。

(2)Adam 前屈试验:是一种易行而敏感的临床检查方法。

(3)侧凸柔软性检查:让患者向病变侧或对侧侧屈,临床也能估计侧凸的柔软性。

(4)神经功能检查:虽然脊柱侧凸的神经并发症非常少见,但仔细的神经功能检查是必不可少的。腹壁反射的不对称,可能是脊髓空洞症仅有的异常表现。脊柱本身异常,如脊髓栓系综合征或脊髓纵裂引起的神经功能障碍,能通过细心的检查发现。单侧或双侧肌力下降而没有感觉异常,可能是脊髓灰质炎和肌营养不良。皮肤存在牛奶咖啡斑提示为神经纤维瘤病。

(5)骨骼发育成熟情况评价:记录患者的第二性征,如乳房发育、阴毛、声音改变及系列的身高变化。

(6)下肢检查:长度、大小及对称情况,足部畸形等。

(7)检查冠状位平衡情况。

3.辅助检查要点

X 线检查:摄直立位全脊柱后前位及侧位片,包括胸廓及骨盆。Cobb 角是用于测定脊柱侧凸程度的标准方法。为准确测定脊柱弯曲的进展程度,必须保证每次测量在相同的节段,并列表进行比较。卧位侧屈摄片了解脊柱的柔软性,手部 X 线片通过显示指骨、尺桡骨的生长情况来精确估计患者的骨龄。摄骨盆片了解骨骺出现情况及三叉软骨闭合情况,判断骨龄。

一般无须 MRI 或 CT 检查,为排除其他病变可考虑。必要时诱发电位与肌电图检查可排除神经病变。

(二)诊断及鉴别诊断

1.诊断要点

(1)AIS的诊断是通过排除法获得:AIS常在青少年起病,偶有家族史,通常呈渐进性进展,一般无神经损害,极少数出现腰痛。根据病史、临床症状及体征、影像学检查,排除其他类型的脊柱侧凸。

(2)X线影像特征:脊椎结构无明显改变,少数早发性脊柱侧凸的顶椎可有轻度楔样改变;侧弯弧度呈均匀性改变,不会出现短弧或锐弧;具有一定的呈均匀变化的柔韧性;胸弯以右侧凸多见;前凸型脊柱侧凸多见;椎体大多是转向凸侧,后柱转向凹侧。

(3)X线片测量:前后位片测量各侧凸的Cobb角。测定颈铅垂线与骶骨垂线的距离。Risser征估计骨骼成熟度。测定椎体的旋转度。侧位片测量后凸或前凸角度,测量矢状位平衡等。侧屈位片决定侧凸分型、柔软度及融合节段。

(4)侧凸进展的危险因素。

1)骨骼的成熟度:三叉软骨开放、Risser征0～1、月经前。

2)弯曲部位:胸弯进展小于腰弯。

3)弯曲角度:大的角度更易进展;成熟脊柱进入成年后每年进展约1°;胸腰弯和腰弯的角度大于40°,成年后进展(特别是冠状位失代偿)。

2.临床分类

(1)根据脊柱侧凸发病时的年龄可分为婴儿型脊柱侧凸(0～3岁)、儿童型脊柱侧凸(4～9岁)、青少年型脊柱侧凸(10～16岁)。

(2)根据顶椎的位置可分为单个主胸弯、胸腰椎主侧凸、单个主腰弯、胸腰双主弯、胸椎双主弯、颈胸段主侧凸、多个互补性脊柱侧凸。

(3)根据King分类如下。

1)King Ⅰ型:胸弯和腰弯均超越骶骨中线,呈S形,腰段弯曲大于胸段弯曲,胸弯的柔软性大于腰弯;若胸段弯曲大于或等于腰段,则腰段弯曲比胸段更僵硬。

2)King Ⅱ型:胸弯和腰弯均超越骶骨中线,呈S形,胸段弯曲等于或大于腰段弯曲,胸弯的旋转大于腰弯,卧位Bending像腰弯的柔软性大于胸弯,稳定椎常为T_{12}或T_{11}或L_1。

3)King Ⅲ型:胸段弯曲,继发的腰弯不超越中线,且腰弯呈非结构性,侧屈像腰弯非常柔顺,站立位上腰弯一般无旋转。

4)King Ⅳ型:为一累及较多脊椎的长胸弯,顶椎通常在T_{10},L_4倾斜进入该长胸弯内,外观畸形明显,但L_5仍位于骶骨中央。

5)King Ⅴ型:双重胸段侧弯,上下胸弯均为结构性,T_1向上胸弯的凹侧倾斜,且在Bending像上表现为结构性弯曲,T_6常为两弯的交界椎。临床上常有左肩升高。

3.鉴别诊断

(1)先天性脊柱侧凸:是由于脊柱胚胎发育异常所致,发病较早,多在婴幼儿期被发现,为脊椎的结构性异常和脊椎生长不平衡,X线摄片可发现脊椎有结构性畸形。

（2）神经肌源性脊柱侧凸：可分为神经源性和肌源性两种，前者包括上运动神经元病变的脑瘫、脊髓空洞症和下运动神经元病变的小儿麻痹症等，后者包括肌营养不良、脊髓病性肌萎缩等。

（3）神经纤维瘤病并发脊柱侧凸：其 X 线特征为短节段的成角型后凸弯曲，脊椎严重旋转甚至发生脊柱旋转脱位、椎体凹陷等，当临床符合两个以上的标准时即可诊断。①发育成熟前的患者有直径 5mm 以上的皮肤咖啡斑 6 个以上或在成年后的患者直径大于 15mm。②2 个以上的任何形式的神经纤维瘤或皮肤丛状神经纤维瘤。③腋窝或腹股沟部皮肤雀斑化。④视神经胶质瘤。⑤2 个以上的巩膜错构瘤。⑥骨骼病变，如长骨皮质变薄等。⑦家族史。

（4）间充质病变并发脊柱侧凸：如马方综合征、Ehlers-Danlos 综合征等可以以脊柱侧凸为首诊。马方综合征的特征表现为：①本病多发生于青年；②有家族史或家族性猝死者；③眼部病变，如晶状体脱位、半脱位；④心血管病变，有主动脉根部增宽、动脉夹层或动脉瘤、主动脉关闭不全及二尖瓣脱垂等表现；⑤骨骼异常，如肢体细长、韧带松弛、脊柱侧凸及漏斗胸等。具备上述特征中的两点或两点以上就可诊断马方综合征。Ehlers-Danlos 综合征通过详细体检可以提示，如韧带松弛、鸡胸或漏斗胸等。

（5）骨软骨发育障碍并发脊柱侧凸：如多种类型的侏儒症，最常见的是脊椎干骺发育不良，这类患者与代谢性疾病患者不同的是临床生化检查是正常的。脊椎干骺发育不良，因为累及脊柱和四肢长骨的生长，因而表现为躯干缩短。

（6）代谢障碍疾病合伴脊柱侧凸：如各种类型的黏多糖病、黏多糖脂质沉积症、高胱胺酸尿症、成骨不全等。黏多糖病是一种由于酶缺陷造成的酸性黏多糖不能完全降解的溶酶体累积病。

（7）合并脊髓病变的脊柱侧凸：如 Chiari 畸形伴（不伴）脊髓空洞。

（8）功能性或非结构性脊柱侧凸：这类脊柱侧凸可由姿态不正、神经根刺激、下肢不等长等因素所致。如能早期去除原始病因，脊柱侧凸能自行消除。

（9）其他原因的脊柱侧凸：如放疗、广泛椎板切除、感染、肿瘤均可致脊柱侧凸。

（三）治疗对策

1.治疗原则

防止畸形的发展及矫正畸形。

2.治疗方案

（1）保守治疗。

1）观察：小于 20°的脊柱侧凸，大多数不进展，根据进展的危险因素决定 4～6 个月摄片复查。

2）支具治疗：弯曲轻（20°,45°）以及骨骼未发育成熟（Risser 征），而侧凸有加重的危险时，支具治疗是适应证。支具治疗的目的是稳定脊柱弯曲在目前的程度，直到骨骼发育成熟。矫正畸形不是支具的主要目的。顶椎位于 T_7（含 T_7）以下的胸椎及腰椎侧凸适合用臂下的 Boston 支具。而顶椎位于 T_7 以上的侧凸，需用带一个腋环及下颌托的 Milwaukee 支具。患者每天带支具最少 20 小时，每 4～6 个月摄片一次，监测侧凸变化，并注意处理支具引起的任何并发症。去除支具的时间,一般通过观察骨龄,当骨发育达到成熟及有明显第二性征出现,可结束支具治疗。

(2)手术治疗。

1)手术指征。尽管已用支具,侧凸仍进行性发展,应该考虑外科治疗,其他外科治疗的适应证包括:未发育成熟,进行性侧凸,侧凸 40°~50°;侧凸大于 50°;明显的躯干失代偿;胸腰弯和腰弯的角度大于 40°,伴冠状位失代偿。

2)入路选择。①前路矫形手术:主要用于侧屈 X 线片显示腰椎能良好去旋转和水平化的腰椎侧凸和胸腰椎侧凸。单纯的胸椎脊柱侧凸(特别是青少年特发性脊柱侧凸的 King Ⅱ 型和 King Ⅲ 型),Cobb 角小于 90°且侧弯较柔软,也是前路手术指征。严重的脊柱侧凸和伴有明显后凸的患者应当属于前路矫形的禁忌证。②后路矫形手术:各种需要手术治疗的脊柱侧凸都可以通过后路三维节段性内固定进行矫形。胸段的柔软脊柱侧凸<70°可行单纯后路矫形内固定,大于 90°的脊柱侧凸多需先行前路松解,而 70°~90°的患者则根据畸形僵硬程度、侧凸类型等决定是否先行前路脊柱松解。

对于角度较小、柔韧度大于 50%和 Cobb 角小于 70°的脊柱侧凸可以通过一期后路内固定矫形。对于 70°~90°的柔韧性好的神经肌源性脊柱侧凸也可一期矫形。脊柱僵硬、侧屈位 X 线片被动矫形差或残留角度大于 40°以及站立位 Cobb 角大于 90°的脊柱侧凸需行一期前路松解,术后牵引。Risser 小于 1,仍然具有生长潜能的年幼患者为避免后路内固定后出现曲轴现象,需先行一期前路骨骺阻滞再行二期后路矫形内固定。

3)畸形矫正:外科治疗的主要目标是防止侧凸的发展与获得平衡的脊柱,矫正畸形应为次要地位。通过仔细融合病变脊柱节段能达到治疗目的。必须牢记,应用脊柱内固定器械的目的是保持弯曲矫正及利于融合。脊柱内固定器械不应该是外科治疗的集中点。基本原则是融合区应该包括整个病变的节段,即自颅侧稳定椎至尾侧稳定椎。

三维矫正的概念是目前脊柱侧凸矫正广泛接受与取得良好效果的方式。其通过多钩或多椎弓根钉、双棒及两棒的中间连接达到。矫正技术有去旋转矫形、后路平移矫形、后路原位弯棒矫形与撑开与压缩矫正等。需进一步强调的是,仔细的脊柱融合才是外科手术最重要的目标,这一目标不能因使用任何方法及任何器械而削弱。

4)并发症:早期并发症包括脊髓与神经根损伤、出血、感染等,晚期并发症包括假关节形成、曲轴现象、未融合节段的退行性变加速、感染等。其中防止脊髓损伤与减少术中出血是脊柱侧凸矫形最重要的方面。

任何手术操作都必须尽最大努力保护脊髓。术中唤醒试验可提示脊髓损伤与否。当畸形矫正完成后,唤醒患者,要求其活动双足,如果不能活动,提示瘫痪存在,必须采取措施。该试验的优点是它的可靠性,但术前准备或麻醉控制不恰当,可能影响试验的实施和其有效性。

术中体感与运动诱发电位监测能在整个手术过程中使脊髓不同神经束的功能得到重复或持续的监测,神经损伤能及时发现,以便医生采取适当的措施来防止永久性损伤发生。

术中自体血回收可减少异体输血量。

（四）术后观察及处理

(1)按常规观察引流并可在 48 小时内拔除引流管。

(2)术后次日即可下床站立和行走,佩戴支具。

(3)若术中椎弓根钉安置不良,术后胸部 X 线检查及腹部检查以排除重要血管和内脏损伤。

(4)定期随访有无矫正度丢失或内固定失败等并发症。

(5)逐渐加大活动量,6～12 个月恢复至正常。

（周　荣）

第三章　关节疾病

第一节　先天性和遗传性关节疾病

一、软骨发育不全

软骨发育不全是最常见的一种侏儒症,表现为四肢缩短,躯干影响较少。肢体缩短以近端为主,中段与下段很少变化。发病率为 $1/20\ 000 \sim 1/50\ 000$。虽然软骨发育不全的命名并不完全准确,但骨病研究组织接受这个命名,是常用的名称。

（一）病因

这是由染色休显性遗传的疾病,为单个基因遗传。约有 80% 为突发病例,因此,患儿家属中常无同样的侏儒,第二胎再出现侏儒可能性极少。软骨发育不全患者有 50% 可能将基因传入子系。发病的基因定位在染色体 4p16.3,目前已排除染色体 12,即 Ⅱ 型胶原纤维的位置。

（二）病理

原发的病变是骨骺成骨异常,但骨膜化骨正常。病理切片报道有差别,在髂骨、腓骨头采取样本显示正常组织。长骨生长减退而扁平骨生长正常,但长骨中腓骨正常,胫骨却有缩短,目前尚无法解释。同样,肱骨、股骨短缩也难以说明。

（三）临床表现

软骨发育不全在婴儿出生就能发觉。婴儿头颅有典型特征,包括头围两侧扩大,前额突出,鼻梁平塌,脸部眼、鼻、颊、口缩挤在一起,下颌宽大而突出。躯干长度正常,胸廓扁平,肋骨下缘外翻而腹部膨大突出,随着年龄增大,胸腰段后凸明显。在步行后,此后凸畸形消退,而腰前凸增加,臀部后凸,腹部更凸出。

肢体缩短是典型表现之一。肢体缩短以近端为主而中段、下段正常。上臂缩短明显,前臂、手、腕却无明显缩短。下肢变化以大腿为主而小腿、足踝不明显,称作肢根型缩短。肌肉发育正常,外观肌肉似乎丰满有力,肢体更显粗壮。上肢肘关节常不能伸直,并非肌肉挛缩而是关节本身变化,桡骨头向后、向外脱位,进一步限制肘关节伸直。手部畸形是诊断要点之一,手掌放平,手指分开,中指与环指之间有很大空隙。因此大拇指呈一束,示指与中指呈一束,而环指与小指呈一束,从而形成三叉手。上肢伸直在身旁时,正常到达大腿中部,而此病仅到达髂前上棘或髋关节,使肛门清理有困难。韧带都松弛,髋关节屈曲,整个下肢呈 O 形,膝、踝内翻很典型。这些畸形使步态摇摆。膝关节韧带都松弛时可出现膝外翻现象,但未见髋关节脱位报道。这些儿童发育滞缓,坐、站立、行走较正常推迟 3~6 个月,躯干生长正常,到成年时,男性身高 132cm,女性身高 125cm 左右。

头颅的 X 线侧位片可见前额突出,下额骨前突、增大,脸中部发育差,颅底缩短。枕骨大孔 CT 显示狭窄。脊柱 X 线片中,椎弓根间距自腰$_1$向骶$_1$逐渐缩小,而正常是逐渐扩大。椎体本身显示椎弓增厚而短,后缘有弧形凹度,患者有后突时,T_{12} 或 L_1 常呈楔形,腰骶关节正常向前倾斜,而患者却呈水平状。骨盆宽而短,髂骨方形,坐骨切迹小,髋臼扁平。长骨短而粗,两端膨大,股骨颈短,股骨下端骨骺呈倒 V 字形凹陷。腓骨较胫骨长,内翻明显。上肢骨短而粗,桡骨头脱位常见。手指近端指骨、中节指骨粗而短,末节指骨与掌骨正常。

(四)治疗

脸部上颌骨发育不全常造成牙齿对位不正,需口腔科处理。中耳炎多见,听觉常有减退。肺活量减少至正常的 68%~72%,常出现肺炎、呼吸道阻塞等。

(五)矫形外科需注意的问题

1.枕骨孔狭窄通常引起神经受压

出现呼吸系统功能减退,青紫,呼吸停止,甚至突然死亡。皮肤刺激电流(SSEP)44% 有变化,全身性肌肉张力下降,可能与枕骨孔神经受压有关。这些患者需做 CT、MRI,明确压迫情况,必要时做减压手术,头颅变化包括脑积水,但目前无满意治疗。

2.肢体缩短

这是一个主要的病变,本病并无特殊的治疗方法。生长激素未成熟儿童有一些作用,但治疗时间短、例数少,尚无法做出结论。手术延长是一种好的方法。手术延长下肢需分期、分部位进行,总共可以延长 10cm 左右,股骨、胫骨各 4~5cm。手术必须成功,不能留下任何后遗症,这对医师是一个考验。

3.脊椎狭窄

这是多见的畸形,约在 35 岁以上开始出现,主要为椎管狭窄,脊椎退行性变可进一步增加狭窄,手术治疗是必要的,效果较满意。

4.膝内翻

这是最多见的畸形,轻度内翻无须治疗,畸形超过 15°时,胫骨上端截骨是一种合理的手术方式;或在胫骨外侧,腓骨上、下端骨骺做暂时性抑制手术。但手术仅能用于未成年儿童,而且观察需十分严密,避免骨骺永久性闭合,造成相反畸形。

二、多发性骨骺发育异常

多发性骨骺发育异常,也称 Fairbank 病或多发性骨骺成骨不全,是一种少见的遗传性的软骨发育缺陷,其特征为许多骨骺异常骨化,患者的生长发生障碍,手指粗短。有遗传性及家族史。男性较女性多见。发病年龄为幼儿及少年。以髋、肩、踝关节多见,其次为膝、腕及肘关节。因有多个不规则骨化中心出现,使骨骺增大,有时可延至骨干。以后骨化中心不规则融合,造成关节面不平整,导致早期发生骨关节炎。

(一)病因

本病病因不明,是一种罕见的遗传性发育异常。

（二）临床表现

主要表现为髋关节、膝关节的疼痛,活动受限,行走困难,呈摇摆步态。肩关节活动也受限。骨端常粗大,少数患者有关节屈曲畸形或关节松弛。手变短,手指变粗,身材短小。由于本病对四肢长骨的影响较脊柱明显,故表现为某种程度的短肢型侏儒,此外尚有膝内翻、外翻,两下肢不等长及脊柱后凸畸形等。

（三）辅助检查

本病的辅助检查方法主要是 X 线检查。

X 线表现:对称性骨骺骨化中心出现晚,发育缓慢,与骨干融合的时间延迟。特征性的表现是骨化不规则,骨化中心的密度异常。往往呈斑点状或桑葚状,有许多小的分散的骨化中心,围绕在大的骨化中心周围,但数目不像点状骨骺发育异常那样多。这些多发性的骨化中心使骨端变大。胫骨下端的骨骺自内向外方倾斜,深度减少,腓骨变长。距骨形态改变,以适应胫骨骨变形(占 50%)。长骨干较正常短,颅骨及牙齿正常。

1.Riing 型（软型）

有多发性骨骺发育异常,骨骺扁,在手部骨质侵犯较轻微。

2.Fairbank 型（重型）

骨骺小,不规则的腕骨延迟骨化,掌骨及指骨的变化明显。

（四）鉴别诊断

本病要与下列 3 种疾病进行鉴别。

1.甲状腺功能减退（克汀病）

骨骺改变相似,但患者的皮肤干燥,智力发育延迟,骨龄明显推迟,在胸腰段的椎体,可有特殊的表现,呈钩形。患者服用甲状腺素后症状会好转。

2.点状骨骺发育不全

整个骨骺表现为许多分散的中心,较本病更为明显。距骨可成为分散的斑点。有先天性白内障。

3.儿童期大骨节病

本病与儿童期大骨节病的鉴别主要依靠 X 线。儿童期大骨节病的骨关节改变与本病不论是临床症状、体征还是 X 线表现,有诸多相似和相同之处,但儿童期大骨节病先期钙化带增宽硬化或干骺端硬化是其特征之一,而本病先期钙化带或干骺端则无明显硬化。

（五）并发症

主要是受累关节呈多发性和对称性畸形,如髋内翻和膝内、外翻畸形,另外还可以出现继发骨关节炎、关节疼痛以及关节僵硬等。

（六）治疗

多发性骨骺发育异常有自行好转的趋势,但不可避免地会早发退行性关节病变。在儿童期不需用外固定,更不宜手术。在病变未稳定时不宜负重。应选择少走少站的职业。对成人骨关节炎的治疗原则与一般人相同,如两腿不等长、膝内翻、膝外翻或脊柱畸形等均可以进行矫行手术。

三、先天性脊椎骨骺发育不良

先天性脊椎骨骺发育不良是一种影响脊椎以及长骨骨骺的疾病,它是以影响脊椎为主而肢体不均匀的侏儒症。此病的骨骺变化包括脊椎骨骺端发育不良等,变化是多样的。

(一)病因

这是一大类遗传性疾病,为显性遗传,绝大多数病例突发起病。发病的原因是在染色体12、Ⅱ型胶原纤维基因位点发生基因突变。

(二)病理

先天性脊椎骨骺发育不良是一种独特的疾病,但有许多不同的变化。骨骺切片检查未发现有固定的变化。

(三)临床表现

患儿矮小,躯干缩短尤其明显,而肢体虽有缩短却好一些。头颅正常,两眼分开,脸部扁平,腭裂常见。颈短,胸廓呈圆桶状,伴有鸡胸。腰前凸增加,腹部膨起,臀部后凸,髋关节常有屈曲畸形。手与足比较正常,但肢根与中段严重缩短。马蹄内翻足,膝内、外翻常见。胸椎在青少年时常出现侧弯。此病常与 Morquio 病混淆但无心脏变化、白内障及尿中角质硫酸盐。

临床常依据髋内翻与对骨骺影响划分为轻、重两型。重型成年后身高在 90～120cm,轻型可高一些。

X 线表现:骨骺发育迟缓,出生时股骨头、膝关节、跟骨、距骨不见骨化中心。脊椎扁平,后缘狭窄呈梨状,年龄增大时椎体前后径加大,椎间隙狭窄,腰椎前凸明显增大。脊椎后凸伴侧弯很早开始,齿状突发育不全常伴有寰椎、枢椎不稳定,有时侧向也不稳定。

骨盆变化包括髂骨小而短,髋臼扁平,耻骨融合推迟,股骨头骨化中心出现晚,髋内翻程度不同,但普遍出现。股骨颈与股骨头间有空隙,股骨头在髋臼中而大转子上升。偶尔关节韧带松弛,股骨头渐渐向外滑脱。这些变化使髋关节很早出现退行性关节炎。膝关节、股骨下端、胫骨上端骨骺发育也晚,膝外翻多见,股骨内髁增大,外侧关节面扁平而不规则,膝关节内翻罕见。干骺端有膨大,钙化不规则。手指骨正常,轻度短而粗,骨化中心在腕骨、距骨出现也晚。

(四)治疗

颈椎不稳定在 C_1～C_2 多见。X 线侧位片上,凡屈曲颈椎移位超过 5mm 为不稳定。患者无症状,每 3～4 年检查随访,必要时给予颈托保护。患者有症状或移位超过 8mm 伴神经症状,可做后路融合,范围自颅底至 C_2,以免神经受压。脊椎侧弯在儿童 7～8 岁时出现,进展快速,不治疗可高达 130°,也有引起瘫痪的报道。治疗原则是未成年儿童、弧度在 30° 以下可用支架保护,观察变化。病情继续发展或弧度至 40° 时,需做融合手术。近年来应用 CD 或 TSRH 固定装置加骨片融合效果最好。髋内翻多数需手术治疗,当股骨颈干角在 100° 左右可以做外展转子间截骨并纠正屈髋畸形,手术应及早进行,7～8 岁最合适。当髋关节有脱位时,应做切开复位,骨盆截骨加转子下截骨。当关节有退化现象时,外展截骨无法纠正关节变化。有学者认为 Chiari 手术比较合适。

膝外翻患者,多数有髋内翻、踝外翻变化,治疗上应考虑下肢整体负重线的建立,截骨常是多部位、多次进行的,而不仅仅是髋关节外展截骨手术。膝关节外翻需股骨下端截骨纠正。成年人有退行性变化,出现疼痛时,人工关节置换术不可避免,除常规手术之外,仍需做截骨纠正下肢对线。

四、干骺端软骨发育不良

干骺端软骨发育不良是一种遗传性疾病,表现为干骺端发育不良,但骨骺、骨膜成骨不受影响。

(一)病因

本病是一种遗传性疾病,有学者认为属于显性遗传。近年来超微结构电镜检查发现,细胞质内网状结构的开口处有颗粒状、不明性质沉淀。

(二)病理

虽然此病称为干骺端软骨发育不全,但切片中干骺端变化并非最严重。骨骺生长过程有混乱,增殖层与肥大层细胞成堆而非正常的柱形,软骨细胞分布很乱,正常钙化层消失。超微结构研究中发现细胞质中网状的粗糙池有颗粒状沉淀物。这种沉淀颗粒性质尚未确定。

(三)临床表现

本病严重型与轻型表现不同。

1.Jansen 型

本型很少见,自报道以来,仅有几例报道。患者上肢较长,下肢短而向前成角,关节增大但活动无影响,也无疼痛。脊椎有轻度变化。脸很典型,两眼分开,眼球突出,下颌后缩。智力很差。在 5 岁左右,长骨干骺端有大片软骨在骨骺旁,在干骺软骨骨干侧钙化不规则,但骨骺完全正常。进入成人期后,变化渐渐消失,正常骨组织出现。

2.Schmid 型

初生婴儿未发现异常,以后出现 O 形腿、走路摇摆以及髋内翻。儿童时期两下肢稍短,上肢缩短较少,但肘关节常不能伸直。腕关节肿大,手指短、粗而不能伸直。这类患儿成年之身高在 150cm 左右。

3.McKusick 型

本型以往命名为软骨—头发发育不良,多见于美国少数教派集居地及芬兰。发病率在美国为 $1\sim2:1000$,芬兰为 $1:23\,000$,比 Schmid 型少见。这是染色体隐性遗传,患者头发淡黄、稀少,显微镜检查头发细而缺乏色素。患儿常伴有巨结肠,肠道吸收差,免疫功能低下而易受病毒侵入,在常有贫血。患儿有不均匀肢体缩短,成年后身高在 $106\sim147cm$。手指较多受累,腕与手指活动加大,关节周围韧带松弛,肘关节不能伸直,膝轻度内翻,腓骨生长过度引起踝内翻,胸部、肋软骨处有肋串珠与赫氏沟。

X 线表现:Schmid 型中颈椎不稳定少见但有报道。典型表现在长骨干骺端、手与足,长骨干骺端扩大呈扇形,钙化前区存在但不规则。干骺端可见囊性空泡,其中是未钙化的软骨细胞,骨骺内侧较扩大,尤其在膝关节股骨下端与胫骨上端,但比佝偻病 X 线变化轻一些。长骨呈 O 形,膝内翻、踝内翻多见,股骨上端有髋内翻变化,但较轻,卧床、固定后这些畸形有好转,似意味着其发生与负重有关。McKusick 型中肢体缩短较上述两型多,髋内翻变化少而轻。据报道 108 例中双侧髋脱位 3 例,股骨头无菌性坏死 2 例,膝关节内侧变化普遍但较轻,O 形腿也较轻。腓骨过长,常伴踝内翻。颈椎 $C_1 \sim C_2$ 不稳定也有报道。胸部变化包括肋串珠、鸡胸、赫氏沟,约 2/3 病例出现。椎体升高而狭窄,脊柱呈柱状,腰前凸十分明显,椎弓根距离 $L_1 \sim L_5$ 有增大,但比正常少一些。

(四)治疗

患者多数有巨结肠、贫血、肠吸收不良、免疫功能下降,因此任何手术需先明确患者对手术的耐受性。颈椎不稳定需检查,每 3～4 年 1 次。凡 $C_1 \sim C_2$ 移位 5mm 在侧位屈颈 X 线片出现,应做 MRI 检查明确有无神经受压现象,倘有压迫需手术融合。髋内翻多数不需要手术,膝内翻、踝内翻在 10 岁左右需手术纠正,一处截骨可以纠正上下两处畸形,但偶尔踝关节上截骨纠正内翻仍有必要。

五、假性软骨发育不全样软骨发育不良

假性软骨发育不全样软骨发育不良是脊椎骨骺发育不良中的一种,虽然与软骨发育不全相像,但不是同一疾病的分型。该病有肢体缩短,轻度侏儒症,骨骺与骨干端、脊柱变化,腰椎前凸,O 形腿以及全身关节松弛等表现。

(一)病因

本病是染色体遗传性疾病,可以分为 4 个亚型,病变自最轻的 I 型至最重的 IV 型。其中 I 型与 III 型为显性遗传而 II 型与 IV 型为隐性遗传。病变已定位于第 19 号染色体。目前已经排除此病与 II 型胶原纤维基因(COL2AI)以及假性软骨发育不全中蛋白糖原蛋白质(CRILI)有关。

(二)病理

按照 Maroteaux 与 Lamy III 型的显微镜检查发现软骨细胞柱形结构混乱,软骨细胞成堆出现,细胞质网质结构粗糙有沉淀物,其中蛋白糖原有改变,造成葡萄糖胶结集。这些变化与多发性骨骺发育不良相同,似乎指向同一病理与发病机制。

(三)临床表现

本病是一种常见的发育不良,但出生时一般不易发觉。3 岁以前肢体缩短不明显,以后渐渐出现。肢体缩短是肢根型,以上臂、大腿为主,是一种不均匀性缩短。到达成年身高多在 106～130cm。头面部、躯干正常,腰前凸明显,脊柱侧弯常出现但较轻,发展也不快。严重者全身关节松弛很普遍,手与足尤其明显。手指粗而短,缺乏正常之指尖感觉。足扁平、外翻多见,膝内、外翻都有关节面的变化及韧带松弛。倘有骨盆倾斜伴脊柱侧弯,膝关节出现"风吹"现象,即一侧为膝内翻,对侧为膝外翻。关节无退行性变化时,关节屈曲挛缩少见。

X 线变化:头颅正常,椎体扁平变化很轻,椎体呈圆形,有时前缘凸出。椎弓间距不减小,轻度胸椎侧弯,后凸常见。颈椎 $C_1 \sim C_2$ 不稳定有报道,这可能与全身关节松弛有关。骨骺与干骺端变化较典型,包括肢根型缩短、干骺端膨大。骨骺钙化推迟,关节面变形而较早出现退行性关节炎,负重关节这种变化更明显。股骨头很快变形,在青少年期前,股骨颈底部出现"悬

绳征"(Rope 征)。髋臼包容差、不完全,股骨头扁平、变形、扩大、外移,但很少脱位。髋内收时,外移更严重。腕骨、跗骨骨化中心迟慢,手指骨短、粗,骨骺不规则,干骺端扁平,扁平足常见。

（四）治疗

本病颈椎不稳定常见,因此,颈椎屈曲、过伸侧位摄 X 线片必须 3～4 年一次。凡有严重移位超过 5mm 时,须颈托保护,有神经受压现象须做 MRI 测定。有移位 8mm 或神经压迫症状须做颅底及 C_1、C_2 融合术。膝关节内、外翻十分明显时,多数须手术,支架治疗无效。截骨可在股骨下端骨骺上或胫骨上端骨骺下进行。手术须先区分韧带松弛引起的内、外翻以及关节变形引起的内外翻,二者都进行正确的分析后才进行手术。髋内翻是普遍的畸形,应及早手术。骨关节炎未出现前,转子间外展截骨,纠正内翻至 140° 很有必要。手术可以推迟退行性骨关节炎的出现。关节已有退化,股骨头扁平、包容不足,髋外方绞链,不能进入关节时,骨盆截骨是禁忌的。关节造架扩大包容,分散股骨头集中应力是有效的手术治疗。成年后,患者关节变形、退化,退行性关节炎出现,人工关节是最后的治疗方法,但对 20～30 岁进行人工关节置换仍有不同意见,但除此手术之外,目前尚未见其他有效的治疗方法。

六、软骨外胚层发育不良

软骨外胚层发育不良是一种少见的不均匀短肢侏儒症,伴有多指、多趾、指甲与趾甲发育不良、牙齿缺损以及先天性心脏病。

（一）病因

本病是染色体隐性遗传性疾病,在美国宾夕法尼亚州、兰凯斯县的基督教门诺派中,约有 5‰ 人口患此病,而带有基因者约为 13%。

（二）病理

本病包括许多不同部位的变化,心脏畸形、指甲与趾甲发育不良、肢体缩短等是生长发育中的异常,无法以软骨生长异常解释。

（三）临床表现

由于心脏有畸形,包括单一心房、间隔缺损,在出生后 2 周内约 1/3 死亡。胸廓畸形、气管软骨异常也可引起死亡。肢体缩短属于中段性,即前臂、手、小腿与足的缩短比上臂与大腿的缩短严重。指甲与趾甲都发育不良。膝关节外翻十分典型,严重时可以达到 30°～40°。详细检查发现股骨、胫骨有外旋,可达 45° 左右。膝关节内侧韧带松弛,髌骨向外、向上脱位。口腔变化包括牙齿减少。出生时已出现上唇短小,其中央有假性裂缝,常有许多系带存在。手部并指、足并趾常见。

X 线表现:手掌摄片中指常呈现三角形骨骺,中节与末节缩短。腕关节片中头骨与钩骨常融合在一起,尺桡骨极度缩短,桡骨、尺骨下端发育不良常见,桡骨头有时脱位。骨盆有典型变化,髂棘、坐骨切迹小,三角软骨处有奇特的小骨突出现。髋臼光滑,股骨颈增长与外翻,胫骨上端外侧骨骺一半发育差,造成膝外翻。股骨下端内髁增大,髌骨脱位。胫骨内侧骨骺常有外生骨疣,腓骨明显缩短。脊椎未见病变。

（四）治疗

多指应切除，并指须分开，但心脏情况必须待病情稳定才能手术。膝外翻治疗支架无效须手术截骨纠正。膝外翻可达45°，一旦超过15°～20°就应手术治疗。下肢手术要求术后下肢负重线对正，手术应做全面考虑，包括髋外翻做内收截骨，膝外翻做内收截骨，同时纠正膝外翻与旋转。手术时外固定装置很重要，它可以纠正外翻，同时纠正旋转，也可用胫骨上端斜形截骨，再旋转下端骨片，以纠正以上两种畸形。由于胫骨外侧的骨骺生长异常，畸形几年后常复发，因此再次截骨仍有必要。虽然理论上可以做内侧骨骺生长阻滞手术（暂时性或永久性），但具体操作很难控制，故不受欢迎。

（唐　进）

第二节　骨与关节感染

一、化脓性骨髓炎概述

化脓性骨髓炎是一种常见病，病因为化脓性细菌感染，其涉及骨膜、骨密质、骨松质与骨髓组织，骨髓炎只是一个沿用的名称。本病的感染途径有以下4种。

1.血源性

身体其他部位的化脓性病灶中的细菌经血液循环播散至骨骼，称为血源性骨髓炎。

2.开放性

即由开放性骨折所致的感染或骨折手术后出现的感染，称为创伤后骨髓炎。

3.蔓延性

邻近软组织感染直接蔓延至骨骼，如脓性指头炎引起指骨骨髓炎，慢性小腿溃疡引起胫骨骨髓炎，称为外来骨髓炎。

4.医源性

随着骨科手术技术和内植物器械的快速发展，医源性感染的病例越来越多。

各种类型骨髓炎的发病机制不同，治疗方法也有差别，现对各型骨髓炎介绍如下。

二、急性血源性骨髓炎

（一）病因

1.致病菌

溶血性金黄色葡萄球菌是最常见的致病菌，乙型链球菌居第二位，嗜血流感杆菌也可致病，其他的细菌有大肠杆菌和产气荚膜杆菌，也可是肺炎球菌和白色葡萄球菌。近年来溶血性金黄色葡萄球菌感染发病率有下降的趋势，而耐药菌种明显增多，特别是抗生素广泛使用之后，引起的耐药菌种正在增加，如耐甲氧西林金黄色葡萄球菌（MRSA）、铜绿假单胞菌、大肠杆菌等都会成为耐药致病菌种。

2.播散途径

本病的致病菌经过血源性播散,先有身体其他部位的感染性病灶,一般位于皮肤或黏膜处,如疖、痈、扁桃体炎和中耳炎。原发病灶处理不当或机体免疫力下降,都可诱发细菌进入血循环成为败血症或脓毒败血症。菌栓进入骨营养动脉后往往受阻于长骨干骺端的毛细血管内,原因是该处血流缓慢,容易使细菌停滞;儿童骨骺板附近的微小终末动脉与毛细血管往往更为弯曲而成为血管袢,该处血流丰富而流动缓慢,使细菌更易沉积,因此儿童长骨干骺端为本病好发部位。

3.各种诱因

发病前往往有外伤病史。儿童常会发生磕碰,因此创伤的真实意义不详,可能局部外伤后因组织创伤、出血而易于发病。外伤可能是本病诱因。

此外,本病发生与生活条件及卫生状况有关,往年农村发病率明显高于城市,近年来在沿海大城市中血源性骨髓炎已很罕见,但在边远地区,本病仍是常发病。成年人因免疫性疾病需长期使用皮质类激素时,因机体局限感染灶的能力低下,也容易罹患本病。

(二)病理

本病的病理变化为骨质破坏与死骨形成,后期有新生骨,成为骨性包壳。其主要病理阶段如下。

1.脓肿形成

大量的菌栓停滞在长骨的干骺端,阻塞了小血管,迅速发生骨坏死,并有充血、渗出及白细胞浸润。白细胞释放的蛋白溶解酶破坏细菌、坏死的骨组织与邻近的骨髓组织。渗出物和破坏的碎屑成为小型脓肿并逐渐增大,使容量不能扩张的坚硬骨腔内压力更高。其他的血管也受到压迫而形成更多的坏死骨组织。脓肿不断扩大并与邻近的脓肿合并成更大的脓肿。

2.脓肿、死骨与窦道形成

脓腔内高压的脓液可以沿着哈弗管蔓延至骨膜下间隙,将骨膜掀起成为骨膜下脓肿。骨密质外层 1/3 的血供来自骨膜,骨膜的掀起会剥夺外层骨密质的血供而成为死骨。骨膜穿破后脓液便沿着筋膜间隙流注而成为深部脓肿。若脓肿穿破皮肤排出体外,则成为窦道。

脓肿也可以穿破干骺端的骨密质,形成骨膜下脓肿,再经过骨小管进入骨髓腔。

脓液还可以沿着骨髓腔蔓延,破坏骨髓组织、松质骨和内层 2/3 密质骨的血液供应。严重病例骨密质的内、外面都浸泡在脓液中而失去血供,这样会形成大片的死骨。

3.入侵关节

脓液进入邻近关节比较少见,因为骨骺板具有屏障作用。成人骺板已经融合,脓肿可直接进入关节腔形成化脓性关节炎。小儿股骨头骺板位于髋关节囊内,该处骨髓炎可以直接穿破干骺端骨密质而进入关节。

4.骨性包壳与无效腔

骨失去血供后,部分骨组织因缺血而坏死,在周围形成炎性肉芽组织,死骨的边缘逐渐被吸收,使死骨与主骨完全脱离。在死骨形成过程中,病灶周围的骨膜因炎性充血和脓液的刺激而产生新骨,包围在骨干的外层,形成"骨性包壳",包壳上有数个小孔与皮肤窦道相通。包壳内有死骨、脓液和炎性肉芽组织,往往引流不畅,成为骨性无效腔,其外形犹如棺材,故称为"死枢"。

5.死骨

小片死骨可以被肉芽组织吸收掉或为吞噬细胞所清除,也可经皮肤窦道排出。大块死骨难以吸收或排出,长期留存体内,使窦道经久不愈合,疾病进入慢性阶段。

(三)临床表现

1.好发年龄与部位

儿童多见,以胫骨上段和股骨下段最为多见,其次为肱骨与髂骨,脊柱与其他四肢骨骼都可以发病,肋骨和颅骨少见,发病前往往有外伤病史,但能找到原发感染灶或在病史中询问出原发感染灶者却不多见。

2.起病急骤

有寒战,继而高热,体温至39℃以上,有明显的毒血症症状。儿童可有烦躁、不宁、呕吐与惊厥。重者有昏迷与感染性休克。

3.肢体局部症状严重

早期只有患区剧痛,肢体呈半屈曲状,周围肌痉挛,因疼痛而抗拒做主动与被动运动。局部皮温增高,有局限性压痛,肿胀并不明显。数天后局部出现水肿,压痛更为明显,说明该处已形成骨膜下脓肿。脓肿穿破后成为软组织深部脓肿,此时疼痛反而减轻。但局部红、肿、热、压痛都更为明显。如果病灶邻近关节,可有反应性关节积液。脓液沿着髓腔播散,则疼痛与肿胀的范围更为严重,整个骨干都存在骨破坏,有发生病理性骨折的可能。

4.转归

急性骨髓炎的自然病程为3~4周。脓肿穿破后疼痛即刻缓解,体温逐渐下降,脓肿穿破后形成窦道,病变转入慢性阶段。

5.非典型病例表现

部分病例致病菌毒性较低,特别是白色葡萄球菌所致的骨髓炎,表现很不典型,缺乏高热与中毒性症状,体征也较轻,诊断比较困难;在临床上应引起注意。

(四)辅助检查

1.白细胞计数

本病属于急性炎症,因此白细胞计数显示明显增高,一般都在$10 \times 10^9/L$以上,中性粒细胞可占90%以上。

2.血培养

可获得致病菌,但并非每次培养均可获阳性结果,特别是已经用过抗生素者阳性率更低,建议在做血培养前停用两周以上的抗生素,具体情况需视病情而定。在寒战、高热期抽血培养或初诊时每隔2小时抽血培养一次,共3次,可以提高血培养阳性率。所获致病菌均应做药物敏感试验,以便调整抗生素。

3.局部脓肿的判定

可采取分层穿刺,即选用有内芯的穿刺针,在压痛最明显的干骺端刺入,边抽吸边深入,不要一次穿入骨内,以免将单纯软组织脓肿的细菌带入骨内,抽出浑浊液体或血性液可做涂片检查与细菌培养,涂片中发现多是脓细胞或细菌即可明确诊断。任何性质的穿刺液都应做细菌培养与药物敏感试验。

4.X 线检查

起病后 14 天内的 X 线检查往往无异常发现,用过抗生素的病例出现 X 线表现的时间可以延迟至 1 个月左右。X 线检查难以显示直径小于 1cm 的骨脓肿,因此早期的 X 线表现为层状骨膜反应与干骺端骨质稀疏。当微小的骨脓肿合并成较大脓肿时才会在 X 线片上出现骺区散在性虫蛀样骨破坏,并向髓腔扩展,密质变薄,并依次出现内层与外层不规则。骨破坏的结果是有死骨形成,死骨可大可小,小死骨表现为密度增高阴影,位于脓腔内,与周围骨组织完全游离。大死骨可为整段骨坏死,密度增高而无骨小梁结构可见。少数病例有病理性骨折。

5.CT 扫描检查

CT 扫描检查可以提前发现骨膜下脓肿,对细小的骨脓肿仍难以显示。

6.MR 检查

MR 检查可以更早期在长骨干骺端与骨干内发现有炎性异常信号,还可以显示出骨膜下脓肿,因此其明显优于 X 线与 CT。

7.核素骨显像

病灶部位的血管扩张和增多,使 ^{99m}Tc 早期浓聚于干骺端的病变部位,一般于发病后 48 小时即可有阳性结果。核素骨显像只能显示出病变的部位,但不能做出定性诊断,因此该项检查只具有间接帮助诊断的价值。

(五)诊断

在诊断方面应解决两个问题,即疾病诊断与病因诊断。诊断宜早。因 X 线表现出现甚迟,不能以 X 线检查结果作为诊断依据,有条件者争取行 MR 检查。急性骨髓炎的诊断为综合性诊断,凡有下列表现均应想到有急性骨髓炎的可能。

(1)急骤的高热与毒血症表现。

(2)长骨干骺端疼痛剧烈而不愿活动肢体。

(3)该区有一个明显的压痛区。

(4)白细胞计数和中性粒细胞占比增高。局部分层穿刺具有诊断价值。

病因诊断在于获得致病菌。血培养与分层穿刺液培养具有很大的价值,为了提高阳性率,需反复做血培养。

应在起病后早期做出明确诊断并给予合适治疗,才能避免发展成慢性骨髓炎。据文献报道,在发病后 5 天内即做出诊断与合理治疗,可以减少转变至慢性阶段。

(六)鉴别诊断

本病在鉴别诊断方面应与下列疾病相鉴别。

1.蜂窝织炎和深部脓肿

早期急性血源性骨髓炎与蜂窝织炎和深部脓肿不易鉴别。可从下列 3 个方面进行鉴别。

(1)全身症状不一样:急性骨髓炎毒血症症状重。

(2)部位不一样:急性骨髓炎好发于干骺端,而蜂窝织炎与脓肿则不常见于此处。

(3)体征不一样:急性骨髓炎疼痛剧烈,但压痛部位深,表面红肿不明显,出现症状与体征分离现象;而软组织感染则局部炎性表现明显,如果鉴别困难,可做小切口引流,骨髓炎可发现骨膜下脓肿。

2.风湿病与化脓性关节炎

特别是儿童类风湿关节炎,也可以有高热。鉴别不难,两类疾病都是关节疾病,疼痛部位在关节,浅表的关节可以迅速出现肿胀与积液。

3.骨肉瘤和尤因肉瘤

部分恶性骨肿瘤也可以有肿瘤性发热,但起病不会急骤,部位以骨干居多数,特别是尤因肉瘤,早期不会妨碍邻近关节活动,表面有曲张的血管并可摸到肿块。部分病例与不典型的骨髓炎混淆不清,必要时需做活组织检查。

(七)治疗

以往急性血源性骨髓炎病死率高,现代由于应用了抗生素,病死率已明显下降。但由于诊断不及时,急性骨髓炎往往演变为慢性骨髓炎,使医疗费用明显增加。因此治疗的目的应该是中断骨髓炎由急性期趋向于慢性阶段,早期诊断与治疗是关键。

1.抗生素治疗

(1)足量广谱抗生素:对疑有骨髓炎的病例应立即开始足量抗生素治疗,在发病5天内使用往往可以控制炎症,而在5天后使用或细菌对所用抗生素不敏感,会影响疗效。由于致病菌大都为溶血性金黄色葡萄球菌,要联合应用抗生素,选用的抗生素一种针对革兰阳性球菌,而另一种则为广谱抗生素,待检出致病菌后再予以调整。近年来,由于耐药菌株日渐增多,因此选择合适时期进行手术很有必要。

(2)疗效判定:急性骨髓炎经抗生素治疗后将会出现4种结果。

1)在X线片改变出现前全身及局部症状均消失,这是最好的结果,说明在骨脓肿形成以前炎症已经得到控制。

2)在出现X线片改变后全身及局部症状消失,说明骨脓肿已被控制,有被吸收掉的可能。上述两种情况均不需要手术治疗,但抗生素仍应连续应用至少3周。

3)全身症状消退,但局部症状加剧,说明抗生素不能消灭骨脓肿,需要手术引流。

4)全身症状和局部症状均不消退,说明:①致病菌对所用抗生素具有耐药性;②有骨脓肿形成;③产生迁徙性脓肿。为了保全生命切开引流很有必要。

2.手术治疗

(1)手术目的。

1)排毒:引流脓液,减少毒血症症状,这是较任何疗法都有效的措施,应及早进行。

2)阻止急性骨髓炎转变为慢性骨髓炎:手术治疗宜早,最好在抗生素治疗后48~72小时仍不能控制局部症状时进行手术,也有主张提前为36小时的。延迟的手术只能达到引流的目的,不能阻止急性骨髓炎向慢性阶段演变。

(2)手术方法:手术有钻孔引流或开窗减压两种。在干骺端压痛最明显处作纵行切口,切开骨膜,放出骨膜下脓肿内高压脓液。如无脓液,向两端各剥离骨膜2cm,不宜过广,以免破坏骨密质的血液循环,在干骺端以4cm口径的钻头钻孔数个。如有脓液逸出,可将各钻孔连成一片,用骨刀去除一部分骨密质,称为骨"开窗"。一般有骨膜下脓肿存在时,必然还有骨内脓肿。即使钻孔后未发现有骨内脓肿损伤也不大。不论有无骨内脓肿,均不要用探针去探髓腔,也不要用刮匙刮入髓腔内。

（3）伤口处理。

1）闭式灌洗引流：在骨髓腔内放置两根引流管做连续冲洗与吸引，关闭切口。置于高处的引流管以 1500～2000mL 抗生素溶液作连续 24 小时滴注；置于低位的引流管接负压吸收瓶。引流管一般留置 3 周或至体温下降，引流液连续 3 次培养阴性即可拔除引流管。拔管前先钳夹引流管 1～2 天，局部及全身均未出现反应时方可拔除。

2）单纯闭式引流：脓液不多者可放单根引流管接负压吸引瓶，每日经引流管注入少量高浓度抗生素液。

3）敞开切口：伤口不缝合，填充碘仿纱条，5～10 天后再做延迟缝合。

3. 全身辅助治疗

主要是各种对症措施，包括高热时降温、补液、补充热量。化脓性感染时往往会有贫血，可隔 1～2 天输少量新鲜血，以增加患者的免疫力，也可用些清热解毒的中药。

4. 局部辅助治疗

（1）肢体制动：对患肢做皮肤牵引或石膏固定，可以起到以下作用。

1）止痛。

2）防止关节挛缩畸形。

3）防止病理性骨折。

（2）石膏管型：如果包壳不够坚固，可上管型石膏 2～3 个月，并在窦道处石膏上开窗换药。

三、慢性血源性骨髓炎

慢性血源性骨髓炎常为多种细菌的混合感染，但金黄色葡萄球菌仍是主要的致病菌，此外革兰阴性杆菌也占很大比例。由骶部压疮引起者多为葡萄球菌、大肠杆菌、铜绿假单胞菌及奇异变形杆菌等多种细菌引起的混合感染，在人工关节置换或其他异物存留引起的慢性骨髓炎，其致病菌多为阴性凝固酶葡萄球菌，真菌引起者也屡有报道。

（一）病因

大多数慢性骨髓炎是因急性骨髓炎治疗不当或治疗不及时病情发展的结果，如急性骨髓炎的致病菌毒力较低或患者免疫力较强，也可能发病时即为亚急性或慢性，而无明显急性期症状。在 20 世纪 60～70 年代由急性血源性骨髓炎演变成慢性者约占慢性骨髓炎的 1/3。近年来急性血源性骨髓炎在早期多能得到及时有效的治疗，使慢性骨髓炎的发病率明显降低。另外，骨的贯通性火器伤和开放性骨折后发生的骨髓炎，金属物植入骨内如人工关节置换术等引起的骨内感染，则较以前多见。其他诱因有糖尿病、使用激素、免疫缺陷及营养不良等。

（二）临床表现

在病变静止阶段可以无症状，骨失去原有的形态，肢体增粗及变形。患处皮肤菲薄、色泽黯，有多处瘢痕，稍有破损即引起经久不愈的溃疡或有窦道口，窦道长期不愈合，肉芽组织突起，流出臭味脓液，肌肉的纤维化可以导致关节挛缩。急性感染发作表现为疼痛，表面皮肤红、肿、热及有压痛；体温可升高；原已闭塞的窦道口可开放，排出多量脓液，有时掉出死骨。在死骨排出后窦道口自动封闭,炎症逐渐消退,急性发作约数月甚至数年一次。体质不好或身体免疫力低下情况下可以诱发急性发作。

长期多次发作使骨骼扭曲畸形、增粗,患处皮肤色素沉着,并因肌肉挛缩而出现邻近关节畸形,窦道口皮肤反复受到脓液的刺激会癌变。儿童往往因骨骺破坏而影响骨骼的生长发育,使肢体出现缩短畸形。

(三)辅助检查

1.X 线检查

早期阶段有虫蛀状骨破坏与骨质稀疏,并逐渐出现硬化区。骨膜掀起并有新生骨形成,骨膜反应为层状,部分呈三角状,状如骨肿瘤。新生骨逐渐变厚和致密,坏死脱落成为死骨。由于周围骨质致密,死骨在常规正、侧位 X 线片上可能不能被显示,需要改变体位检查。在 X 线片上,死骨表现为完全孤立的骨片,没有骨小梁结构,浓白致密,边缘不规则,周围有空隙。

2.CT 检查

可以显示脓腔与小型死骨,在部分病例可经窦道插管注入碘水造影剂以显示脓腔。

3.窦道造影

经久不愈的窦道,须清除病骨无效腔或死骨后才能愈合,因此,临床上必须先了解窦道的深度、径路、分布范围及其与无效腔的关系。一般采用窦道造影,即将造影剂注入窦道内,进行透视和摄片观察,可充分显示窦道,以便做到彻底清除无效腔和窦道。

(四)诊断

根据病史和临床表现诊断不难。特别是有窦道及经窦道排出过死骨时诊断更易。摄 X 线片可以证实有无死骨,并了解其形状、数量、大小和部位以及附近包壳的生长情况。难以显示死骨者可做 CT 检查。

(五)并发症

慢性骨髓炎窦道附近的皮肤和软组织因持续引流和炎性分泌物刺激,发生湿疹样改变,皮肤变薄,表皮脱落,易受损伤。因慢性骨髓炎为长期消耗性疾病,患者肝、脾、肾等脏器可发生淀粉样变。偶尔发生病理性骨折。

(六)治疗

慢性血源性骨髓炎的治疗原则是尽可能彻底清除病灶,摘除死骨,清除增生的瘢痕和肉芽组织,消灭无效腔,改善局部血液循环,为愈合创造条件。为达此目的,单用药物常不能奏效,必须采用手术和药物综合治疗。

1.抗生素治疗

应在伤口或窦道附近多次取标本,做细菌包括厌氧菌的培养,以便选择有效的抗生素治疗。由于药物在骨内的浓度远低于血液中的浓度,因此必须应用较大剂量的抗生素进行为期6～12 周的治疗。

2.手术治疗

凡有死骨、无效腔、窦道流脓,有充分新骨形成包壳,能支持肢体者,均应手术治疗。术前、术中和术后均应给予足量有效的抗生素。手术前注意改善全身情况(如给予高蛋白饮食、输血等),增强免疫力。手术治疗方法,包括病灶清除术、带蒂肌瓣填充术及骨移植术等。

四、创伤性骨髓炎

创伤性骨髓炎主要是指因火器伤、开放性骨折或切开复位内固定等对骨折断端或显露处的直接污染、感染而形成的骨髓炎。其特点是感染主要局限于骨折处,附近软组织同时呈现急性化脓性炎症状态。骨骼一旦污染及其后发展形成的感染,则大多为慢性过程。

受感染的骨端因无骨膜及血供而易坏死,软组织可能难以覆盖骨端而使骨外露,从而加速骨坏死进程。如果软组织对骨端包裹良好,则局部可被爬行代替,并与活骨相连处因破骨细胞及蛋白水解酶的作用使死骨逐渐分离,最终脱离主骨而存于深部或被排出体外。

(一)病因

创伤性骨髓炎最常见的原因之一是开放性骨折的术后感染,其次为骨折切开复位或其他骨关节手术后出现感染。可为急性或慢性,病变都在骨折端附近。急性期的感染以髓腔内感染最为严重,有高热、寒战等毒血症症状,与急性血源性骨髓炎相似。另一种为骨折附近的皮肤、肌肉坏死感染,使失去血供的骨折段暴露于空气中干燥坏死,病程转入慢性,往往还伴有感染性骨不连或骨缺损。

(二)临床表现

1.急性期表现

骨折后或骨骼手术后突然出现高热等急性炎症期所常有的全身症状,同时局部出现红、肿、疼痛、凹陷水肿及压痛等局部症状。创口或骨表面可有脓液溢出或分泌物明显增多。

2.慢性期表现

主要表现为伤口不能闭合,可遗留窦道或有骨外露,创口分泌物较多。因在骨端表面感染,故形成无骨痂包围的无效腔。

3.影像学表现

于X线平片可见死骨区骨端骨密度较正常为高,死骨周围有密度减低阴影。

(三)治疗

1.急性期

(1)开创引流:急性期立即敞开创口引流,以免脓液进入骨髓腔内。

(2)足量广谱抗生素:全身性使用抗生素,并按细菌培养及药物敏感试验的结果调整用药。

(3)清除异物及坏死组织:分次清创,清除创口内异物、坏死组织与游离碎骨片。

(4)肢体固定、换药:用管型石膏固定,开洞换药或用外固定支架固定,以便换药,经过处理后疾病便转入慢性阶段。

2.慢性期

在慢性阶段病变的主要特征如下。

(1)骨外露:有骨暴露和暴露后的骨密质干燥坏死,使邻近的肉芽组织难以长入。

(2)窦道形成:有感染性窦道及溢液。

(3)其他:可有皮肤缺损及感染性骨不连或骨缺损。

(四)胫骨创伤后骨髓炎

现以胫骨创伤后骨髓炎为例进行阐述,此种骨髓炎在临床上可分成以下5型。

1.Ⅰ型

没有骨缺损,只有软组织覆盖问题和骨暴露。

处理方法是在骨密质上钻洞,使洞内生长肉芽组织,覆盖骨面,但生长的肉芽组织往往是不健康的;也可用骨刀将暴露于空气中的死骨削去一层,直至切削面有渗血为止。有渗血的骨面会迅速生长肉芽组织,根据创面的大小决定是否需要植皮。

2.Ⅱ型

本型有部分性骨缺损,只有占周径 1/4 的骨缺损才会影响胫骨的力学强度而需做植骨术。

(1)按有无皮肤缺损和窦道溢液:本型又可分成 4 种亚型。

Ⅱa型:没有皮肤缺损和窦道溢液。通常为单纯性腔隙性骨缺损,处理比较简单,可以取髂嵴咬成碎屑填充植骨。如合并有骨不连者还需使用内固定物或外固定支架。

Ⅱb型:有皮肤缺损,但没有窦道溢液。先解决皮肤覆盖问题,可以采用显微外科技术做皮瓣移植,一期或分期做植骨术。植骨的来源一般为髂骨,既可以咬成碎屑填充植骨,也可以移植带旋髂深血管的髂嵴,甚至与皮瓣串联成一起成复合组织瓣一期移植完成。

Ⅱc型:没有皮肤缺损,但有窦道溢液。

Ⅱd型:兼有皮肤缺损和窦道溢液。

(2)Ⅱc型和Ⅱd型的特点:两者均有窦道溢液,有时还合并有感染性骨不连接,对于此类病例,应分期手术,首先解决骨感染,待伤口愈合后 6 个月不复发才能再次手术植骨。也可以在抗生素保护下做快速植骨术,具体步骤如下。

1)细菌培养及药敏试验:取窦道溢液做细菌培养与药物敏感试验,找出合适的抗生素连续静脉内给药 2 周。

2)首次清创术:给药 2 周后作第一次清创手术,清除一切死骨、坏死组织与肉芽组织,伤口内置入庆大霉素—骨水泥珠链及引流管后,将手术切口缝合,珠链完全埋入伤口内。

3)后继治疗:手术后继续静脉内给抗生素 2 周。如果清创术是彻底的,引流管引流量会逐日减少,拔去引流管后手术切口会一期愈合,这样便有条件二期植骨。如果伤口感染化脓穿破,则手术宣告失败。

4)第二次清创术:在第一次清创术后 2 周时再次打开切口,取出珠链,作第二次清创术。取髂骨咬成骨粒混合抗生素粉剂后充填在骨性腔隙内,放引流管引流。有骨不连者同时做外固定支架固定术。

5)术后:继续静脉内给予抗生素 2 周,总计 6 周。停药后再口服抗生素 4～6 周。

6)有皮肤缺损病例的处理方法。①大面积皮肤缺损者:需在第一次清创术时同时做皮瓣移植术,在感染的环境下做血管吻合术是危险的,因此主张作就近的带血管蒂皮瓣岛形转移,如胫骨远端有骨缺损可应用足底皮瓣岛形转移。②小面积皮肤缺损而骨性腔隙不大者:植骨量不多时可采用开放植骨法。第一次清创手术和第二次植骨手术方法如上所述,皮肤有缺损伤口难以缝合时可裁剪小片人造皮肤缝在伤口上。待骨性腔隙壁生长出肉芽组织并充填于植骨粒间隙内,最后将骨粒完全埋藏时可在肉芽组织表面植以薄层皮片。大型骨性腔隙也可采用开放植骨法,但必须每 2 周更换人造皮肤并成 V 形更换核心的植骨骨粒。此法费时长,骨粒损耗量多,很不经济,故难以普及。

3.Ⅲ型

有节段性胫骨缺损,长度在 9cm 以内,同侧腓骨完整,皮肤缺损可有可无。该类病例最适宜作带旋髂深血管的髂嵴移植术或用外固定支架做骨延长术。皮肤缺损应做皮瓣移植术,与植骨术同期或分期完成。

4.Ⅳ型

有节段性胫骨缺损,长度在 9cm 以上,腓骨完整,皮肤缺损可有可无。该类病例可按有无皮肤缺损选用同侧或对侧的吻合血管腓骨移植或腓骨骨皮瓣移植。选用同侧腓骨者必须在术前作下肢动脉造影以确保术后小腿留有足够的动脉灌注,也可应用外固定支架做骨延长术。

5.Ⅴ型

有节段性胫骨缺损,长度在 9cm 以上,同侧腓骨不完整,皮肤缺损可有可无。该类病例处理困难,可选用对侧的吻合血管腓骨移植或者腓骨骨皮瓣移植或用外固定支架做骨延长术。

五、化脓性关节炎

化脓性关节炎通常指因各种不同致病菌引起的关节化脓性炎症反应。常见于儿童,但近年来报道成人发病率有所增加。在成人通常影响到负重关节,如膝关节,而在儿童通常发生在肩、髋和膝关节。在成人常发生于免疫功能低下、酒精中毒、糖尿病、镰状细胞贫血、红斑狼疮、静脉注射吸毒者以及类风湿关节炎人群中。随着关节成形手术普及,术后并发化脓性关节炎的病例也有所增加。化脓性关节炎感染的途径常起自身体其他部位化脓病灶的细菌,经血液循环扩散至关节腔,即所谓血源性播散;有时为关节附近的化脓性骨髓炎,直接蔓延所致。最典型的例子是,股骨头或股骨颈骨髓炎未得到控制,病灶内细菌直接蔓延到髋关节,造成髋关节化脓性炎症;偶尔可因外伤,细菌直接进入关节,引发化脓性关节炎。临床上最常见的致病菌为金黄色葡萄球菌、溶血性链球菌、白色葡萄球菌、肺炎球菌、大肠杆菌等。

(一)发病机制

绝大多数引发化脓性关节炎的致病细菌经过血源播散,临床出现一个菌血症或败血症过渡阶段,最后侵犯关节,造成关节化脓性反应,导致关节软骨破坏、关节纤维或骨性强直,带来严重病变。关节炎症反应虽然与侵犯关节细菌的量、细菌毒力有关,与机体防御机制、免疫功能有关,但关节本身解剖结构也起着关键作用。滑膜型关节内壁覆盖着含有丰富血供的滑膜组织,因此关节容易受到循环系统内细菌的侵入,并在关节腔内生长、繁殖。与此同时,外来细菌被滑膜衬里细胞和炎性细胞所吞噬,在吞噬过程中,蛋白溶解释放,引起进一步的炎症反应。在炎性病变的后期,滑膜衬里细胞可出现修复、再生、增生,呈现慢性炎性肉芽肿反应。如果炎症过程未得到控制与治疗,炎症细胞蛋白溶解酶大量释放,关节软骨浸润破坏,软骨消失,最终关节的纤维连接或骨性强直必将产生。

关节破坏速度取决于很多因素,其中最重要的与细菌菌种有关。例如金黄色葡萄球菌或革兰阴性杆菌,关节发生破坏迅速,相反另外一些细菌,例如淋病奈瑟菌和大多数病毒,通常并不引起不可逆的关节破坏。

体内防御机制、免疫功能也与化脓性关节炎关系密切,如果机体本身存在慢性疾病或因药物因素影响,化脓性关节炎的发生可增加,甚至在菌血症阶段,即可发生关节破坏。这种情况在已有类风湿关节炎或神经性病变、关节严重破坏的病例中尤为明显。机体容易发生感染的因素还有关节近期接受手术或关节局部外伤等。此外,临床更为多见的情况是关节内注射激素类药物,其所产生的感染机会或感染严重程度明显增加。

(二)病理

化脓性关节炎的病理发展可分3个阶段。

1.早期

称为浆液性渗出期,关节滑膜充血、水肿,有大量白细胞浸润。关节腔内有浆液性渗出液,其中有大量的白细胞。此阶段关节软骨尚未破坏,如能恰当治疗,及时控制病情,浆液性渗出液可完全吸收,关节功能可完全恢复,不留任何损害。

2.中期

称为浆液纤维蛋白渗出期。渗出液明显增多,渗出液内细胞成分与含量显著增加。随着滑膜炎反应加剧,滑膜血管通透性增加,大量纤维蛋白、血浆蛋白进入并沉积在关节腔与关节软骨表面。这不但干扰软骨正常代谢,而且大量白细胞所释放的各种溶解酶破坏软骨基质,使胶原纤维失去支持,关节体软骨表面失去光泽,关节面软化。因此,该期临床最大的特点是感染关节腔内含有大量黏稠、浑浊液体,关节软骨面同时出现损害。纤维蛋白剧烈渗出,量增加,最终出现关节内纤维粘连。因此,即使在该期得到有效治疗,残留关节功能必将受损。

3.后期

称为脓性渗出期。炎症反应加剧,滑膜与关节软骨面进一步破坏,炎性细胞向关节软骨、关节囊和周围软组织浸润。关节渗出液内含有大量脓性细胞和坏死脱落物质,关节腔内积聚黄白色脓液。与此同时,修复也将出现,表现为邻近骨质增生。由于关节软骨面继发性碎裂、破坏、消化、吸收,即使病情得到控制与治愈,关节活动也将受到严重影响。

(三)症状与体征

化脓性关节炎好发于儿童。典型的血源性播散致化脓性关节炎病例表现:发病前,躯干其他部位往往有感染病灶,如中耳炎、皮肤脓肿、疖、痈或有外伤病史。起病急骤,突然发热、发冷、寒战、高热,体温常达38.5℃,发热持续不退,脉搏增快,呼吸急促,食欲减退,出现全身乏力、头痛、盗汗和急性贫血症状。如儿童,常因高热而出现惊厥,过分虚弱或循环欠佳的患儿可不发热或体温不升,四肢冷,甚至出现意识不清、谵妄等神经及精神症状。而成年患者,全身毒血症状相对较轻,而以局部症状表现更为突出。受累关节疼痛、压痛、红肿、皮温增高,患肢不能负重,关节周围肌肉保护性屈曲痉挛使关节常处于半屈曲状态。如受累关节较表浅,如膝、肘、踝、腕关节等,局部红、肿、痛、热,关节积液均较明显。相反,化脓性髋关节炎由于髋周围肌肉丰富,早起局部症状表现较少,但因关节积液增多,而使髋部呈外展、外旋、屈曲状态。此外,常有沿大腿内侧向膝内侧的放射痛。由于关节内积液,关节囊扩大,加上关节周围肌肉痉挛,常发生病理性脱位或半脱位。

婴儿化脓性髋关节炎是化脓性关节炎中的特殊类型。这类婴儿往往未获得母系抗体,常可因流感嗜血杆菌感染引起化脓性关节炎。有些临床报道指出,新生儿化脓性关节炎的感染可来自公共场所或医院。婴儿患病,主要表现为全身症状明显,常出现烦躁、恐惧、纳呆或高热惊厥,但有一些婴儿可不发热,甚至体温不升,以神经虚弱为主。化脓性关节炎局部症状往往不太明显,表现为肢体不愿活动,拒按。但仔细观察,仍可发现患病部位压痛,关节被动活动时疼痛。婴儿化脓性髋关节炎的另一特点是当病情静止、后期稳定时,股骨头、股骨颈完全吸收消失,形成假关节。

(四)辅助检查

化脓性关节炎常表现为白细胞总数增加,中性粒细胞占比增多,红细胞沉降率加快,C反应蛋白试验阳性。凝固酶试验阳性是葡萄球菌致病的一个重要生物特性,它比菌落颜色和溶血性质更有意义。关节穿刺对化脓性关节炎诊断与治疗都有重要作用。根据化脓性关节炎严重程度不同,关节液可以从早期浆液性渗出,发展到关节液黏稠、浑浊,最终关节液完全呈脓性分泌物。而且可根据关节液所含白细胞计数、葡萄糖含量高低,与其他类型关节炎如类风湿关节炎、结核性关节炎、痛风等相鉴别。

影像学检查:影像学检查对化脓性关节炎诊断必不可少。早期X线检查仅可见到关节周围软骨组织阴影扩大或关节囊膨胀(关节外脂肪阴影移位)、关节间隙增宽,稍后可见邻近骨组织稀疏。后期关节软骨被破坏,关节间隙变狭窄或消失,关节软骨面粗糙。当感染侵犯软骨下骨膜时,可有骨质破坏和增生。在病变晚期,关节发生纤维或骨性融合,间隙完全消失,甚至可看到骨小梁跨越关节面,邻近骨质有硬化。偶然可看到化脓性关节炎早前的一些X线表现,例如病理性脱位。CT、MRI等影像学检查是近10年来发展异常迅速的高科技诊断手段,它对诊断组织炎症感染病灶有极高的敏感性,常在病程早期即可出现异常信号,但特异性较差。^{99m}Tc检查有类似的优缺点,作为一种临床检查方法,只有合理选择与应用,才能体现它的自身价值。

(五)诊断与鉴别诊断

任何类型的化脓性关节炎只有从病变关节滑膜或关节液内找到感染菌种,诊断方可确立,因此关节穿刺术不可避免。如怀疑关节感染,应在无菌条件下做关节穿刺,一部分关节穿刺液立刻送检实验室做培养和药敏试验。而部分采样标本应立刻做涂片细胞计数、分类计数、黏蛋白凝块试验、涂片革兰染色检查。厌氧菌感染近年来有增加趋势,因此必须做厌氧菌培养。如为结核菌感染,因结核菌常规培养方式不易成功,故一旦怀疑结核感染,可采用豚鼠接种方法或罗詹改良培养法,以帮助明确诊断。

由于抗生素的普及,往往在没有获得明确诊断前,大量抗生素已广泛使用,因此细菌培养阳性率不高,这应该引起临床医师的重视。

典型的化脓性关节炎诊断并不困难,但某些部位,特别是感染位于深部,例如髋部感染,诊断容易发生问题。此外,化脓性关节炎还需要与风湿性关节炎、类风湿关节炎、损伤性关节炎、结核性骨关节炎等相鉴别。风湿性关节炎也可表现为关节的红、肿、发热,但该病为多关节游走性肿痛,关节液内无脓细胞,无细菌生长,血清抗链球菌溶血素"O"试验阳性。类风湿临床表现为关节发病,以侵犯四肢小关节、对称性发作为特征。病程后期往往出现关节畸形及功能障碍。关节液检查与化脓性关节液有显著差异,结核性骨关节炎也表现为单关节感染,也有大量脓液,但结核性感染的发病演进过程、全身结核中毒症状、慢性消耗性病态与化脓性感染是截然不同的。

关节液的检查对化脓性关节炎鉴别诊断有重要参考价值。

（六）并发症

如果化脓性关节炎只局限在关节内,并能够得到及时引流、清创,病灶可得到有效控制。然而,临床往往由于各种不同原因,在病程中会发生如下并发症。

1.病理性脱位

病理性脱位主要发生在儿童,成年人发生机会很少。由于关节炎症,关节腔内大量渗出,关节容量急骤增加,造成张力性疼痛,关节周围肌肉保护性痉挛,如关节未加以保护,往往会发生病理性脱位,导致治疗困难。

2.骨髓炎

由于解剖结构的特殊性,容易引起位于关节腔内的骨组织感染。例如髋关节,股骨头、股骨颈完全置于髋关节囊内,股骨一旦髋关节化脓性感染未得到及时治疗,炎性感染病灶向股骨头、股骨颈直接蔓延浸润,造成股骨头、股骨颈炎症病变。12岁以下儿童骨髓炎引起的股骨头死骨形成,可完全被吸收,并为新骨修复所替代,而成年人遗留下来的死骨,往往需要待病情稳定后手术摘除。髋关节化脓性关节炎还可并发髂骨骨髓炎,如病灶形成,应手术治疗,切开引流清创。

3.脓肿、瘘管形成

如果化脓性关节炎未得到有效治疗与控制,脓液可向关节周围间隙蔓延,造成关节周围脓肿积聚,例如腋窝、盆腔、腘窝等脓肿形成。脓液不但可穿透皮肤形成瘘管,而且可向深层组织间隙浸润,形成蜂窝状组织坏死,造成手术清创难度增大。脓液、感染坏死组织对周围邻近组织直接浸润破坏,造成大血管破裂、粪瘘形成,尽管发生机会很少,但一旦发生,处理极为困难,应引起警惕。

（七）治疗

对任何怀疑急性化脓性关节炎患者,尽可能早地做关节穿刺,既达到早期诊断、早期治疗的目的,又可最大限度保持关节日后功能。急性化脓性关节炎处理原则与所有感染病灶一样,应做到病灶充分引流,应用有效足量的抗生素,患肢制动固定。

1.全身支持治疗

急性化脓性关节炎往往是躯干其他病灶内细菌经血源性播散所致。不少患者,特别是儿童或老年体弱患者,全身情况虚弱,处于急性细菌毒素中毒状态或出现败血症,因此全身支持治疗,降温,补液,纠正水、电解质代谢紊乱,适当营养,显得十分重要,必要时可少量输血,给予人体白蛋白等,以增强全身抗感染能力。

2.全身抗生素治疗

化脓性关节炎,抗生素是治疗必不可少的药物。给药前,特别对有高热持续不退的病例,必须进行血培养。在没有获得脓液细菌培养结果和药敏报告时,通常选用针对最常见感染菌种的药物来治疗。引起婴儿和儿童的化脓性关节炎的病菌通常是金黄色葡萄球菌、流感嗜血杆菌和革兰阴性杆菌。在成人和年龄较大的儿童常见的病菌是淋球菌、金黄色葡萄球菌、链球菌、分枝杆菌,那些引起Lyme病的芽孢螺旋杆菌也可以引起化脓性关节炎。吸毒者和免疫系统有缺陷者,例如HIV,容易发生革兰阴性杆菌的化脓性关节炎。金黄色葡萄球菌也可以通过关节镜手术和关节置换术侵入关节。金黄色葡萄球菌是最常见的致病菌,因此可选用青霉素类药物,也有人主张青霉素类药物和氨基糖苷类抗生素联合治疗更为有效,可根据细菌培养和药敏报告更换合适的有效抗生素。金黄色葡萄球菌是引起关节炎的最常见菌种,由于耐药菌种出现,给抗生素使用带来一定难度。在抗生素使用问题上应注意以下 3 点。①选用抗生素时,应结合患者耐药情况来考虑,如患者来自郊县,不常用抗生素,可先使用对葡萄球菌感染有效的抗生素,如红霉素或青霉素。如考虑到多种抗生素耐药的菌株感染,可选用近期内对葡萄球菌疗效最明显的抗生素。葡萄球菌的耐药性在不同地区、不同时期和不同情况下并不一致。因此,应根据具体情况而定。②通常采用两类不同药物的联合,例如青霉素类与氨基糖苷类的联合应用能起到协同作用,减少不良反应。③如果因使用过多广谱抗生素,造成体内菌群失调,则应停止当时所用的一切抗生素,不要选择一种近期内公认的对葡萄球菌疗效最好的抗生素单独使用。

一般认为,铜绿假单胞菌所致关节炎宜选用多黏菌素 B 或羧苄西林、万古霉素。对链球菌、肺炎球菌所致感染,可用青霉素加有效的磺胺类药物。

药敏试验对指导临床选择抗生素有一定帮助,但也可能与临床疗效不符合。因此,如果应用某一种抗生素确有明显疗效,即应继续使用,不必因为药敏试验阴性而摒弃不同。反之,用某种抗生素 3 天以上无效,也不能因其高度敏感而坚持不换其他抗生素。

关于抗生素使用持续时间,有很大争论。对关节炎病例,用药持续时间应在临床症状完全控制后,继续静脉给药 2 周,随后改为口服有效抗生素持续 6 周,以避免好转后又出现复发或恶化。

3.局部抗生素治疗

全身抗生素应用后,能进入关节内的量是临床医师所关心的问题。有报道认为,滑膜炎症反应时,滑膜对抗生素的通透性可显著增加,关节液内的抗生素浓度与血清内浓度相同,甚至略高,超过体外试验中足以抑制同类致病菌的浓度。因此,有人主张全身使用抗生素,关节液内足以达到所需要浓度而不必关节内局部注射。但关节内局部应用仍有很多优点,如可清除关节内纤维蛋白以及白细胞所释放的大量溶酶体,避免对关节软骨造成不可逆性损害,所以不少学者认为,关节局部使用含抗生素溶液持续灌注冲洗可行。通常以生理盐水 500mL 加入庆大霉素 4 万 U,24 小时内灌注液可达 5000~10 000mL,如此连续冲洗,直至关节炎完全控制。

4.手术治疗

多数关节炎病例,经上述处理症状可迅速控制,但如果仍有大量脓性渗出液或某些深部关节感染,例如髋关节,应做关节切开,吸尽关节内渗出液,关节内清创除去炎性物质,清创后缝合关节囊,关节内置冲洗引流管,持续灌注冲洗。

5.局部休息及制动

制动是抗感染的重要治疗原则。局部固定可使患部得到充分休息,使因炎症而损伤的关节面不因受压而变形,缓解肌痉挛,减轻疼痛,并可防止畸形或纠正畸形,制动方法可采用皮肤牵引或石膏托固定于功能位。

6.后期治疗

化脓性关节炎,除非早期病例得到有效控制,否则后期必将造成关节病变。导致后期需要治疗的原因不外乎化脓性关节炎并发病理性脱位、骨髓炎、瘘管形成、非功能位关节固定畸形、病理性的纤维关节强直、下肢不等长等。

针对上述各种不同情况,应有相应措施和治疗。关节炎引起的病理性脱位主要发生于儿童,成年人发生机会很少。如果脱位发生在软组织严重萎缩之前并能及时做出诊断,应在处理关节炎的同时做骨牵引或手法闭合复位,可能获得成功。如在病程后期才发现关节面有破坏,唯一的处理方法是手术清创,最终将关节骨性强直在功能位。关节感染并发邻近骨组织炎症感染或死骨形成,病程后期瘘管、窦道形成,则应根据慢性骨髓炎处理原则进行治疗。如病情已得到完全控制,而出现关节强直在非功能位或痛性的纤维强直,则应根据具体情况施行关节内或关节外截骨矫正术或关节融合术。

近年来,全髋关节置换术手术有很大发展,初次全髋置换术术后感染发生率为1%~2%,如果早期及时发现,在有效抗生素控制下保留关节假体彻底清创,术后冲洗引流有可能获得成功。如果无效或发现较迟,可考虑施行髋关节切除形成术(Girdlestone 术),即去除假体。彻底清创包括骨水泥、坏死感染组织,直至确信髋关节包括股骨髓腔已充分引流,保留有血供的松质骨面。清创术后,伤口可Ⅰ期缝合,残留腔内置负压引流管或抗生素溶液持续滴注冲洗,患髋屈曲20°~30°,下肢骨牵引3~6周。

六、梅毒性骨感染

梅毒的病原菌为梅毒螺旋体,其中60%的患者可有骨与关节损害,梅毒性骨感染属于性病的一种,在新中国成立后已消灭,近来又有死灰复燃之势。

梅毒螺旋体可经胎盘侵入胎儿,因此梅毒有先天性和后天性之分。先天性骨梅毒70%以上可侵犯骨骺,称骨软骨炎,同时也侵犯骨膜及骨髓;成人时骨关节改变主要发生于晚期梅毒。先天性梅毒的病变除骨软骨炎外,其余与成人相同。

(一)梅毒性骨软骨炎

1.病因

梅毒性骨软骨炎主要见于婴儿出生后半年,病菌常侵犯四肢长骨的干骺端,并在局部形成梅毒性肉芽肿,破坏骨骺线,因而阻止骨的发育。

2.临床表现

发病早期主要表现为局部肿胀、疼痛,由于疼痛导致患儿肢体不愿活动及哭闹不止;也可因干骺处出现病理性松弛,以致形成假性瘫痪。此时患儿全身十分虚弱,可因缺少皮下脂肪而形成皱纹。同时患肢可因局部病变而出现肌肉萎缩、关节肿胀及压痛。

3.影像学检查

X线平片显示骨骺变宽,骺线处可出现约3mm宽的增高白线,面向骨骺的锯齿边缘,白线与骨干间有平行、密度减低的透亮带,干骺处可有嵌顿性骨折。

4.诊断

本病诊断不难,除一般病史外,应追问家族史,患儿母亲是否有梅毒病史。临床上,当发现患儿有多发性骨关节病变时,即应考虑此病。此外,再依据全身皮肤及黏膜损害、骨关节表现及血清华—康反应结果,一般可以确诊。

5.治疗

本病对青霉素敏感,经治疗后症状可迅速消失,但骨骺分离者则影响发育,并可遗留畸形。

(二)梅毒性骨膜炎及骨髓炎

先天性梅毒患儿于 2～3 岁即可出现骨膜炎反应,但晚发性先天性梅毒可在 5～15 岁时才出现症状,并与后天性梅毒的第二、第三期病变相同,其主要表现为骨膜炎及骨髓炎,以侵犯颅骨、锁骨及四肢长骨为主。

1.临床表现

主要表现为四肢长骨呈对称性骨膜增生,尤以胫骨最为明显。由于胫骨前内侧骨膜增厚及钙化,以致胫骨中段增生弯曲,并向前凸出,外观呈腰刀状畸形。局部骨密度增高,髓腔变细甚至消失;手足短管状骨干多呈肿胀外观,并使指(趾)呈梭状,称为梅毒性指(趾)炎。患者感局部钝痛,尤以夜间为重。

2.诊断

一般无困难,询问患者有无梅毒或冶游史,血清华—康反应显示阳性时即可确诊。

3.治疗

本病的治疗以驱梅疗法为主,因梅毒螺旋体对青霉素敏感,一般用青霉素。目前临床上多选用普鲁卡因青霉素油剂肌内注射,首次 30 万 U,以后每日 60 万 U,总量 600 万 U。全身用药治疗的同时,局部病灶可作相应的对症处理。

七、椎间隙感染

椎间隙感染临床上并不多见,但由于病灶比较隐匿,对诊断、治疗带来一定困难。椎间隙感染以腰椎最为多见。

(一)发病机制

椎间隙感染途径主要由下列两种原因引起。

(1)由脊柱诊断性操作或手术过程中细菌直接污染、接种所致。例如,椎板切除减压、髓核摘除手术、诊断或麻醉需要施行腰椎穿刺或椎间盘造影术穿刺针直接进入椎间盘内感染所致,这种感染细菌以金黄色或白色葡萄球菌最常见。

(2)由盆腔内或泌尿生殖系统感染播散引起。已有大量研究报道证实存在盆腔与椎旁静脉系统通道,感染细菌或肿瘤栓子可经该途径直接蔓延侵犯脊柱。如该途径发生椎间隙感染,细菌以革兰阴性杆菌为主。

椎间盘本身是一个无血供组织,因此如经血源感染,病原菌必须停留在邻近椎体骺板。该部位血流缓慢,细菌容易停留造成毛细血管栓塞,形成局部脓肿,而椎间盘感染是继发的。缺血性感染的椎间盘组织逐渐发生液化,需要经过几个月的时间才能被吸收,感染坏死组织停留在局部,很少超出椎间盘本身结构,因此绝不会发生硬脊膜周围脓肿,经过一定治疗,感染逐渐吸收,自行愈合。

(二)临床表现

椎间盘感染通常在脊柱手术操作后几天至几周时间出现脊柱症状。如果继发于盆腔或尿路感染,则脊柱间隙感染发作潜伏期可能更长,可以几天至几个月,甚至几年。腰背部疼痛症状往往突然发作,迅速加剧,患者往往不愿移动,甚至轻微移动即可能触发剧烈疼痛,需大剂量止痛剂方能缓解。疼痛常局限于脊柱背部,也可以向一侧或双侧下肢放射。局部肌痉挛,压痛、叩痛明显,感染的全身症状较轻微,体温正常或呈低热,高热罕见。疼痛或不适症状可能持续相当长时期,从数月至1年后,症状逐渐缓解。

(三)辅助检查

血白细胞分类检查正常,唯一有价值的表现为红细胞沉降率升高,穿刺活检或培养常可提供诊断依据。感染发作几周或几个月时,X线检查仍可无特征性变化,最早的X线征象是感染的椎间隙狭窄,跟随出现邻近椎体部分不规则吸收破坏。经过相当一段时间间隔,骨修复愈合逐渐明显,表现为沿着椎体缘硬化骨形成,新骨增生。当病灶完全稳定,椎间隙可完全消失,上下椎体连接融合。

(四)诊断与鉴别诊断

椎间盘感染发生率并不高,该病有一些特征性的临床和X线表现,可为正确诊断提供线索,从某种意义上,鉴别诊断更重要。

1.化脓性脊柱炎

化脓性脊柱炎临床表现与椎间隙感染极为相似,除了一部分患者可表现急性中毒症状外,相当一部分患者仅表现为局部脊柱痛,持续加剧,也可出现放射痛。唯一区别是,如发生化脓性脊柱炎,其感染脓肿波及椎管内,可引起脊髓和神经根压迫症状,截瘫发生率约15%,甚至更高。如果脊柱炎发生在颈椎,椎旁脓肿可压迫气管、食管,如发生在腰椎,会出现腰大肌脓肿刺激症状。化脓性脊柱炎X线征象具有4种特征性表现:①病变起自椎体中心,出现骨破坏吸收,而上下椎间隙保持正常。②病变起自骨膜下,位于多个椎体前缘,前方皮质骨被侵蚀,骨吸收边缘骨增生。③病变侵犯椎弓或附件。④病变起自椎体终板附近,早期出现骨质稀疏,随后为虫蚀样或锯齿状骨破坏,最后炎性病灶可扩散到椎体中央,但也可向椎间盘侵犯,造成椎间盘狭窄、破坏、吸收,边缘出现骨增生。最后一种X线表现与化脓性椎间隙感染的X线表现相似,应引起重视。

2.脊柱结核

近年来,脊柱结核发生率有所增加,脊柱结核起病缓慢,全身结核中毒症状明显,局部疼痛,椎旁脓肿发生率较高,少数患者可出现脊髓压迫症状。X线征象具有特征性表现,病变早期常表现椎间盘间隙狭窄,邻近椎体骨疏松脱钙,但很快出现以椎体破坏、椎旁脓肿为主的X线表现,很少出现骨质增生、骨桥形成,椎体附件结核发生较少,必要时可行穿刺活检以明确诊断。

3.脊柱转移性肿瘤

脊柱转移性骨肿瘤发生率极高,常表现为椎体溶骨性或增生性破坏,可侵犯单一椎体或出现跳跃式椎体破坏,脊柱转移性骨肿瘤很少出现间隙狭窄,这是转移性脊椎肿瘤的特点,这与椎间隙感染多见椎间隙狭窄截然不同。

(五)治疗

1.非手术治疗

全身支持、局部制动以及抗生素应用是保守治疗的三大措施。

（1）抗生素应用：感染源的识别，对了解感染菌种有帮助。如继发于盆腔、泌尿道的感染，往往以革兰阴性杆菌感染为主，而因脊柱手术操作引起的椎间隙感染往往以金黄色葡萄球菌感染为主。因此，根据可能的菌种感染选择有效抗生素。用药时应掌握各类抗生素的药理作用，不仅增加药物的疗效，而且可减少毒性，防止产生耐药性。抗生素治疗应足量、有效，直至感染症状完全消失，以后再改用口服抗生素持续 6 周。

（2）局部制动：硬板床或石膏床制动是必要的，直至临床症状完全消失。病情稳定通常需要 3 个月。症状减轻后可用支架、腰围保护。

（3）全身支持治疗：加强营养，及时补充和纠正水、盐、电解质紊乱。急性期疼痛是突出矛盾，因此药物使用十分必要。

2.手术治疗

如果病灶未及时早期发现，病变范围广泛，破坏严重或难以承受的疼痛得不到有效控制，可考虑手术治疗，切除感染椎间盘、坏死组织，彻底清创使病灶得到控制与稳定。

（杨　帆）

第三节　非感染性关节炎

一、风湿性关节炎

风湿性关节炎是风湿热在关节的表现，其典型症状为游走性、多发性大关节炎，非甾体类抗炎药效果明显。预后良好。

（一）流行病学

风湿性关节炎发病率男女无明显差异。首次发病常常在儿童及青少年时期，以 7～16 岁学龄期儿童较多见，8 岁左右为发病高峰，而 3 岁以下的婴幼儿及 30 岁以上的成年人则极为罕见。

本病的发病与人群的生活条件关系密切：居住拥挤、营养不良和缺医少药的环境有利于溶血性链球菌的生长繁殖，从而促进本病流行。青霉素的使用和链球菌性咽喉炎治疗原则的确立使风湿热的病死率大大降低。近 10 年来，随着医疗条件和居住条件的改善，风湿热的发病率在全世界范围内呈直线下降趋势，在发达国家里几乎消失，而发展中国家也明显减少。除了社会因素以外，宿主易患性及链球菌毒力的改变也有一定关系。但是 20 世纪 80 年代中期以后，风湿热在西方发达国家重新出现局部地区性流行，如美国就发生了几次暴发流行。多数人认为这与具有多重包被结构的高度毒性的链球菌株的重新出现有关。另外，由于本病越来越少见，人们在认识上有所疏忽，大规模人群中的预防措施也有所松懈，这在一定程度上有利于本病的卷土重来。但无论如何，仍有国外学者认为风湿热的发病机制有待于进一步研究，以利于寻求更有效的控制和治疗方法。

（二）病因及发病机制

现已公认，风湿热是继发于 A 组乙型溶血性链球菌感染的一种自身免疫性疾病，这种自身免疫的存在多认为与细菌菌体的特殊结构成分及细胞外产物的高度抗原性有关。也有学者提出感染病因说，即认为病毒可能是风湿热和风湿性心脏病的病因或者是在细菌与病毒的协同作用下诱发风湿热，如柯萨奇B病毒等，但这些仅属于初步发现。

临床和流行病学研究使急性风湿热与链球菌感染之间的关系非常清晰。A组乙型溶血性链球菌咽部感染可诱发风湿热的观点已被世人所公认，其证据是95%的患者出现针对链球菌多种抗原的抗体滴度增加，组织培养阳性，而且正确的治疗可有效预防发病及复发。但在众多感染者中，只有少数（0.5%～3%）发病，故其诱发风湿性关节炎和心脏炎的具体机制问题尚未彻底解决，现在多认为与免疫反应、菌体及其产物的毒力作用和遗传易感性有关。

1.免疫反应

有学者在风湿热和风湿性心脏病患者的血清中发现了一种抗心肌抗体，并证明其可以在体外与心肌细胞结合。此后的大量研究表明，链球菌的结构成分与哺乳动物机体组织之间存在着多种交叉抗原。这种交叉抗原的形成原因目前多认为是菌体结构成分与人体某些组织成分有相同的抗原决定簇，故出现了交叉免疫反应，即所谓"分子模拟"现象。新近研究表明，链球菌菌体的M蛋白可作为超抗原激活自身抗原特异性的T细胞亚型，从而进一步强化分子模拟作用。以上研究结果均提示风湿热及风湿性关节炎为一种自身免疫性疾病。在炎症急性期，90%的患者血清中可出现循环免疫复合物增高，这些免疫复合物可沉积于心肌、心内膜、关节滑膜或其他结缔组织中，并产生相应的症状。抗心磷脂抗体在本病的发病中也可能起到一定作用。除了体液免疫外，细胞免疫也参与发病过程，例如CD_4^+T细胞在心瓣膜浸润细胞中占主导地位。链球菌感染致急性风湿热的动物模型已成功建立，有助于对免疫机制进行更加深入的研究。

2.菌体及其产物的毒性作用

有些菌株更易引起发病，提示它们可能更有"致风湿性"，尤其是血清型为M1、M3、M5、M6、M14、M18、M19、M24的菌株。链球菌的包被结构可增加细菌毒性，其细胞壁内层物质黏肽和细胞外产物如溶血素"O""S"和蛋白酶也有毒力，可造成组织损伤。

3.遗传易感性

研究证明，单卵双胎同时患风湿热者较双卵双胎者为高；风湿热的发病存在着一定的家族聚集性；在感染链球菌出现咽喉炎后，某些患者易出现疾病复发，说明宿主的易感性在发病机制中可能起一定作用。国外文献报道，HLA-Ⅰ类抗原与发病并无相关显著性，而HLA-Ⅱ类抗原DR2和DR4增加已分别在人群中被发现。

（三）病理

风湿性关节炎的病理变化以渗出性改变为主，故临床上一般不会发生关节畸形。风湿热除了关节侵犯以外，主要侵犯心脏，偶尔侵犯皮肤、脑及其他脏器。根据病变的发展过程，病理上大致可分为3期。

1.变性渗出期

即风湿性关节炎的主要表现期。本期的初发改变发生在结缔组织的基质成分。由于酸性黏多糖增加，使胶原纤维首先出现黏液样变性，继而出现纤维肿胀、断裂等纤维素样变性，病灶内可同时有浆液渗出及淋巴、单核细胞浸润。此期可持续1～2个月，然后逐渐恢复或继续发展进入以下各期。

2.增殖期

本期的特点为在变性渗出期基础上，出现 Aschoff 小体，即风湿小体。风湿小体是风湿热的特征性改变，也是风湿活动的标志。风湿小体多位于心肌间质的血管周围，其病灶中央为纤维素样坏死，边缘为淋巴细胞、浆细胞及风湿细胞浸润。风湿细胞体积巨大，为圆形或椭圆形，双核或多核，核仁明显，富含嗜碱性胞质。此期持续 3～4 个月。

3.硬化期

风湿小体发生中央变性，坏死物质被逐渐吸收，炎症细胞减少，由于风湿细胞转化为成纤维细胞，使局部纤维组织增生并形成瘢痕。此种病理变化多发生于心肌及心内膜(瓣膜)，故常造成瓣膜永久性损害。此期持续 2～3 个月。

(四)临床表现

1.关节表现

风湿热好发于冬春及阴雨季节，寒冷和潮湿是重要的诱发因素。关节症状对于天气变化十分敏感，多于天气转变前(特别是天气转冷或阴雨时)出现明显的关节疼痛，并可随气候的稳定而逐渐减轻。发病高峰期在 5～20 岁。

急性多关节炎是风湿热最常见(85％～95％)的首发症状。典型的风湿性关节炎呈现出多发性、游走性的特点。所谓游走性关节炎即指较短时间内(多为 24～48 小时)，关节炎/关节痛可从一个部位转移至另一个部位，多关节依次出现症状，但偶尔可数个关节同时发病。炎症好发于大关节，尤以膝、踝、肘、腕、肩关节为常见，但少数人也可出现小关节症状如手、足、颈、腰部疼痛。在急性炎症期，受累关节出现红、肿、热、痛、活动受限及压痛，症状通常比较严重，并呈急性发展，可在数小时或一夜之间出现或加重。伴随症状包括发热、肌痛、虚弱等。

症状不典型者，可仅有游走性关节痛而没有明显的红、肿、热、活动受限等炎症表现。髋、指、下颌及胸锁关节等均可受累。特别是胸肋关节的关节痛或关节炎，容易使患者产生胸痛、心前区痛或心前区不适感，若不仔细询问病史及体格检查，往往易误诊为心肌炎、心脏神经官能症、肋软骨炎或肋间神经痛等。故对轻症关节炎患者，检查时应特别注意，往往需要逐个关节进行触诊才能发现病变所在。

上述症状通常持续 2～4 周，急性期后不遗留关节畸形。水杨酸制剂具有极佳的治疗效果，常于用药后 48 小时内病情缓解。但对于成年人，起效时间稍长而治疗效果较儿童为差。偶尔有患者在反复急性发作之后，可出现 Jaccoud 关节病。X 线平片上几乎从未发现骨质破坏，关节间隙也不受影响。偶尔可在掌骨头尺侧见到钩状病变。Jaccoud 关节病通常不需要治疗。

2.其他临床表现

典型表现除了关节炎以外，主要是发热、心脏炎、环形红斑、皮下结节及舞蹈病。

(1)发热：热型多不规则，可为弛张热、稽留高热，也可能是低热。一般来说，体温超过 39℃的高热多见于关节炎，而极少见于心脏炎。发热多于 2～3 周后自然消退，若使用阿司匹林，则可迅速消退。

(2)心脏炎：患者出现心悸、气短及心前区不适等表现。炎症累及瓣膜时出现相应的心脏杂音,如二尖瓣相对狭窄时的心尖部舒张期杂音。安静状态下或与发热不平行的心动过速常为心肌炎的早期表现。心脏炎严重时可出现端坐呼吸、咳粉红色泡沫痰、肺底湿啰音等充血性心力衰竭的症状和体征。心电图可有低电压、胸前导联 ST 段抬高等表现。X 线或超声心动图可提示心脏增大或心包积液。

(3)环形红斑:约 2.4% 的患者出现环形红斑,为指压退色的淡红色环状红晕,彼此可互相融合,多分布于躯干及肢体近端。

(4)皮下结节:常在心脏炎时出现,出现率不到 2%。多见于关节伸侧的皮下组织,质地稍硬,与皮肤无粘连,也无红肿及炎症。

(5)舞蹈病:多见于 4～7 岁儿童,为炎症侵犯基底结所致,表现为一种无目的、不自主的躯干或肢体动作。

3.实验室检查

风湿热急性期,所有患者均出现 C 反应蛋白增高和红细胞沉降率增快。它们与临床疾病的活动度相关,除非舞蹈病是唯一症状。红细胞沉降率可受贫血或心衰的影响,而 C 反应蛋白则不会。白细胞可增多,但无特异性。

获得链球菌感染的证据是非常重要的。确认链球菌性咽喉炎的传统方法是咽拭子培养,但在急性期的阳性率仅为 20% 左右,故主要依靠抗体试验检查。ASO(抗链球菌溶血素 O)的阳性率为 80%～85%,尤其是将急性期与恢复期的两份结果对照更有意义。若 ASO 滴度在 1:200 以上则更有力地提示链球菌近期感染。此方法便宜简单、重复性好、易于标准化,但结果须根据该地区链球菌的流行情况加以调整。如有条件,最好能同时做抗 DNA 酶 B 试验、抗链球菌激酶试验、抗透明质酸酶试验及抗核苷酶试验,可将敏感性提高至 95%。其他实验室检查如血清补体、免疫复合物、免疫球蛋白和抗核抗体等对诊断无特异性帮助,但有助于鉴别诊断。

关节穿刺液检查为无菌性感染表现。细胞数 $20 \times 10^9/L$,以多形核白细胞为主,无结晶发现。滑膜活检可见轻度炎性改变和表层细胞增生。

风湿热的其他临床表现也有相应的实验室检查,如皮下结节活检可见组织水肿、纤维素样坏死、单核细胞浸润;心肌酶、超声心动图、心内膜活检有助于心脏炎的诊断等。

(五)诊断及鉴别诊断

Jones 标准问世多年,现在仍为公认的风湿热诊断标准。1992 年,美国心脏病学会又对此进行了修订(表 3-1),新标准主要用于初发风湿热的诊断。

如有前驱的链球菌感染证据,并有 2 项主要表现或 1 项主要表现加 2 项次要表现即高度提示可能为急性风湿热。

上述最新标准还做了如下补充,即有下列 3 种情况者可不必严格执行该标准:①舞蹈病者;②隐匿发病或缓慢发展的心脏炎;③有风湿热病史或现患风湿性心脏病,当再感染 A 组乙型溶血性链球菌时,有风湿热复发的高度危险性。

此标准特别适用于初发风湿热和一些特殊情况的风湿热患者,但对近年来某些不典型、轻症和复发性等较难确诊的风湿热病例,尚未提出进一步的诊断标准。

风湿性关节炎应与类风湿关节炎、系统性红斑狼疮、其他反应性关节炎和化脓性关节炎鉴别,但也应考虑到本病与其他疾病并存的可能性。

表 3-1　初发风湿热的诊断标准

主要表现	次要表现	前驱链球菌感染证据
心脏炎	关节痛	咽拭子培养或快速链球菌抗原试验阳性
多关节炎	发热	链球菌抗体效价升高
舞蹈病	急性反应物(ESR、CRP)增高	
环形红斑	心电图 P-R 间期延长	
皮下结节		

(六)治疗

风湿性关节炎作为风湿热的一种表现,其治疗原则与风湿热相同。即消灭链球菌感染灶,抑制急性期炎症反应。

1.一般治疗

急性期需卧床休息,注意保暖,避免受寒及受潮。待红细胞沉降率、体温恢复正常后,没有合并心脏炎者,2～3 周可逐渐恢复正常活动;合并者则至少需 4 周;若出现心力衰竭或心脏增大,则延至 8 周待并发症消退后方可正常活动,否则可能出现生命危险。

2.根除感染灶

应积极治疗链球菌性咽喉炎及扁桃体炎。大剂量青霉素仍为首选药物,常用剂量为每日 80 万～160 万 U,分 2 次肌内注射,疗程 10～14 天。此后改为长效青霉素每月 120 万 U,肌内注射。若青霉素过敏,可使用红霉素。

3.抗风湿治疗

近年的观点是以非甾体抗炎药为首选药物,常用乙酰水杨酸,即阿司匹林。通常,儿童用每日 80～100mg/kg、成人用 3～4g/d 即可收到明显效果,分 3～4 次服用,至少持续 3～4 周,否则关节炎易复发。糖皮质激素非首选药,一般用于合并有心脏炎时。

4.外科治疗

因为风湿性关节炎为一过性关节炎症,预后良好,不遗留关节畸形等后遗症,故无外科治疗指征。

二、类风湿关节炎

类风湿关节炎的病因至今不十分明了,目前大多认为是人体自身免疫性疾病,也可视为一种慢性综合征,表现为外周关节的非特异性炎症。关节及其周围组织呈现进行性破坏,并使受损关节功能障碍。其发病率女性高于男性,女性是男性的 2～3 倍;欧美国家发病率明显高于我国。

(一)临床表现

本病发病缓慢,为双侧对称性关节受累。其临床症状和体征特点如下。

1.疼痛

本病早期即有关节局部痛感,尤其是在活动期,并伴有触痛及压痛,此为最早出现,也是患者最敏感的体征。

2.关节僵硬

受累关节僵硬,尤其在晨起开始活动时最先出现,但活动一段时间后,将会逐渐有所改善。

3.关节肿胀

受累关节周围软组织呈弥散性肿胀,且表面温度略高于正常关节。

4.关节畸形

后期病例一般均出现掌指关节屈曲及尺偏畸形;如发生在足趾,则呈现爪状趾畸形外观。

5.皮下结节

30%～40%的患者可出现皮下结节,这有助于对本病的诊断,可对皮下结节做病理检查而帮助诊断。

6.体温升高

急性期的某些患者可出现发热,多为38℃以下的低热。

(二)辅助检查

1.实验室检查

(1)红细胞沉降率:大多数患者红细胞沉降率增快,尤其是在急性期。

(2)血色素:略低于正常,晚期病例则可出现轻度贫血,血色素大多在8～10g。

(3)抗链"O"(ASO)、类风湿因子(RF):典型的类风湿患者可以出现抗链"O"试验阳性及ASO高于正常,类风湿因子多为阳性。

(4)免疫球蛋白检查(IGM,IGG):约70%的类风湿患者可以出现IGM异常,IGG多为阳性。

(5)关节液检查:在受损关节中抽出的关节液多为浑浊,但无细菌,关节液的黏滞度较正常为低。镜检下显示关节液内无结晶物。

2.影像学检查

(1)X线检查:于X线平片上可以发现以下改变。①软组织肿胀:显示关节囊阴影增大。②关节间隙变窄:由于软骨受累及缺损所致。③关节周围骨质疏松:显示关节周围骨质中的骨小梁减少、萎缩及变细。

(2)其他影像学检查:CT扫描及MR成像技术可酌情选用,尤其是早期病例。

(三)诊断

本病在美国多见,因此美国风湿病协会制定了较为详细的诊断标准,并分为以下4类。

1.典型的类风湿关节炎

此类型诊断要求具备下列标准中的7项,其中标准1～5关节症状或体征必须至少持续6周。

(1)早晨起床时关节僵硬感。

(2)至少一个关节活动时有疼痛或压痛。

(3)至少一个关节有肿胀(不仅增生,软组织增厚或积液)。

（4）至少有另一个关节肿胀（两个关节受累症状的间歇期不超过 3 个月）。

（5）两侧同一关节对称性肿胀（近侧指间关节、掌指关节、跖趾关节可有症状，但不是绝对对称）。

（6）皮下结节。

（7）类风湿关节炎的典型 X 线改变，不仅有退行性改变，而且至少包括受累关节周围骨质的脱钙。

（8）凝集试验阳性，在两个不同实验室采用任何方法的类风湿因子为阳性，并且正常对照组的阳性率不得大于 5%。

（9）滑液中有极少量的黏蛋白沉淀（液体浑浊，含有碎屑；滑液炎性渗出液含白细胞数超过 2000 个/μL，没有结晶）。

（10）具有下列 3 种或 3 种以上滑膜特有的组织学改变：显著的绒毛肥厚；滑膜表面细胞增生；慢性炎性细胞浸润，有形成"淋巴样结节"的倾向；表面和腔隙中纤维蛋白沉积及细胞坏死灶。

（11）结节的特异性组织学改变：有中心区细胞坏死的肉芽肿，外面包绕增殖的单核细胞"栅栏"，外周有纤维和慢性炎性细胞浸润。

2.可明确诊断的类风湿关节炎

获此诊断的病例，需要具备上述标准中的 5 项；1～5 项关节症状、体征必须至少持续 6 周。

3.拟诊类风湿关节炎

这一诊断需要具备上述标准中的 3 项；其中至少有标准 1～5 关节症状中的一项，体征至少有 1 项要持续 6 周。

4.怀疑有类风湿关节炎可能

应具备下列标准中的 2 项，而且关节症状持续时间至少 3 周。

（1）晨僵。

（2）触痛或活动时疼痛。

（3）关节肿胀史或所见。

（4）皮下结节。

（5）红细胞沉降率或 C 反应蛋白升高。

（6）虹膜炎（除儿童类风湿关节炎外，此项标准价值不大）。

以上是美国风湿病协会根据患者出现的症状而制定的四类诊断标准，临床医师可根据情况注意观察，并进行相应的处理。

（四）鉴别诊断

具有与类风湿关节炎相类似的症状及体征的疾病很多，临床上常遇到且需鉴别的有以下 3 种。

1.骨性关节炎

本病一般为非对称性发病，且关节局部反应、皮温及关节积液均较轻，免疫学反应及红细胞沉降率均正常。

2.痛风

早期症状与类风湿关节炎相似,尤其是小关节的炎性反应。但本病以男性为多发,且血尿酸含量明显增高,其发作与饮食成分密切相关。

3.牛皮癣性关节炎

关节反应与类风湿关节炎相似,也常累及小关节及大关节,但在患者身体上可观察到牛皮癣的皮损(经皮肤科医生证实)。

(五)治疗

1.休息

尤其是当病变处于急性期时,患者应完全休息以减轻疼痛;非急性期也不主张过分活动与剧烈运动。

2.理疗

在恢复期可酌情选择有效的理疗,以求帮助关节活动及改善病变关节的炎性反应,同时也可使其不致过多丧失功能。

3.药物治疗

(1)水杨酸盐类药:临床上较为多用,每次剂量 $0.5\sim1.0g$,每日 4 次。易出现胃肠道反应、血小板凝聚力下降,目前多选用肠溶性制剂。

(2)金制剂:在前者不能控制症状时,可以用硫代苹果酸金钠或金硫葡萄糖等金制剂药物,肌内注射,第 1 周 $10\mu g$,第 2 周 $25\mu g$,以后每周可达 $50\mu g$。用药时注意患者的全身情况,对有肝、肾及血液疾病的患者慎用。

(3)免疫抑制剂:如环磷酰胺、氨甲蝶呤等药物,主要用于严重、活动型类风湿关节炎。氨甲蝶呤(MTX)每周 1 次给药,用量酌情选择,其剂量为 $2.5\sim15\mu g$。用药后密切观察患者的肝脏及血液系统变化。

4.手术治疗

对类风湿病变所致的畸形可在静止期行手术治疗,常用的术式有以下 4 类。

(1)滑膜切除术:主要用于掌指关节、腕关节及膝关节等,可对病变的滑膜行切除术。滑膜切除后应在支具帮助下,逐渐恢复关节功能。

(2)关节冲洗+镜下滑膜切除术:在大关节,尤其是膝关节,可在关节镜下行滑膜切除,同时进行反复冲洗,以求更换关节液的成分而达到缓解关节炎症状和改善关节功能的目的。

(3)关节成形术:对负重关节,尤其是足部的跖趾关节,当出现爪状趾畸形影响负重时,可行跖骨头切除术,以期形成新的关节,从而达到改善负重功能及缓解疼痛的目的。

(4)人工关节置换术:对于严重的类风湿患者,当髋或膝关节严重受损,以致关节无法修复时,可酌情采用人工关节置换术,以高龄者为多。

三、强直性脊柱炎

强直性脊柱炎(AS)是以中轴关节包括骶髂关节、肋椎关节及周围组织的慢性炎症为主,原因不明的全身性疾病。其特点为几乎全部累及骶髂关节,晚期可因椎间盘纤维环钙化,骨性融合及其附近韧带钙化形成脊柱强直。

名词"强直性脊柱炎"来源希腊单词"ankylos"（弯曲）和"spondylos"（脊柱）。以前本病有许多命名，如变形性脊柱炎、关节强硬性脊柱炎、骨化性骨盆部脊柱炎、脊柱关节强直、青春期脊柱炎等。多年来，人们一直把强直性脊柱炎与类风湿关节炎（RA）相混淆，并将强直性脊柱炎归纳为中枢型类风湿关节炎，而又称为类风湿脊柱炎。1973年，强直性脊柱炎与HLA-B27密切相关现象的发现，使人们对本病有了重新认识。《希氏内科学》1982年第16版开始将本病和类风湿关节炎分开描述，指出从病因学、遗传学、流行病学、病理和临床表现等诸方面看，强直性脊柱炎是有别于类风湿关节炎的一种独立疾病，最近已被更为合适的名词"血清阴性脊柱关节病"所代替。

鉴于本病病因迄今未明，因此尚缺乏特异治疗。晚期脊柱强直、关节畸形以后，病情不可逆转，故遏制病情进展、降低致残率的关键在于早期诊断。有了早期诊断，才可能施以合理的治疗。

（一）流行病学

强直性脊柱炎被认为是与HLA-B27相关的一组风湿病原型。尽管强直性脊柱炎分布很广，但是在不同的地方，患病率还是有所不同。国外报道强直性脊柱炎发病率为0～2.3%，国内约0.4%，不同地区、不同民族发病率差异较大，这可能与各民族间HLA-B27基因携带频率不同有关（表3-2）。

表3-2　不同种族人群的HLA-B27阳性率比较

种族	强直性脊柱炎患者（%）	正常对照人群（%）
高加索人种		
白色高加索人	79～100	4～13
印度人/巴基斯坦人	83～100	2～8
伊朗人/阿拉伯人/犹太人	81～92	3
蒙古人种		
中国人	69～99	2～9
日本人	82	<1
菲律宾人	94	5～8
泰国人	86	5
北美印第安人	80～100	9～50
黑色人种		
非洲黑人（马里人）	10	<1
非洲黑人（冈比亚人）	3	<1
南美黑人	22	1
非洲黑人	57	2～4

原发性强直性脊柱炎通常在10～40岁发病，高峰期为15～35岁；继发性强直性脊柱炎可

发生在任何年龄。早年认为本病患者男多于女,约为 10∶1,但近年来,普遍认为强直性脊柱炎发病率在性别上无差异。男性患者更多地表现为进行性脊柱和髋关节病变,女性常以外周关节受累多见,且临床症状一般较轻,易被忽略或误诊。

本病患者的关节活动虽受影响,但预后尚好,对寿命的影响不大。

(二)病因及病理

强直性脊柱炎的病因目前尚未完全阐明,大多认为与遗传、感染、免疫、环境因素有关。

早在 20 世纪 50 年代,家系调查就发现强直性脊柱炎多见于患者的兄妹、父母等有亲缘关系的人群,强直性脊柱炎亲属得病机会要高出正常对照组 40 倍。国外报道,在强直性脊柱炎先证者的一级亲属中,患此病的危险性比对照组高 15～20 倍。最近 20 年,有许多研究资料表明,HLA-B27 与强直性脊柱炎密切相关,HLA-B27 阳性的人中,患强直性脊柱炎者占6.7%,而阴性者占 0.2%,强直性脊柱炎患者中,HLA-B27 阳性者所占比例在 90% 以上,在正常人群中只占 8%,这些现象提示强直性脊柱炎有家族遗传倾向。

近年来研究提示,强直性脊柱炎发病率可能与感染有关,有学者认为,强直性脊柱炎可能是克雷伯杆菌反应性关节炎的终末阶段。有学者发现,从动物中提取的抗克雷伯杆菌抗体能非常特异地与80% HLA-B27 阳性的强直性脊柱炎患者的细胞作用,而不与 HLA-B27 阳性的正常人的细胞作用。所以,此菌可能与强直性脊柱炎有关。另外,有些学者认为,耶尔森菌也可能是该病的致病因素。不过,这些都缺乏直接的证据。

HLA-B27 究竟在强直性脊柱炎发病过程中起着怎样的作用,其他遗传及环境因素作用如何,仍有待于进一步探索。克雷伯杆菌、支原体等微生物是否是强直性脊柱炎的主要病因,尚有争议。

强直性脊柱炎病理的特征性改变是韧带附着端病变,病变原发部位在韧带、关节囊骨附着处,表现为局部炎症、纤维化和骨化等特殊性病理变化(肌腱端炎),继而出现某些典型强直性脊柱炎改变,如韧带骨赘形成、椎体方形变、椎体终板破坏、跟腱炎等。有时轻微外伤即可造成脊柱骨折。强直性脊柱炎外周关节滑膜组织病理改变与类风湿者相似。

心脏病变特征是侵犯主动脉瓣,使主动脉瓣膜增厚,因纤维化而缩短,但不融合,主动脉瓣环扩大,病变累及二尖瓣前叶,可引起二尖瓣关闭不全,三尖瓣受累较少见。

肺部病变特征是肺组织呈斑片状炎症,伴圆细胞和成纤维细胞浸润,进而发展至肺泡纤维化伴玻璃样变。

(三)临床表现

强直性脊柱炎的发病形式一般较缓慢、隐匿,早期可有厌食、低热、乏力,甚至消瘦、贫血等症状,但症状一般较轻,常易被忽视。少数病例可有长期低热和关节痛,酷似风湿热表现,此类病例多属年龄较轻者,且常伴明显体重减轻。有的患者的强直性脊柱炎症状可发生在外伤、劳累、休克和感染之后,值得注意。本病的临床表现主要有骨骼系统症状和非骨骼系统症状两个方面。一般来说,以中轴关节症状为主者全身症状较轻,而外周关节受累比较严重者,其全身症状也比较突出。

1.骨骼系统表现

(1)腰骶痛:腰痛或不适是本病早期最常见的症状,发生率为 90%,起病隐匿,常为隐痛,难以确切定位,部位在臀区深部、骶髂关节处,有时可放射至髂嵴或大腿后侧,疼痛可因咳嗽、喷嚏或其他牵扯腰背的动作而加重。起初疼痛可为单侧或间隙性,以后逐渐进展为双侧或持续性伴僵硬,疼痛也渐向上移行至腰部,并感局部僵硬。也有部分患者一开始就出现腰痛、僵硬。夜间痛可影响睡眠,严重者可在睡眠中痛醒,常需半夜起床稍加活动才能缓解症状继续入睡,为病情活动的指征之一。腰痛严重时患者可能下床都感到困难,需先移至床边以免腰部弯曲旋转而使疼痛加重。本病患者休息不能缓解腰痛,活动反而能改善症状,此为炎症性腰痛与机械性腰痛的鉴别要点之一。

有部分患者一开始就表现为腰痛,而不是强直性脊柱炎典型的腰骶部疼痛伴僵硬,并引起下肢牵涉痛,常被误诊为腰椎间盘突出症或"坐骨神经痛",但强直性脊柱炎所致者较少放射至膝以下。有的患者症状较轻,仅仅感到腰部僵硬,肌肉酸痛或椎旁压痛,遇寒冷、潮湿时症状加重,这类患者容易与"风湿痛"和腰背肌纤维组织炎相混淆。

(2)腰背部僵硬:腰背部僵硬也是常见的强直性脊柱炎早期临床表现之一,晨起时最为明显,起床十分困难,不敢弯腰、转身以免疼痛加重,经片刻活动、局部热敷,晨僵现象即刻缓解。晨僵可用来判断强直性脊柱炎活动程度,病情严重者晨僵可持续全日。

(3)肌腱附着点病变:肌腱附着点病变表现为胸肋关节、棘突、肩胛骨边缘、髂嵴、大转子、坐骨结节、胫骨结节或足跟等多处骨组织压痛,是本病特征性的早期临床症状之一。当病变累及肋椎关节、胸肋关节等胸椎部关节时,患者可出现胸痛,咳嗽、打嚏时加重,不敢深呼吸扩展胸廓,有时可误诊为"胸膜炎"。偶可刺激肋间神经而引起肋间神经痛,左侧症状易误诊为"心绞痛""心包炎"。强直性脊柱炎颈椎病变多出现在疾病数年之后。

(4)外周关节症状:约50%的患者在强直性脊柱炎进展过程中出现肩、髋等外周关节病变,其中以髋、膝、踝关节改变多见。髋关节作为强直性脊柱炎的首发症状并非罕见,尤其好发于儿童性强直性脊柱炎患者,常双侧受累。英国强直性脊柱炎协会对1500名患者的调查结果显示,发病年龄越轻,髋关节受累发生率越高,预后越差。髋关节发病率国外报道为17%~36%,国内达60%左右。除髋、膝关节外,其他外周关节在原发性强直性脊柱炎中较少受累。约10%的患者可出现颞下颌关节疼痛、张口受限。

强直性脊柱炎患者脊柱僵硬,骨质疏松,有时轻微外伤即可造成骨折,以颈椎,特别是 $C_{5\sim6}$、$C_{6\sim7}$ 最为多见,常呈横行性骨折。导致这种骨折的外伤有时非常轻微,以至于有的患者自己都意识不到。对进展期强直性脊柱炎,轻微外伤后出现颈、背疼痛,需除外合并骨折的可能性。由于颈椎前屈畸形影响摄X线片时的体位摆放,因此X线检查时常难以准确判断,必要时可行 CT、MRI 检查。骨折碎片可损伤血管、脊髓,由于肋椎关节融合,胸式呼吸受限,常合并呼吸道感染。因此,这些患者的病死率高,预后较差。

强直性脊柱炎外周关节受累较少表现为持续性和破坏性,为区别于类风湿关节炎的特点之一。

2.非骨骼系统表现

强直性脊柱炎作为一种全身性慢性炎症性疾病,除了累及脊柱、外周关节和肌腱/韧带附着点以外,还可累及其他器官。

(1)急性前色素膜炎(AAU):有学者认为,本病是强直性脊柱炎的一部分,也有学者认为是和强直性脊柱炎以及 HLA-B27 相关的独立疾病。据统计,强直性脊柱炎急性色素膜炎的发病率为 25%~30%。经常先于强直性脊柱炎发病,男性好发,多急性发作,单侧起病,症状有刺痛、流泪、畏光等,一半以上患者 HLA-B27 阳性。有资料表明,不少于 25% 的急性前色素膜炎患者合并有脊柱关节病,因此,对 AAU 患者应想到强直性脊柱炎的可能。AAU 与强直性脊柱炎的严重程度无关,此病发作通常为自限性,常需要激素局部治疗,一般对视力影响不大,预后良好。

(2)心血管表现:心血管受累虽然少见,但也是强直性脊柱炎的重要表现。包括上行性动脉炎、主动脉瓣关闭不全、二尖瓣脱垂以及关闭不全、心脏扩大、传导障碍、扩张性心肌病和心包炎等,多见于重症强直性脊柱炎有外周关节病变者(除外髋、肩关节病变)。有人认为,强直性脊柱炎心血管受累与 HLA-B27 密切相关,男性远多于女性,欧美国家发生率高于我国及日本。心血管受累常无临床症状,但也有少数患者的心血管受累症状为突出症状。

(3)肺部表现:强直性脊柱炎肺部病变较为少见,为本病后期常见的关节外表现,以肺上叶慢性进行性纤维化为特征,隐袭起病,一般发生在病程 20 年以上者。常为双侧,男性好发。随着病变发展,胸廓活动受限,肺部病灶可有囊性变,以至于形成空洞,肺功能进一部受损,晚期继发感染,引起咯血等症状。

(4)神经、肌肉表现:神经、肌肉系统症状常见于强直性脊柱炎晚期患者,大部分伴有外周关节受损,常与脊柱骨折、脱位或半脱位,马尾综合征等有关。本病脊柱强直以后,一般都并发严重的骨质疏松,因此易发生骨折,哪怕轻微的外伤也可引起。其中脊柱骨折多见于颈椎,尤以 $C_{5\sim7}$ 多见,是病死率最高的并发症。强直性脊柱炎患者的自发性寰枢椎前方半脱位发生率为 2%,表现为枕部疼痛,伴有或不伴有脊髓受压症状。慢性进行性马尾综合征为后期强直性脊柱炎罕见而重要的并发症。

(5)肾脏表现:强直性脊柱炎肾脏损害罕见,主要为 IgA 肾病和肾淀粉样变。有人认为 IgA 肾病与炎症性肠病有关,而淀粉样变一般为继发性。肾脏损害多见于病情高度活动和伴有外周关节病者。

(四)体格检查

早期强直性脊柱炎体征不多或不明显,体格检查有助于发现早期骶髂关节炎以及肌腱附着点病变。

由于韧带/肌腱与骨接触点炎症,早期可发现坐骨结节、大转子、脊柱骨突、肋软骨、肋胸关节以及髂嵴、跟腱、胫骨粗隆和耻骨联合等部位压痛,但此类体征发现率不高,且可发生于疾病各期,主要提示病情活动。由于骶髂关节为微动关节,周围有坚强的韧带包裹,再加上部分晚期强直性脊柱炎患者骶髂关节已有纤维性或骨性强直,因此,骨盆分离试验、挤压试验、扭转试验、"4"字试验和斜扳试验等有时可无阳性体征发现。

随着病情进展,脊柱生理曲度逐渐消失。由于椎间韧带钙化,肋胸、肋椎、肋横突关节受累,脊柱、胸廓活动度逐渐减少,脊柱检查可发现腰椎屈伸、侧弯、旋转活动度呈对称性减少,脊柱两侧肌肉痉挛、压痛。Wright-Schober 试验可准确反映腰椎的活动情况:令患者直立,取背部正中线髂嵴水平为零,分别向下 5cm、向上 10cm 各做一标记,然后,让患者保持双膝直立,弯腰,测定两标记之间的距离,若两点延伸少于 4cm,提示腰椎活动度降低。

病变累及胸椎关节、肋横突关节（属功能性关节,而非解剖关节）者,多影响胸廓扩展活动。病变早期,患者的胸廓扩展活动度有轻中度下降。深呼吸时,在第 4 肋间隙平面（女性在乳房下缘）胸围差值小于 5cm。但因腹式呼吸的代偿作用,患者极少出现肺通气功能受损的表现。随着病情的进展,脊柱病变继续上行,进一步累及胸椎、颈椎,部分病例可出现典型的晚期强直性脊柱炎体征,胸、腰椎生理弯曲消失,代之以典型的胸腰椎后凸驼背畸形,颈椎前曲畸形不能抬头平视。双髋屈曲挛缩,为保持身体直立,进一步继发屈膝畸形。

（五）辅助检查

所有检查项目均缺乏特异性,缺乏诊断意义,主要用于病情活动性的判定和疗效的估计。75％的患者有红细胞沉降率加快 C 反应蛋白升高,15％的患者出现正红细胞、正血红蛋白性贫血,白细胞升高和血小板增多。IgA 浓度可轻中度升高,IgA 水平与强直性脊柱炎病情活动有关。类风湿因子、抗核抗体及关节液分析价值有限。HLA-B27 是诊断强直性脊柱炎最敏感的实验室检查。

大部分患者可通过病史、体格检查和影像学检查得到确诊。病变部位活组织穿刺病理学检查主要用于疑难病例的诊断,穿刺部位多选择外周关节、滑膜组织,镜下可见大量浆细胞浸润。

由于本病至今病因不明,缺乏特异的实验室指标,影像学检查仍是诊断的主要依据。强直性脊柱炎特征性影像学改变多见于中轴骨、关节处（特别是骶髂关节）、骨突、肋椎关节、肋横突关节等处。诊断主要依靠骨盆正位像和脊柱正侧位像。

X 线检查:所有强直性脊柱炎均存在骶髂关节炎,骶髂关节是强直性脊柱炎最易侵犯,也是最早受损的部位。故凡疑有强直性脊柱炎的患者,均应摄骶髂关节正位片。按美国风湿病学会（A 类风湿关节炎）的 1966 年纽约标准,X 线骶髂关节炎分为五级,即:0 级为正常;1 级为可疑病变;2 级为局限性的侵蚀硬化,关节间隙无改变;3 级肯定异常,中度或进展性骶髂关节炎;4 级严重异常,完全性关节强直。

脊柱的 X 线改变最具特征性,主要表现为椎体方形变,脊柱的竹节状改变和脊柱后凸畸形（驼背）。病变早期 X 线片显示两侧骶髂关节边缘模糊不清,软骨下皮质骨密度减退,呈绒毛状,间隙加宽,因脱钙不规则呈锯齿状或串珠状。软骨破坏后关节两侧骨质出现密度增加,使关节逐渐融合。椎间盘纤维附着处肌腱端病变所致的椎体方形变是早期脊柱的改变,并导致正常的椎体前凹消失,关节边缘模糊不清,继之关节间隙阴影消失。因新骨增生使关节融合,关节骨质隆起增大,同时棘上、棘间韧带逐渐钙化,故在正位片上脊柱中部及两侧出现 3 条纵形密度增加的条状阴影,脊柱后凸,正常生理弯曲消失。脊柱的竹节状改变为本病的特征性表现之一,主要是患者纤维环外层钙化,新生的骨质在相邻椎体两侧形成骨桥,状如竹节。

强直性脊柱炎髋关节 X 线改变主要是关节间隙狭窄,关节面骨质侵蚀,软骨下骨板破坏,股骨头和髋臼外侧缘骨赘形成。晚期部分关节骨性强直,其他如肩、膝、耻骨联合等关节也可有不同程度的病变。

CT、MRI 检查具有良好的敏感性和特异性,对 X 线平片显示阴性结果者,更有助于发现骶髂关节轻微的变化,适于本病的早期诊断。其中 MRI 对观察马尾综合征患者腰骶蛛网膜情况十分有价值。

(六)诊断与鉴别诊断

强直性脊柱炎的诊断,重要的仍是依靠医生对病史的细致询问及体格检查。骶髂关节的X线检查是诊断强直性脊柱炎必不可少的。对于典型的强直性脊柱炎,结合病史、体检和 X 线改变,可以很容易地做出诊断,但是对于非典型性强直性脊柱炎病例的诊断较为困难。国际上虽有不同的强直性脊柱炎分类或诊断标准可供参考,但迄今尚缺乏一个满意的分类与诊断标准。目前临床上应用较为广泛的是 1966 年的纽约标准和 1984 年的改良纽约标准。

1.强直性脊柱炎 1966 年纽约标准

(1)诊断。

1)腰椎前屈、后伸、侧弯 3 个方向活动受限。

2)腰背疼痛史。

3)第 4 肋间隙胸廓活动度小于 2.5cm。

(2)分级。

1)肯定强直性脊柱炎:①双侧 3～4 级骶髂关节炎,加上述诊断标准至少 1 项。②单侧3～4 级或双侧 2 级骶髂关节炎,加上述第 1 项或第 2+3 项临床诊断标准。

2)可能强直性脊柱炎:双侧 3～4 级骶髂关节炎,不伴有临床诊断标准。

3)X 线骶髂关节炎分级。0 级:正常。1 级:可疑变化。2 级:轻度异常,可见局限性侵蚀、硬化,但关节间隙无改变。3 级:明显异常,为中度或进展性骶髂关节炎,伴有以下 1 项或 1 项以上改变:侵蚀、硬化、关节间隙增宽或狭窄或部分强直。4 级:严重异常,完全性关节强直。

2.强直性脊柱炎 1984 年改良纽约标准

(1)诊断。

1)诊断标准:①腰痛、腰僵硬史超过 3 个月,活动后有改善,休息无改善。②腰椎屈曲、侧弯活动受限。③胸廓活动度小于相应年龄、性别的正常人。

2)放射学标准:双侧骶髂关节炎大于或等于 2 级或单侧骶髂关节炎 3～4 级。

(2)分级。

1)肯定强直性脊柱炎:符合放射学标准和 1 项以上临床诊断标准。

2)可能强直性脊柱炎:①符合 3 项临床标准。②符合放射学标准而不具备任何临床标准(应除外其他原因所致骶髂关节炎)。

慢性下腰部酸痛、僵硬不适是十分常见的临床症状,见于多种疾病,需要与早期强直性脊柱炎相鉴别。在所有引起腰痛的原因中,机械或结构异常是最常见的原因,其中最需要鉴别的疾病是腰椎间盘突出。这类腰痛症状活动时加重,休息则可缓解。无胸廓扩展受限现象,红细胞沉降率一般正常,X 线检查无骶髂关节炎改变。

弥散性特发性骨肥厚患者,脊柱的病理变化包括前纵韧带钙化、骨化,也可出现增生性肌腱端病,因此,X 线表现难以与中晚期强直性脊柱炎相鉴别,但前者好发于老年,骶髂关节和骨突关节内无骨性强直表现。

需要与强直性脊柱炎相鉴别的,还有其他许多疾病,包括致密性髂骨炎、炎性骶髂关节炎、Paget 病、氟骨症、脊柱结核、甲状旁腺功能亢进、骨软化症及盆腔炎等。

以下列表讨论强直性脊柱炎与椎间盘突出症、类风湿关节炎的鉴别(表 3-3～表 3-5)。

表 3-3 常见慢性腰痛的原因

原因	举例
结构性/功能性	脊柱侧凸/姿势不当
机械性	骨折、脱位
神经受压	椎间盘突出、退行性椎间盘病变
感染性	脊柱结核
代谢性	原发性骨质疏松
肿瘤	脊椎、骨盆原发/转移瘤
放射痛	骨盆、腹腔炎症
风湿性	强直性脊柱炎、原发性纤维织炎
先天性缺损	隐性脊椎裂、腰椎骶化

表 3-4 强直性脊柱炎和椎间盘突出症的鉴别要点

特点	强直性脊柱炎	椎间盘突出症
发病形式	一般为隐匿发生	常为急性发作
疼痛部位	腰、臀、胸	多为腰
发作情况	变化缓慢,难预料	变化快,常与活动有关
严重程度	轻至中度	可能难忍,特别是开始时
偏侧性	双侧或变换	中线、单侧放射
休息效应	致僵硬感	触痛
活动效应	缓解症状	加重疼痛
咳嗽	可致胸痛	可致腰痛
站立姿势	一般无侧屈,可能驼背	常侧屈
触诊	脊柱多部位、骶髂关节、肌腱附着点触痛	1～2 个脊椎骨突触痛"扳机点",臀部坐骨神经压痛
脊柱运动	可能各方向均受限,胸廓活动受限	各方向受限,以受累侧为著,胸廓活动正常
直腿抬高试验	±	＋
红细胞沉降率	常升高	正常
C 反应蛋白	常升高	正常

表 3-5 强直性脊柱炎与类风湿关节炎的鉴别要点

项目	类风湿关节炎	强直性脊柱炎
地区分布	世界性	种族差异大,西方国家发病率高,日本低
性别分布	女性多于男性	男性多于女性

项目	类风湿关节炎	强直性脊柱炎
年龄	各年龄组均有,高峰为 30~50 岁	青年多,高峰为 20~30 岁,很少 45 岁以后发病
家族史	不明显	明显
HLA-B27	(一)	(+)
HLA-DW4DRW4	(+)	(一)
类风湿因子	(+)	(一)
病理	炎性滑膜炎	原发病变在肌腱及关节包囊骨附着处
关节分布	多关节炎,对称,大关节<小关节,上肢>下肢	侵犯关节少,不对称,大关节>小关节,下肢>上肢
骶髂关节	(一)	(+)
脊柱	颈椎	全部,上升性
结节	(+)	(一)
眼	干燥综合征,巩膜炎,穿透性巩膜软化	虹膜炎,葡萄膜炎
肺	结节,胸膜炎,Caplan 综合征,肺间质纤维化	肺上叶纤维化
X 线检查	对称性,侵蚀性关节病变	不对称,侵蚀性关节病变伴有新骨形成,骨强直,骶髂关节炎

(七)治疗

对本病的治疗,至今仍无令人满意的方法,现有的治疗方法主要目的在于控制炎症、缓解症状,防止脊柱和关节强直畸形,即便发生,也尽可能使其控制在最佳功能位置,从而减少日常生活的不便。由于晚期病例的病情难以逆转,故治疗成功的关键在于早期诊断。近年来,随着早期诊断水平的提高和治疗方法的进步,预后大有改观。强直性脊柱炎可累及多系统及脏器,有时需要多学科协作,采用包括对患者的健康教育、医疗体育、理疗、内科药物和矫形外科等综合治疗。

应该帮助患者了解药物治疗只能减轻疼痛,对僵硬的临床症状,只有通过积极的医疗体育,才能有效防止与减轻畸形,维持与改善功能。要正确指导患者的卧、坐、行和站立姿势,避免身体卷曲、侧卧,提倡平卧与睡硬板床。鼓励患者戒烟,经常进行深呼吸,扩胸及颈、腰各个方向的运动;保持良好的胸廓活动度,维持脊柱生理曲度,减轻肌肉的废用性萎缩,维持骨的密度和强度,防止骨质疏松。

1.药物治疗

非甾体类抗炎药(NSAIDs)是目前最常用的药物。已证实,保泰松治疗强直性脊柱炎疗效最佳,阿司匹林则疗效不佳。但鉴于保泰松不良反应较大,临床上很少使用,一般首选吲哚美辛、萘普生、布洛芬和吡罗昔康等不良反应较轻的药物。

20 世纪 80 年代以来,柳氮磺吡啶治疗强直性脊柱炎伴外周关节炎,取得了一定的疗效,它同时是治疗炎症性肠道疾病的有效药物。考虑到强直性脊柱炎发病可能与肠源菌感染有关,因此,该药有可能改变强直性脊柱炎患者的病情发展。

糖皮质激素不能阻止强直性脊柱炎的发展,而且长期使用弊多利少,故不宜作为常规用药。其使用指征有:①病情进展急剧,症状严重,非甾体类抗炎药物无法控制时,短时间进行静脉大剂量冲击治疗,往往可收到良好疗效;②急性前葡萄膜炎,需激素局部治疗;③外周关节持续性滑膜炎,可行激素关节腔内注射。

2.外科治疗

同其他类风湿疾病一样,外科并不能改变强直性脊柱炎患者的病程,通过手术可以矫正畸形,重建一个功能接近正常的髋关节,达到改善症状的目的。

对强直性脊柱炎患者进行外科治疗前,必须全面了解其病情及侵犯关节的严重程度,是否具有双侧髋关节病变与同侧膝关节病变,内科药物治疗的效果等,这些都是是否需要进行外科治疗的关键。有的患者病程虽然较长,但病情不重,对生活自理与工作均影响不大,不需进行外科治疗;而有的患者疼痛较重,病情发展较快,功能障碍及畸形较重,须进行积极的外科治疗。

需要外科治疗的强直性脊柱炎患者,许多都有下颌过小和颈椎强直症状,有的还常伴有寰枢椎半脱位,严重妨碍气管插管的操作,有时不得不在麻醉前就行术前气管切开术。脊柱麻醉也因脊柱韧带骨化等而变得困难。另外,患者胸廓活动度减小,使得术后发生肺部疾患的危险性较大。对此,麻醉医师要对患者进行仔细的术前检查,以选择适当的麻醉途径,并对麻醉中可能发生的困难有足够的准备。

人工髋关节置换与脊柱矫形术,是治疗晚期强直性脊柱炎患者最常用的手术方法。一般认为,纠正屈髋畸形的 THR 术应先于脊柱截骨术。

(1)人工髋关节置换术。

1)适应证:①经内科药物治疗,疼痛不能控制,并有严重功能障碍或严重畸形,影响日常生活能力者;②一般情况尚好,无严重的大脏器病变,能耐受手术者;③对治疗有迫切要求,能积极配合术后康复锻炼者。

2)术前评估:人工髋关节置换术前,要对患者的呼吸、心血管系统及脊柱功能状况等做出正确的评估。除常规检查心、肺、肝、肾功能,红细胞沉降率,血糖,出、凝血时间,血、尿、便常规,免疫球蛋白,蛋白电泳,抗体过筛,HLA-B27 和摄骨盆正位 X 线片、髋关节正侧位 X 线片、脊柱正侧位 X 线片、寰枢椎张口位 X 线片外,还须了解起卧行走有无困难,是否用拐杖,是否自己能穿鞋袜和进行个人卫生等。体格检查时要注意,髋关节是否双侧受累,腰椎及膝关节是否受累,站立或行走时的姿势与步态,肢体是否等长,髋关节本身的伸屈、内收、外展、内旋、外旋等活动范围,畸形程度。此外,术前还要充分考虑保守治疗和手术治疗的利弊。这些因素主要包括:①患者的一般资料,如年龄、性别、社会经济背景、精神、心理、智力状态;②患者全身状况及手术耐受力;③原发病变的性质、转归及其对运动系统整体功能的影响;④患侧髋关节的局部情况(包括软组织、骨骼和畸形)。

确定手术方案时要通盘考虑,对多关节病变的治疗要分清轻重缓急,原则上先治疗症状较重、对功能影响较大的关节。多关节病变的患者若两侧髋关节均需手术,可一次手术,也可分

2 次手术,其间隔时间以 7～10 天为宜,如果两侧手术间隔时间太久,会影响先手术一侧关节的效果。若同侧髋、膝都需手术,有人认为膝关节有屈曲畸形时,必须在同侧髋成形术前,先行膝关节成形术矫正畸形,否则髋关节成形术容易引起髋脱位。先行髋关节手术的好处是:①膝关节强直时,髋关节术后的康复锻炼仍可进行,但如果髋关节有疼痛与挛缩,则难以进行膝关节术后的康复锻炼;②在髋关节手术麻醉下,可以利用石膏矫正等方法矫正膝关节挛缩畸形;③先行髋关节手术,可以解决膝关节的牵涉痛;④先行髋关节手术可以缓解髋、膝关节的肌肉张力,有利于膝关节手术。对于某一位具体患者来说,髋、膝关节的手术次序须根据患者的具体情况及医师的经验来决定。

3)围手术期特殊处理:潜在感染灶的处理。行人工关节置换术前,要仔细检查,注意发现潜在感染灶。泌尿系统感染常见于女性患者,多无明显的临床症状,对可疑者术前应行尿培养。对男性中老年患者,要注意有无前列腺增生症,为避免手术插管困难或继发感染,有些患者须先行前列腺摘除术。一旦发现感染灶要立即进行治疗,如拔除龋齿,对鼻窦炎、扁桃体炎、咽炎、泌尿系感染、足癣等,要进行全身及局部药物治疗,以防术后免疫力下降而引起感染扩散。一般来说,术前 3 天应常规静脉使用抗生素作预防性治疗。

输血准备:强直性脊柱炎患者常伴有慢性贫血,且对常规治疗反应不佳,只有输血方能矫正。一般情况下,术前应将血红蛋白调整至 100g/L。近年自体输血技术在外科多有应用,其方法主要有 3 种:预存自体输血,血液稀释,术中术后血液回收。有学者对行人工关节置换术的强直性脊柱炎患者术前 3 天采自体血约 400mL,于术中术后回输。输血前后患者的临床及血清学指标均没有明显变化,术后伤口愈合及感染率与未行预存自体输血者相比,也没有明显变化。因此有学者认为,预存自体输血技术不仅可以避免某些血源传染性疾病,缓解血源紧张状况,而且具有安全、有效、经济、操作简单等优点。适用于以下患者:一般健康状况良好,无心血管及肝、肾功能不良者;无脓毒血症和凝血因子缺乏者;不伴有恶性肿瘤;预计术中出血量达 1000～2000mL 者;术前血红蛋白不低于 100g/L,血细胞比容大于 0.33 者。对于长期处于轻度贫血状态的患者,血红蛋白的标准还可适当放宽。

药物准备:几乎所有的患者术前都接受了非甾体抗炎药治疗,其中阿司匹林对血小板功能的影响较大,特别是小剂量阿司匹林常使凝血酶原时间延长,停药后常持续 10 天左右才能恢复正常。因此,对术前应用阿司匹林治疗者,应予以足够的重视。一般于术前 2 周停药,改用其他对血小板影响不大的药物。另外,对长期大量应用水杨酸药物的患者,还须积极抗溃疡治疗,因为长期应用水杨酸类药物者,不论是否有主观症状,往往伴有潜在的胃肠道溃疡。为防止手术打击导致溃疡出血,在围手术期用西咪替丁等药物治疗是必要的。

约 90% 的强直性脊柱炎患者,发病后接受过皮质类固醇类药物的治疗,其中许多患者停用激素后,病情立即加重,因此,直到手术时仍不能停药。长期服用皮质类固醇的患者,除了典型的库欣体征之外,常伴有皮肤菲薄、皮下出血、静脉变细、管壁变薄、骨质疏松。更严重的是,长期使用皮质类固醇类药物会抑制患者的肾上腺皮质功能,使肾上腺皮质变薄、脂肪变性、肾上腺皮质激素分泌功能严重受损。这样的患者,常常经不起疼痛、低血压或缺氧等打击,易诱发急性肾上腺皮质功能衰竭,甚或导致死亡。

对于长期使用皮质类固醇治疗患者的围手术期激素补充治疗问题,国外已有许多报道,国

内学者也曾有过论述,但其激素补充量偏大。近10年来,有学者根据自己的临床实践,对长期服用激素的患者做如下处理:

停用激素2年以上的患者,同未用激素者一样不予任何特殊准备。对术前仍然行激素治疗者,术前最好检查并了解患者的肾上腺皮质功能,如无检查条件,围手术期则按表3-6补给皮质类固醇类药物,以在激素支持下,平安渡过围手术期。

表3-6 使用激素患者围手术期的激素支持方案

时间	药物与剂量
术前1天	氢化可的松50mg,静脉滴注
	维持患者常规口服激素用量
手术当天	手术前氢化可的松50mg,静脉滴注
	术中地塞米松10～15mg,静脉滴注
	(一般与输血同时使用)
	回病房后氢化可的松50mg,静脉滴注*
术后第1天	氢化可的松100mg静脉滴注
	恢复术前常规口服用量
术后第2天	维持术前常规口服用量,根据患者精神状态和体温再酌情增加静脉用药,氢化可的松50mg

注:* 手术当天夜里如有高热、精神萎靡不振,再补充氢化可的松50mg,静脉滴注。

对于停药超过1年但不足2年者,有学者基本上按此方案行皮质类固醇治疗,但用药量酌情减少,用药时间缩短,常于术后第2天停药。

强直性脊柱炎患者可伴有肾功能减退,多为淀粉样变,主要经肾排泄的药物应尽量不用或适当减量。长期使用雷公藤,往往造成肝功能的慢性损害,表现为GPT和TTT增高。有学者主张术前尽早停用雷公藤,并行保肝治疗。

4)术中骨水泥应用:强直性脊柱炎患者的股骨髓腔常呈"烟囱"状,一般不宜用非骨水泥固定的假体,但考虑到手术患者多为青年男性,可能的情况下仍要尽量使用非骨水泥固定的假体,为今后再次置换留有余地。许多患者手术时其髋关节已骨性或纤维性融合,术后比较常见的问题是关节活动性差。有关髋关节置换术治疗强直性脊柱炎的研究资料相对较少,对治疗效果仍存在不同看法。据美国UCLA医院的经验,尽管强直性脊柱炎患者手术效果较其他疾病差,但其术后近期、中期疗效依然令人十分满意。许多进展性晚期患者,其严重髋关节屈曲畸形(多为关节纤维性或骨性强直)与固定性胸腰椎后凸畸形,使患者术前根本无法平视、站立、行走,行人工髋关节置换后,其症状可得到明显改善,生活质量明显提高。

5)术后特殊并发症:由于本病特征性的"肌腱端炎"现象,关节周围软组织常累及范围广,术后附近肌肉、韧带发生异位骨化率高,因此,强直性脊柱炎患者全髋关节置换术后疗效常不如类风湿关节炎、骨性关节炎患者,且术后即刻获得的髋关节活动度也会随着随访时间的延长,而有部分丢失。与类风湿关节炎相比,强直性脊柱炎患者平均年龄轻、活动量大,腰、胸椎活动受限更使得患者对髋关节机械运动要求增加,因此,本病术后远期假体机械性松动现象较为常见。但尽管如此,大量临床资料表明,该手术近、远期疗效依然令人十分满意。许多进展性晚期患者,术后症状可明显得到改善。另外,术后实际的假体松动发生率也远非如人们原先想象的要远远高出类风湿关节炎。有学者对一组术后病例,平均 6.3 年的随访结果显示,无菌性假体松动率仅为 1.7%。

(2)脊柱矫形术:对于严重胸腰椎后凸驼背畸形、双眼不能平视、下颌关节紧贴胸骨、张口困难、影响进食的患者,可以根据病情,选择颈椎、腰椎楔形截骨术等,以矫正畸形,改善呼吸、循环和运动功能。脊柱截骨术是一种难度比较大、容易发生截瘫或大血管损伤的手术,不可小视。对截骨治疗强直性脊柱炎驼背畸形,目前主要的分歧在于手术部位和截骨段数。有部分学者主张弧顶截骨,即直接纠正驼背畸形,恢复正常体形。也有人认为,不论畸形具体位置如何,截骨术都应在腰段,尤其是 $L_{2\sim3}$ 处。理由是该处椎管粗大,仅含马尾神经,手术不易伤及脊髓主干神经。在胸肋关节已有僵硬、强直的情况下,胸段楔形截骨因胸廓的限制,实难奏效,且危险性大,因此,胸段后凸畸形仍以腰椎代偿性截骨为好。截骨段数须根据临床需要确定,截骨段数太多对改善临床症状无益。

强直性脊柱炎颈椎屈曲畸形患者一般不能平视,可通过腰椎代偿性截骨达到满意的矫正。然而当患者下颌紧贴胸骨、张口困难、影响进食时,则需通过颈椎截骨以抬起下颌,达到能张口进食、平视的目的,并防止寰椎及其他颈椎脱位,解除气管及食管扭曲,纠正发音困难,缓解由于脊髓和神经根受牵拉所引起的症状。手术要根据畸形和前纵韧带骨化的程度确定截骨部位。术后可行颅骨牵引或头颈胸石膏固定。

其他脊柱矫形术,如脊柱融合术主要针对脊柱脱位(多见于寰枢关节)以及与脊柱不稳定的患者。椎管减压术主要用于脊髓或神经受压迫的患者。

(朱凤臣)

第四节　骨关节炎

随着人口老龄化,骨关节炎已成为严重影响人们特别是老年人生活质量和活动能力的最常见的关节疾病。骨关节炎是以软骨退行性变为特征,伴有关节周围骨反应的滑膜关节疾病。这一概念排除了有软骨病变而没有骨增生反应的疾病如类风湿关节炎、多发性软骨炎等,也排除了无软骨病变而单纯骨增生形成骨赘的疾病,其必要条件是二者同时具备。

一、病因和发病机制

(一)影响骨关节炎发病的全身因素

(1)肥胖:肥胖可以从两个方面引发骨关节炎:①机械性因素;②代谢因素。很明显,肥胖增加关节负荷,过量负荷是骨关节炎的重要诱因。代谢因素与肥胖者的胶原代谢有关,目前认为代谢因素更为重要。

(2)遗传因素:结节性骨关节炎和全身性骨关节炎受遗传因素影响最大。实验证明 HLA-A1、HLA-B8 及其 α_1 抗胰蛋白酶 MZ 表型,在软骨自身免疫机制中起重要作用。COL2A1 基因与多关节骨关节炎特异相关,说明 COL2A1 基因决定的 II 型胶原缺陷可能是导致骨关节炎的潜在因素。

(3)骨密度:调查显示骨质疏松与骨关节炎负相关,骨密度越高,发生骨关节炎的可能性越大。调查还发现,矮胖型人群的骨密度较高,较易发生骨关节炎,瘦长型人群骨密度较低,较易发生骨质疏松。

(4)性激素:多关节骨关节炎患者中女性占大多数,且常发生于停经后。研究发现,骨关节炎的某些亚型与性激素水平改变有关,在软骨细胞上已经发现一些雌激素受体,这提示骨关节炎可能与激素调节有关。

(5)吸烟:有调查显示,吸烟者较少发生膝关节骨关节炎,有人推测这可能与烟内有抗雌激素成分,影响细胞代谢有关。

(6)另外,有些调查显示,骨关节炎还可能与糖尿病、高血压、高尿酸血症等有关。

(二)影响骨关节炎发病的局部因素

1.创伤

较大的创伤是引起骨关节炎的常见原因,特别是创伤后导致关节结构改变的损伤,更易导致骨关节炎,如骨关节骨折、半月板损伤、膝交叉韧带损伤等。长骨骨折引起的骨关节炎常发生在邻近的关节,如股骨骨折易引起髋关节骨关节炎,胫骨骨折易引起踝关节骨关节炎,肱骨骨折易引起肩关节骨关节炎。此外,长期反复的小的疲劳性创伤也是骨关节炎的常见病因。

2.关节形态异常

关节形态异常容易导致骨关节炎,这在髋关节特别明显,无论先天畸形或后天发育不良,只要引起髋关节形态异常,继发髋关节骨关节炎的比例非常高。

3.职业和业余活动

特殊职业如矿工、风钻操作工等很容易发生特定关节的骨关节炎。相反,芭蕾舞演员、长跑运动员、跳伞者等人们想像容易引起骨关节炎的职业人群,骨关节炎发生率并无明显增高。这是否说明职业对骨关节炎的发病更具影响力,其原因还有待这一步调查研究。

(三)发病机制

骨关节并非简单地随增龄发生退行性变。目前认为有两种情况可导致骨关节炎发病:一种是,软骨发生异常改变,但所受应力正常,软骨不能耐受正常的应力,发生退行性变,导致骨关节炎;另一种是软骨本身正常,但承受的应力异常,软骨不能承受过度异常的应力,发生退行性变,产生骨关节炎。这两种情况的共同结果是软骨的极限强度,特别是其疲劳强度不足以承担其所承受的应力,软骨中胶原纤维网架发生松弛,胶原纤维结超微结构遭到破坏,胶原纤维发生疲劳性断裂。

使软骨胶原纤维网架产生损害的另一重要原因是软骨面的粘连性磨损和界面磨损。当软骨受到长时间恒定载荷,软骨内液体被挤出,软骨形变加大。关节相对合的软骨面间的滑液也被挤出,对合的软骨面发生直接接触,此时关节活动可使软骨表面出现明显磨损。软骨表面磨损和胶原纤维网架的松弛断裂,可造成软骨内蛋白聚糖成分漏出,蛋白聚糖漏出又反过来影响胶原纤维网架的稳定性,如此形成的恶性循环使软骨基质进行性破坏。软骨基质是软骨细胞赖以生存的微环境,软骨基质破坏可引起软骨细胞一系列的生物学反应而发生退行性变或坏死。

在软骨细胞生物学反应中,目前发现一氧化氮(NO)起很重要的介导作用。NO以游离基团的形式,在组织中迅速弥散并诱导产生 IL-1、TNF-α 和 TNF-β 等细胞因子,这些细胞因子促使软骨细胞产生金属蛋白酶(MMPs)。MMPs 包括胶原酶、明胶酶和间质溶素,这些酶可以降解结缔组织中的大多数大分子物质,包括胶原和蛋白聚糖,同时 MMPs 还抑制软骨细胞合成胶原和蛋白聚糖。

更重要的是,MMPs 不仅能降解软骨的基本成分 Ⅱ 型胶原和蛋白聚糖,还能降解对胶原和蛋白聚糖连接起非常重要作用的聚合素、修饰素及 Ⅳ 型和 Ⅵ 型胶原,如此使胶骨基质的破坏进一步加剧。

在软骨被破坏的同时,骨关节炎的发病过程中始终伴随软骨的修复反应,基质降解引起 TGF-β、IGF-1、FGF 等细胞因子释放,这些细胞因子可促使软骨细胞增生增殖,促进各种基质大分子合成,特别是促使软骨中、深层内聚合素和修饰素浓度增高。这些软骨的修复反应部分抵消了 MMPs 的分解效应。但是软骨细胞的破坏性反应总是超过或等于修复性反应,当破坏性反应超过修复反应时,软骨进行性破坏,而当两者相等时,软骨维持原状。目前认为,骨关节炎自然发展进程中,修复性反应不可能超过破坏性反应,如此软骨发生渐进性破坏,骨关节炎也进行性发展。

在骨关节炎后期,部分软骨完全磨损,软骨下骨裸露,特别是骨髓开放暴露,组织会产生明显的修复反应,但所形成的软骨以纤维软骨为主,缺乏原透明软骨的生理特点,因而实际上仍未修复。

二、病 理

骨关节炎的病理学特征是关节软骨退行性变、软骨下骨改建和骨赘形成,这三者构成了骨关节炎的主要病理变化。除此之外,滑膜、关节液、韧带、关节囊,肌肉都会发生各种病理变化,特别是滑膜及由之产生的关节液成分改变,在骨关节炎病理发展过程中起非常重要的作用。

(一)关节软骨退行性变

关节软骨表面正常为浅蓝色,半透明,软骨退行性变后,色泽转为白色、黯白色、黄色或褐色,不透明,无光泽。镜下可见软骨表面原纤维暴露,形成所谓原纤维化,随着病情的发展,病变向中、下层侵蚀,形成局灶性溃疡、裂纹、裂隙,以后裂纹、裂隙扩大,溃疡面积增大、深度加深,软骨完全剥脱,软骨下骨暴露。超微结构和生化分析显示,在软骨发生原纤维性变的同时,软骨基质的分子网络出现松弛,蛋白聚糖的浓度和聚集性下降,软骨内水分增加,基质渗透性提高,软骨刚度下降,软骨细胞初期表现为增生、增殖,而后期则表现为明显变性、坏死。

(二)软骨下骨改建

骨关节炎另一重要病理变化是软骨下骨改建、硬化。软骨下骨随关节受力的变化而进行改建,是关节发生畸形的最主要原因。骨的改建和软骨的变化几乎同时出现,有人发现骨改建甚至早于软骨的变化。但大多数学者认为,在软骨发生原纤维化的早期,骨能精确感受骨所传递力的变化,而且骨比软骨对应力改变更为敏感,一旦软骨发生变化,骨不得不承受更大的力,通过骨代偿性改建,增加软骨下骨的密度,以承受较大的力。后期由于长期的磨损,增厚变硬的骨板也可以变薄甚至出现疏松。

骨关节炎软骨下骨还出现囊性变,囊肿样骨腔内含有黏液样、纤维样或软骨样组织,囊腔边缘骨硬化增厚。

(三)骨赘

骨赘是骨关节炎的重要病理特征,这些纤维状、软骨性或骨性突起常形成于关节周围,沿软骨骨交界处生长的为边缘骨赘,沿关节囊附着处生长的是关节囊骨赘,从退行性变的关节软骨表面向关节腔内突出的叫中央骨赘。多数骨赘骨表面有软骨或纤维软骨覆盖,内为骨性基底,骨赘似乎是关节软骨内的延伸,通常认为是机体试图扩大关节承力面积的代偿性行为的结果。每个关节有各自特征性的骨赘形成方式,如髋关节,典型的骨赘沿髋臼盂唇形成骨赘,而盂肱关节,骨赘常沿肱骨头表面的内缘形成。

骨关节炎的病理变化还包括滑膜、韧带、关节囊及关节周围的肌肉改变等。骨关节炎早期,滑膜增生,包裹、吞噬脱落的软骨碎屑,导致滑膜炎性反应,产生 IL-1、IL-4、TNF-α、PGE$_2$等物质,这些物质进入关节液,并可能通过关节液进入软骨,加速软骨的破坏。骨关节炎后期,滑膜可出现广泛纤维化,增厚成结节样。韧带、关节囊均会发生挛缩,退行性变肌肉萎缩、纤维化。

三、临床表现

骨关节炎的主要症状是关节疼痛、僵硬和活动受限。症状通常发生在中老年患者的 1 个或几个关节中。骨关节炎患者的其他表现包括肌无力和平衡性差等后遗症以及纤维肌痛等共存疾病。

(一)症状及体征

骨关节炎患者可能存在以下症状及体征。

1.疼痛

骨关节炎的疼痛在关节活动时加重(使用相关性疼痛),休息后缓解。这往往是最常见的症状,进展过程通常会经历以下 3 个阶段。

(1)第 1 阶段:可预知的锐痛,通常由机械性刺激引起,最终会限制高冲击性活动并对功能产生较轻的影响。

(2)第 2 阶段:疼痛变得更持久,并开始影响日常活动。患者可能会出现不可预见关节僵硬发作。

(3)第 3 阶段:持续性钝痛/隐痛,间发往往不可预见且令人身心俱疲的强烈疼痛,导致功能严重受限。

但是,并非所有患者都会明确经历这几个阶段,而且疼痛进展可能会停留在任何一个阶段。

疼痛通常在下午晚些时候和傍晚加重,但也可以在晨起不久后加重。严重骨关节炎患者也可能出现夜间疼痛,其可干扰睡眠。一些患者的疼痛呈烧灼性质(神经性疼痛),广泛累及关节周围以及伴有感觉异常;这些特征也提示共存的纤维肌痛。疼痛性关节周围软组织病变可能与骨关节炎共存,特别是大关节骨关节炎。关节周围软组织病变可引起偏离关节线的局部疼痛;而骨关节炎相关疼痛更有可能在关节线处较为严重,髋关节或肩关节等近端关节除外,它们发病时疼痛最严重的部位可能远离致疼痛关节。

2.压痛

关节线处压痛提示关节病变,而偏离关节线的压痛提示关节周围软组织病变。

3.关节活动受限

关节活动度减少(主动活动与被动活动的减少程度相同)主要归因于边缘性骨赘和关节囊增厚,但滑膜增生和积液可能也有促发作用。

4.骨性肿胀

骨性肿胀代表边缘性骨赘和关节任意一侧的骨与软骨重塑,在小关节(如指间关节、第1跖趾关节)和大关节(如膝关节)中都可能十分明显。

5.关节畸形

关节畸形是晚期关节损伤的征象。

6.关节不稳

打软腿或膝部弯曲是膝关节骨关节炎的常见症状。患者偶可出现走路蹒跚和跌倒,但一般会表现为对负重的恐惧和缺乏信心,而不是典型的打软腿。这主要代表肌无力伴后续髌骨轨迹改变(表现为髌骨外侧半脱位),但也可能是由真正的关节不稳造成。拇指基底部骨关节炎患者也常报告相似的症状。

(二)关节分布

骨关节炎的许多典型临床表现与具体的受累关节有关。骨关节炎可以分为局部和全身性。

(三)单关节或多关节的骨关节炎

骨关节炎好发于膝关节、髋关节、指间关节、第1腕掌关节、第1跖趾关节以及下颈椎和下腰椎的关节突关节。

骨关节炎较少累及肘关节、腕关节、肩关节(即盂肱关节)和踝关节。如果累及肘关节、肩关节(尤其是肩锁关节)和掌指关节(例如 Missouri 掌骨综合征),应怀疑是由需要过度使用上肢的职业所致。这些关节的症状与其他关节的骨关节炎症状相似,但更常见单侧受累。

(四)全身性骨关节炎

全身性骨关节炎意味着有多个关节发生骨关节炎,通常累及远端指间关节、拇指基底部关节(第1腕掌关节和大多角骨舟骨关节)、第1跖趾关节、下颈椎和腰椎的关节突关节、膝关节、髋关节。其特征是在数年中缓慢积累的多个关节受累。症状通常在患者中年始发于手部,并在接下来的数十年间累及膝关节和其他关节。全身性骨关节炎的临床特征是存在多个Heberden 结节,即位于远端指间关节后外侧的坚硬结节。Heberden 结节常伴有界限不太清楚的近端指间关节后外侧肿胀,即 Bouchard 结节。全身性骨关节炎患者可能不会出现结节,即所谓的非结节性全身性骨关节炎,这更常见于男性,而结节性全身性骨关节炎更常见于女性。虽然尚无公认的定义指出需有多少关节受累才属于全身性骨关节炎,但是美国风湿病学会(ACR)和欧洲抗风湿病联盟(EULAR)的指南建议,如果骨关节炎发生在脊柱关节或手部关节,并且另外累及至少 2 个其他关节区域,则可诊断为全身性骨关节炎。

(五)影像学表现

骨关节炎属于临床诊断,其依据是上文所述的典型体征和症状。诊断不明确或需考虑重要的鉴别诊断时,可采用几种影像学手段来评估患者有无骨关节炎及骨关节炎的严重程度。临床对骨关节炎的影像学检查方法与专业机构制定的指南基本一致。

1.放射影像学

常规放射影像学是骨关节炎诊断中最常使用的影像学检查,其可发现骨关节炎的典型特征,包括边缘性骨赘、关节间隙变窄、软骨下硬化和囊肿。X 线片还可用于测量关节间隙缩窄情况,这有时会被用作软骨丢失的替代测量指标。但是骨关节炎的放射影像学改变不具敏感性,特别是早期骨关节炎,并且往往与症状的相关性较差。此外,在年龄较大的患者中,放射影像学检查时常会偶然发现骨关节炎表现。

2.磁共振成像

大多数症状提示骨关节炎和(或)有典型放射影像学典征的患者没有必要实施 MRI。但 MRI 可在出现明显放射影像学表现之前的较早阶段识别出骨关节炎。这些表现包括软骨缺损和骨髓病变。MRI 也可为放射影像学检查无法显示的其他关节结构评估病变,如积液、滑膜及韧带。

3.超声检查

超声检查也可显示骨关节炎相关结构改变,有助于检测滑膜炎症、积液及骨赘。超声的局限在于对操作者的依赖性以及无法评估较深层的关节结构和软骨下骨骼。

(六)关节积液

骨关节炎关节的滑膜液通常没有炎性或只有轻微炎性(白细胞<2000/mm^3,以单核细胞为主)。有焦磷酸钙晶体时,骨关节炎积液可能会呈炎性。

(七)伴焦磷酸钙沉积的骨关节炎

在未经选择的骨关节炎患者中,焦磷酸钙晶体的出现率可能高达 30%～60%。大部分合并焦磷酸钙沉积(CPPD)的骨关节炎患者都超过 60 岁,常见损伤部位是膝关节、桡腕关节、第 2 和第 3 掌指关节、肩关节和肘关节。CPPD 的存在可能会改变该部位的骨关节炎症状,尤其是延长早期的晨僵时间和增加滑膜炎征象。症状可急剧发生,表现为严重疼痛、肿胀和压痛,在 6～24 个小时内最为严重,通常维持数日到 1～2 周;也可间歇性出现或者呈低级别和持续性(慢性炎症性 CPPD 病)。相比于不伴 CPPD 的骨关节炎,伴 CPPD 的骨关节炎中可能更常见关节处肿胀、温热和压痛,且更为显著。关节积液是常见表现,关节穿刺时可能会得到血性或浑浊液体。大量的关节积液有可能会漏至周围软组织,导致局部疼痛、肿胀和广泛性瘀斑,尤其是肩关节和膝关节。症状通常一次只发生于 1 个或少数几个关节,但也可发生多关节受累,膝关节、腕关节及掌指关节尤其容易受累,可能表面上类似于类风湿关节炎(RA)。

虽然目前的研究结果并不一致,但是骨关节炎伴 CPPD 时的进展速度可能并未快于单纯骨关节炎,而且终末期膝关节骨关节炎伴 CPPD 时的活动受限并未超过单纯终末期膝关节骨关节炎。但是,少数伴 CPPD 的患者的确会在膝关节、肩关节或髋关节处发生快速进展的破坏性关节病。

四、诊断

在有典型症状和体征的高危年龄组中,骨关节炎也可在不采用放射影像学和(或)实验室检查的情况下获得诊断。

(一)临床诊断

如果有以下情况,则可仅基于临床情况确诊外周关节骨关节炎。

(1)1 个或几个关节有持续的使用相关关节痛。

(2)年龄≥45 岁。

(3)晨僵≤30 分钟。

存在骨关节炎的其他临床特征可增加诊断的可靠性。支持这种临床诊断方法的理由为:放射影像学检查可在没有症状时发现结构改变,反之亦然。

(二)何时考虑其他检查

有以下情况时,需进行影像学和实验室检查。

(1)关节处有骨关节炎症状/体征的较年轻患者。

(2)出现非典型症状和体征(如累及少见部位)、关节炎的症状和体征、剧烈的静息痛和(或)夜间痛以及快速进展的疼痛。

(3)出现体重减轻或全身症状。

(4)患者存在膝关节疼痛和真性交锁,提示有其他机械性原因。

其他的实验室检查可包括 ESR 或 CRP 测定。骨关节炎的炎症标志物水平正常,这可能有助于排除其他诊断。如果患者有手部关节痛并混杂有炎性和机械性关节症状,则可能需检查 RF 和抗 CCP 抗体,以评估 RA 的可能性。

放射影像学检查可用于支持骨关节炎的诊断,但不是解释临床症状的常规检查。临床情况强烈支持骨关节炎诊断的患者可能在普通 X 线检查中得出正常结果,反之亦然。另外,一个月中大多数日子都有膝关节疼痛这一表现可比放射影像学上的骨关节炎改变早数年出现。放射影像学检查或许有助于确定症状性骨关节炎患者的预后。但是,患者应接受详细检查以排除可导致关节疼痛的其他病因,如关节周围软组织病变。若其后仍不能确切诊断关节疼痛的病因,则可使用 MRI 或超声等先进的影像学检查。

五、鉴别诊断

骨关节炎的鉴别诊断主要依据受累部位的位置以及有无其他全身性症状。下文将列举几个可在恰当临床背景下加以考虑的鉴别诊断。大多数疾病均可与 OA 轻松鉴别。

(一)类风湿关节炎(RA)

中老年患者的骨关节炎在累及手部关节时最常与 RA 混淆。但是,不同的临床受累模式通常会引导医生做出正确诊断,示例如下。

(1)手部的结节性骨关节炎好发于远端指间关节,常伴有非常典型的 Heberden 结节。而

RA 主要侵袭掌指关节和近端指间关节,无 Heberden 结节。骨关节炎常累及拇指的腕掌关节,而 RA 常累及近端指间关节。骨关节炎的关节肿胀是坚硬的骨性肿胀,RA 的关节肿胀通常是柔软且温热的压痛性肿胀。

(2)关节僵硬在 RA 中很常见,但在骨关节炎中相对罕见。另外,RA 的关节僵硬通常在休息后加重(如晨僵),而骨关节炎的关节僵硬(若有)通常在关节活动后加重,常被描述为夜间僵硬。

(3)骨关节炎的放射影像学特点是软骨丢失导致的关节间隙变窄及骨骼重塑导致的骨赘,而非关节周围侵蚀。发生侵蚀性骨关节炎的关节存在鸥翼形(中央软骨下)侵蚀。但是,许多长期 RA 患者可能出现继发性骨关节炎。

(4)骨关节炎患者通常没有类风湿因子(RF)和抗环瓜氨酸肽(CCP)抗体,且急性期反应物水平正常。但骨关节炎患者也有可能存在 RF,通常滴度较低,并符合患者年龄(年龄较大)。此外,红细胞沉降率(ESR)和血清 C 反应蛋白(CRP)浓度可能也有一定程度的增高,通常是继发于一种相关疾病。

(二)银屑病关节炎

银屑病关节炎发生于远端指间关节,这些关节在手部骨关节炎中也可受累。但与手部骨关节炎不同,银屑病关节炎可能只侵及 1 根手指,常表现为指炎,并通常存在典型的指甲病变。

(三)晶体性关节炎

晶体性关节炎(痛风与假痛风)可演变成慢性疾病,甚至累及多个关节,包括手指关节(痛风石性痛风)、腕关节、膝关节和其他大关节。晶体性关节炎的诊断依据是发现滑膜液中有尿酸盐,骨关节炎的诊断依据则是发现滑膜液中有焦磷酸钙晶体。体格检查中发现痛风石以及存在特征性的关节附近穿凿样痛风性侵蚀,都有助于鉴别骨关节炎和痛风。如果放射影像学检查发现关节的软骨钙质沉着症,则可诊断为 CPPD 病。

(四)血色病

这种铁过载的关节病可能与手部骨关节炎相混淆。但与手部骨关节炎不同,血色病累及掌指关节与腕关节,男性多发。血色病的典型放射影像学表现是掌指关节的骨端变方和钩状骨赘,尤其是第 2 和第 3 掌指关节。患者还可能存在软骨钙质沉着症。

(五)感染性关节炎

单关节骨关节炎通常伴随轻微症状和非炎性滑膜液(白细胞计数 <2000 个/mm^3),但也可表现为急性疼痛性滑膜炎,可能类似于感染。感染性关节炎的诊断依据是从滑膜液或血液中培养出病原体。化脓性关节炎患者在检查中可能有(也可能没有)中毒表现,这取决于感染的阶段,是否使用可掩盖感染的药物(如糖皮质激素)和其他临床变量。外周血白细胞增多伴核左移虽然常见,但不是必定出现。

(六)其他软组织异常

单个关节周围的其他软组织异常也可能与骨关节炎相似。例如,必须和髋关节骨关节炎所致疼痛相鉴别的情况包括:盂唇撞击和(或)撕裂、股骨头缺血性坏死和髋关节发育不良(腹股沟前部疼痛);大转子疼痛综合征(大转子滑囊炎或肌腱炎、臀中肌附着点炎、股外侧疼痛);以及腰部神经根病、骶髂关节功能障碍和髋关节伸肌或旋肌拉伤(盆腔后侧疼痛)。

六、治疗

迄今为止,还没有一种治疗方法可以有效地逆转、终止骨关节炎病程或改变骨关节炎病理变化,从病因和发病机制上治愈骨关节炎。但即使这样,仍有很多简单有效的手段,使大多患者获得一定的改善。骨关节炎治疗原则是:①患者指导;②缓解疼痛;③保持并改善关节和肢体的功能。

(一)患者指导

以往常被忽视,但由于骨关节炎是一种长期的慢性疾病,患者平时生活工作中对关节的使用与疾病的发生发展密切关联,因此,患者指导是治疗的重要组成部分。

单纯告诉患者骨关节炎是不可避免的、进行性的、老年性关节磨损性疾病,容易导致患者对疾病产生消极态度。例如因为害怕磨损而减少一切活动或为了增加活动度而进行过量的体育锻炼等。

过度和不平衡的负重对骨关节炎的发生发展都有明显的不利影响,肥胖、过度体育锻炼、生活和工作中长时期固定体位的压迫都会加大关节的负担。减肥、使用手杖都可以有效减轻负荷。避免过度的体育锻炼,特别是避免高负荷情况下的活动,如上、下楼梯,下蹲或负重下蹲等。避免长时间固定体位,避免长时间重复无变化、机械的活动。对于不平衡的负重,如下肢不等长,可应用矫形鞋、增高鞋跟来解决。

适当的关节活动不仅不会增加磨损,而且可以通过关节活动,改善关节软骨的营养,舒展挛缩的关节周围软组织。肌肉的等长收缩锻炼可以增强肌力,既改善肌肉对关节的控制能力,又不会增加关节的磨损。

(二)缓解疼痛

缓解疼痛是治疗骨关节炎最重要也是最核心的问题。缓解疼痛的方法很多,归纳起来有两方面,一是局部治疗,二是全身用药。

局部治疗有局部外用药物、热疗、冷疗、推拿按摩、水疗、局部注射药物、关节腔冲洗、局部神经阻滞等。

骨关节炎局部外用药物主要有中草药和外用消炎镇痛药两种。中草药的作用机制通常是增强局部血液循环,消除肿胀,减轻炎症反应,缓解局部软组织炎症;另一作用机制是通过皮肤刺激,使痛觉弥散,减轻局部疼痛。外用消炎镇痛药是将消炎镇痛药涂敷于局部,通过皮肤局部吸收,减少消炎镇痛药对胃肠道的不良反应,但药物局部吸收的能力及效率往往不高。热疗、冷疗、推拿按摩、水疗等的作用机制和局部外用中草药的机制相似,均是试图通过对局部血液循环的刺激来改善症状。这些治疗不能改变骨关节炎的病程,治疗效果因人而异,要特别注意的是,外用药物和推拿按摩时,要保护皮肤,防止破损引起感染。

如果关节周围的肌腱炎或滑囊炎是产生疼痛的主要原因,而且压痛局限,可将局部麻醉和激素类药物进行局部注射,疼痛的缓解即使是暂时的,让患者树立进一步治疗的信心也有明显益处。

一些部位例如拇指基底部,单次局部注射就可以获得很好的疗效,缓解疼痛的时间有时相当长。

对于进行关节腔内激素注射有很大争议,一些研究证明,关节腔内注射激素和注射生理盐水的结果无明显差异,而且经常注射可以导致软骨破坏。但也有实验证实,小剂量的激素注射对焦磷酸盐沉积引起的骨关节炎疗效明显,可以长期有效地控制滑膜炎症,从而缓解症状。

关节腔内注射透明质酸已有很长历史,其治疗的基本原理来自黏弹补充理论。骨关节炎患者滑液中透明质酸的分子质量及浓度(量)均降低,因而造成滑液的弹性和黏性均低于正常关节滑液,而滑液黏弹性是维持关节内稳定的必要条件。这种内稳定包括3个水平的稳定:一是宏观水平,透明质酸有稳固和保护胶原纤维网状支架系统、细胞和痛觉感受器的作用;二是局部水平,指关节液的交换,关节液的流动取决于滑液的黏弹性,黏弹性越高,通过组织间隙的液体越少,骨关节炎滑液黏弹性下降,关节液流率是正常关节的4倍以上;三是微观水平,代表细胞和感觉纤维的微环境,黏弹性物质透明质酸可以抑制细胞移行、吞噬及单核细胞释放前列腺素等。

黏弹性物质的补充,特别是高分子质量的透明质酸(>700 000)的局部注射,可以从3个水平提高关节内环境的稳定性,而且还可以抑制关节组织中感觉传入纤维和疼痛受体的兴奋性,抑制由关节活动刺激产生的放电频率及波幅,从而缓解疼痛,改善关节功能,消退炎症。有时关节腔内注射生理盐水同样可以缓解症状,其主要作用机制是关节扩张。在欧洲,对髋关节骨关节炎患者用生理盐水扩张关节,取得了较好的疗效。

关节腔内用生理盐水或其他关节冲洗液灌洗关节也是一种有效的缓解症状的方法,在膝关节尤为常用,关节腔内灌洗的主要目的是消除关节腔内的游离组织碎屑及炎性介质,这些物质的清除可以有效缓解疼痛,疼痛缓解时间通常为几个月。

对于严重的、不能缓解的疼痛,也可考虑进行局部经皮神经电刺激或局部神经阻滞,这种方法在盂肱、髋关节较为有效,盂肱关节骨关节炎可阻滞或刺激冈上神经,而髋关节骨关节炎则阻滞闭孔神经。

解热镇痛药和非甾体类抗炎药,都是常用的缓解骨关节炎患者疼痛的药物。首先必须明确,药物治疗是一种辅助的治疗手段,它不能替代其他的治疗方法,不能消除病因,不能逆转病程。大量的比较研究和笔者的经验显示,在疗效上非甾体类抗炎药(NSAIDs)并不一定强于解热镇痛药。因此,只要使用恰当,注意不良反应,首先可试用简单的解热镇痛药,如果疗效不明显,再按一定的顺序使用各种非甾体类抗炎药。目前还没有令人信服的资料显示哪一种NSAIDs在疗效上强于其他各种药物,大多数学者认为,各种不同的NSAIDs有其不同的特点,适用于不同的患者个体,作为医生,应帮助患者尽快发现对其个体敏感的适用药物。各种NSAIDs的作用相似,但其不良反应的大小相差较大,NSAIDs的不良反应主要为胃肠道反应和肝肾损害,减小不良反应的途径,一是改变剂型或加用保护胃肠道的药物,二是选用选择性COX-2抑制剂。

必须告知患者,服用药物的目的是减轻疼痛而不是完全消除疼痛,因此只有在症状明显时才可使用。对疗效明显的患者,应建议其尝试停药,以检验是否还需要服药。总之,不宜让患者长期服用NSAIDs。

（三）手术治疗

骨关节炎治疗最大的进步是手术治疗，尤其是在常见、导致残疾最严重的髋、膝关节骨关节炎的治疗上，手术治疗取得了相当大的成功。

1.截骨术

髋关节骨关节炎的手术治疗方法很多，对于不同年龄和不同程度的病例，有多种不同的手术方法可供选择。对于年轻的、病变程度较轻的病例，主要应选择改善症状、防止病情进一步发展的手术，这类手术包括截骨术、闭孔神经切断术、钻孔减压术、髋关节周围肌肉肌腱松解术、滑膜切除术、滑囊切除术等，其中疗效确切、应用较广泛的是各种类型的截骨术。

截骨术是一种相对较古老的手术，由于人工髋关节置换所取得的巨大成功，使截骨术的应用逐渐减少。但现在人工关节置换面对越来越多翻修术的挑战，截骨术又受到重视。截骨术可迅速缓解疼痛，而且疗效持久，只要选择病例合适，往往可以取得很好的效果，有效地延迟患者进行人工关节置换的时间，而且其疗效价格比优越。对年龄较小、关节活动范围尚未明显受限（髋关节屈曲大于 70°）、关节存在明显髋内翻或髋外翻畸形或髋臼发育异常的患者，截骨术是有价值的手术。

截骨术包括股骨截骨术和骨盆截骨术，其手术设计思想是改变关节承重部位，使已经磨损、破坏的部位迁移到非承重区，改由原来尚好的软骨部位承重，同时矫正关节畸形，扩大有效承重面积，改善承重力线，减轻肌肉负荷。

对于主要由髋臼发育不良引起的继发性骨关节炎，应选择骨盆截骨术。骨盆截骨术有骨盆内移截骨术和髋臼旋转截骨术两类。骨盆内移截骨术以 Chiari 手术、Colonna-HeyGroves 手术等为代表，手术将髋关节的髋臼和股骨头整体向内移位，扩大股骨头的骨性覆盖，并可改善髋部肌肉的生物力学环境。

髋臼旋转截骨术则有 Salter 髂骨截骨术、Pemberton 髋臼成形术、Steel 三相髂骨截骨术、Sutherland 和 Greenfield 双髂骨截骨术、Eppright 旋转截骨术等多种术式，根据患者的年龄和术者的经验，可选择其中的一种或几种手术方法对不同的患者进行治疗。

股骨截骨术可分为外翻截骨、内翻截骨和移位截骨等类型，通常对于有髋内翻畸形的患者应行外翻截骨，而髋外翻的患者则行内翻截骨。截骨的部位一般在转子间或小转子下，无论内翻截骨或外翻截骨，均可将截骨远端的股骨内移后再行固定，以改善髋关节力线，减轻臀中肌、臀小肌的负荷。

2.关节置换术

人工关节置换术的进步和成功是提高骨关节炎治疗效果的关键。人工髋关节置换术已是成熟而疗效确切的手术。人工髋关节的种类很多，应该根据骨关节炎的程度和范围以及患者的年龄和对活动的要求，选择假体的类型和固定方式。髋关节骨关节炎一般同时涉及髋关节的髋臼侧和股骨头侧，因此，需要同时置换髋臼和股骨头，单独置换股骨头疗效往往不满意。对于年龄较轻、病变仅限于软骨和软骨下骨、大部分软骨下骨尚完整的中青年患者，可选择髋关节表面置换。髋关节表面置换的优点是手术切除的骨骼少，髋关节的解剖关系和应力分布均接近正常状态，置入的异物量少，且可为二期补救手术包括再次表面置换、全髋置换、关节固定术等留下余地。做翻修术时，去除置于关节表面的杯状假体，也远较去除全髋假体简便得多。

全髋关节置换按假体的固定方式,可分为骨水泥固定型髋假体和非骨水泥假体以及混合两种固定方式的混合固定全髋假体。骨水泥能充分充填假体—骨界面的空隙,对提高近中期假体稳定性有良好作用,但现有骨水泥的疲劳寿命尚不足以保证更长期的稳定,而骨水泥本身的聚合热和单体毒性等会带来一系列的并发症。目前认为,骨水泥型髋假体适用于高龄和有明显骨质疏松的患者。非骨水泥髋假体通过骨组织长入假体多孔表面的孔隙内,形成骨与假体间的交叉嵌合固定或与骨床形成化学结合,达到生物学固定效果以保证假体的长期稳定性。多孔表面的制造材料可以是金属、陶瓷、有机高分子聚合物,羟基磷灰石等,非骨水泥髋假体适用于年龄较轻、没有明显骨质疏松的患者。混合固定型髋假体是近年来出现的一种新的固定方法,主要是基于大宗病例的长时间随访,总结出髋臼侧假体宜采用生物学固定方法,而股骨侧则采用骨水泥固定。

3.关节镜手术

膝关节是骨关节炎的好发部位,对于不同年龄、不同程度的膝关节骨关节炎,有一系列不同的手术治疗方法可供选择,这些手术包括关节镜手术、截骨术和人工膝关节置换术等。

膝关节镜手术是诊断和治疗膝关节疾病的有效手段。对于膝关节骨关节炎,可以进行关节清除术、关节刨削术、钻孔术和软骨移植术等。关节清理术是清除关节腔内增生的滑膜、软骨碎屑,摘除游离体,同时处理并发的半月板和韧带损伤。关节清理术疗效确切,特别是对早中期的骨关节炎疗效更佳。清理软骨碎屑和增生滑膜,对关节腔内进行冲洗,可以清除原有关节液内大量的炎性因子,减轻关节内的炎性反应,缓解疼痛。摘除游离体和处理半月板、韧带损害,更是解除了导致骨关节炎进一步恶化的诱因,根据统计和文献复习,伴有游离体和半月板损伤的骨关节炎患者,在关节清理术后的疗效最好,维持缓解的时间最长。关节刨削术在关节清理术的基础上,对软骨退行性变部位进行刨削。钻孔术是在关节镜监视下,对软骨缺损部位进行磨削、钻孔,钻孔时必须穿透硬化的软骨下骨,至有明显的出血为止。钻孔术在软骨缺损区制造新鲜创面,使原先难以修复的软骨缺损处出现纤维软骨修复。有人认为,修复的纤维软骨虽然不及透明软骨耐压抗磨,但总比骨组织直接暴露要好。近年来,有人使用在软骨下骨制造微骨折的技术,也可收到同样效果。有研究表明,在钻孔后,加以关节持续被动活动,修复的纤维软骨中Ⅱ型胶原成分明显增加,软骨耐压抗磨能力也增加。钻孔术还能同时减低软骨下骨内的高压,从而减轻疼痛。

(唐　进)

第五节　颞下颌关节骨关节病

骨关节病(OA)由某学者首先提出,其实质是退行性变关节病。公认的定义是:以进行性关节表面软骨退行性改变为主,并伴有软骨修复、软骨下骨改建或硬化等病理反应的非炎性疾病。有学者从原来的疼痛功能紊乱综合征(PDS),即当今命名的面—关节—肌痛(FAM)中,将颞下颌关节骨关节病(TMJ OA)分离出来,作为一种独立的病种。OA所影响的是整个滑膜关节结构,不但包括关节软骨,而且涉及软骨下骨组织、滑膜衬里细胞、滑膜和关节韧带。骨关节炎意味着除骨关节病外,尚伴有滑膜炎,所以,骨关节炎的含义还包括由坏死产物和炎症介质所引起的炎症部分。TMJ OA 的概念是描述 OA 过程中的关节软骨的各种情况,包括从正常范畴到早期退行性变,到进行性改变和最终的软骨破坏。

一、滑液关节正常生理

关节软骨、滑膜、滑液构成了滑液关节的基本要素。尽管 TMJ 与其他滑液关节在关节软骨类型上有所区别,即 TMJ 是纤维软骨而不是玻璃样软骨,但 TMJ 与其他关节一样遵循同样的生物原理。滑液覆盖着关节表面,是关节润滑和营养之基础,关节软骨从滑液中摄取营养而不是从软骨下骨组织中得到营养。因而,一旦出现滑膜的改变,就有可能引起滑液含量的变化,从而导致软骨新陈代谢的改变。

关节软骨由细胞和基质组成,细胞为软骨细胞,软骨细胞是有活性的细胞,它们不仅生产基质中的胶原和蛋白多糖,也生产糖蛋白和酶;基质由胶原纤维和蛋白多糖组成,它也被称为基础物质。

TMJ 软骨的胶原纤维由层状和柱状排列的纤维互相编织成三维网状结构。蛋白多糖是复杂的分子,由一蛋白中心和大量的黏多糖链构成,它们与透明质酸链相连,由此构成了蛋白多糖聚合体。这些分子有很好的亲水性,从而形成一种有膨胀趋势的胶体,它们位于关节软骨的胶原纤维之间,充填于基质中的空隙并互相盘绕于整个胶原网。这一结构可防止蛋白多糖聚合体过度膨胀,在正常行使功能期间,使来自负荷的外部压力与软骨内部压力相平衡。这样,在不断承受张力时,蛋白多糖仍保持胶原网状结构,并且关节软骨保持着自身的物理特性。

二、滑液关节退行性变

在退行性变的早期,由于蛋白多糖水胶体的体积膨胀,可观察到玻璃样关节软骨肿胀、变软,据推测,这是由于基质中的胶原纤维部分断裂所致。由于在软骨中只有胶原具备抗衡张力的能力,所以,胶原纤维碎片可使关节软骨亲水性增大似乎是最令人信服的解释。在骨关节炎早期,出现含水量增大,另外还可发现胶原纤维碎片、蛋白多糖耗尽和软骨细胞束生成,这些软骨细胞增生并变得非常活跃,以试图修复失去的基质。

有关软骨退行性变的病因,存在几种假设:创伤性(或称机械性)、化学性和感染性。这些因素均可使软骨细胞或滑膜细胞分解、蛋白(水解)酶或胶原(水解)酶释放,最终导致胶原退行性变。当软骨退行性变进一步恶化,组织失去完整性,导致关节面和滑膜糜烂,原纤维形成,水平向断裂、粘连,软骨变薄和相邻组织反应。

关节外组织对 TMJ OA 的反应包括肌反应和殆改变。肌反应包括肌僵直和肌失用,最终可导致肌衰弱和肌萎缩。殆改变包括殆干扰和由于升支垂直高度下降所致的殆平面偏斜,并常常可伴有颌偏斜于患侧。

TMJ 的病理表现几乎与其他滑液关节相同,即 TMJ 病理就是滑液关节病理。所以,TMJ 术语学应看作是滑液关节术语学。

(一)创伤性因素

已证明损伤是一种明确的致病因素。

在人的一生中，与全身其他关节一样，TMJ 关节软骨和衬里骨组织一直呈显著动态的平衡，即由组织改建来实现的形态改变与功能改变之间的平衡。负荷增加可能刺激关节改建，包括增加蛋白多糖和胶原纤维合成。但过度的负荷有可能扰乱关节形态和功能之间的这种平衡关系，引起组织分解。骨关节病发生后，即使是正常范围内的负荷，也可造成进一步的退行性变。异常的应力还可来自生长发育紊乱和肿瘤，有学者曾对偏下颌畸形患者进行关节镜及其他影像学的比较研究，发现偏下颌畸形患者的颞下颌关节发生改建、结构紊乱和退行性变的概率较高；瘤样病变（滑膜软骨瘤病）及良性肿瘤（骨软骨瘤、软骨瘤和骨样骨瘤等）均可引起关节退行性变。

关于骨关节病与内错乱（ID）之间的关系，虽说在无关节盘移位时，OA 仍有可能发生，但 ID 与 TMJ OA 有着极其密切的联系。1992 年的国际共识会议将两者的关系解释为 OA 时的关节面软骨分解将影响关节表面的光滑程度，滑液变质可引起关节面之间的摩擦增大。两者将削弱关节盘运动能力和引起关节盘在运动中的停顿，这可能导致关节运动不灵活和关节盘附着反复被牵拉，当附着被逐渐拉长到一定程度时，就为关节盘移位提供了条件。这一因果关系就是 OA 与 ID 之间的关系。在老年人的尸体解剖研究中发现，无关节盘病变的 50% 的标本中有退行性变的表现；在 80% 的关节盘移位的标本中，发现同时存在有退行性变表现。由此，得出关节盘移位是 TMJ OA 的一种征兆，而不是它的原因。当然，移位关节盘可加剧退行病变的进程，并且当关节盘移位时，关节其他结构也同样会受其影响。临床观察结果发现，ID 似乎是 OA 的一种症状。但也存在一些反对意见，因为在一些有 ID 的颞下颌关节中，并未观察到退行性变的迹象，而在一些存在严重的退行性变的关节中，并无明显的关节盘移位。

有学者认为，并不能简单地说 OA 就是 ID 的病因，不同的病因将引起不同的疾病，不能一概而论。首先，关节盘移位和骨关节病是两种独立的疾病，关节盘移位主要是由损伤使关节盘后区韧带（附着）松弛所致，即损伤因素；而骨关节病除损伤因素外，还有化学性因素和感染性因素。其次，关节盘移位可单独发生，理由是大多数导致关节盘移位的损伤是轻微的、长期的，病变呈渐进性，多导致可复性关节盘移位，由于有充足的时间进行关节盘后区组织的改建（如关节盘后区类关节盘样变），有效地制止髁突与关节结节的过度受力，防止骨面的退行性变发生，而关节盘本身也不易发生穿孔。只有当关节盘急性移位时，髁突运动轨迹突然发生改变，各关节面的受力情况出现不合乎生理要求的应力，并来不及做出适应性改建，从而导致各关节面的退行性变发生，许多中外学者的动物实验的关节盘移位模型导致 OA 发生的原因就属于这种情况。最后，在不可复性关节盘移位中，髁突试图做滑行运动（此时降颌肌群用力过度），导致关节功能面受力过度，而继发 OA，严格地说，这也属于 OA 病因中的创伤性因素范畴。临床上，OA 与关节盘移位并存的现象多见于慢性不可复关节盘移位的原因就在于此。另一方面，髁突试图在做滑行运动时，还将过度挤压移位的关节盘造成关节盘畸形的发生。

总之，ID 与 OA 的关系是密切的，两者均是独立的疾病，可单发，也可并存。其病因可以互为因果关系。ID 发生后，若为充分的改建，就相当于是一种对关节面的损伤因素，可导致 OA 的发生，这是一种临床上多见的现象；OA 发生在前，由于关节盘后区组织的退行性变，也可使组织的弹性减弱，并继发 ID，但有学者认为这种现象在临床上较少见。

(二)化学性因素

1.酶

关节软骨成分的降解可能与中性蛋白酶、胶原蛋白酶及透明质酸酶的降解作用有密切关系,但这些酶的激活与释放途径尚不清楚。

2.自身免疫反应

有学者分别在大关节及颞下颌关节的 OA 病例中发现自身免疫的存在,并认为,在胚胎和出生后的个体发育中,软骨组织大多处于与机体自身免疫监视系统相隔离的状态,即所谓的"隐蔽抗原"假说。一旦软骨受到某种损伤,其内在胶原成分就被暴露出来,从而引起自体软骨成分的自身免疫反应,产生抗胶原抗体,并引起恶性循环的软骨破坏。但有关抗胶原抗体是软骨退行性变的始因还是结果,目前尚无足够的证据。

3.细胞因子

细胞因子广泛存在于人体各种组织中,它们从分子水平对多种疾病的发生、发展起着重要的生物调节作用。但过多的分泌则表示组织中存在某种破坏,在大小关节的 OA 中均可测得如 IL-1、IL-6 和 TNF 等细胞因子的水平过高。

(三)感染性因素

TMJ 化脓性关节炎一直被认为是一种具有严重炎症反应的疾病,多见于儿童,感染途径主要来自关节邻近结构的感染扩散(如中耳炎),有严重的后遗症(如关节强直)。自 1931 年以来,在英文文献中仅报道了 22 例。为此,有学者指出,如此少的病例报道并非是因为 TMJ 化脓性关节炎的患病率不高,而是缺乏对该疾病的认识及有效的诊断手段,导致临床误诊和漏报。有学者对无外伤史、无关节腔注射史、首次出现关节区疼痛及伴张口受限的部分病例进行以细菌学和组织学检查为主,并结合关节镜、X 线及其他实验室检查,对关节液、表面软骨、滑膜、骨结构及全身情况等进行分析,确诊了 21 例感染性关节炎病例。发现当今感染性关节炎特征如下。①发病年龄:成年以上多见(>20 岁者占 20/21),与国际 60 多年英文文献报道的相仿(>20 岁者占 17/22)。②感染途径:血行感染多见(20/21)。③临床症状:多数(18/21)局部症状轻,病程短;全身反应轻,体温正常,血常规正常。④关节脓液的一般特征:均位于上腔,多数(18/21)<1mL,浑浊,色淡黄或黄,水样或黏稠,3 例含大量软骨样碎片。⑤关节镜及影像学检查:无骨质改变,但存在关节软骨剥脱、破坏及滑膜充血等,有的关节腔内出现大量的纤维软骨碎片。⑥关节液组织学检查:镜检可见粒细胞、纤维素和纤维软骨碎片等。⑦细菌学检查:涂片有 12 例见细菌;5 例(病程少于 1 周)培养成活,经分离、鉴定,证实为腐生葡萄球菌 3 例、金黄色葡萄球菌 2 例,值得注意的是腐生葡萄球菌一直被认为是一种非致病菌或条件致病菌。⑧并发症:仅一例症状严重者出现关节纤维强直;多数(15/21)形成继发性 OA。故学者认为,随着抗生素的大量应用,当今感染性关节炎的表现与以往人们所认识的差距极大,其表现出的感染源隐匿性、症状的非典型性、后遗症轻和关节液内细菌培养的难度大等特征,是长期以来造成误诊和漏报的客观原因。主观原因是人们忽视了对关节液的细菌学分析。为此,有必要对感染性关节炎的患病率、年龄、感染途径、感染源、病源菌及其症状和转归等一系列问题进行重新认识。

另外,尸检及 X 线片研究结果已证明,退行性变随年龄增长而增加,被认为与骨关节病相关的关节摩擦音也随年龄而增长。但超微结构研究显示,老年人关节软骨的退行性变程度并不严重。还要指出的是,需将 OA 与老化相区分,老化是一种无病理现象的过程。

有学者从来诊的患者中发现,老年人中 OA 的构成比年轻人高。有学者还对不同年龄猕猴的 TMJ 进行了关节镜和病理学的研究,结果发现,成年和老年猕猴 TMJ OA 的发病率大大高出年轻猕猴。

三、分类

TMJ 紊乱分类可有以下 3 种形式:根据症状分类、组织来源分类或一般分类,一般分类趋向于赞同曾用于风湿病学的分类。因为咀嚼肌系统的紊乱分类应归纳到身体其他部分的肌紊乱中。从 1992 年国际共识会议推荐的 Stegenga 分类中,可见关节紊乱有别于非关节紊乱。关节紊乱包括无炎症的软骨—骨关节病、生长性紊乱、关节炎性病、波及结缔组织的紊乱和其他关节紊乱。无炎症的软骨—骨 TMJ 关节病包括 OA 和 ID、机械性紊乱和伴有关节症状的骨软骨紊乱。TMJ OA 和 ID 可分为软骨软化和 ID。ID 中的可复性关节盘移位必须与不可复性关节盘移位相区分,后者可分为急性、亚急性、慢性和伴发 OA。关于这部分分类,被普遍接受的 Wilkes 分类与 Stegenga 分类相符。

TMJ 机械紊乱可分为 ID、髁—关节结节运动干扰和起源于外伤性损害的错乱。伴有关节症状的 TMJ 骨软骨紊乱应包括无血供性坏死。

(一)关节紊乱

1.无炎症反应的软骨及骨关节病

(1)骨关节病(OA)和内错乱(ID)。

1)软骨软化。

2)内错乱:①可复性关节盘移位(Ⅰ-Ⅱ);②不可复性关节盘移位:急性/亚急性(Ⅲ),慢性(Ⅳ-Ⅴ),伴骨关节病(Ⅴ)。(Ⅰ-Ⅴ表示 Wilkes 分类)

(2)机械性错乱。

1)内错乱:①骨软骨炎病损;②关节盘移位(前、后、内、外或综合)。

2)髁突关节结节活动障碍:①半脱位;②脱位;③张口过度综合征;④关节囊纤维化(挛缩);⑤关节强直(纤维性,骨性)。

3)外伤性直接后果:①骨折(囊内,颈部);②附着撕裂。

(3)伴有关节症状的骨和软骨紊乱。

1)缺血性坏死。

2)其他:①软骨病;②骨质疏松。

2.生长发育性紊乱

(1)无赘瘤形成。

1)发育性的:①发育不全;②增生;③发育异常。

2)获得性的:①髁突溶解;②青少年后的骨关节炎或风湿性关节炎。

(2)赘瘤形成。

1)假性瘤:如软骨瘤病。

2)良性:如软骨瘤、骨瘤。

3)恶性:原发性、转移性。

3.骨关节炎(病)

(1)原发性 OA。

1)风湿性关节炎:①风湿性关节炎(活动/非活动);②青少年风湿性关节炎。

2)其他关节炎:①血清检查阴性的多发性关节炎;②强直性脊椎炎;③银屑病关节炎;④感染性关节炎(细菌性、病毒性、微菌性、真菌性);⑤Reiter 综合征。

(2)继发性 OA。

1)滑膜炎:①损伤性关节炎;②骨关节炎——骨关节病和滑膜炎。

2)关节囊炎:①关节囊挫伤;②粘连性关节囊炎。

3)晶体试验敏感性关节病:①高尿酸血症;②二羟基焦磷酸钙沉淀;③氢氧磷灰石沉淀。

4.弥散性结缔组织紊乱

(1)系统性红斑狼疮。

(2)混合性结缔组织病。

(3)多发性肌炎。

(4)硬皮病。

(5)Sjögren 综合征。

(6)风湿热。

(7)风湿性多发肌瘤。

(8)颞部动脉炎。

5.其他关节紊乱

不再赘述。

(二)非关节紊乱

1.肌紊乱

(1)面肌疼痛。

1)区域性。

2)广泛性:纤维变性肌瘤。

(2)肌肉纤维化:挛缩。

(3)慢性肌劳损:夜磨牙症。

(4)肌炎。

1)肌腱炎。

2)感染。

(5)动力—功能紊乱。

1)口与面部运动困难。

2)疼痛性痉挛/痉挛。

（6）其他肌紊乱。

1）退行性变。

2）肌无力症。

3）肌强直病。

4）赘生物。

2.生长发育紊乱

（1）Eegle 综合征。

（2）冠突撞击综合征。

（3）赘生物。

3.其他非关节紊乱

在上述分类中，TMJ OA 和 ID 占 TMJ 紊乱中的重要部分，它们似乎有密切的关联，但也可能是彼此独立的病症。

四、临床表现

病程迁延，有急性和慢性之分。急性期可出现关节疼痛，这种关节疼痛与退行性改变和滑膜炎有关。张口、闭口及咀嚼时疼痛加重。有许多患者仅有关节杂音，骨质增生、骨赘以及伴有关节盘穿孔或破裂的患者可闻及关节弹响、摩擦音和破碎音。

（一）颞下颌关节紊乱综合征

主要在张口及咀嚼时发生疼痛；张口、闭口时关节弹响或骨破坏的摩擦音；关节运动障碍，包括张口过大、偏斜或张口困难。

（二）颞下颌关节强直

张口困难，面下颌骨发育障碍、偏斜和畸形。可分为关节内强直和关节外强直。

1.关节内强直

一侧或两侧颞下颌关节内的病变，使关节内发生纤维性或骨性粘连，致张口困难或完全不能张口。还有面下部发育障碍而致畸形。成年患者下颌骨已发育完成，故无面容畸形。

2.关节外强直

上下颌间皮肤、黏膜或深层组织有瘢痕组织形成，致张口困难，故又称为颌间瘢痕挛缩，目前走马疳已极罕见。关节外强直的临床表现为张口困难或不能张口，但无下颌发育障碍和错
𬌗畸形。

（三）颞下颌关节脱位

常见下颌关节前脱位。

五、诊断

患者年龄大多在 40 岁以上，病程长，关节区疼痛反复发作。下颌运动时可闻及关节杂音，张口受限，张口型偏斜。关节外侧及后区压痛，可出现面部不对称。关节 X 线片可见关节间隙狭窄，髁突、关节窝以及关节结节出现退行性改变，如骨赘形成，髁突前斜面唇状增生，骨质

硬化、囊性变以及髁突及关节窝磨平等。关节造影或磁共振可见关节盘前移位,关节盘穿孔、破裂等改变。

六、治疗

(一)适应证和方法

TMJ 同属滑膜关节,其所有病理表现与全身其他关节相似,但由于其属于小关节且为左右联动,以及独有的大幅度滑行运动等特点,与大关节相比,手术治疗相对滞后且更为困难。

了解每位患者的发病原因以指导治疗和预测疗效。虽说某些 TMJ 损伤经代偿修复后症状可自行消失,但扰乱人们日常生活规律的疼痛和(或)功能紊乱是治疗的适应证。疗效可通过减轻或去除致病因素、缓解疼痛和改善功能来评价。由于 OA 常发生于慢性的 ID 中,实际工作中常需进行合并诊治。治疗也分非手术治疗和手术治疗。方法基本同 ID。

对于开放性手术治疗,在手术操作过关的基础上,如何选择恰当的治疗方法是最关键的问题,即治疗的适应证问题。制定治疗计划应综合临床症状和影像学检查两方面结果而定,通常的问题是,何种情况进行局部骨修正或局部骨切除,何种情况进行关节置换。在关节置换中,何种情况用自体骨,何种情况用关节假体。有学者的经验是:①对只有局部骨尖(突起),仅行骨修整即可,注意保护周围关节面;②对内侧或外侧小于 1/2 髁突的骨侵蚀和(或)骨硬化,行髁突部分切除;对超过 1/2 的髁突骨改变,行关节置换,多用肋骨软骨瓣,超过 45 岁的,也可用全关节假体;③对于髁突冠状面中央受累的情况,局限于中 1/3 的骨质改变,可进行修整或不处理,仅对关节盘进行手术;对超过中 1/3 的骨质改变,若要处理,应考虑关节置换;④对关节盘位置和形态正常的关节,仅处理髁突;对 OA 与 ID 并存的情况应同时处理,这种情况占绝大多数;⑤对同时伴有颌骨畸形和(或)咬合紊乱的,一部分可通过关节置换延长下颌支高度和前移下颌得以纠正;一部分可进行关节与正颌的同期手术和(或)手术后正畸的综合序列治疗。

(二)治疗效果评估指标

满意的治疗结果同"结构紊乱",另加下颌功能改善:应考虑到术前的情况,通常认为术后最小运动度应该是:①切牙间张口度 30mm(全关节手术为 25mm);②侧向运动度 4~6mm(全关节手术为 0mm);③前伸运动度 4~6mm(全关节手术为 0mm)。

(周 荣)

第六节 肩峰下撞击征

肩峰下结构具有典型滑膜关节的构造:①喙突—喙肩韧带—肩峰,构成穹隆状结构,类似关节的臼窝部分,起关节臼的作用;②肱骨大结节形成杵臼关节的髁状突部分,肩关节前举、后伸及内收、外展运动中,位于喙肩弓下的大结节做矢状面弧形轨迹运动;③肩峰下滑囊位于肩峰和喙肩韧带下方,滑囊下壁紧贴冈上肌腱表面,能够缓冲大结节对肩峰的压力,减少冈上肌腱在肩峰下的摩擦,起了类似关节滑囊的作用;④冈上肌腱在肩峰与大结节之间通过,肱二头肌长头腱位于冈上肌深面,越过肱骨头上方止于盂唇顶部或肩盂上粗隆。肩关节运动时,这两个肌腱在喙肩弓下移动。

有学者对肩峰下的特殊构造以及大结节的运动轨迹进行研究,提出了"第二肩关节"的命名,近代欧美文献中又称作"肩峰下关节"。

肩峰前外侧形态异常或骨赘形成、肱骨大结节的骨赘形成、肩锁关节增生肥大等均可能导致肩峰下结构的挤压与撞击。这种撞击大多发生在肩峰前 1/3 部位和肩锁关节下面。反复的撞击促使滑囊、肌腱发生损伤、退行性变,乃至肌腱断裂。

一、定义和分类

肩峰下撞击征的概念首先由 Neer Ⅱ 于 1972 年提出。他依据撞击征发生的解剖部位分成冈上肌腱出口狭窄引起的出口撞击征及非出口部撞击征两类。解剖部位的分类方法对撞击征的定位诊断有一定帮助,但对撞击征的原因表达不够明确。

(一)Neer Ⅱ 分类

1.出口部撞击征

(1)病因:①肩峰前方骨赘形成;②肩峰形成异常,过度向前、向下弯曲;③肩锁关节隆突,骨疣形成。

(2)病理:冈上肌变性、破裂,肱二头肌长头腱变性,肩峰下滑囊炎。

2.非出口部撞击征

(1)大结节过度突起:①大结节骨折畸形愈合或不愈合;②肱骨头假体置换术假体插入过低,大结节位置相对升高,大结节骨疣形成。

(2)向下压迫肱骨头的力量丧失:①肩袖破裂;②肱二头肌长头腱断裂。

(3)盂肱关节运动止点丧失:①关节韧带过度松弛,多方向性关节不稳定;②类风湿引起肱骨头及肩盂破坏。

(4)肩胛骨悬吊功能丧失:①翼状肩;②陈旧性肩锁关节分离;③三角肌麻痹。

(5)肩峰结构缺陷:①肩峰骨骺未愈合;②肩峰骨折畸形愈合或不愈合;③先天性异常。

(6)肩袖或滑囊增厚:①肩袖慢性炎症,大块钙盐沉积;②慢性滑囊炎。

(7)长期扶拐:①偏瘫;②截肢术后;③慢性关节炎。

(二)病因学分类

对撞击综合征的定义是肩峰下关节由于解剖结构原因或动力学原因,在臂的上举、外展运动中,因肩峰下组织发生撞击而产生临床症状。因此,从病因学角度可把撞击征分成解剖学和动力学两大类,前者主要指冈上肌出口部因骨或软组织结构异常,造成出口部狭窄而发生的撞击症,又称为结构性撞击征。解剖学与动力学的因素可以相互为因果,对撞击征病因与类别进行区分时,应根据病史和物理学检查发现进行具体分析。

1.解剖学撞击征

(1)肩峰结构异常。

1)肩峰先天发育异常。

2)肩峰骨骺未闭合。

3)肩峰前方骨赘形成。

4)肩峰形态异常,过度向前、向下弯曲呈钩状。肩峰过长,向下方倾斜。

(2)肩锁关节异常。

1)肩锁关节骨性关节炎,关节隆突肥大。

2)肩锁关节骨疣形成。

(3)肱骨大结节异常。

1)大结节骨疣形成。

2)大结节过度突起。

3)大结节骨折畸形愈合。

(4)肩袖及滑囊病变。

1)肩袖慢性炎症增厚及钙盐沉积。

2)慢性滑囊炎,滑囊肿胀增厚。

2.动力学撞击征

(1)向下压迫肱骨头的力量丧失。

1)肱二头肌长头腱断裂。

2)肩袖广泛撕裂。

(2)盂肱关节运动支点丧失。

1)关节囊韧带过度松弛,多方向性关节不稳定。

2)类风湿引起肱骨头、肩盂破坏。

(3)肩胛骨悬吊功能丧失,肩峰相对降低。

1)翼状肩。

2)陈旧性肩锁关节分离。

3)三角肌麻痹。

(4)肱骨头被动升高,肩峰下间隙狭窄,长期扶拐行走。

二、临床表现与分期

撞击征可发生于自10岁至老年期的任何年龄。部分患者有肩部外伤史,相当多的患者与长期过度使用肩关节有关。因肩袖、滑囊受到反复损伤,组织水肿、出血、变性乃至肌腱断裂而引起症状。早期的肩袖出血、水肿与肩袖断裂的临床表现相似,易使诊断发生混淆。应当把撞击征与其他原因引起的肩痛症进行鉴别,并区分出撞击征的哪一期,这对本病的诊断和治疗十分重要。

(一)各期撞击征的共同表现

1.肩前方慢性钝痛

在肩上举或外展活动时症状加重。

2.疼痛弧征

患臂上举60°~120°范围出现疼痛或症状加重。疼痛弧征仅在部分患者中存在,而且有时与撞击征无直接关系。

3.砾轧音

检查者用手握持肩峰前、后缘,上臂作内旋、外旋运动及前屈、后伸运动可闻及砾轧声,用听诊器听诊更易闻及。明显的砾轧音多见于撞击征Ⅲ期,尤其是伴有完全性肩袖断裂者。

4.肌力减弱

肌力明显减弱与广泛性肩袖撕裂的晚期撞击征密切相关。肩袖撕裂早期,肩的外展和外旋力量减弱,有时因疼痛所致。

5.撞击试验

检查者用手向下压迫患侧肩胛骨,并使患臂上举,如因肱骨大结节与肩峰撞击而出现疼痛,即为撞击试验阳性。

6.撞击注射试验

以1%利多卡因溶液10mL沿肩峰下注入肩峰下滑囊。若注射前、后均无肩关节运动障碍,注射后肩痛症状得到暂时性完全消失,则撞击征可以确立。如注射后疼痛仅有部分缓解,仍存在关节功能障碍,则冻结肩的可能性较大。本方法对非撞击征引起的肩痛症可以做出鉴别。

(二)撞击征的病理分期

第1期称为水肿出血期,可发生于任何年龄。凡从事手臂上举过头的劳作,如从事板壁油漆及装饰工作,从事体操、游泳、网球及棒球投手等竞技运动项目,有肩关节的过度使用和累积性损伤史,如躯体接触性运动或严重摔伤之后造成的冈上肌腱、肱二头肌长头腱和肩峰下滑囊的水肿与出血。此期虽因疼痛而致肌力减弱,但并无肩袖撕裂的一些典型症状,物理学检查不易发现疼痛弧征、砾轧音及慢性撞击试验阳性等体征。肩峰下注射利多卡因可使疼痛完全缓解。X线检查一般无异常发现,关节造影也不能发现肩袖破裂存在。

第2期为慢性肌腱炎及滑囊纤维变性期,多见于中年患者。肩峰下反复撞击使滑囊纤维化,囊壁增厚,肌腱反复损伤呈慢性肌腱炎,通常是纤维化与水肿并存,增厚的滑囊与肌腱占据了肩峰下间隙,使冈上肌出口相当狭窄,增加了撞击机会和发生频率,疼痛症状发作可持续数天之久。在疼痛缓解期仍会感到肩部疲劳和不适。物理学检查比较容易发现疼痛弧征,撞击试验阳性。若做肱二头肌长头腱后伸牵拉试验也可出现疼痛。肩峰下利多卡因注射试验可使疼痛得到暂时缓解。

利用X线摄片、肩关节造影及关节镜检查等方法,可以把撞击征第1期和第2期与肩袖钙盐沉积、肩袖破裂以及盂肱关节脱位等病变做出鉴别。

第3期即肌腱断裂期。主要病理变化是冈上肌腱、肱二头肌长头腱在反复损伤、退行性变的基础上发生肌腱的部分性或完全性断裂。肩袖出口部撞击征并发肩袖断裂的好发年龄在50岁以后,合并部分性肌腱断裂的平均年龄为52岁,合并完全性断裂的平均年龄为59岁。肌腱退行性变程度和修复能力与年龄因素相关。应当指出,并非所有的撞击征都会导致肩袖破裂,也不是所有的肩袖损伤皆因撞击征引起。撞击征造成的肩袖破裂,有外伤史者仅占1/2左右,其中仅少数患者有明显或较重的外伤史。大部分病例的致伤力量实际上小于造成肩袖完全断裂所需的外力,说明肌腱本身退行性变因素的重要性。

合并肩袖破裂的初期,疼痛呈间歇性,疼痛发作与撞击发生的频率密切相关。在劳作之后夜间症状加重,休息后明显减轻。如有慢性肩峰下滑囊炎存在,疼痛呈持续性和顽固性。因肩痛而使患肢无力,外旋肌与外展肌肌力减弱。随病程延长,冈上肌、冈下肌及三角肌相继出现肌肉萎缩、肌力减弱。物理学检查易发现疼痛弧征、砾轧音、撞击试验阳性。此外,落臂征阳性率也较高。肩袖广泛撕裂者还出现盂肱关节不稳定现象。

关节造影对完全性肩袖破裂仍是最可靠的诊断方法,但造影和超声检查均不能显示或确定破裂口的大小。临床物理学检查如发现冈上肌腱明显萎缩、肌力减弱、落臂征阳性,并有肱二头肌长头腱断裂,X线片显示肩峰—肱骨头间距明显缩小(0.5cm),提示存在肩袖大型断裂。

对肩袖损伤患者应仔细检查是否存在肩峰下撞击征因素(解剖学或动力学)。对肩峰下撞击征患者应予排除或确定有无肩袖断裂存在。

肱二头肌长头腱的撞击损伤一般与冈上肌腱损伤伴随发生。肩袖广泛撕裂可促使肱二头肌长头腱损伤迅速恶化。撞击征2期可能合并肱二头肌长头腱炎,在第3期可能发生肌腱部分断裂或完全断裂。结节间沟近侧压痛、Yergason征阳性、肩后伸牵拉肱二头肌长头腱试验阳性是肱二头肌长头腱病变的表现。做屈肘位肱二头肌抗阻力试验,肌力明显减弱意味着长头肌腱断裂的可能。肩关节造影和关节镜检查有助于做出明确诊断。

血常规和血生化检查对撞击征诊断无直接帮助。做血细胞计数、红细胞沉降率、类风湿因子、血尿酸检测等排除其他关节疾病是必要的。

三、影像学表现

(一)常规 X 线检查

常规X线摄片应包括上臂中立位、内旋、外旋位的前后(正)位投照及轴位投照,显示肩峰、肱骨头、肩盂及肩锁关节。X线平片可以显示肩峰下钙盐沉积,肱骨大结节硬化,盂肱关节炎,肩锁关节炎,肩峰骨骺发育异常和其他骨关节疾患。

(二)造影术检查

目前仍为诊断完全性肩袖断裂实用、简便的方法。肩关节造影的指征如下。

(1)年龄>40岁,临床表现拟诊撞击征,合并肩袖损伤者。

(2)肩峰下冲撞性损伤伴突发性外展、外旋功能不全或完全丧失者。

(3)慢性持续性肩前痛伴肱二头肌长头腱断裂可能者。

(4)顽固性肩痛,伴盂肱关节失稳,经非手术疗法3个月以上无效者。

碘过敏试验阴性方可施行造影术。

肩关节造影若发现造影剂自盂肱关节溢入肩峰下滑囊或三角肌下滑囊,即可诊断肩袖完全性破裂。注意观察肱二头肌长头腱形态及腱鞘的充盈度以判断长头肌腱有无断裂。

轻型的肩袖断裂及不完全性肩袖断裂时,造影难以显示和判定。肩峰下滑囊造影也有助于对完全性肩袖撕裂做出诊断,但由于肩峰下滑囊形态变异,易使显影重叠致其真实性受到质疑。

(三)CT 扫描及 MR 检查

目前已广泛用于本病的检查,CTM 及 MR 检查可补充 X 线检查的不足,尤其是对软组织包括关节囊病变的判定。

四、治疗

治疗方法的选择取决于撞击征的病因与病期。

撞击征 1 期采取非手术治疗，早期用三角巾或吊带制动，肩峰下间隙注射皮质激素和利多卡因能取得明显的止痛效果。口服非甾体类吲哚美辛能促进水肿消退、缓解疼痛，同时可应用物理治疗。一般在治疗两周左右症状基本缓解之后开始做肩的功能练习，向前弯腰，患臂在三角巾悬吊保护下做肩关节前后、左右方向的摆动运动（Codman 钟摆运动）。3 周之后开始练习抬举上臂，初始阶段应选择非疼痛方向的上举运动，宜在症状完全缓解后 6～8 周再从事原劳动或进行体育运动，过早恢复体力活动与体育运动易使撞击征复发。

在撞击征 2 期，进入慢性冈上肌腱炎和慢性滑膜炎阶段，仍以非手术治疗为主，以物理治疗与体疗为主，促使关节功能康复。改变劳动姿势和操作习惯，调整工种，避免肩峰下撞击征复发。如病变进入第 2 期后期，纤维滑囊增厚而造成肩袖出口狭窄，使撞击征反复发生，非手术治疗无效，患者丧失劳动能力达半年以上，肩峰下纤维滑囊切除（也可在关节镜下做滑囊刨削切除）和喙肩韧带切断术应予以考虑。凡属 2 期撞击征伴有明确的肩峰下结构解剖异常者，均应去除撞击征病因，例如肩峰成形术、大结节骨疣切除术、肩锁关节部分切除术、喙肩膀韧带切断术等，消除撞击因素。动力失衡造成的撞击征，应根据病变性质重建动力平衡和关节稳定装置，如肌腱修复术、移植术、盂肱关节成形术及人工关节翻修术等。

3 期撞击征均伴有冈上肌腱断裂和肱二头肌腱断裂等病理变化，是外科治疗的适应证范围。冈上肌腱断裂一般采用 Mclughlin 修复术，对广泛性肩袖撕裂，可利用肩胛下肌移位或冈上肌推移修补术，重建肩袖功能。与此同时，常规做前肩峰成形术，切除肩峰前外侧部分，切断喙肩韧带，使已修复的肌腱避免再受到撞击。术后患肢宜做 0°位牵引或肩人字石膏固定，3 周后去除固定行康复训练。

肩峰下撞击征凡能及时诊断，明确病因和病理变化状况，得到正确治疗，一般能取得较满意的结果。

肩峰下撞击征的 2 期或 3 期病变中的肩袖小型破裂者，对于青年患者或运动员，可以采用关节镜下手术，在镜下做肩峰下间隙减压术，去除病变滑囊组织，肩袖表面清创以及镜下肩峰部分切除成形，可以取得与切开手术同等的疗效，而且术后功能恢复快，因此，已成为近代关节镜下的经典手术之一。

（周 荣）

第四章　人工关节置换术

第一节　人工髋关节置换术

一、髋关节生物力学概论

髋关节是由髋臼、股骨头、股骨颈组成的球窝关节,连接躯干与下肢。髋关节生物力学研究对于理解髋关节疾患和创伤以及髋关节假体的设计原理具有重要意义。

(一)正常髋关节的作用力

1.双足站立

双足站立时髋关节支撑着人体的头、躯干和上肢,占人体重量的62%。其重心线通过两股骨头中心连线的中点,每侧髋关节支持人体重量的31%。重力垂直作用在髋关节上。

2.单足站立

单足站立时负重的一侧髋关节支撑着头、躯干、双侧上肢和对侧下肢。这部分身体的重心线略向负重侧方向偏移,通过负重足与地面垂直,假设其重量为K,K约是体重的81%。该力使得骨盆向负重侧的对侧方向倾斜,也就是使负重侧髋关节内收。而负重侧外展肌的拉力M与重力对抗,使负重侧髋关节保持平衡。K的力臂是h',M的力臂为h。一般情况下h'是h的3倍。为使负重侧髋关节保持平衡,上述对抗的两力矩必须相等,即$Kh'=Mh$,则

$$M=Kh'/h$$

K和M的合力R为髋关节所受到的压力。

$$R=[K^2+m^2+2KM\cos(KM)]^{1/2}$$

因此不难求出合力R是体重量3倍多。它通过股骨头的中心,向外下方向,与中垂线呈26°夹角。

3.步行过程中单腿负重

步行时,两侧髋关节交替支撑头、躯干、双上肢和摆动的对侧下肢。这部分身体的重心线随着步态变化发生左右移动。与单腿负重站立不动时相比,另外有一个力使得重心线移动,这个力称为惯性矩,用D来代替。因此,步行过程中单腿负重时该髋关节除受到上述合力R的作用外,还有加速度产生的惯性矩D。正常人体步行时R一般可以达到4倍以上的人体重量。对髋关节来说两者都是偏心负重,使得髋关节内收。髋关节此时受到的压力为R、D及外展肌力M的合力,这个合力在行走过程中是不断变化的。髋关节受到的压力在步态中有两

个高峰,这两个高峰均发生在站立相中,分别是:①足跟着地时有一高峰,这与惯性矩有关;②另一高峰发生在站立前期,这是因为足趾离地时的推力作用。

(二)正常髋关节机械应力

上述的合力 R 使髋关节受到的压强的大小和分布取决下述因素。

(1)R 的大小。

(2)关节的负重面积。

(3)负重区中 R 的位置和方向。

根据 Green Wald 的测量,髋关节的负重面积在负重时为 $22.19 \sim 33.68 \mathrm{cm}^2$(平均 $26.77 \mathrm{cm}^2$)。髋臼关节面呈马蹄形,中心及下方有凹陷名叫髋臼窝,为圆韧带附着处。髋臼的软骨面周边较厚而中央较薄。髋臼边缘由纤维软骨形成髋臼盂唇,加深髋臼深度。髋关节的负重面积与髋臼马蹄形关节面面积、合力 R 离髋臼外缘的垂直距离、股骨头的半径等成正比。正常髋关节压应力最大为 $16 \sim 20 \mathrm{kg/cm}^2$。

(三)正常股骨颈机械应力

股骨颈纵轴平均长 3.08cm,头颈全长 9.56cm。颈干角可增加下肢运动的范围,也使躯干的力量传达到较宽的基底部,此角正常在 $110° \sim 140°$(平均 $127°$)。前倾角平均为 $13.4°$。

合力 R 与股骨颈轴线不一致,相交在股骨头中心。R 使股骨颈弯曲,因此在股骨颈引起内下侧压应力和外上侧张应力,而压应力总是大于张应力。压应力最大在股骨颈的内侧,最大张应力在其外侧,头颈的中心轴既无压应力也无张应力。由于 R 作用在股骨颈是倾斜的,也引起剪应力 S。剪应力 S 的大小取决于合力 R 的大小以及合力 R 与股骨颈轴线的夹角。

应用光弹模型可以测出股骨头和股骨颈各断面的应力和剪力,这些断面均与股骨颈的轴线相垂直。正常应力与截面相垂直,张应力为正值,为横轴以上部分的曲线;压应力为负值,为横轴以下的曲线。本节不用单位面积力来表示应力,而用光弹测定时等色曲线的单位级来表示。

在股骨头最大直径处的截面称为 KL 截面,承受压应力和剪应力。最大压应力在截面的中央,为 3.4 级,移向截面的两侧其压应力逐渐减少。剪应力的分布呈杯状,最大 1.25 级,位于截面中央的稍外侧。除截面内侧端外剪应力都是正的,表示该力使 KL 截面以上部分趋于向下滑动。

IJ 截面位于头颈交界处,最大张应力 0.4 级,最大压应力 2.2 级。其中性线(压应力区与张应力区的交界线)在股骨颈中央的外侧截面直径的 42.2% 处。剪应力分布区呈杯状,最大剪应力在其中央达 1.6 级。除了在截面两端外,剪应力曲线均在横轴以上,即近侧部(股骨头)有向下移动的趋势。

股骨颈最宽部截面为 GH 截面,最大张应力在外侧缘,1.25 级,最大压应力在内侧缘,达 6.5 级。中性轴在中央的外侧,即截面直径的 30.8% 处。剪应力在分布区中央最大,为 1.45 级,由内向外剪应力逐渐减小,但均在横轴之上,为正值,同样使近侧部(股骨头及部分股骨颈)有向下移动的趋势。

股骨颈基底截面称为 EF,外侧受到张应力约 1.5 级,最大压应力在内侧 9 级。中性轴在股骨颈中央的外侧约截面直径 7.9% 的地方。剪应力在外 1/3 最小。曲线一部分是正,另一部分为负。

不同截面所受应力的变化很重要的原因在于：合力 R 到股骨颈中央轴的距离由近端到远端越来越远，于是力矩就越来越大。

正常股骨颈的松质骨结构中有两组骨小梁，它的位置和每组骨小梁数量与应力的分布和大小相吻合。一组从股骨干骺端内侧的骨皮质开始，弧形向上，至股骨头的负重区，为抗压骨小梁；另一组沿着大粗隆基底和股骨颈外侧向上呈弧形延伸到股骨头的下面，在股骨头与抗压骨小梁相交，为抗张骨小梁，该组不如抗压骨小梁明显。在这两组骨小梁系统之间是较透亮区 Ward 三角，该区应力很小。根据 Pauwels 定理，骨质的多少取决于应力的大小。

（四）关节软骨与压应力

关节透明软骨的形成及维持取决于局部压应力大小，生理性压应力刺激维持透明软骨的生存。若低于生理值的下限或高于其上限，透明软骨就会变性，甚至消失。如在髋臼马蹄形关节软骨的内侧，由于得不到压应力刺激，所以没有软骨存在。如果压应力过高将破坏软骨，最终导致骨关节炎。

（五）骨对关节压应力的反应

骨对压应力的反应比软骨更为敏感，压应力的增加刺激骨的形成，压应力减少加速骨的吸收。正常髋臼顶软骨下有一层均匀的致密骨板。这说明髋关节压应力平均分布在整个负重面。

单纯球窝关节通常是不能获得关节面均匀压应力。单纯球窝关节在中央受到的压应力最大，靠近周边压应力则逐渐减小。压应力能够平均分布在整个负重面上是由于：①关节软骨存在弹性；②股骨头的直径稍大于髋臼；③关节海绵状骨小梁结构。

髋臼及股骨头主要由海绵状骨小梁构成，有一定的弹性（即变形而不发生结构破坏的能力）。髋臼并不是一个完整的杯子，而是外形呈马蹄铁状并包裹着股骨头。在其结构中含有大量相对能变形的骨质，这提示其有负荷扩散作用。事实上，如果关节软骨面的压强（每平方面积的压力）能保持在可承受范围内（不至于使骨小梁折断），该作用确实存在而且是非常必要的。可以肯定髋关节在大负荷下活动时（如奔跑时要承担 5 倍的体重），软骨下骨质必然发生变形。因为髋关节骨性部分在负荷下变形，就必须有一个能使其在变形的状态下有最大接触面积或最佳贴合度的设计。这种最佳贴合必须发生在完全负重时。因为股骨头有变扁平的趋势，无负重时的最佳贴合必将导致负重时的不良贴合。如果负重时出现不良贴合，即股骨头仅与髋臼的一部分贴合，减少接触面积，于是就增加了在残余接触面上的压强。髋关节在轻负荷下不全贴合，由于头比臼稍大，臼的周边软骨压应力较高；在重负荷压力下由于软骨下骨质变扁平而能得到最佳的贴合，从而减少单位面积软骨受的压应力并使其限制在可承受范围内。这点对其功能非常重要。

有学者曾经认为软骨下骨小梁在冲击负荷下变形的缓冲作用保护了其上方的软骨。现在推测真正高效率的作用机制包括软骨下骨小梁在负荷下变形，使关节接触面积增加，从而保护覆盖其上方的软骨。骨小梁的过度变形会造成细微骨折。一定程度内的骨小梁骨折属生理情况，但较高程度的骨小梁骨折将导致骨重新塑形和骨小梁网僵硬。骨小梁网僵硬及贴合度降低会造成关节退行性变和骨关节炎。

髋臼顶的软骨下致密骨板厚度均匀，这一点证明关节压应力分布均匀。按理关节合力的作用线应该通过髋臼顶的软骨下致密骨板中央和股骨头的中央,而事实上正常髋关节真正的作用线与软骨下骨板中点和股骨头中心的连线有16°夹角。这是因为髋关节的关节面呈马蹄形,所以负重关节面的中心位于X线片髋臼顶的软骨下致密骨板中心的内侧。X线投照的负重骨板仅为马蹄形软骨下致密骨板的外侧一部分。马蹄形软骨下致密骨板在冠状面的中心应为X线正位片髋臼软骨下致密骨板的内1/3与外2/3交界处。

(六)颈干角、前倾角的力学意义

1.假定股骨颈的长度恒定,分析发生髋关节内翻、外翻时的情况

当髋关节内翻时,大粗隆顶部向外侧移动,使得外展肌力 M 的力臂 H 伸长,而且改变了 M 的方向。外展肌力 M 的力臂 H 伸长,平衡体重所需的外展肌力 M 就会下降;外展肌力 M 的方向改变使得 M 与体重 K 所形成的角增大,根据平行四边形法则,合力 R 下降。合力 R 通过股骨头中心,与垂线夹角更大,使合力 R 指向髋臼内侧。合力 R 仍通过髋臼负重面的中心,关节压力仍然均匀分布。因此,当髋关节内翻时由于负重面积增大和合力 R 减小,所以压应力较小。

当髋关节外翻时,大粗隆顶部向内侧移动,外展肌力 M 的力臂 H 缩短,M 的方向发生变化。力臂 H 的短缩迫使 M 增大以平衡体重 K。M 方向的改变,使得 M 和 K 所成的交角变小。外展肌力 M 的增大及 M 和 K 的交角的缩小,根据平行四边形法则,合力 R 增大,并且合力 R 指向髋臼外侧。同样,合力 R 作用仍通过髋臼负重面的中心,关节压应力仍均匀分布。由于负重面积小和合力 R 增大,关节压应力增大。

合力 R 或其反作用力 R' 可以分解成纵向和横向的分力 L 和 Q,L 将股骨头向上顶,在髋臼较浅的情况下,可引起向外上方的半脱位;Q 使股骨头向髋臼内推。在髋关节内翻时 L 较正常小,Q 较正常大。髋关节外翻时,L 较大,Q 较小。

在侧面或矢状面上,股骨颈前倾使臀大肌力矩增加,使臀大肌的作用成倍地增加。力臂越长则需要越小的臀大肌肌力以使身体直立于髋关节上。但有一点必须记住,过度的前倾会限制髋关节的外旋运动。

2.骺板变化

正常情况下合力 R 作用于骺板中央,压应力向各处均匀分布,骺板也均匀生长,不会出现一处生长快或慢的现象。如果 R 与骺板垂线成一斜度,如做粗隆间内翻截骨术后或先天性髋关节内翻,骺板的内侧压应力较外侧大,甚至外端可承受张应力,因而内侧生长较外侧活跃,使上述的斜度逐渐减小,直到 R 又垂直于骺板,以后进入持续均匀生长。所以观察到做了股骨上端内翻截骨的小儿由于生长不一致,股骨颈又回到原来方向。有时不得不等到成熟后再做第2次截骨手术。

3.股骨颈

正常髋关节合力 R 的方向与股骨颈轴线成一交角。由股骨颈的上部向下,R 与股骨颈轴线间距离越来越远,因而 R 对股骨颈的弯矩越来越大。R 对股骨颈轴线的倾斜引起股骨颈剪应力,倾斜度越大,剪应力也越大。在髋关节内翻时剪应力较正常更大;髋关节外翻时,髋关节剪应力较小。髋关节外翻到股骨颈轴线与合力一致时,剪应力消失。

总之,髋关节外翻时关节压应力增加,剪应力减小;髋关节内翻时,关节压应力减小,剪应力增大。

(七)髋臼软骨下致密骨板的意义

1.正常髋关节

正常髋臼顶软骨下致密骨板同等宽度反映关节负重的压应力分布是均匀的。球窝关节压应力分布均匀要求:①合力作用通过负重面的中央;②关节有正常软骨,不负重状态时两关节面之间轻度不称(头略大)。

2.原发性骨关节炎

原发性骨关节炎被认为是由关节软骨的损害而引发。髋关节是一球窝关节,由丰富有弹性的同质物质组成,摩擦可以忽略。若负荷在关节负重面的中心,通过关节内软骨的震荡吸收作用,能够达到压应力平均分布。如果去除一层软骨,就会引起关节压应力分布不匀,负荷线中央压应力最大,两侧逐渐减少,直至为零。

当关节压应力分布不匀时,如果髋臼软骨下骨板致密影呈杯状并位于骨板的中段,这说明合力仍然作用在关节负重面的中央。因此,关节压应力分布不均可能是由关节软骨的生物性能缺陷所引起,而不是合力 R 大小和方向的改变所引起。臼顶软骨下骨板的杯状致密影是原发性骨关节炎的第一征象,可以逐渐演化成半脱位型或内突型骨关节炎。类似的臼顶软骨下骨板的杯状致密影也可以出现在股骨头置换术后,这是因为股骨头假体没有软骨。

原发性骨关节炎压应力异常分布是由关节软骨功能障碍所致。软骨功能障碍的原因是软骨细胞代谢障碍,合成、分泌软骨基质异常。在原发性骨关节炎的软骨中已经观察到糖蛋白和水分的变化。

3.半脱位骨关节炎

富有弹性的同质物质组成的球窝关节,负荷作用于关节面中央,压应力平均分布。如果负荷作用线移向关节的边缘,臼的边缘压应力将最大。当负荷越向边缘靠近时,外侧部的接触面积越小,因而压应力越大。X线片出现髋臼外缘三角硬化区表示压应力异常分布的情况。如果压应力超过骨所能忍受的阈值,则骨吸收,出现软骨下骨囊性变。这可以在先天性髋关节半脱位时看到。

在股骨头内侧大量骨赘生长时,骨赘迫使股骨头移向外侧,致使合力 R 也外移造成髋关节半脱位,虽然负重面积有相当增加,压应力却越来越集中髋臼外侧。这看似互相矛盾的结果,其原因是合力 R 始终对着股骨头原来的中心,而股骨头却越来越外移。股骨头内侧骨赘起初是由软骨组成,然后因局部低压力而诱发骨化,但无明显负荷作用。

4.内突型骨关节炎

内突型骨关节炎是由于 R 的横向分力 Q 过分强,使股骨头向内推移,因此软骨下三角形硬化区发生在髋臼的深部。也就是说,R 向内移位到马蹄形关节面的内缘。如果压应力非常大的话,硬化三角区内将出现囊性变。

5.其他类型骨关节炎

除上述两种外,还有一种中央型骨关节炎:关节间隙全部狭窄,髋臼的骨质围绕股骨头生长,髋臼边缘硬化三角可有可无。

骨关节炎也可以分为肥大型和萎缩型。肥大型的特点如下。

（1）由于正常生物力学状况的改变,造成骨的改造现象。

（2）有较大的骨赘。

（3）适宜于作生物力学处理,其骨突和改造的骨常可利用。

萎缩型骨关节炎表现为关节间隙消失,异常的硬化区可有可无,没有什么骨的重建和骨赘形成。萎缩型骨关节炎大多是由炎症引起,但是红细胞沉降率等对炎症判断有意义的化验可能正常。萎缩型骨关节炎治疗效果一般不甚满意。在萎缩型骨关节炎中有一种极罕见的类型,其骨破坏及吸收极为迅速,数周或数月之内股骨头颈即可被吸收,而临床和化验找不出感染征象。

二、围术期处理

人工髋关节置换术围术期处理包括术前制定手术计划、手术方式的选择、假体选择、术前患者综合评价、术前准备、术中处理、术后并发症防治和术后康复等方面,是影响手术成功与否的关键。

（一）手术适应证

人工髋关节置换术的目的是解除髋关节疼痛,改善髋关节功能。疼痛为髋关节置换术的主要手术适应证,而非活动受限、跛行、下肢不等长。对于采取了保守治疗或其他手术治疗髋关节仍有夜间痛、活动痛和负重痛,严重影响患者工作或需服用止痛药物,生活质量下降则需要考虑行人工髋关节置换手术治疗。

详细手术适应证如下。

1.股骨颈骨折

包括:新鲜股骨颈骨折;头下型或经颈型股骨颈骨折预计发生骨折不愈合、股骨头缺血性坏死可能性较大者;未经治疗的陈旧性股骨颈骨折,头臼均已发生破坏明显伴有疼痛影响髋关节功能者;经过其他手术内固定治疗或保守治疗骨折不愈合,股骨头发生坏死者均可进行人工髋关节置换。对于老年患者髋臼形态良好,功能活动要求不高者可行双极股骨头置换,其手术时间短,出血少,恢复快。对于身体一般情况好,功能要求高者尽量进行全髋关节置换。

2.股骨头缺血性坏死

发病原因包括创伤性、酒精性、激素性、特发性等。对于股骨头缺血性坏死一二期,股骨头、髋臼外形良好,关节间隙正常,应尽量采用保守治疗或钻孔减压,截骨改变力线以改善症状。对于疼痛不能缓解,病变持续发展或病变已达三四期,髋臼股骨头已有破坏者可考虑行全髋关节置换术。一般不考虑人工股骨头置换。

3.髋关节骨性关节炎

又称退行性骨关节炎,多见于老年人,髋臼常常受累,对于有关节疼痛和关节功能障碍的患者可行全髋关节置换术。人工股骨头置换的效果不佳是由于髋臼软骨退行性变的病理没有纠正。

4.先天性髋关节发育不良

先天性髋关节发育不良的患者在出现严重的关节疼痛和关节功能障碍时可采用人工全髋

关节置换术进行治疗,常需使用特用小号假体。对于年纪轻者,伴有关节疼痛、肢体不对称并强烈要求矫形的患者可以考虑进行全髋关节置换。

5.类风湿关节炎

髋关节类风湿关节炎较膝关节少见,多发生于双侧,同时伴有下肢其他关节病变,一般情况差,若发生关节疼痛和关节功能障碍严重,全髋关节置换常是唯一的治疗方法,但手术效果和术后康复不理想,围术期处理相对困难,手术难度也大。

6.强直性脊柱炎

对于强直性脊柱炎伴有髋关节功能障碍、关节疼痛的患者关节置换术是唯一的治疗方法,但与类风湿关节炎相比,强直性脊柱炎的患者平均年龄更轻,由于脊柱活动受限制,对于髋关节的要求更高,活动度更大,术后远期发生松动的概率更大。

7.髋关节骨性强直

髋关节融合术后和髋关节感染、外伤术后发生融合是髋关节骨性强直的主要原因。髋关节骨性强直引起持续严重的腰痛或同侧膝关节疼痛以及髋关节融合术后不愈合和畸形愈合(屈曲大于 $30°$,内收大于 $10°$ 或外展畸形等),可考虑进行人工全髋关节置换术。对于无腰痛和关节痛的年轻女性患者出于功能和美观要求也可考虑进行全髋关节置换术。

8.骨肿瘤

位于髋臼和股骨颈下的低度恶性肿瘤,如骨巨细胞瘤、软骨肉瘤,可考虑进行全髋关节置换。转移性髋关节肿瘤术后、髋关节良性破坏性疾病,如色素绒毛结节性滑膜炎等可考虑进行全髋关节置换术。股骨颈原发性或转移的恶性肿瘤或病理性骨折,为减轻患者痛苦,可以手术置换。

9.关节成形术失败

包括截骨术后、髋臼成形术、股骨头置换术、Ginllestone 切除成形术、全髋关节置换术、表面置换术等。关节痛为再置换术的主要指征。全髋关节置换术后发生假体松动,假体柄断裂,假体脱位手法复位失败,髋臼磨损而致中心性脱位等造成关节疼痛者是进行全髋关节翻修术的主要指征。

(二)手术禁忌证

髋关节感染或其他任何部位的活动性感染和骨髓炎是髋关节置换术的绝对禁忌证。任何可能显著增加后遗症发生危险的不稳定疾病也是人工髋关节置换术的绝对禁忌证,因为关节置换术存在很多并发症,病死率高达 $1\%\sim2\%$,因此术前应当对患者进行术前评估、详细的全身检查、内科会诊,纠正心、肺、肝、生殖系统或代谢系统疾病。相对禁忌证包括神经系统疾病、外展肌功能不全、神经营养性关节炎等。

过去认为 $60\sim75$ 岁的患者最适宜做人工髋关节置换术,但现在的年龄范围已经被放宽很多,高龄并非手术禁忌证,因为随着人口老龄化的发展和对生活质量的高要求,许多老年人需要进行手术治疗。

(三)假体的选择

正确选择假体类型是手术成功的关键,也是患者术后生活质量的保证,所以作为术者应该掌握各种关节假体的优缺点,根据患者的一般情况、年龄、骨骼形态和质量选择假体进行手术。

　　假体按照关节结构分为人工股骨头、人工全髋关节、双杯表面置换型人工关节等；按照固定方式分为骨水泥固定型人工关节和生物学固定型人工关节。

　　1.人工股骨头假体

　　人工股骨头假体主要分为单极假体和双极假体 2 种。单极假体主要有 Thompson 型和 Moore 型 2 种。单极人工股骨头置换术具有费用低、手术时间短、可早期活动、减少老年患者长期卧床并发症等优点，缺点是容易引起髋臼磨损、穿透。双极假体又称双动头假体，是由 Bateman 首先发明，属于人工股骨头与全髋关节假体之间的中间型假体。其设计特点是在 22mm 股骨头外层增加了一金属髋臼杯和聚乙烯衬垫。髋关节活动同时由人工股骨头假体与聚乙烯内衬之间以及髋臼金属杯与髋臼之间两个界面分担，减少了假体对髋臼软骨面的磨损、穿透作用。

　　人工股骨头置换主要适用于高龄股骨颈骨折的患者，对于 65 岁以上，头下型或 Gorden 3 型、4 型股骨颈骨折，极有可能发生骨折不愈合、股骨头坏死，需再次手术，身体状况或经济状况不适宜进行全髋关节置换的患者可进行人工股骨头置换。由于人工股骨头置换相对全髋关节置换手术耗时短，出血少，术后活动时间早，所以建议对于身体状况差、对活动要求不高的患者进行人工股骨头置换。

　　2.人工全髋关节假体

　　全髋关节假体分为股骨假体和髋臼假体两部分。股骨假体是用来代替原有的股骨头颈部的部件，按照部位分为头、颈、体和柄 4 部分。股骨头一般由钴铬钼合金、钛合金、陶瓷等材料制成，头的直径分 22mm、2mm、28mm、32mm 等多种，目前临床常用 22～28mm 活动头。

　　股骨颈为假体头与颈连接的部分，呈圆柱形。有不同的长度可供选择，以更好地控制关节松紧度。假体头颈的比例一般以 1：1.5 为宜，颈过粗可导致和髋臼假体的碰撞，妨碍关节活动，颈过细易于折断。有些假体设计有颈领部，可防止假体下沉，底面和股骨距紧密相贴，而有些假体则依靠假体的股骨近端体柄部紧密连接防止假体下沉。

　　体、柄部是假体插入股骨干骺端及髓腔内的部分。按形状可分为直柄、弯柄、符合股骨解剖曲度的解剖柄等。解剖型股骨假体在干骺端有一后弓，骨干部有一前弓，与股骨的几何形状相应，所以有左右之区分。直柄型假体体部的横截面有椭圆形、楔形、菱形等多种设计，相应的柄部远端有圆形、楔形、菱形，有些假体柄部设计有纵型沟槽，可以防止假体旋转，也可以帮助骨水泥的牢固附着。选择骨水泥型假体柄时要注意假体与骨之间应留有空隙，以便于填充骨水泥，一般以 4mm 为宜，骨水泥过薄容易造成断裂而发生假体松动。有的骨水泥假体柄设计有自锁孔，使骨水泥充填其间，以利于固定。生物型假体的体、柄部设计为股骨假体近端有多孔表面型和紧密压迫型。多孔表面的材料多使用钛铝矾合金和钴铬合金，而紧密压迫型假体材料现在研究多集中于生物活性陶瓷如羟基磷灰石。多孔表面可允许自身骨的长入，紧密压迫型是利用假体与骨之间紧压配合以达到生物学固定的目的，适合于较年轻的患者，不适用于骨质疏松症患者。

　　特制型股骨假体主要用于恶性或良性侵袭性骨和软组织肿瘤施行保肢手术时，可置换整个股骨，即同时可置换髋关节和膝关节。也用于髋关节返修手术定制股骨假体，常需要进行术前 CT 扫描和计算机扫描设计的 CAD/CAM（计算机辅助设计/计算机辅助制造）技术。

髋臼假体可分为骨水泥固定、无骨水泥固定和双极型假体3种。最初用于骨水泥固定的髋臼为厚壁的聚乙烯帽,并在塑料里埋入金属线标志以便在术后X线上更好地判断假体位置。骨水泥固定髋臼适用于老年人和对活动要求低的患者,也可用于一些肿瘤术后重建及髋臼需广泛植骨时。由于骨水泥型髋臼假体的使用寿命不长,开始在年轻、活动量大的患者中采用无骨水泥固定髋臼假体。无骨水泥固定髋臼假体整个外表均为多孔表面以利骨长入,用髋臼螺钉固定髋臼假体现在比较常见,虽然有损伤骨盆内血管和脏器的危险,但是它提供了稳定的初始固定模式。有的假体设计了在假体外表有臼刺和棘,在一定程度上提供了旋转稳定性,但仍不如螺钉稳定。多数髋臼假体是由金属外壳和配套的聚乙烯内衬组成,金属外壳的外径为40~75mm,聚乙烯内衬用锁定的方式贴近金属外壳中,内衬与金属外壳的偏心设计使关节获得最大的稳定性。

3.双杯表面置换型人工关节

表面置换型假体的设计原理是尽量少切除骨质,仅进行表面置换,更符合解剖生理要求。目前这种手术还处于临床研究水平,仅在有限的几家医疗中心用于一些精心筛选的病例。如果股骨头表面置换时将股骨头血供的破坏控制在最低点,作为一种半关节置换术对年轻患者来说是有益的,可以作为一种过渡手术方式,使返修变得更加简单。

髋关节表面置换的合适人选为年龄较轻(<55岁)、活动较多、因髋部疾病需进行全髋关节置换的患者,具体如下。

(1)年轻强直性脊柱炎患者,髋关节强直。

(2)先天性髋关节半脱位、髋臼发育不良患者,可解除疼痛,恢复或部分恢复肢体长度。

(3)年轻患者股骨头坏死,轻度塌陷和囊性变,具有一定的骨质以承担表面假体。

表面置换对于过度肥胖,活动过于积极的患者不适合。其优点如下。

(1)保留了大部分股骨头,无须处理股骨髓腔,为翻修手术保留了足够的骨质。

(2)假体直径较大,减少了术后脱位的发生率。

(3)保持了股骨正常的应力传导,减少了由于应力传递改变引起的全髋关节置换术后大腿疼痛。

(4)使用金属假体,避免了由于使用聚乙烯假体产生磨损颗粒而导致的晚期松动。但是,金属—金属的关节配伍仍有相关问题没有澄清。在常规THA,目前的金属—金属配伍算不上好选择,但在表面置换却不得不采用。

(5)金属假体更为耐磨,使假体使用寿命增加。

但是由于缺乏长期随访,对长期的磨损率、使用寿命缺乏统计。另外,表面置换手术操作并不复杂,但需要经验丰富的医师进行手术,以取得尽可能好的效果。

(四)术前准备

人工关节置换手术难度大,对患者的一般情况的了解、手术器械、手术室、术者的技术和经验有一定的要求,因此做好详细的术前准备是手术成功的关键。

1.患者的术前准备

尽管目前对手术患者的年龄限制放宽,但在某些疾病仍然要考虑年龄因素,因为这是决定术后远期疗效和手术并发症的因素之一。

做好术前患者评估也很重要,因为术后可能发生一些并发症,患者的全身情况是否能够耐受大手术,老年患者特别是是否有心肺疾患、感染等,是进行人工髋关节置换的必须要考虑的因素之一。在术前进行全面的内科检查,包括实验室检查、心血管多普勒检查、肺功能检查,是医生必须完成的前期工作。

体格检查包括脊柱和上下肢的检查,做切口的部位应检查髋关节周围软组织有无炎症,记录髋关节活动范围,术前运用 Hams、Iown、Judet、Andersson 等评分法记录髋关节状况有利于评价术后功能恢复。目前国内外最常用的评分法是 Hams 评分法,建立统一的评价标准有利于结果的标准化。

术前应拍摄髋关节 X 线片、股骨干的正侧位片、骨盆平片以了解髋臼窝是否有缺损、髋臼有无发育缺损、股骨髓腔有无狭窄或增宽、骨皮质的厚度和质量。对于返修病例和先天性髋关节脱位的患者特别要注意髋臼的骨质量。髋臼的缺损可能需要行结构性植骨,必要时还要进行髋臼的 CT 扫描。术前了解髓腔的宽度对术中扩髓有指导,必要时植入直柄型股骨假体或特制细柄假体。每家器械公司会提供相应的透明塑料模板,可以在 X 线片上进行测量,可获得最佳匹配和颈长的假体,从而保持肢体等长和股骨偏距相等,减少术中的重复步骤而缩短手术时间。

患者术前若需服用非类固醇消炎药物应该在术前 1 周停用,以减少术中的出血。有泌尿系统疾病和肺部疾患需要在术前纠正,减少术后感染和并发症的发生。

术前对患者术区皮肤的准备很重要,手术开始之前 12 小时之内(越早越好)进行术区备皮,对肢体、会阴区、患侧半骨盆到髂嵴至少 20cm 的范围进行备皮,并用安尔碘消毒,无菌单覆盖。笔者所在医院的经验是术前晚备皮,消毒,无菌单包裹,术晨再次消毒后送手术室。适当地进行肠道准备可以有利于手术的顺利进行和预防感染。

2.手术室准备

手术室的无菌是至关重要的,因为关节置换的术后感染常是灾难性的,手术中暴露较大,时间长,同时体内植入异体材料。在关节置换的早期阶段术后感染常常高达十几个百分点。近十几年来,采用各种方法来减少术后感染率并取得了较好的效果。

需要不需要在层流手术间进行手术目前是有争议的,笔者认为,手术室的一切准备都是为相对无菌环境下顺利开展手术做准备,为降低感染率,人工关节置换需要在层流手术室进行,以尽量减少手术室空间存在的尘粒和细菌。手术间建成完全或半完全封闭的空间,外界空气经过滤装置通向手术间或手术台周围,滤过的空气所含微粒(包括微生物)应少于每升 35 个以下。空间换气为间歇性,每小时 20~25 次。层流手术室建设费用较高,是关节置换术无菌环境的保证。

人工关节手术器械的灭菌准备要严格于普通手术,常常需要进行二次高压灭菌。在教学单位,手术过程常有参观者,建议减少人工关节手术的参观或建立手术直播间以满足学生的需求,避免进入手术室带来细菌。

患者术前进行预防性抗生素使用,大多数骨科医生建议广谱抗菌药物应该在手术开始之前的短时间内静脉运用,使得术中药物保持组织内高浓度,预防性使用抗生素比单独使用空气净化系统抗感染的作用大。

手术开始之前,应按标准摆放患者体位,如采用侧卧位,骨盆体位架应挤靠于耻骨联合或髂前上棘上,并且一定要固定可靠,否则术中难以确定髋臼假体的位置。

患者皮肤消毒常用安尔碘或碘酒加酒精,要注意会阴部的消毒和无菌单的缝合固定,以免术中滑脱造成污染。采用整个患肢的消毒有利于术中定位和避免污染,常常在采用侧卧位时在手术台前侧摆放一个无菌袋,这样在处理股骨时可将小腿置于袋中而不会污染手术台的无菌术野。

术中采用脉冲冲洗器可使伤口内细菌减少,也可更好地冲洗伤口内的血块和碎屑,以减少术后感染。还可采用双手套操作、防水手术衣、术中空气清洁机来减少污染。

3.麻醉和自体输血

硬膜外麻醉或腰、硬联合麻醉的方式对人工髋关节置换术来说已达到要求,但是对老年人来说,可能全身麻醉更加安全,这就取决于患者的身体条件而非麻醉师或术者的习惯。手术前对患者的全身情况有充分的了解,如糖尿病患者需在术中检测血糖,使用胰岛素控制血糖;术前纠正贫血和低血钾;长期接受激素治疗的患者,术前、术中和术后应静脉给予激素,以防止肾上腺皮质功能危象的发生。

随着关节置换的器械发展和术者经验的积累,人工髋关节置换手术时间相对较短,术中失血少,但是在返修术和双侧髋关节置换术中,出血量可达 1000mL 以上,术中、术后输血常为治疗方法之一。对于单纯血红蛋白低于 80g/L,有一定的临床症状时需要进行输血治疗。采用术中洗涤红细胞的自体血回收可以使异体输血量减少,主要用于返修术、双侧同时置换、Paget病、先天性髋关节脱位、类风湿关节炎等患者。自体引流血回输仍有一些问题要解决,如引流血的成分有异于自体血、污染问题、回输量的问题等。

(五)手术入路

人工髋关节置换术可采用的入路很多,主要有前方入路、侧方入路、后外侧入路和后方入路,这与术者的习惯有关。

1.前方入路

又称为 Smith-Peterson 入路、前髂股入路,适用于几乎所有的髋关节手术。

体位:仰卧位,术侧臀下垫枕。

切口:起自髂嵴中点,经髂前上棘,向下沿股骨干延长 10cm。

暴露:外旋下肢,牵开缝匠肌,暴露阔筋膜张肌和缝匠肌间隙,寻找股外侧皮神经,该神经自髂前上棘远侧 4~5cm 处跨过缝匠肌。向内侧牵开该神经,自阔筋膜张肌和缝匠肌间隙劈开阔筋膜,结扎并切断肌间隙内的血管。自髂骨嵴拨开阔筋膜张肌的髂骨止点,暴露股直肌及其间隙,结扎并切断股外侧动脉的升支。自髂前上棘、髋臼上部及髋关节囊游离股直肌,内收外旋髋关节,用 Hohmann 拉钩牵开股直肌和髂腰肌,暴露关节囊,切开关节囊后,即完成髋关节的暴露。

注意事项:本入路有时要切断缝匠肌的髂前上棘止点以改善暴露,有时还要游离臀中肌、臀小肌的髂骨止点,也可行大粗隆截骨改善暴露。缝合伤口时需要注意股外侧皮神经,有时候不慎缝合术后有股前外侧区的麻木。

2.侧方入路

（1）Watson-Jones 入路。

体位：仰卧位，术侧臀下垫枕。

切口：以大粗隆为中心，做一直切口，跨大粗隆后部，切口略偏后可以改善暴露。

暴露：经阔筋膜张肌和臀中肌之间隙，切开阔筋膜，向前后牵开阔筋膜，结扎并切断肌间隙内的血管。牵开臀肌，暴露前关节囊。外旋髋关节，松解股外侧肌止点，游离前关节囊，部分切断臀中肌大粗隆止点前部，用 Hohmann 拉钩牵开，暴露关节囊并切开，外旋外展髋关节，使之脱位。

注意事项：如果需要更大的显露，可从粗隆上游离臀中肌腱的前部纤维或施行大粗隆截骨术，并将其前上部分及臀中肌的附着点向近端翻转。这样的方法可以保护臀中肌的附着点并利于术后再附着。

（2）Hams 入路。这是 Hams 推荐的可广泛显露髋关节的外侧切口，这个切口中股骨头可向前或向后脱位，但需要行大粗隆截骨术，有可能造成骨不连或大粗隆滑囊炎，同时异位骨化的发生率要高于其他切口。

体位：侧卧位，抬高患髋，外展 60°。

切口：以大粗隆为基底，自髂前上棘后 5cm 处做一 U 形切口，沿股骨干下延 8cm。

暴露：自远端向近侧切开髂胫束，在大粗隆水平以一指深入髂胫束深层，触及臀大肌在臀肌粗隆上的止点，在该止点前约一指处切开阔筋膜，即可暴露出深层的臀中肌。为改善关节后侧的暴露，自大粗隆中部水平，斜行切开已向后翻开的阔筋膜，再向内向近端沿臀大肌纤维方向劈开臀大肌约 4cm，贴着前关节囊插入一骨膜起子至髋臼，向前牵开髂胫束和阔筋膜张肌前部。向远侧游离股外侧肌起点，在关节囊和骨外展肌群间插入一骨膜起子，自股外侧肌结节远侧 1.5cm 处，向内向上至股骨颈上面，凿下大粗隆。自大粗隆分离关节囊上部，切断梨状肌、闭孔内肌的股骨止点，直视下切除近端的前后关节囊。自股直肌深部插入一钝 Benner 拉钩，拉钩前部抵住髂前上棘。向上翻开截下的大粗隆及其上附着的外展肌群，暴露关节囊上部和前部。在髂腰肌和关节囊之间插入一拉钩，暴露出关节囊前部和下部。切除术野中暴露出的关节囊。伸直、内收、外旋股骨，向前脱出股骨头。屈曲、外旋股骨，切断髂腰肌，暴露整个股骨头。暴露髋臼时，将大粗隆向上牵开，屈膝、内收、屈曲、内旋髋关节，向后脱出股骨头。

注意事项：术后缝合切口时，髋关节尽量外展，同时外旋 10°，将截下的大粗隆向远侧移位，固定于股骨干的外侧面。

（3）Hardinge 入路。Hardinge 观察到臀中肌的强有力的肌腱附着于大粗隆并绕过大粗隆尖端，改进了前方入路的外侧切口，避免了大粗隆截骨术。

体位：仰卧位，并使患髋大粗隆靠近床边，同时使臀部稍离开手术台缘。

切口：以大粗隆为中点做后 Lazy-J 切口。

暴露：沿切口方向切开阔筋膜，在大粗隆中央线切开。向前方牵开阔筋膜张肌，并向后方牵开臀大肌，显露股外侧肌起点和臀中肌的止点。斜向经过大粗隆切开臀中肌的肌腱，保持臀中肌后侧部分的肌腱仍附着于大粗隆。向近端沿臀中肌纤维方向切开至其中后 1/3 交界处。远端沿股外侧肌纤维方向向前切至股骨的前外表面。提拉臀小肌与股外侧肌前部的腱性止点。外展大腿,显露髋关节囊的前部。按需要切开髋关节囊。在关闭切口时,用双股不吸收缝线修复臀中肌的肌腱。

3.后外侧入路

又称 Cibson 入路,是 Gibson、Kocher 和 Langenbeck 首先描述和推荐的髋关节后外侧入路。该入路不需要将臀中肌从髂骨上剥离,并且不影响髂胫束的功能,术后恢复较快。

体位:侧卧位。

切口:切口的近端始于髂后上棘前 6～8cm。在髂嵴的稍远处,沿臀大肌的前缘切开,继续向远端延伸至大粗隆的前缘,然后沿股骨轴线切开 15～18cm。

暴露:从切口的远端向近端至大粗隆沿纤维方向切开髂胫束。然后外展大腿,用手指插入髂胫束切口近端的深面,可触及臀大肌前沿的沟,沿着沟向近端切开臀大肌。将大腿内收,将相邻组织向前后翻开,暴露大粗隆及附着于其上的肌肉。

然后,钝性分离将臀大肌的后缘从邻近的梨状肌的肌腱上分开,切断臀中肌及臀小肌在大粗隆的止点,注意要保留部分肌腱,以便关闭切口时缝合。将这些肌肉向前方牵开,这时可以看到髋关节囊的前上侧。在髋关节囊的上部沿髋臼至粗隆间线连线上的股骨颈轴线切开关节囊。屈髋屈膝,并内收、内旋大腿,使髋关节脱位。

Gibson 改进型后外侧切口入路不切除关节囊前方,虽未很好地显露髋臼,但该切口已经足够脱出股骨头及放入假体,而且使髋关节脱位的发生率下降。

4.后方入路

Moore 的切口入路被称为南方显露。

体位:侧卧位,健侧在下。

切口:切口始于髂后上棘远端约 10cm 处,平行臀大肌纤维向远端及外侧延长切口至大粗隆的后缘,然后平行股骨干向远端切开 10～13cm。

暴露:沿皮肤切口方向切开深筋膜,钝性分离臀大肌的纤维。在切口近端松解时要注意不要损伤臀上血管。向近端牵开臀大肌的近侧纤维,显露大粗隆。将部分远端纤维向远端牵开,沿远端切口走行方向分离肌肉于股骨粗线的止点,显露坐骨神经,并小心牵开之(如术者对此切口熟练掌握后,即没有必要显露坐骨神经),切断骶丛至股方肌和下孖肌的小分支,其中包含至髋关节囊的感觉神经。显露并切断下孖肌和闭孔内肌,如有必要,也可切断梨状肌附着于股骨的肌腱,将这些肌肉向内侧拉开。这时关节囊的后部即可得到很好的显露,从远端到近端沿着股骨颈方向切开髋关节囊直至髋臼缘,将关节囊远端从股骨分离,屈髋及膝关节 90°,内旋大腿,将髋关节从后方脱位。

(六)手术操作技术

人工髋关节置换手术操作技术要求高,涉及手术入路、截骨、髋臼的处理、股骨的处理、骨水泥及非骨水泥假体的安置、脱位及复位的要求等方面,特别对于返修病例和类风湿关节炎、先天性髋关节脱位及髋臼发育不良等要求较高。

1.截骨及髋臼的处理

完成髋关节的暴露和脱位后,首先要确定股骨颈的截骨线位置。可以显露小粗隆上缘,用电凝刀或骨刀浅浅地划出截骨线,截骨线一般位于粗隆间线的近侧,术前也可用模板测定柄的大小和颈长,用假体试模确定出股骨颈的截骨线位置。一般在小粗隆上缘 1.5～2cm 用摆锯截断股骨颈,如果截骨未达到股骨颈外侧与大粗隆的结合部(在有些大粗隆比较粗大的患者常常会出现),还需要在大粗隆内侧多切除一些骨质,即作另一纵向外侧截骨,否则粗隆容易发生骨折。取出的股骨头可以用作自体骨移植之用。

取出股骨头后即开始进行髋臼的显露和处理,关节囊的切开有利于髋臼的显露,如果不够满意,可切断臀大肌的股骨止点,在股骨上的腱端保留 1cm 以利术后将肌肉缝合。髋臼的显露有赖于在髋臼前缘、髋臼后柱和髋臼横韧带下放置牵开器,但要注意邻近的血管和神经,避免损伤这些结构。完全切除髋关节盂唇及任何残留的关节囊,将软组织嵌入髋臼并将其紧贴髋臼缘切除,切除髋臼内包括圆韧带的所有剩余软组织,偶尔髋臼横韧带有增生肥厚则需要将其切除,这样可以使髋臼能容纳较大的髋臼锉,但需要注意保持刀尖不要切入过深,因为闭孔动脉分支从其下方通过,如果损伤,将很难止血。用骨刀咬除任何突出于髋臼骨性边缘的骨赘,否则无法正确判断髋臼内壁的位置,髋臼假体的位置就可能安装过度偏外。

不管是骨水泥固定还是非骨水泥固定的髋臼假体,其髋臼的处理是一样需要除去关节软骨和磨削髋臼这一步骤的。使用髋臼磨削时,股骨颈断端应根据切口选择方式向前或向后充分牵开以使磨钻不受阻挡地从前下方放入髋臼,否则磨钻偏向后上方,会过多磨削髋臼后上方的软骨下骨。用最小号髋臼锉开始,逐步加大型号磨削髋臼软骨面,保证所有软骨被磨掉,磨削面均匀渗血,寻找髋臼内软骨下囊肿并用小刮匙将其清除。用股骨头颈部的松质骨填入囊腔或骨缺损区,用打入器或磨钻反磨压紧植骨。用髋臼假体试模检查髋臼假体与臼床的对合情况以及假体的植入方向,然后植入无骨水泥、骨水泥或双极髋臼假体。

2.无骨水泥固定的髋臼假体植入

髋臼假体的大小由最后使用的髋臼锉的直径来确定,假体和髋臼的紧密接触提供了一定的稳定性,但需要用栓、钉或螺丝钉加以固定。需要注意不能使用比髋臼锉大很多的假体来增加初始稳定性,否则假体不能完全匹配,也可能造成髋臼骨折。

髋臼假体的前倾角和倾斜角可以使用髋臼假体定位器来确定。一般最佳倾斜角为 45°,最佳前倾角为 10°～20°。如果股骨假体为解剖型设计,并已经将前倾角设制入股骨颈,则可将髋臼假体的前倾角置于 10°～150°,髋臼假体的过度前倾可导致前脱位。如果采用直柄型假体,可将髋臼假体前倾角调成 20°。保持定位器的方向将假体打入髋臼时应检查患者保持完全侧卧位,当假体完全打入时,打击的声音会发生改变,同时通过假体上空隙探查假体是否与骨质密切接触。如果两者之间仍有空隙,则需要进一步打入假体或重新磨削髋臼,选择合适假体。

经髋臼假体安装螺丝钉有损伤骨盆内外血管、神经的危险。将髋臼分为 4 个象限,即以髂前上棘与髋臼中心的连线与通过髋臼中心的垂直线分成 4 个区,分别为前上、前下、后上和后下。在前上象限内打入螺丝钉最危险,因为很容易损伤髂外动、静脉,而穿过前下象限的螺丝钉容易伤及闭孔神经和血管,应尽量避免在这两个象限内拧入螺钉。经过后上象限拧入螺钉较为安全,一般采用直径 6.5mm 的自攻螺钉,螺钉头埋入假体上的螺钉孔,以免影响聚乙烯内衬的植入,螺钉可以借助双侧骨皮质固定达到坚强固定。经过后下象限的螺钉可能穿过坐骨切迹,损伤坐骨神经和臀上血管,术中用手指可在坐骨切迹附近摸到螺钉,避免损伤。

打入螺丝钉后测试假体的稳定性,假体和骨质之间应该无活动度,冲洗髋臼内面,安装聚乙烯内衬。可在安装试样复位后最终选定内衬的偏心度和偏心旋转位置,防脱位角偏置方向(偏距中心)常置于髋臼上缘或后上缘,以保证关节的稳定性。

3.骨水泥固定的髋臼假体植入

大多数骨水泥固定的髋臼假体表面带有数个预制的 PMMA 突起以保证假体周围形成一层 3mm 厚的骨水泥套,假体的大小既可用聚乙烯臼外径表示,又可用聚乙烯臼外径加上 PMMA 占位突起的距离表示。故磨削后髋臼的大小应与包括占位突起在内的假体外径一致,否则假体不能完全与髋臼匹配。

在髂骨和坐骨软骨下骨板上钻多个 6mm 孔以利骨水泥进入,也可在髂骨和坐骨处钻 12mm 孔,而两者之间另钻 6mm 孔。钻骨洞时,注意不能穿透骨盆内壁,否则骨水泥进入盆腔会损伤血管、神经,植骨或用金属网加强修补。彻底擦干髋臼,止血。用骨水泥枪注入骨水泥,先填髋臼底部的骨洞,再填髋臼骨面,然后用加压装置填紧。

用合适的假体定位器植入髋臼假体,假体的边缘应该保持和髋臼骨缘相吻合。没有 PMMA 的假体不能过分加压,否则髋臼会陷入髋臼内,骨水泥分布不均;而有 PMMA 假体可以加压,待骨水泥固化后,卸下定位器,更换球形挤压器置入髋臼内以在骨水泥完全硬化过程中保持压力。

骨水泥完全硬化后,用挤压器在新植入假体周围多处挤压以检查稳定性。如果假体存在松动必须取出重新置换。任何突出边缘的骨赘或骨水泥必须清除,否则术后可导致碰撞和脱位。

4.非骨水泥固定的股骨假体植入

非骨水泥固定的股骨假体有直柄和解剖型等不同类型,直柄型需用直的髓腔锉扩大髓腔,解剖型柄需要用软钻扩大髓腔。髓腔钻应从最小号逐渐增大直径直到感到磨到坚硬的骨皮质,特别当磨至比模板确定的假体型号小一号时应该注意,不要过度磨削髓腔,判断轴向髓腔钻在髓腔内的稳定性,钻头顶端不应在任何平面发生倾斜。轴向扩髓时,必须在大粗隆内侧开槽,以顺利完成扩髓,否则有可能发生股骨假体内翻。解剖型假体扩髓一般需要一定程度的过度扩髓以适应解剖型假体体柄的轻微曲度。

处理股骨近端股骨颈内侧残留的松质骨,锉的方向应与髓腔钻的轴向完全一致,避免过度前倾。将髓腔锉打入的过程中要控制其前倾。每个尺寸的髓腔锉只能打入一次,最后一个髓腔锉完全打入后,锉的上缘达到股骨颈的截骨线,再敲击时不应有任何移动,如有移动表明其不稳定,可加大一号锉磨或改用骨水泥固定的假体。

采用带颈领的柄有必要精确处理股骨颈,而用无领柄时该步骤无关紧要。股骨颈截面的最终位置应与术前模板确定的小粗隆上方截骨的平面一致。

多数全髋系统中头颈试样均可安装于假体髓腔锉柄上,根据选定的股骨头直径和高度,在髓腔锉上安装试模,术前下肢有短缩的患者还需要加大股骨头高度才能延长下肢长度。

如果颈长合适就可以进行髋关节复位,冲净髋臼内的任何碎屑,复位时应避免暴力。复位成功后,正确判断关节稳定性,做髋关节各方向的被动活动,检查下肢长度,极限活动时有无股骨和髋臼的相碰击。能完全伸直并外旋 40°以及屈曲至少 90°并内旋 45°是髋关节稳定性所必需的。如果髋关节很容易脱位并且股骨头很容易牵离髋臼数毫米,则应该改用长颈假体。

如果髋关节稳定性可以接受，就可以取出试模，安装最终选定的假体。假体的插入要保持前倾角，用打入器将假体柄打入髓腔，勿用暴力，否则可造成股骨骨折。如果有颈领的假体没有完全和截骨平面接触，宁可让其偏高也不冒股骨骨折的风险。如果出现股骨骨折，必须取出假体，将骨折用钢丝固定或环抱器固定再打入假体，如假体不稳定必须换用长柄假体或骨水泥型假体。

5.骨水泥固定的股骨假体植入

骨水泥固定适用于65岁以上患者，并且股骨皮质薄或骨质疏松，不能达到可靠的紧压配合固定。其扩大髓腔的步骤和非骨水泥固定的假体相似，但骨水泥固定的假体对髓腔的要求不像非骨水泥固定型那样严格，为保证有足够的骨水泥充填假体与髓腔之间的缝隙，与骨水泥固定假体配套的髓腔锉应该较假体略大。

准备填入骨水泥之前应该冲刷髓腔，清除碎屑和血块，然后用骨栓或塑料栓堵塞髓腔远端，以便于加压充填骨水泥，防止骨水泥进入股骨远段。栓的位置应该位于假体末端1～2cm处，如果过分偏远，将给返修术清除骨水泥造成极大的困难。最好用脉冲冲洗器彻底冲洗髓腔并用干纱布擦干血液，用纱布保护周围组织以阻挡骨水泥的溢出。

用骨水泥枪将骨水泥注入髓腔，骨水泥枪应从髓腔远端向近端边注边退，依靠骨水泥的压力将喷嘴逐渐退出髓腔，将选定的假体柄插入股骨髓腔，使假体完全进入髓腔。在假体上持续加压，直至骨水泥完全硬化。清除所有骨水泥碎屑，检查假体的稳定性。复位后检查活动度及稳定性同非骨水泥固定型假体的植入。

关节复位后，保留的关节囊可修复，如果没有保留关节囊可直接修复软组织，重建周围切断的组织和大粗隆，仔细重建软组织有利于增加术后髋关节的稳定性。在阔筋膜深层放置负压引流管，缝合阔筋膜，逐层缝合皮下和皮肤。

6.髋关节表面置换术假体植入

充分暴露髋臼后，切除髋臼后缘所有可能阻碍股骨头脱位的骨赘，将其脱位。髋臼假体是半球形金属假体，假体大小术前须根据X线测量片确定，较所用的最大号髋臼磨削器大1～2mm，这样假体植入初期稳定性较好。所用股骨假体的型号应根据股骨颈直径决定，髋臼假体应与股骨假体相对应。在整个股骨头处理过程中不应破坏股骨颈皮质的完整性，以免导致股骨颈骨折。首先在导引器指导下顺股骨头颈的中轴线打入一支导针，并用环形测试器检查证实。用空心钻沿导针打入，套上与金属杯内径相同的环形铰刀，切除股骨头侧面的软骨面，切除破坏的骨质及增生缘。注意避免导针偏心或偏轴而错误铰切。然后，换上杯高指示环，切除残留头的穹顶，用股骨头锉将残留头磨到正好套入金属杯为止，切忌磨得太多，以免术后发生股骨颈骨折。用股骨头外形接触测量器检查磨削后的股骨头，如磨削后的股骨头上有囊性变，可用刮匙刮除，刷洗削磨好的股骨头，擦干，在股骨头上钻3～4个直径为3mm、深0.5cm的骨孔，将调好成团的黏固剂填入金属杯内和头骨孔内，迅速用持杯器将杯套在股骨头上，金属杯的中心与股骨颈的轴线必须一致，用金属杯加压器压紧金属杯，使金属杯与骨质紧密相贴；将自金属杯周围和顶孔溢出的黏固剂刮除，待黏固剂固化后去除加压器。复位，检查髋关节活动有无异常，逐层缝合。

三、术中并发症

神经及血管损伤是全髋关节置换术不常见的并发症,然而一旦发生却相当难处理。为了避免神经及血管结构损伤,需要全面了解有关解剖和致伤机制。术前设计、改进术中技术及术后密切随访是减少神经及血管损伤的先决条件。在全髋关节置换手术中随时可发生神经及血管损伤。在给患者摆体位、手术解剖、组织松解、复位和脱位操作、取出旧的假体、假体安放前骨的准备、假体放置、用骨水泥和螺钉固定、用钢丝加固股骨大转子过程中因操作不当引起术后迟发性血管损伤已有报道。为了避免全髋关节置换术中神经及血管损伤,需要全面了解手术野周围有关解剖结构和位置。

(一)血管损伤

1.髂外动静脉损伤

髂外动脉是髂总动脉在 $L_5 \sim S_1$ 椎间盘水平分叉后的前分支,它斜向下沿腰大肌的内侧缘,在髂外静脉的前外侧伴行,腰大肌于髂外动脉与前柱的内面之间沿着弓形线从近侧开始下降,肌纤维逐渐减少,至远处于髂耻隆突处变成腱性结构,此处正对髋臼前上部分。

髂外静脉与髂外动脉相伴行,在近端,静脉走行于动脉的内后方,在远端,相对于髋臼前上部分,静脉沿着腰大肌内缘走行动脉的内下方,只有少量肌肉和筋膜介于静脉和骨盆边缘间,它位于骨盆前柱及壁层腹膜之间,沿骨盆边缘相对固定。

在全髋关节置换术的过程中,髂外动静脉损伤已有报道,所报道的髂外静脉损伤不如髂外动脉损伤常见。给患有动脉粥样硬化的患者放置体位可能因血栓形成导致肢体局部缺血或因斑块栓塞致远侧肢体坏死,这种情况在翻修术中可能发生,因为血管已挛缩或受瘢痕束缚。如果踝部多普勒测压低于 50mmHg 或存在临床缺血症状,为了避免这种潜在并发症,在全髋关节置换术前,应进行血管外科会诊。

手术入路中,血管位于骨盆内,在用牵开器置于前柱上暴露髋臼时可被损伤,特别是有粥样硬化性血管疾病时更易发生血管损伤。目前尚不清楚的是血管损伤是因牵开器,还是因使髋关节脱位所采用的操作手法,因为反复脱位造成髂外动脉栓塞或假性动脉瘤形成。当牵开器置于髋臼横韧带近侧髋臼前缘上太靠内侧时,极有可能导致损伤。

使用骨水泥髋臼假体在准备好髋臼后,为了固定,需要在髂骨、坐骨及耻骨上支扩孔及钻孔,在髋臼内面从内侧过度扩孔可导致髂外静脉损伤,钻孔时突破到骨盆内,从髋臼前壁缺损挤入过量骨水泥,因聚合物热量或直接压迫均可引起闭塞性髂外动脉损伤。

血栓形成通常需要行血栓切除、搭桥、结扎或修补,有学者建议用骨水泥限制物或骨移植来避免髋臼假体置入时过度挤入骨水泥。

生物型髋臼假体通常需要使用螺钉固定,在螺钉固定中,髂外静脉被划破导致大的腹膜后血肿,从而需要清除血肿及血管修补,在髋臼后壁使用螺钉固定能避免损伤。

髂外血管迟发性损伤的发生是由于髋臼假体移动,骨水泥刺挤出导致压迫性闭塞、动脉瘤形成、假动脉瘤形成及血管腐蚀,这些迟发性损伤通常是可避免的,细致的骨水泥技术能避免骨水泥挤出。当从前面牵开组织暴露髋臼时,牵开器应置于前柱的近侧骨组织,避免过度靠内侧放置。

在髋臼翻修术中,骨水泥通过髋臼前上壁穿透到髂外血管周围,攀住这些血管,当拔出髋臼假体时造成骨水泥撕裂髂外血管,甚至髂内血管也相似地被挤出的骨水泥损伤。在翻修手术前,需要进行术前评价,采用标准斜位放射照相、动脉造影术或造影剂增强 CT 扫描来评估除去髋臼假体时血管损伤的可能性,在取出髋臼假体前可和血管外科医师协作,预先从腹膜后暴露髂外血管系统。

2.股血管损伤

股动脉是髂外动脉经过腹股沟韧带后的延伸,它从髋关节囊前内侧经过,二者之间被髂腰肌腱分开,股静脉在接受股深静脉及大隐静脉的属支后经过腹股沟韧带深面成为髂外静脉,股动脉在关节囊处位于股静脉外侧,因此更易受伤。

全髋关节置换术盆外血管损伤报道最多的是股血管损伤。侧卧位时,为患有动脉粥样硬化血管疾患的患者摆体位,在耻骨联合和后方的骶骨间用设备固定骨盆时,必须仔细操作以免压迫股血管,可膨胀的袋状体位器也能导致腹股沟压力过大,体位放好及充气前后应触摸足背动脉以确保不压迫腹股沟内的股血管。

手术入路中,最常引发股血管损伤的机制是牵开器放置不当,这种情况可发生于前外侧入路,此时牵开器太靠内而远离髋臼缘前下部,用杠杆操纵牵开器可导致股动脉内膜损伤,切除髋臼前下骨赘及瘢痕化关节囊也可导致股动脉损伤。

在髋臼假体固定中,从前内侧挤出过多的骨水泥导致假性动脉瘤形成、血栓形成及股动脉的周围动脉栓塞,骨水泥聚合产生的热量是内膜损伤的最可能原因。用骨水泥固定期间,可以通过在该区域放置叠垫或者在聚合作用前除去髋臼前侧多余的骨水泥来避免损伤。术中没有什么出血的全髋关节置换术后会出现局部缺血,究其原因,一是患有动脉粥样硬化,二是反复牵拉即脱位及复位手法操作,导致术中出血少,术后肢体部分缺血。有学者已证明,在脱位操作中可发生股静脉的完全闭塞。当行短缩肢体延长纠正明显的髋挛缩时,可由于在被瘢痕束缚的粥样硬化的股血管上进行牵引而致血管损伤,比较术前术后动脉造影照片可显示以前扭曲的粥样硬化血管变直。在患有动脉粥样硬化血管疾患的患者中,完全恢复长度或纠正屈曲挛缩必须谨慎。

3.股深血管损伤

股深动脉起源于腹股沟韧带下约 3.5cm 的股动脉外侧面,它在股动脉后方耻骨肌和长收肌之间经过,然后行于长收肌和短收肌之间。旋股外侧动脉起源于股深动脉近端外侧,它在缝匠肌和股直肌深面行向外侧,在股外侧肌上段表面分成升支和降支。旋股内侧动脉通常起源于股深动脉后内侧,但也可能起源于股动脉,它在耻骨肌与髂腰肌之间,从内侧环绕股骨,并从后侧沿着转子间线出现于股方肌上缘。

在全髋关节置换术中,股深血管极少受损伤,而在髋臼前下缘牵开器放置太靠内侧会导致旋股内侧动脉假性动脉瘤形成,在该区域挤出的骨水泥也可导致旋股内侧动脉损伤,该动脉经常在股方肌上缘受损伤,但除非损伤比较靠近起点,一般极少导致大出血。翻修术中,切去瘢痕和关节囊也会导致旋股外侧动脉损伤。

4.闭孔血管损伤

闭孔动静脉通常一起横跨骨盆外侧壁,表面被壁层腹膜覆盖,静脉在最下侧,闭孔内肌及筋膜位于这些结构外侧。闭孔动静脉在闭孔上外侧部相接近,在此处它们经闭膜管出骨盆,这些结构在闭孔膜处相对固定,包绕腹膜并相对不变。

有1例报道在翻修术中,假体头运动时因骨赘或骨水泥刺划破血管导致闭孔动脉损伤。如果髋臼前下部分被触及或在髋臼横韧带之下将牵开器放入闭孔外上区域也可发生损伤。

5.臀上血管损伤

臀上动脉是髂内动脉的后分支,在从坐骨切迹上部经过时最接近后柱,在经梨状肌上孔出骨盆时相对固定,腹膜外脂肪组织囊在这些结构和髋臼后柱间,从而提供了组织空位。

由于在坐骨切迹范围内固定螺钉发生臀上动脉破裂,当末端尖锐的牵开器插向切迹方向时也可发生损伤,在该点臀上血管距骨2mm。为了减少经髋臼拧入螺钉时臀上血管损伤,应用手指轻轻触到切迹,而不用器械伸入该区。

6.臀下和阴部内血管损伤

臀下和阴部内血管是髂内动脉前支的终末支,这些血管在梨状肌和尾骨肌之间出骨盆进入臀区,它们在坐骨棘水平离后柱最近。阴部内血管在环绕坐骨棘从坐骨小切迹再入骨盆时,稍稍离开后柱,臀血管在坐骨大孔较低部分的梨状肌下通过,如果使用过长螺钉行髋臼假体固定,这些血管也可发生损伤。上述螺钉露出后柱的长度必须在5mm以下,因这些结构与骨相距至少5mm。

7.象限系统损伤

很多有关解剖和手术的报道及教科书展示了环绕髋臼和股骨近端的神经和血管,使用髋臼象限系统可很容易理解髋臼解剖及周围神经和血管,该系统用髋臼内一个固定点(一般为髋臼中心点)作参考来确定骨盆内结构的位置。从髂前上棘画一条线来将髋臼分成两部分,如果这条线在中点被其垂直线二等分,则形成4个象限。象限可用于为经髋臼置放螺钉划分安全区和危险区,也可作为牵开器放置向导,为行移植物固定的髋臼固定孔钻孔作向导或评估某一特定髋臼区的骨厚度。

在前象限使用固定螺钉、固定孔或辅助安全牵开器可能会伤及闭孔神经及动静脉。闭孔神经及血管位于前下象限,这些结构附带少量软组织或肌肉,这些保护性填充物位于骨盆骨附近,因前象限缺乏骨,损伤的危险更大。如果有可能,应避免以骨水泥或经髋臼螺钉接触相对于前象限的内侧髋臼骨,牵开器放在前柱之上时应仔细操作。在过度扩孔、安放骨水泥固定孔或经髋臼螺钉安放中,髋臼的边缘区经常被累及。

后象限则不同,坐骨神经和臀上神经及血管路径与后上象限相对,臀下和阴部内结构与后下象限相对,与前象限的薄骨相比,后象限中心区的骨厚度在25mm以上,在这些区域可相对安全地置放螺钉和固定孔。另外,在用牵开器和螺钉固定时,坐骨神经可轻轻地牵开以减少损伤的可能性,坐骨切迹易于触及,从而有利于神经及血管的保护。臀下和阴部内神经及血管在坐骨棘水平触不到,如果牵开器沿后柱骨放置,因神经及血管可相对活动从而被保护。象限系统为定位髋臼周围神经和血管结构提供了有益的指导,神经及血管致伤机制的知识及利用解剖标志确定解剖结构的能力有助于外科医师减少全髋关节置换术中的神经及血管损伤。

(二)神经损伤

1.概述

全髋关节置换术伴随麻痹神经麻痹的发生率为 $0\sim3\%$,翻修术伴随麻痹的发生率为 $2.9\%\sim7.6\%$,坐骨神经麻痹(腓总神经麻痹或无胫神经麻痹)占这些损伤的大多数,这些患者中的一部分表现出功能恢复且恢复得很好,很多人则遗留严重损害和伤残。有报道 2012 例连续性全髋关节置换术周围神经损伤的发生率为 0.7% 。在一组术前术后行肌电扫描研究的 28 例患者(30 个全髋关节置换术)的前瞻性研究中,同样是这些研究人员,他们报道神经损伤的发生率为 70% 。尽管这些患者中多数没有损伤的体征,且术后一年随访都正常,但对潜在的神经损害仍不可低估。

2.病理

有学者对神经损伤的病因学做了广泛研究,全髋关节置换术似乎与 3 个发病因素相关。

(1)压迫。

(2)牵引。

(3)局部缺血。

虽然已知的神经损害原因很明显,仍有必要意识到有两种以上的因素在最终的临床表现上有相加作用。肢体延长 2.5cm 可能是术后腓总神经麻痹的原因,但牵开器压迫或广泛的周围神经分离可能会降低神经耐受后的延长(牵引)阈,由于各种因素的相关作用依患者而异,尚难以提出如何预防这些并发症。

压迫性神经损伤可能继发于牵开器放置或血肿形成,最终临床表现可从短间隔的暂时传导阻滞发展为继发于神经内膜鞘内轴索破裂的不可逆性神经损伤,损害程度取决于作用力、力的作用时间及周围软组织对力的消散作用。神经牵拉伤伴随着术中操作即肢体延长和侧移位或两者兼有发生,神经束周围结缔组织的数量及有问题的神经相对移动可减缓牵引力和牵引时间。仅占神经长度 6% 的快速延长可致明显的神经损伤。缺血性神经损伤因压迫和牵拉器械而发生,由于神经及营养血管直接损害导致的原发损伤也有报道。

3.坐骨神经和阴部神经损伤

(1)概述:坐骨神经包括胫神经和腓总神经,是起源于 $L_4\sim S_3$ 骶丛上根的延续,坐骨神经在坐骨大切迹出盆处近侧位于梨状肌的前内侧,它从梨状肌之下(下梨状凹)发出,经过髋臼后柱的后外侧面之上,然后从股骨大转子和坐骨结节间越过闭孔内肌、孖肌和股四头肌下降。

当坐骨神经从坐骨切迹出来时,神经纤维已立体定向,腓总神经更靠外侧,在 10% 的个体中,两个分支(胫神经和腓总神经)分别起自骶丛,腓总神经下降倾斜度比胫神经大,使得腓总神经纤维更靠表面而易受到损伤。有学者分析了 12 例疑有牵拉所致腓总神经麻痹患者的肌电和神经传导研究数据,神经经胫骨前肌和趾伸肌纤维颤动电位及神经传导速度的明显减慢被认为可证实原发神经损伤。然而,微弱的异常纤维颤动潜能在接受腓总神经两个分支的二头肌短头可记录到(膝关节水平之上 $260\sim150mm$ 处)。正常的腓肠肌功能伴发的研究结果证实神经损伤发生在坐骨神经腓侧部,坐骨神经的这两种解剖特点解释了该观察,腓侧部有两个相对的固定点——坐骨切迹和腓骨小头,同样注意到腓总神经的神经束结构含有被疏松结缔组织包裹的大神经束,而胫侧部具有较小的神经束及较多的结缔组织,这使得坐骨神经的胫侧部在表现出神经损伤征象前能承受很大比例的拉长。

(2)坐骨神经和腓总神经致伤机制:坐骨神经和腓总神经麻痹是全髋关节置换术伴随的最常见的周围神经损伤形式,报道的发生率为 0.5%～20%,这些百分比的意义被仅严重神经损伤时才表现出临床并发症的情况所掩盖,并发神经损伤(坐骨神经—股神经、坐骨神经—闭孔神经)发生率多达 20%,仅有明显临床损害的才被注意到。

有学者报道了 3 种危险因素:翻修术、带或不带有肢体侧移位的延长术、女性,甚至在把先天性髋关节脱位排除在研究对象之外时,女性仍为更显著的危险因素,缩减的肌肉量及坐骨神经血供的变异被假定为可解释这种现象。肥胖、年龄、手术入路及术前活动范围未列为坐骨神经和腓总神经麻痹发生的危险因素。

坐骨神经和腓总神经麻痹的病因不明。在一些实例中,手术步骤的回顾有利于损伤原因的确定,下面总结了从这些研究中得出的结果。

个别病例报道证明因在转子上环绕金属丝致坐骨神经损伤,神经压在骨水泥刺上及断裂的转子金属丝移动致神经损伤,后两种机制被报道为延迟的坐骨神经麻痹,22%的坐骨神经麻痹起因于直接损伤。

坐骨神经的解剖行径使它在髋关节置换术中易受损伤,相对容易遭受损伤的坐骨神经易被后髋臼牵开器和强力扩孔器所伤,未引起注意的髋臼及股缺损可导致神经被挤出的骨水泥及热量或相关压力损伤。在穿过转子金属线时股骨的内旋转或环扎丝线增加了后外侧结构的暴露,从而减少坐骨神经误扎的机会。对解剖知识、神经损伤潜在性的理解以及清楚直接损伤的机制可减少这种损伤。

术后脱位占已知的坐骨神经和腓总神经麻痹原因的 10%,髋关节已稳定复位后,再次仔细检查神经功能是必要的。有学者指出,受压所致神经损伤程度与压力大小及持续时间呈正相关,全髋关节置换术后若发生脱位,迅速复位是必要的。

出血并发症占术后坐骨神经和腓总神经麻痹病因的 20%,急诊手术减压可减轻压力的大小及持续时间,并有希望减轻神经损伤的程度,从而有利于恢复。

(3)结局及预后:通过比较分析坐骨神经麻痹与腓总神经麻痹、牵拉所致麻痹与直接损伤所致麻痹的结果得出结论:腓总神经麻痹的患者比坐骨神经麻痹的患者恢复得好。12 名腓总神经麻痹患者中 11 名源于牵拉,仅 3 例显示完全恢复;11 例坐骨神经麻痹中,4 例被认为继发于牵拉,这 4 例患者生活质量不如因牵拉所致腓总神经麻痹的 11 例,11 例坐骨神经麻痹患者中的 4 例是由于直接损伤(牵开器、电烙器烧伤,缝合及术中股骨骨折),这些患者比牵拉所致麻痹患者生活质量高,3 名无法辨别损伤原因患者的临床病程与有直接损伤者相似。

有研究回顾 53 例坐骨神经和腓总神经麻痹随访 1～16.5 年的记录发现,坐骨神经和腓总神经麻痹患者功能恢复差别较小,而且预后直接与神经损害程度相关,所有术后遗留某些运动功能的患者或在住院期间恢复某些功能的患者均有较好的恢复,没有严重感觉迟钝的患者生活得很好。给这些患者评分使用的测定参数分别为疼痛、行走功能及活动度,所有神经损伤的患者显示行走能力减退。

4.股神经损伤

(1)概况:与坐骨神经和腓总神经损伤相比,全髋关节置换术并发股神经损伤的发生率一直未做过很好的统计,最近发表的关于全髋关节置换术股神经麻痹的文章显示,440 例连续操作中股神经麻痹的发生率为 2.3%。股神经损伤也可能与坐骨神经损伤共同发生,其临床表现可能被术后使用辅助性行走装置所掩盖。股神经由 $L_2 \sim L_4$ 神经根分支构成,它在骨盆内位于髂腰肌之上并通过股三角进入大腿分布于髂肌、耻骨肌、缝匠肌及股四头肌群。

股三角直接位于髋关节前内侧,而且在该区股神经易受损伤。该三角上界为腹股沟韧带,外侧为缝匠肌,内侧为长收肌,三角底由髂腰肌和耻骨肌构成,其顶为阔筋膜,股神经及股动静脉经过该区,该部位相当坚硬,为水肿及血肿提供的减压空间较小。

(2)股神经致伤机制:多数坐骨神经致伤机制也可导致股神经损伤,包括骨水泥外渗、牵拉或张力、血肿及牵开器放置。

继发于骨水泥导致的股神经损害已有报道,有学者报道了 2 例因骨水泥导致的股神经麻痹,并进一步确定损伤是继发于髋臼骨水泥的挤压。此外,因聚合物热量所致损害及骨水泥所致神经完全束缚已有报道,髋臼置换术中生物固定材料的使用可减少该并发症,然而经前上及前下象限固定可导致这些损伤。这些象限不安全,一般不作螺钉固定。全髋关节置换术伴发的股神经麻痹及显著屈曲挛缩表现已有报道,全髋关节置换术后患者髋轻微屈曲位可使股神经免受术后牵拉伤。

出血及血肿形成已被文献证明可导致股神经症状,两者都伴随全髋关节置换术及在有出血疾患的患者中自发发生。有学者已证明,制动对血友病患者的股神经病有很好的治疗作用,同时手术减压是必要的。

牵开器放置似乎是股神经损害的主要原因,有报道 10 例全髋关节置换术并发的股神经麻痹并得出结论:10 例均系因牵开器放置所致。这些研究者作的解剖研究证明前 Hohmann 牵开器的尖端极为接近股神经,虽然理论上被髂腰肌的肌肉组织所保护,实际肌质较少,特别是当它逐渐变细为键性附着时,因此当放置前髋臼牵开器时,必须非常小心谨慎。

由于股动脉损伤所致的股神经损伤也要考虑,虽然在股动脉损伤节段股神经完全被遮盖,但外科医师应警惕继发于血肿形成的早期术后神经麻痹。全髋关节置换术后晚期的股神经麻痹可能是与股动脉有关的假动脉瘤形成迹象,必须考虑血管外科会诊及动脉造影术。

(3)预后及结局:全髋关节置换术后发生的股神经损伤的预后与坐骨神经、腓总神经损伤一样,是建立在致伤机制的基础上,股神经完全被骨水泥束缚与预后较差有关,由于骨水泥刺激物的侵犯所致损伤可通过手术除去刺激物及神经松解来改善。

前牵拉器放置并发的股神经损伤患者预后较好,特别提到继发于牵开器放置的 10 例股神经麻痹患者在 1 年内完全恢复。像坐骨神经及腓总神经麻痹一样,由于牵开器放置的股神经直接损伤似乎与股神经功能恢复至最好预后有关。

5.闭孔神经损伤

(1)概述:闭孔神经损伤是全髋关节置换术罕见的并发症。

闭孔神经损伤的诊断较难做出,全髋关节置换术伴发的腹股沟持续疼痛,骨盆放射显像骨水泥挤出的证据,闭孔肌力的临床检查,积极的肌电扫描检查结果对明确诊断是必要的。

(2)闭孔神经解剖:闭孔神经、闭孔动静脉经过髋臼四边形表面,闭孔神经及血管经过闭孔上外侧部的闭膜管出骨盆,神经血管结构在该位置比较固定。

（3）闭孔神经损伤机制：在多数报道中，闭孔神经损伤继发于钻、骨水泥或两者都侵害盆内结构。已注意到髋臼内壁的侵害、耻骨支的缺陷及金属网不足以使骨盆内结构免受骨水泥侵害，对所有怀疑骨缺损进行骨移植是必要的。螺钉固定作为闭孔神经损伤的原因尚无报道，如果要避免该并发症，考虑闭孔神经与髋臼四边形表面极靠近，螺钉放置避开髋臼前下象限是必要的。

（4）预后及结局：有学者报道闭孔神经损伤患者有良好的恢复，这种损伤原因不明，怀疑由牵开器放置所致。有学者报道了3例闭孔神经损伤的手术治疗，1例因骨水泥块致神经移位而术中神经传导未受损的患者，除去骨水泥症状缓解，其他2例麻痹与骨水泥完全束缚神经有关，其中1例患者在保护神经情况下除去骨水泥未能缓解疼痛，另1例患者在骨水泥遗留之处行闭孔神经部分切除术，两个月后，患者自诉腹股沟疼痛缓解。一旦诊断确立，上述方法可用于治疗继发于骨水泥的闭孔神经麻痹。

（三）体感诱发电位

在脊柱手术中，体感诱发电位（SEP）已被广泛使用，这种非侵入性手段能用于监护从周围神经至感觉皮质的神经系统的生理功能，同一原理已被用于全髋关节置换术中坐骨神经损害的探测。

如果要避免全髋关节置换术并发神经及血管损伤，需要完全清楚骨盆及股骨近端的解剖，避免在前象限使用髋臼螺钉固定是关键。骨水泥技术很重要，所有髋臼及股骨缺损应行骨移植，以避免粗心大意致骨水泥移动。比较困难的翻修操作及复杂的首次全髋关节置换术，应行术前血管及神经评价，以及体感诱发电位监护。一旦发生术后神经麻痹，应仔细回顾手术过程以判定损伤原因，这样外科医师才能较好地在神经恢复的可能性方面为患者提供恰当的咨询。

四、髋关节翻修术

人工全髋关节置换术已成为重建髋关节功能的重要方法，全世界每年开展全髋关节置换术已超过50万例，15～20年生存率达90％。随着该项技术的广泛开展，由于患者自身因素、假体的机械磨损及生物学因素等引起假体松动的发生率增加，其中约有10％需要进行翻修。

（一）翻修的原因

全髋关节置换术后翻修的原因主要是无菌性松动、骨溶解，还有感染、假体断裂、复发性脱位等，这些均导致假体位置的改变（假体处于非生理位置）和股骨或髋臼的骨缺损。患者出现髋部疼痛，髋关节功能明显受限，下肢畸形而不得不寻求医疗帮助。

影响髋关节假体无菌性松动的因素很多，现在国内外文献一致认为人工关节磨损产生微粒碎屑启动了由巨噬细胞介导的炎性反应，最终导致假体周围的溶骨，进一步产生假体松动。巨噬细胞、破骨细胞、成骨细胞、成纤维细胞等多种细胞参与这一反应，在假体周围形成界膜，并释放肿瘤坏死因子（TNF-δ）、白介素1（IL-1）、白介素6（IL-6）等多种溶骨因子，最终导致假体周围骨溶解，进一步产生髋臼侧和股骨侧假体松动、下沉。因此，改进假体设计，提高手术技巧，寻求新型材料以减少聚乙烯磨屑及假体各组件之间的磨损是今后的研究方向。

感染引起的炎症性松动也是全髋关节置换术后翻修的主要原因。感染松动需要先去除原来的假体,经过足够、有效的消炎后方可植入新的全髋假体。感染性松动处理十分棘手,易导致感染迁延不愈或感染扩散,严重者不得不行患肢截肢术,故在决定患者进行全髋翻修手术时排除感染引起的失败是绝对必要的。做出正确合理诊断的关键不是单用临床检验,而是临床症状和检验的正确结合。在绝大多数情况下,根据病史、红细胞沉降率及 C 反应蛋白水平检查结果能诊断或排除感染。

假体断裂和复发性脱位主要与人工关节的设计和选择不当、手术技术错误以及术后不正确的练功与外伤有关,一般在术后近期内发生。随着生物材料和假体设计的改进、手术方法的正确选择以及成熟的手术技术和术后正确指导性练功与活动,这些全髋关节假体置换术后近期的并发症是可以避免的。

(二)需要翻修的临床表现

疼痛是需要翻修手术患者最突出的症状与主诉。全髋关节置换术后经历一个疼痛缓解、消失期后,重新出现疼痛症状,经过一段时间的对症治疗,疼痛症状未能缓解或者症状继续加重,往往提示假体松动的可能。单纯假体松动所致的疼痛特点是静止、卧床休息不引起疼痛,搬动患肢和活动时引起明显的疼痛。感染性髋部疼痛是静息痛、夜间痛,负重时疼痛加剧是其重要的特点。假体断裂和复发性脱位一般发生在手术后不当的功能锻炼或运动时突发性患髋疼痛。疼痛发生在臀部或腹股沟部,很可能是由于髋臼假体松动。大腿外侧部位疼痛,并向小腿前内侧发射,往往是股骨假体柄松动。

髋关节功能活动受限是需要翻修手术患者的另一症状。单纯或感染假体松动的患者髋关节功能活动受限表现为逐步加重。

(三)需要翻修的 X 线影像学评估

假体松动是关节置换失败的最主要原因。假体周围出现一个连贯的直径大于 2mm 以上的透亮区,尤其在随访过程中,透亮区不断增宽,那么 X 线影像学诊断假体松动无疑,但还是要结合临床症状。

如果骨水泥型假体与骨水泥明显移位或骨水泥断裂或碎裂或假体断裂或变形,那么假体松动是肯定的。当然 X 线表现必须与临床症状相结合,如果假体单纯下沉 2mm,而患者没有疼痛和髋关节功能障碍,一般不考虑假体松动,但要定期随访。

生物学固定假体在 X 线影像学上除了显示骨吸收、骨溶解等晚期并发症表现外,还有一些特殊现象,例如假体柄下沉、假体柄远端局限性股骨皮质增厚、假体柄尖端远处髓腔内骨增生、髓腔封闭或假体柄表面光滑部分周围出现骨硬化线,这些在 X 线影像学上的表现都说明假体柄的远端承受较大的应力,假体柄松动。

髋关节置换术后需要翻修的病例,术前必须通过 X 线影像学检查对髋臼侧和股骨侧骨缺损的情况进行评估,做到术前心中有数。髋臼缺损的分类目前普遍接受的是 D'Antonio 提出的 AAOS 分类方法,共分为 5 型:Ⅰ型为节段性骨缺损(边缘性、中央型),指髋臼边缘性或内侧壁骨缺损;Ⅱ型为腔隙性骨缺损,指髋臼变深,但边缘仍存在,可分为髋臼上、前、内、后或整个髋臼变深;Ⅲ型为混合性骨缺损,指兼有节段性骨缺损和腔隙性骨缺损;Ⅳ型为骨盆不连续,指髋臼前、后方向骨缺损;Ⅴ型为关节融合,指髋臼无骨缺损,但整个髋臼腔充满骨组织。

股骨侧骨缺损较常用的两种方法是 AAOS 和 Paprosky 分类方法。AAOS 共分 5 型:

Ⅰ型为节段性骨缺损,是指股骨的支持骨壳有缺损,位置可以在近端、中间或大转子;Ⅱ型为股骨骨缺损,表现为腔隙性骨缺损,骨缺损发生松质骨与皮质骨内层的缺损,股骨的外壳不受影响;Ⅲ型为混合性骨缺损,指兼有节段性骨缺损和腔隙性骨缺损;Ⅳ型为股骨对线不良,用于评估 Paget 病、髋发育不良与脱位等患者需要行全髋关节置换术;Ⅴ型为股骨干不连续,可因假体周围有骨干或骨折不连接而需要做髋关节翻修术。Paprosky 分类方法考虑股骨干的支持能力,是专为广泛涂层非骨水泥股骨假体而设计的。

(四)翻修的手术治疗

髋关节翻修手术成功取决于 3 个因素:①完整地取出原来的髋臼和股骨侧假体;如果是骨水泥型假体,需要取出所有的骨水泥以及骨水泥与骨质间纤维假膜;②髋臼和股骨侧骨缺损的重建;③植入新的髋臼和股骨假体,并且得到有效、可靠的固定。

翻修手术时,完整地取出原来的髋臼和股骨侧假体的同时,需要尽量保护髋臼和股骨侧骨质,避免造成骨质缺损加重,甚至导致髋臼或股骨骨折。对于骨质吸收、骨质缺损严重的病例,取出髋臼和股骨侧假体并不困难。但是在翻修手术病例中,许多需要使用特殊骨凿或电锯分离假体与髋臼、股骨骨质之间的连接,方可取出原来的假体,而且手术操作动作应轻柔。如果原来髋关节置换使用的是骨水泥型假体,翻修手术时,需要取出所有的骨水泥以及骨水泥与骨质间的纤维假膜。这时要求手术光源理想,手术者要有耐心,必要时应使用 C 臂机在透视下清除残留的骨水泥或假膜,因为手术时髋臼或股骨髓腔内如遗留少许骨水泥或假膜,会导致翻修假体植入方向偏离正确的角度或假体植入不能得到可靠的固定。

在行人工全髋关节翻修时,髋臼骨缺损的处理十分重要,与髋臼假体的稳定性有着密切的关系。恢复髋臼的骨性结构,可根据髋臼缺损的 AAOS 分类采取不同的方法。对Ⅰ型节段性骨缺损,由于髋臼的边缘及内侧壁骨缺损,需行大块结构骨植骨且使用螺钉或髋臼钢板固定。对于Ⅱ型腔隙性骨缺损,其髋臼前后柱及顶部、骨侧壁等骨性结构均完整,而髋臼顶深而薄,故宜行颗粒骨打压植骨;而Ⅲ型混合型骨缺损和Ⅳ型骨盆不连续性骨缺损,除行打压颗粒性骨植骨外,必须应用髋臼重建钢板或金属钛网重建髋臼,以加强髋臼的强度。Ⅴ型关节融合型手术的关键是寻找到髋关节真臼和真臼底的位置,磨锉真臼时不应过深。对于髋臼腔隙性缺损,可用移植骨块、碎屑性移植骨、骨水泥或特殊形状的假体来修复缺损。

如果髋臼杯与宿主骨接触面积大于 50%,可选用非骨水泥髋臼杯,并且用螺钉固定。对此类骨缺损,用骨水泥髋臼杯和髋臼顶环,与不用骨水泥髋臼杯相比,手术成功率近似,两者在骨质吸收和骨块迁移方面临床结果相似。如果髋臼杯与宿主骨接触面积小于 50%,就应用带有顶加强环的髋臼杯,并且需用骨水泥固定;也可用打实移植骨的骨水泥技术来固定。对非包容性缺损或节段性缺损来说,为获得对假体的支持,骨块重建是必需的。结构性移植骨块需用螺钉固定,固定之前,需将移植骨块的形状进行修整,以获得与宿主骨之间最紧密的接触。由于结构性移植骨可因骨吸收和塌陷而致手术失败,所以应尽量增大髋臼杯与宿主骨的接触面积。髋臼杯跨越移植骨与宿主骨接触非常重要,这样可使移植骨与宿主骨形成桥式连接而保护移植骨。由于异体骨的骨诱导能力差,所以在应用结构性移植骨的同时,应用自体碎屑骨,并将其植于宿主骨和异体骨交界面,以增加骨融合发生的可能性。对此类缺损而言,骨水泥与非骨水泥髋臼杯在治疗效果上相同。但若移植骨对髋臼杯的支持面大于 50%,建议用骨水泥髋臼杯,同时加用髋臼顶环,可取得良好效果。

对于股骨侧骨缺损,可以根据骨缺损的类型采用不同的方法。股骨轻度的腔隙性缺损采用压紧颗粒骨植骨即可,范围较大的腔隙性缺损除了压紧颗粒骨,还需用金属网罩加强。股骨侧节段性骨缺损,采用结构性骨植骨。为了促进骨愈合,可加用自体碎屑骨移植,有时自体碎屑骨不足,将自体碎屑骨与异体颗粒骨混合后移植。股骨近端严重的节段性骨缺损或混合型骨缺损时,只能采用长节段的异体结构骨移植。

翻修术股骨假体通常应选择广泛涂层或全涂层的加长假体,并且长度至少要超过原来假体尖部一个皮质骨的直径,通常使用长度为170cm,甚至220～230cm,例如多组合式假体(S-ROM),目前在临床使用较多。对于采用结构性骨植骨的病例,除了移植骨块较小外,一般使用骨水泥型假体置换。

(朱凤臣)

第二节　人工膝关节置换术

一、概述

进入20世纪70年代后,随着大量相关学科的飞速发展,人工膝关节置换术迎来了发展的快车道。以假体设计为中心,从单纯铰链式到半限制型假体,进而发展到非限制型假体。由于新的假体设计、新材料、新技术和新方法的发展,人工膝关节置换作为一项成熟的治疗方法,在更多疾病及更大年龄范围中得到推广应用,并相应减少并发症,成为广泛接受的经典手术之一,已被广大患者和医生所接受。随着老龄化社会的到来,骨与关节疾病的发病日益增多,全膝关节置换数量急剧上升,手术量已居人工关节首位。在发达国家,全膝关节置换术已是全髋关节置换术的2～3倍。

(一)限制型(铰链式)人工膝关节

20世纪40年代后期,单轴运动的铰链式人工膝关节开始应用于临床试验。为增加稳定性,胫/股骨假体均有长柄插入髓内。为更好地固定铰链式假体,假体柄表面呈孔隙状,期望骨长入以辅助固定。60年代起,几乎所有的完全限制型假体均改用骨水泥固定。铰链式人工膝关节本身具有良好的内在稳定性,对关节周围韧带等软组织的功能完整性要求低,下肢力线易于掌握,手术操作简便易行。随着铰链式人工膝关节假体应用于临床,出现一系列并发症:铰链断裂、假体松动、术后感染比例惊人,假体失败率高达20％～30％,使用寿命最长不超过10年。经过几十年的改进,铰链式人工膝关节在翻修手术和复杂的初次置换、肿瘤患者的保肢假体中仍占有一席之地。

(二)半限制型人工膝关节

20世纪50～60年代设计的铰链式假体绝大部分为单轴铰链型,假体只允许膝关节单一平面上的活动,因而不符合正常膝关节的生物力学,会导致假体—骨水泥—骨组织界面应力异常集中,产生大量磨屑和假体松动断裂、感染、骨折等并发症。并且一旦假体失败,无法施行补救性的翻修术。研究者逐步认识到膝关节的活动非常复杂,增加活动轴,抛弃了单轴铰链结构,改用连结式结构,使得假体具有一定范围内的多平面活动能力,兼顾屈伸与旋转,关节面采取金属对塑料,提高了假体存活率。这类假体尽管总体效果仍远不及非限制型假体,但其良好的内在稳定性被充分利用,发展成旋转铰链膝、球心膝及与表面置换"杂交"的高限制性膝(CCK)等。在软组织平衡非常困难、内外侧副韧带功能丧失的病例,尤其是翻修病例以及肿瘤患者的保肢手术中可以轻易矫正畸形。

(三)膝关节表面置换

吸取铰链式人工假体的教训,1969 年英国 Gunston 的多中心型膝采用金属—高分子聚乙烯材料组合,用骨水泥固定,具有划时代的意义。20 世纪 70 年代发明了许多种最大限度减少限制性的膝关节表面置换假体。它要求内、外侧副韧带功能较好,能提供完好的膝关节稳定性。由于设计理念不同,全膝关节假体即双髁置换假体,主要分为后交叉韧带保留型、牺牲型和替代型 3 种。

前交叉韧带不保留已成为大多数研究者的共识,而后交叉韧带保留还是替代的争论一直没有停息过。主张保留后叉韧带的理由是保持膝关节的本体感觉,利于控制膝关节的位置和运动;保持生理状态下股骨后滚,减轻假体表面的摩擦力,进而减小界面剪切力,延长假体寿命;模拟生理情况下运动学机制,改善全膝置换术后步态,尤其以下楼梯时明显。但最近的动态 X 线研究显示:保留后叉韧带的假体并没有复制正常膝关节的运动机制,相反许多病例因为后叉韧带的张力不正常,屈曲时股骨髁前移,反而减少了屈曲活动度,加大衬垫的磨损。新一代的后稳定型假体改进凸轮—立柱机制,防止高屈曲度时脱位,允许膝关节更好地活动。精确判断后叉韧带的情况对术后假体寿命、关节功能至关重要。现今多数厂家的假体都能在术中由后交叉韧带保留型改为后方稳定型,一般的后稳定型假体对于技术要求更低,纠正畸形效果更可靠,年手术量在 20 台以下的医生,推荐选用后稳定型假体。

(四)活动半月板假体

固定半月板膝假体很难同时满足少限制性、高活动度和低接触应力的要求。平坦的聚乙烯平台对膝关节活动限制程度小,但屈膝活动中股骨髁对平台是点接触,局部压应力大,加重聚乙烯磨损,影响其寿命。但聚乙烯平台关节面杯状曲度,增加接触面积,固然可以减少磨损,但同时也限制假体活动,引起假体—骨水泥界面剪切应力增加,导致松动。以低接触应力膝假体(LCS)为代表的滑动半月板假体模拟半月板功能,膝关节活动时聚乙烯垫能前后移动及旋转,可增大接触面积,减少压应力负荷,延缓磨损,同时具有一定的活动限度(稳定性),减少假体松动率。理论上,滑动半月板型假体更符合膝关节的复杂运动生物力学特点,广受膝关节外科大家的推崇,但到目前为止,固定半月板假体仍是主流。

(五)非骨水泥固定假体

实践证明,绝大多数骨水泥固定型假体的临床效果是令人满意的。但是,骨水泥本身存在一些缺陷,碎屑可引起远期假体松动已经得到临床证实。随着选择全膝关节置换术患者年龄减小,要求更大的活动度、更长的使用寿命。随着非骨水泥髋关节假体的成功,膝关节假体置换也自然开始非骨水泥固定。长期临床证明,胫骨平台假体的骨长入情况远不如骨水泥可靠,因此要求术后推迟负重 4～6 周。现阶段的随访资料并未显示非骨水泥假体具有优势,但随着技术的进步,年纪轻、骨质好的患者应首选非水泥固定型假体。

二、适应证与禁忌证

膝关节置换术根据以人工假体置换不同的病变关节部位分为单髁置换、全膝关节置换(可包括或不包括髌骨置换)、股骨髁或胫骨髁大块切除后的带干的特制假体置换。单髁置换术多用于重度的单腔室关节病变而另一侧关节间隙及髌股关节基本正常的病例,其目的是尽可能保留正常的关节结构,减少手术创伤,以期获得更好的功能恢复,并为今后的全关节置换留有余地。但单髁置换的技术要求较全关节置换更高,且文献报道的远期疗效优劣差距较大。带干的膝关节假体主要应用于肿瘤的瘤段切除后的关节功能重建和严重骨缺损的膝关节翻修,由于个体差异,此类假体往往需要特殊定制。在膝关节置换外科中,全膝关节置换术是最典型和最基本的手术,其原理同样适用于其他类型的假体置换手术。

膝关节置换术的目标是解除关节疼痛、改善关节功能、纠正关节畸形和获得长期稳定。

(一)主要适应证

1.退行性变性膝关节骨关节炎(OA)

老年性膝关节 OA 占全膝置换术的比例最大。对于站立位 X 线片上膝关节间隙已明显狭窄和(或)伴有膝关节内、外翻,屈曲挛缩畸形,症状已明显影响关节活动和生活能力的病例,经保守治疗不能改善症状,可考虑施行全膝关节置换术,对单腔室 OA 可考虑进行单髁置换术。经胫骨高位截骨术后仍不能改善症状的单腔室 OA 也可施行全膝关节置换术。

2.类风湿关节炎(RA)和强直性脊柱炎(AS)的膝关节晚期病变

RA 或 AS 常可累及双侧膝关节,对出现关节畸形的晚期病例,在关节融合之前,可有明显的关节疼痛症状,由于患者的平均年龄较 OA 患者轻,选择全膝关节置换可以避免关节的强直性融合,明显改善关节功能,提高患者生存质量。但由于 RA/AS 患者关节周围结构的挛缩及多关节病变,对此类患者的疗效期望值不应过高。

3.其他非感染性关节炎引起的膝关节病损并伴有疼痛和功能障碍

如大骨节病、血友病性关节炎等。

4.创伤性骨关节炎

严重的涉及关节面的创伤后骨关节炎,如粉碎性平台骨折后关节面未能修复而严重影响功能的病例以及因半月板损伤或切除后导致的继发性骨关节炎。

5.大面积的膝关节骨软骨坏死

指病情严重,已不能通过常规手术方法修复的病例。

6.感染性关节炎后遗的关节破坏

在确认无活动性感染的情况下,可作为 TKA 的相对适应证。

7.涉及膝关节面的肿瘤

对肿瘤切除后无法获得良好的关节功能重建的病例,可能需要特殊定制的假体。

总之,全膝关节置换术的适应证是广泛的,但并不意味着可以滥用。尽管全膝关节置换术可以获得较为理想的功能恢复效果,但由于全膝关节假体在机械磨损及多次翻修等方面的问题并未彻底解决,因此严格地掌握手术适应证和考虑接受患者的年龄依然是十分重要的。但由于翻修手术在假体设计和技术上的可行性,年龄不再是选择全膝关节置换术的绝对指征,但对年轻患者的全膝手术仍应考虑到二次手术的条件。

(二)手术禁忌证

(1)膝关节周围或全身存在活动性感染病灶应视为手术的绝对禁忌证。

(2)膝关节肌肉瘫痪或神经性关节病变,包括肌性膝反张等。

(3)全身情况差或伴有未纠正的糖尿病,应在正规的内科治疗使疾病得到控制后方可考虑手术。

(4)其他可预见的导致手术危险和术后功能不良的病理情况,应纠正以后才能考虑手术。

(5)对无痛且长期功能位融合的病例不应作为适应证。

三、膝关节假体设计、分类和假体选择

(一)膝关节假体设计

现代的膝关节假体设计虽然种类繁多,但大多基于一个原则,即以植入的关节假体提供类似于正常膝关节的伸屈和旋转模式,并借假体本身与膝关节的韧带及软组织平衡获得静态与动态的稳定性。尽管今天的假体设计尚不可能达到与正常膝关节相同的功能,但上述原则仍是假体设计者和临床医师共同追求的目标。虽然各种设计类型的全膝关节假体的形态不一,但设计原理却大致相似。

借鉴人工全髋的成功经验,目前膝关节假体的材料选择以金属的股骨髁假体对超高分子聚乙烯的胫骨及髌骨假体为主。各种不同膝关节假体所使用的材料可能会有区别,但仍然以高强度的钴—铬合金(Co-Cr)和高分子质量的聚乙烯(PE)为主。而在胫骨托的材质使用上也可采用弹性模量更接近骨质的钛合金。

在胫骨假体的设计上,有全聚乙烯假体和由金属托和聚乙烯组合的两种设计,带有金属托的假体使载荷通过金属托均匀地传导至胫骨,减少了聚乙烯蠕变导致的应力不均,并更多地考虑翻修手术时的方便且可设计成非骨水泥固定假体,因而更多的医师愿意接受这一设计而成为现代膝关节假体的主流选择。髌骨假体的设计同样有全聚乙烯和带金属背两种设计,但由于带金属背的假体势必要减少聚乙烯的厚度或过多切骨,从而容易导致髌骨假体的磨损、断裂及髌骨骨折,因此应用较少。此外,以 LCS 假体为代表的活动衬垫型膝关节将胫骨假体的聚乙烯垫设计成可在金属托上滑动的所谓 Mobil bearing 假体,使得股骨髁可以与胫骨垫得到最大的匹配度,从而减少聚乙烯磨损,也更接近正常膝关节的运动模式,有学者认为此类假体可能成为未来膝关节假体的设计方向,但对其疗效的评价还有待时日。

(二)膝关节假体分类

根据膝关节假体使用的部位可分为单髁假体或称单间隔假体、不包括髌股关节置换的双间隔假体及全关节假体或称三间隔假体。根据假体设计中提供的机械限制程度可分为非限制性假体、部分限制性假体、高限制性假体和全限制性假体(铰链式假体)。根据假体的固定方式还可分为骨水泥固定型假体和非骨水泥固定型假体。

(三)膝关节假体选择

1.固定方式的选择

对膝关节假体而言,由于骨水泥固定型假体具有较好的长期随访结果,使得这一类型的假体被广泛接受。在膝关节置换手术中,骨水泥的作用已不仅仅是固定假体,更重要的是加强骨床的承载强度,尤其是在胫骨侧。近年来发展起来的非水泥固定型假体,如各种微孔型或 HA涂层假体在近期获得了较好的随访结果,但由于缺乏远期随访,尚无法与骨水泥型假体相比较。参照全髋关节置换术的经验,对 60 岁以上的患者,可使用骨水泥固定,对年龄较轻的患者可选择非骨水泥固定股骨侧假体。但目前绝大多数医师仍推荐使用骨水泥固定胫骨侧假体。

2.单髁假体的选择

单髁假体属于非限制性假体。对于单纯的内侧或外侧间隔病变,理论上可以选择单髁置换,成功的单髁置换手术可以最大限度地保存关节的组织结构和运动功能,并为二次 TKA 手术留有余地。但单髁手术对手术操作技术的要求较高,不准确的手术可能会导致失败。此外,单间隔的病变往往伴有膝关节的力线改变,有时截骨手术也能达到较好的效果。而施行单髁置换术时如不能纠正膝关节的负重力线和获得良好的平衡状态,手术仍可能失败。因而,单髁假体置换在膝关节置换外科中所占的比例较小。

3.不同限制程度的全膝假体选择

膝关节假体的机械限制提供了假体的机械稳定性,但同时与关节的活动度形成了一对矛盾。一般来说,较少限制的假体可以获得更好的关节运动功能,而对关节稳定结构的完整及操作技术有更高的要求。较多限制的假体在设计上提供了假体关节额外的机械稳定性,但因此可能会导致切骨较多和损失部分关节活动度,并且可能由于其限制性导致假体与骨界面的机械松动。

(1)非限制性假体:非限制性全膝假体以保留后交叉韧带(CR)假体为代表,保留的 PCL维持了假体植入后的后方稳定性,因而允许胫骨关节面趋向于大曲率的低限制设计而获得更大的关节活动度,但同时由于股骨髁部件与胫骨关节面的接触面变小,易致磨损,PCL 的保留还可能使屈曲挛缩畸形难以纠正。因此,新的设计摒弃了胫骨垫的近似平面的设计而增加了股骨与胫骨的匹配度,以减少磨损但也获得了一定的限制度。事实上,全膝关节假体都存在不同程度的机械制约,包括保留后交叉韧带的假体,只是限制较少而已。此类假体的设计较多地考虑到关节的活动度而使得假体本身具有较少的机械制约。其置换术后的稳定性更多地依赖于维持膝关节稳定的韧带结构的完整性和膝关节周围软组织的平衡。对于年轻、关节稳定结构完好的患者可选择此类保留交叉韧带的假体,有望获得更大的关节活动度。但保留的 PCL在膝关节活动过程中可能与假体产生生物力学紊乱,尤其在有屈曲挛缩畸形和 PCL 紧张的病例中,这一紊乱更为突出。因此,CR 假体在目前临床应用的比例与 20 世纪 80 年代相比呈现下降趋势。

(2)部分限制性假体:部分限制性膝关节假体以后稳定型(PS)或称后交叉韧带替代型(CS)为代表,是指界于非限制性和高限制性之间的假体。它是通过胫骨垫中央的凸起和相应的股骨髁间凹槽替代 PCL 的功能。其优点是适应证广,对于 PCL 功能不全或因膝关节屈曲挛缩无法保留 PCL 的病例无疑是最好的选择。其缺点是比 CR 假体具有更多的切骨量以及过屈时可能导致股骨髁与胫骨假体后缘的撞击而使关节活动度减小。但最新的设计考虑到早期设计的缺点而进行了一系列改良,使后交叉韧带替代型假体的临床应用比例增加。

是否保留 PCL 在理论上仍然存在争论,在假体的选择上应根据患者的膝关节条件和术者的手术经验选择合适的假体。早期胫骨部件的平面设计由于点状接触导致高磨损率,应避免使用。事实上,上述各类假体虽品牌繁多,但设计思想相似,疗效的优劣并不仅仅取决于假体选择,而更多地取决于手术者对手术的精确设计和熟练的操作技术以及术后的正确康复措施。

(3)高限制性膝关节假体:此类假体如 CCK、TC3 等针对膝关节不稳定采用了更高大的胫骨凸和更匹配的股骨设计,以获得侧向和后方的稳定性。主要用于侧副韧带功能不全、伴有较大骨缺损或严重畸形的初次置换病例以及使用非限制性或部分限制性假体初次置换失败后的翻修手术。

(4)全限制性膝关节假体:全限制性假体以铰链式膝关节为代表,此类假体的铰链设计提供了足够的机械稳定性,因而可应用于膝关节肿瘤截除术后及膝关节稳定性丧失的全膝翻修术。单纯铰链膝关节假体的长期随访结果显示有较高的松动率,一般已不再应用于初期的全膝置换术。但近年来,各种可旋转铰链膝关节假体的设计已能获得与非限制膝关节接近的伸屈/旋转活动度,因此对膝关节稳定性丧失的病例而言,仍不失为一种较好的选择。

(5)其他:此外,各类假体还可与各种垫片与可调式加强物及髓内固定杆相配合,以适应修复骨缺损和重建对线及翻修术和肿瘤切除后保肢手术的需要。

四、术前准备

(一)理论与技术准备

膝关节置换是一项需要理论基础和技术经验的专业工作,只有经过充分的理论和技术准备才可能获得满意的临床结果。对初次开展全膝关节置换手术的医师而言,单纯参观一例TKA 手术不可能了解这一手术的全部内涵。建议初学者应该阅读并理解有关膝关节置换的著作,接受正规的膝关节置换训练班培训,在模型上操作以熟悉工具的使用,并在有经验的医师指导下开展膝关节置换手术。

(二)具体术前准备

1.病例选择

严格掌握适应证与禁忌证。

2.全身检查

全身检查包括一般的常规术前检查,特别要注意糖尿病、下肢深静脉状况及有无全身感染情况。

3.膝关节检查

(1)一般检查:通过视(望)、触、动、量等常规手段对膝关节的外形、肿胀或关节积液、皮温、肌肉萎缩、触压痛、股四头肌与腘绳肌肌力、关节活动度及肢体对线(膝关节内、外翻)等做出初步评价。

(2)膝关节的测量检查:测量对膝关节的评价具有非常重要的意义。对从事关节外科的医师而言,一根软尺及一把骨科专用角度尺如同内科医师的听诊器一样重要。膝关节的测量应包括肢体对线、Q 角、关节活动度(ROM)、髌上 10cm(最好包括经关节线及髌下 10cm 的)关节周径、髌骨位置与内外侧活动度等多参数的双膝对照测量,左、右膝关节的测量值的差异往往是有意义的。

(3)韧带稳定性检查:Lachman 试验和抽屉试验是检查交叉韧带功能的最重要检查,利用 KT-1000 或 KT-2000 等专用测量工具还可以精确地测出关节的松动情况,对于评价交叉韧带功能十分有意义。侧方加压试验则是检查侧副韧带功能的主要手段。通过上述检查,应该能够做出膝关节稳定性的判断,指出膝关节不稳的类型,并对韧带的稳定功能做出合乎逻辑的推理。

(4)膝关节的 X 线检查:膝关节的常规 X 线检查在对膝关节置换术前评价中具有特别重要的意义。最有意义的标准 X 线片应该是包括站立位的下肢全长的前后位片,也可通过拼接法获得全长片以及膝关节的侧位及 30°/45°的髌骨轴位片,这些 X 线片不仅可获得一般性的诊断资料,而且对肢体对线、关节间隙、髌—股相称性(髌骨外位、髌骨倾斜等)的测量有重要意义。

(5)除外不宜施术的病例:为排除某些不适合施行 TKA 手术的疾病,关节穿刺以及关节液的常规和细菌学检查、CT、MR、放射性核素骨扫描等都有一定的参考价值。此外,膝关节镜检查虽然并非膝关节置换术前的必要检查手段,但关节镜检查是评价膝关节病变情况最有价值的方法之一。

4.实验室检查

除常规实验室检查外,红细胞沉降率和 C 反应蛋白检查对排除感染性关节炎和为术后随访提供参照具有重要意义。

5.术前评价

采用通用的膝关节评分体系对患者术前状况做出客观和量化的评价,以了解患者的术前状况和为术后随访提供资料。

6.准备假体

根据患者的关节病变情况、年龄及术者的操作经验选择合适的可获得的膝关节假体。各人工关节供应商都提供相应的透明模板,以在术前估计所使用的假体型号,根据测量的结果,至少准备相邻的 3 组型号的假体以供术中选择,尤其是要准备足够的不同厚度的胫骨垫以适应术中需要。对有较大的骨缺损病例,还要准备垫片或植骨的内固定材料。术前熟悉假体的安装程序和专用手术器械对保证手术的顺利进行也是非常重要的。

7.受术者的术前指导

对受术者的术前谈话与指导是使患者消除心理恐惧、配合手术和术后康复的重要环节。指导患者术前的股四头肌肌力训练及 ROM 训练方法,停用某些可能对手术有影响的药物,治疗如足癣等容易导致感染的疾病。

8.麻醉

根据患者情况可选择全身麻醉、硬膜外阻滞麻醉、腰麻。原则是能够获得足够的肌肉松弛并能够允许使用止血带。

9.术前抗生素应用

预防手术感染在 TKA 手术中具有重要的意义。在麻醉诱导期使用抗生素静脉滴注是预防性使用抗生素的最佳时间。

五、膝关节置换基本技术

膝关节置换技术对手术的成功是至关重要的环节,而对操作技术的掌握并不仅仅是手技的熟练,更重要的是对假体设计思想和安装要求的理解以及对重建下肢对线与软组织平衡等必要因素的认识。

(一)基本要求

全膝关节置换的手术操作技术对不同的假体而言有不同的要求,不同的操作器械系统也有不同的操作方法,但在手术暴露、软组织松解与平衡、纠正畸形等方面的外科处理应遵循相同的原则。

1.精确的假体对线

根据术前和术中测量,准确地使用配套的导向器械进行精确的对线和切骨,在适当外翻位行股骨远端切骨,与胫骨长轴垂直在胫骨近端切骨,重建正确的下肢对线,包括建立正确的下肢力线和关节线,将误差限制在最小的范围内。

2.良好的软组织平衡

通过软组织松解获得软组织在伸屈状态的平衡,纠正膝关节内外翻或屈曲挛缩畸形。对内翻畸形,松解内侧限制因素,外翻畸形逐步松解外侧结构。假体置入后的内外侧张力保持平衡一致,不存在过度紧张和松弛现象。

3.相等的伸屈位间隙

通过测试及必要时调整切骨获得伸直位和屈曲位相等的关节间隙和稳定。

4.正确的髌骨轨迹

可通过股骨及胫骨假体准确定位,髌骨等量截骨,髌骨假体内置,必要时支持带松解建立正确的髌骨—股骨滑车运动轨迹,以最大限度地减少髌骨并发症。

5.合适的假体型号

于股骨侧位像评估前后位假体型号,若选择型号偏小,则会在屈膝时造成松动,在股骨皮质上可能产生凹痕;型号偏大则在屈膝时过紧,加大股四头肌移动范围。胫骨假体应获得最合适的覆盖率。

6.可靠的骨水泥固定

通过可控制技术,精确安装假体,避免骨水泥过厚或不均造成假体安装误差。保证建立全面的骨—骨水泥—假体交锁来实现可靠的固定。

(二)技术要点

1.入路

最常用的是 Insall 倡导的膝关节前正中入路,在髌骨上极 5～10cm 经髌骨前方向胫骨结节内侧缘作长 15～20cm 的纵行皮肤切口,向内侧游离皮瓣,经髌骨的内侧缘作关节囊的前内侧切口止于胫骨结节内侧缘 1cm 处。此入路使得皮肤切口与关节囊切口移位,从而减少术后切口裂开导致假体外露的可能性。切开关节囊后,屈膝,向外侧将髌骨脱位,必要时将胫骨结节的内侧缘连同骨膜向外侧稍作剥离,在胫骨近端向内、外侧作锐性剥离。切除前交叉韧带,将胫骨拉向前方,切除半月板,完全显露膝关节的 3 个腔室并去除关节缘的明显骨赘。选用后稳定型假体者,切除后交叉韧带后,可获得更好的暴露。对屈曲受限的膝关节或某些翻修病例,有时需采用股四头肌 V-Y 成形或胫骨结节截骨术。

2.软组织平衡与畸形矫正

当病变膝关节存在内翻、外翻或屈曲挛缩畸形时,必须尽可能矫正畸形并通过相应的内侧松解、外侧松解及后方松解以达到软组织和韧带的张力平衡。

(1)内翻畸形:是膝关节 OA 中最常见的畸形,术中通过彻底切除胫骨和股骨内髁缘的骨赘,在胫骨侧剥离和松解内侧副韧带结构获得内外侧平衡,通过掌握剥离的范围调整松解的程度。靠紧缩外侧副韧带或切断内侧副韧带是有害无益的。内翻畸形往往伴有胫骨内侧髁的骨缺损,少量的骨缺损在切骨时可获得平衡,但大量的骨缺损则需要通过植骨或实用矫形垫片纠正,以免过度切除胫骨。

(2)外翻畸形:外翻畸形较内翻少见,但处理方法较内侧复杂。主要是松解外侧结构,但松解术主要在股骨外髁一侧完成。根据外侧挛缩的程度可松解外侧关节囊、松解和切断髂胫束Gerdy 结节和胫骨附着部、松解外侧支持带和外侧副韧带,必要时采用松解或切断股二头肌腱等方法获得内外侧平衡。但应尽可能保留外侧副韧带,以维持外侧的稳定性。注意松解过程中妥善保护腓总神经避免损伤,必要时暴露和游离腓总神经。

(3)屈曲挛缩畸形:屈曲挛缩畸形常见于类风湿晚期和重度的膝关节骨关节炎。轻度的屈曲挛缩畸形可通过对股骨后髁及胫骨后缘的后方关节囊松解纠正,而重度的屈曲挛缩必须进行彻底的后方软组织松解和较多的股骨远端截骨来加以纠正,包括松解或切除后交叉韧带、后关节囊广泛松解、松解腓肠肌腱等步骤,后松解可以在完成截骨术以后进行,此时可以获得更好的显露。

(4)膝反屈畸形:严格地讲,膝反屈是膝关节置换的禁忌证,其常出现在小儿麻痹后遗症的患者,是由于股四头肌肌力缺陷导致的畸形。必须进行膝关节置换的病例,可以通过相对较厚的胫骨垫使其维持较大的紧张度,从而保持关节稳定。

3.全膝置换的切骨与安装技术

不同的全膝假体和操作器械系统均有规范的操作程序,尽管其方法和操作次序各异,但无外乎以下一些步骤。

(1)建立对线,确定截骨角度。

(2)股骨截骨:前方、远端、后方、斜面截骨(某些类型还包括滑车、髁间准备)。

(3)胫骨截骨。

(4)髌骨准备。

(5)测试和调整截骨量获得精确对线和伸直位/屈曲位的相等间隙。

(6)试安装,选择合适的胫骨垫厚度,测试紧张度和稳定性。

(7)安装假体。

关节股骨和胫骨的切骨顺序可依器械设计原理和术者习惯确定。先行胫骨切骨可以获得膝关节线的参照,有利于股骨旋转角度的确定;而先行股骨切骨则可以为胫骨准备获得更大的操作空间。为了获得良好的伸屈平衡,建议在股骨远端和前后髁及胫骨切骨完成后进行间隙测试,必要时调整切骨量,最后进行股骨的斜面切骨及髁间准备。

六、全膝关节置换时的韧带平衡

(一)基本原则

以下提及的韧带松解次序对纠正内外翻畸形及股四头肌失衡十分重要。虽然没有一致的次序,但有 3 条原则。

(1)依术前设计,手术开始时行初步软组织松解。

(2)不可以通过改变切骨量来消除软组织挛缩建立平衡。

(3)最后纠正在试件复位时完成。

(二)固定内翻畸形的内侧韧带松解

去除周围骨赘后,初步松解步骤如下。

(1)切除内外侧半月板。

(2)切除半月板—胫骨韧带,对轻度畸形者通常已足够。

(3)若需进一步松解,使用有弧度的骨凿,将内侧副韧带深层后面的扩张部从胫骨附丽处松解。

(4)更进一步松解可于内侧胫骨骨膜下做较大范围的剥离。

(5)试件复位后的进一步松解,是将内侧副韧带的表浅部分从胫骨附丽点松解。一般来讲,仅在与显著屈曲挛缩有关的严重畸形才需此步骤。

(三)固定外翻畸形的外侧韧带松解

去除外侧骨赘后,初步松解步骤如下。

(1)切除内侧半月板。

(2)从胫骨附丽点松解髂胫束,髌骨假体试件复位后轨迹不良时需行股四头肌外侧支持带松解。

(3)在纵切面上从内侧面松解外侧支持带。注意保护膝外上动脉,膝外上动脉穿过支持带表面时,在肌间隔是游离的。当支持带切开达关节线水平上时,将其向近侧牵开,当切开向上延伸达肌间隔时,将其向远端牵开。

(4)若需进一步松解,可通过横向延长切口远侧末端达髌骨外侧缘,向后达外侧副韧带。

(5)外侧支持带及腘绳肌腱可从股骨髁上松解并允许向后滑动,完成进一步松解。

(6)更进一步松解,评价后交叉韧带,在必要时切除。

注意:步骤(5)和(6)可优先选择(在选择较少限制的假体时,外侧副韧带的松解应十分小心,以免导致关节不稳)。

若平衡要求再松解,则:

(7)向后扩大分离,游离肌间隔。

（8）游离腓肠肌外侧头。

注意保护后外侧神经及血管结构,股二头肌的插入点位于腓总神经之上,要注意保持完整。

（四）后交叉韧带平衡

对于交叉韧带保留型全膝关节置换术,试件复位后可确认 PCL 紧张的 3 个指征:有限屈曲伴股骨过度滚回、胫骨托前部翘起、屈膝时可触及韧带紧张。可能的原因是残存的后内侧骨赘及游离体,如半月板残留碎片等。因此,最先暴露时,所有周围的后侧骨赘清除非常重要,半月板切除彻底及确定 PCL 附丽点同样重要。问题一般源于未能清除半月板后角,包括后部半月板—股骨韧带及未能清除粘连的滑膜。

手术医师选择加大后倾时,总共不应超过 7°,因为后倾过大会使伸屈时韧带平衡困难,回缩是指在骨膜下,沿着整个近侧边抬起胫骨附丽点,以至于韧带可逐步回缩直至试复位时屈曲张力满意于正常的髌骨轨迹。

PCL 回缩在胫骨附丽点或股骨附丽点均可,但因股骨附丽点前后纤维由伸膝转变为屈膝时张力不同,作为对该附丽点会加大撕脱可能的妥协,建议最初回缩选择胫骨附丽点。

若 PCL 仍紧张,可在股骨附丽点进一步松解。为减少由此引起的松弛可能,使用可代偿的匹配度更高的胫骨垫。膝关节屈曲 90°,逐步锐性游离股骨附丽处紧张的纤维直至能够安装可代偿部件,同时无胫骨托的前部翘起。

注意:残存的后部骨赘或未找到的骨片会撞击部件和导致胫骨托翘起。

当 PCL 过度紧张而平衡困难时,建议切除 PCL 改用 CS 假体。

（五）膝关节伸屈间隙平衡

关节线保持正常者,通常在试件复位时伸屈膝间隙已平衡。但在有术前畸形及挛缩者,可能存在不平衡。

（六）残存屈曲挛缩

对于伸膝受限、屈膝不受限者,股骨远端切骨过多会影响伸膝间隙但不影响屈膝间隙。而适当支持带松解并清除后部骨赘及瘢痕组织后,挛缩仍存在,可视作较严重,在股骨远侧增加切骨 2~4mm。斯氏钉重新放到股骨前后侧原来的位置,将切骨块装到钉子上,使用+2 的孔作为处理挛缩需要的增加截骨量,在远侧重新切骨。随后重新在斜面切骨以保证准确的外形,不在前后切骨,因会影响伸膝时韧带紧张度,但不影响屈膝时韧带紧张度。

（七）伸屈膝时残留的紧张

选用不同厚度的胫骨衬垫或额外胫骨切骨,两者均会影响伸屈膝间隙。若选择切骨,建议在胫骨近侧切骨 2mm。斯氏钉重新放至股骨前部皮质的锁孔,切骨块置于钉上,使用标有+2 的孔,重新切骨。

（八）仅屈膝时残留紧张

这是一种需要回缩 PCL 来缓解紧张的情况,回缩可依上述方法进行。残留的后侧骨赘、软组织及游离体可能是影响因素,必须处理。罕见的情况是合适切骨后,紧张仍存在,此时可能需要增加 5°后倾。将钉子重新放置在前侧皮质,安装 5°切骨块,使用指示孔"□",最终后倾不应超过 7°。也可通过使用小一号股骨假体来处理屈膝紧张,前提是避免股骨前部凹槽。斯氏钉重新放在股骨远侧面,将指定切骨块固定,重新切骨。在后髁额外切骨时,屈膝间隙增加。

七、膝关节置换术后处理与康复指导

正确的膝关节置换术后处理和康复指导是获得手术成功的重要环节,也是临床医师容易忽视的内容。术后处理失当或康复措施不力都可能直接影响手术的效果甚至导致严重的并发症。

(一)术后处理

(1)手术完毕后关节内放置负压引流装置,并自足向大腿以弹性绷带轻微加压包扎,以促进静脉回流。有条件时可使用专用的静脉泵或弹力袜以预防深静脉栓塞。

(2)保持负压引流通畅并计量,根据引流量决定去除引流的时间,一般在术后24～48小时内拔除。对出血较多的病例应进行输血,有条件的可采用引流血过滤回输,避免使用止血药物。

(3)术后使用抗生素2～3天,必要时可延长使用时间。

(4)适当使用术后镇痛药,以使患者能够耐受康复训练。

(5)患肢抬高,鼓励肢体活动,休息时肢体应保持伸直位以防止屈曲挛缩。

(6)必要时可适当使用低分子量肝素等药物预防下肢深静脉栓塞和肺栓塞形成(延续术前用药)。

(二)术后康复措施与指导

膝关节置换术后科学的康复训练是容易被外科医师所忽视的内容,而这是获得手术预期疗效至关重要的环节。术后缺乏有效的康复训练或训练方法失误对手术效果会产生很大的消极影响。因此,掌握膝关节置换术后的康复原则,针对不同患者的个体化术后康复指导是患者在接受膝关节置换术后康复训练的关键。

1.康复原理

膝关节置换术后康复既要有助于增强膝关节伸屈肌群的肌力,以获得膝关节稳定,又要获得膝关节满意的活动度。按照这一要求,康复方案将整个康复过程循序渐进地分为4个阶段。

(1)起始康复阶段:旨在消除疼痛,同时减轻肌萎缩及炎症反应。对于膝关节置换术后的患者可用冰袋加压包扎患肢以减少关节积血及患肢肿胀。采用各种有效的镇痛措施包括镇痛泵或非甾体抗炎药物有利于减轻疼痛及炎症反应。患肢股四头肌等长收缩可有效防止术后肌萎缩的发生。术后早期患膝的持续被动运动(CPM)有利于关节活动,术后当天或次日开始的CPM训练从40°开始,并争取在1周内超过90°。

(2)中间康复阶段:这一阶段的目的是在不增加疼痛、肿胀的前提下发展肌力。发展肌力的方法包括结合渐进抗阻训练进行的终末伸膝锻炼及各种体位下的直腿抬高训练,锻炼过程中患肢出现疼痛及肿胀则除应做相应的对症处理外,尚应酌情降低训练强度。

(3)递进康复阶段:此阶段的目标是获得正常的关节活动范围(ROM),获得最大的肌力并提高肌耐力。增强肌力的方法与前两个阶段相似,条件允许时可借助于各种装置协助进行训练。

（4）恢复活动阶段：这一阶段的目的是让患者选择某一项或几项特定的活动方式并继续进行发展肌力和增强耐力的训练，直至患膝的功能达到预期目标。

2.发展肌力的训练方法

（1）股四头肌等长收缩训练：是有效防止肌萎缩、增强肌力的一种早期康复手段。股四头肌是伸膝装置中的动力部分，股外侧肌和股内侧肌的扩张都有重要的稳定和平衡作用，其中股内侧肌斜行纤维（VMO）对维持髌股对线具有重要作用。患者取仰卧位，对侧膝关节屈曲以避免腰椎的压力。患侧股四头肌作等长收缩，每次持续 5～10 秒，如此往复进行。每次收缩的时间不宜过长，等长收缩使肌肉无氧代谢产生的乳酸刺激肌肉微循环而血管扩张，利于肌组织摄取营养。对术后有些患者因为害怕疼痛而不愿做股四头肌自主收缩，可用经皮电神经刺激（TENS）的方法使股四头肌收缩，刺激强度介于其感觉和运动阈之间，每次刺激时间约 10 分钟，对不能耐受 TENS 带来的疼痛和不适的患者可于电刺激前用冰袋按摩。

（2）直腿抬高锻炼：可以在仰卧、俯卧及侧卧位进行。应该注意健侧卧位患肢的直腿抬高及髋外展是禁忌的，原因在于这非但无益于 VMO 的锻炼，反而加强了股外侧的肌力，加剧了 VMO 与股外侧股之间的失衡，从而加重患膝疼痛。仰卧位的直腿抬高锻炼原动肌为股四头肌，腘绳肌为拮抗肌，这样可使股四头肌、腘绳肌的肌力均得到增强，有利于增强患膝的稳定性。最近的解剖学研究表明，VMO 起源于内收大肌腱的大部分和内收长肌腱的一部分，而且髋内收时 VMO 的电活动显著高于股外侧肌，因此患侧卧位进行患肢的直腿抬高髋内收锻炼，对于选择性增强 VMO 的肌力有显著疗效。

（3）终末伸膝锻炼：即在屈膝小于 30°的范围内对抗重力作伸膝锻炼，其理论依据在于肌电图研究表明在伸膝活动的最后 30°VMO 的活动非常活跃，因而可选择性增强 VMO 的肌力。这种锻炼具有显著的临床疗效，患者对这种锻炼方式也较易耐受，锻炼时可在患膝下垫一枕头，保持屈膝约 30°，而后使足跟抬离床面直至患膝伸直，如此循环往复进行。

上述所有锻炼均必须在无痛的条件下进行，而且必须遵循选择性发展 VMO 肌力，同时最大限度地减少髌股间压力的原则。一般而言，锻炼的强度为每日 2 次，每次 10～15 分钟，并根据患膝的功能状态按股四头肌等张收缩→直腿抬高（各种体位）→终末伸膝锻炼→渐进抗阻训练的顺序循序渐进地进行。

3.经典的渐进抗阻训练

经典的渐进抗阻训练（PRE）是由 Delorme 于 1945 年首次提出的，其原理基于重负荷、少重复次数的练习有利于发展肌力，中等负荷、多重复次数有利于发展耐力的原则。其设计的具体方法为先测某一肌群完成重复 10 次的最大负荷量（10RM），取该量为其后负重抗阻练习的基数，分 3 组进行。第 1 组，取 10RM 的 1/2 量，重复 10 次；第 2 组取 10RM 的 3/4 量，重复 10 次；第 3 组用 10RM 全量，重复 10 次。每组练习中间休息 1 分钟，每天进行 1 次。每周复查 10RM 一次，据此修正练习时的实际负荷量，并以此作为下一周锻炼的基数。对膝关节置换术后康复过程中需发展肌力的患者，不能完全照搬以上方法，而应根据患者的情况严格按照个体化、量力、安全和循序渐进的原则进行。

4.增强关节活动范围的练习（ROM 练习）

增强关节活动范围是指针对手术后组织粘连或肌痉挛而导致关节功能障碍的康复练习，

因此其主要目的是对活动受限的关节进行牵伸但又不损及正常组织。研究表明,纤维组织具有黏弹性,表现如下。

(1)非线性的应力—应变关系:随着牵伸应力的增大,组织内受牵伸的纤维数也逐步增加,组织长度相应增加,抗应变强度也逐渐增大。

(2)滞后祥:在组织受应力牵引延长后,除应力组织长度不沿原来延长的轨迹恢复,而是要延长一点。

(3)蠕变:在组织受牵伸而延长后维持应力,组织还可以继续缓慢地延伸,并且在反复多次牵拉后也有类似的蠕变,表现为牵拉至同样长度所需的应力逐步减小。

(4)应力松弛:在组织受应力牵伸而延长后,如维持长度不变,组织内因受体牵伸而提高的张力随时间的延长而逐步下降。

根据以上特性,有学者认为短时间大强度的牵伸主要作用于黏滞弹性,当牵伸力去除后,组织倾向于恢复原长。长时间、中等力量的持续牵伸则作用于黏滞弹性和黏滞性,当牵引力去除后,不完全恢复原长,因而可获得较好的持久效果。

大多数牵伸训练能够并且应该由患者单独完成,少数则需借助于被动牵伸完成。不同的治疗组根据以上原则及患者的具体病情所编制的锻炼体操也各不相同。近年来有报道将本体感觉神经肌肉强化技术(PNF)应用到牵伸锻炼中去,具有满意的临床效果。其原理是当原动肌牵伸至最高峰时,拮抗肌也将收缩,通过本体反射弧中的神经肌肉通道,被牵伸的肌肉会进一步放松,从而更利于牵伸。将 PNF 技术较多地应用于腘绳肌的牵伸锻炼常可迅速改变股四头肌—腘绳肌之间的不均衡力量比,从而在短期内纠正膝关节的屈曲畸形。

(三)术后耐力训练

膝关节置换术后耐力训练是以发展体力、耐力为目的的医疗训练活动。作为一种运动形式,耐力等于力、距离、重复次数的乘积。因此,耐力量是指在一定强度下、一定时间内(15～30 分钟)重复同一运动周期的运动。

(四)术后康复措施

1.术后当天或次日

使用 CPM 装置被动活动膝关节,活动范围从 30°开始递增,对大多数患者,应使其出院前达到超过 90°的关节活动度。

2.麻醉过后

即可进行股四头肌等长收缩训练,并主动或被动活动踝关节。

3.预防屈曲挛缩

由于患者的术前因素或术后的疼痛保护导致的腘绳肌痉挛常使膝关节发生屈曲挛缩,可采用沙袋压迫、膝关节支架或伸直位石膏在 ROM 训练的间隙期使用。夜间睡眠时可使膝关节处于强迫伸直位。

4.下地负重和行走训练

一旦疼痛缓解,患者即可使用助行器或拄拐下地。根据使用的固定方法和患者的骨质条件决定是否适于早期负重训练。对使用骨水泥固定的假体,在膝关节骨性条件正常的情况下,创伤反应期过后即可在保护下进行部分或完全负重的行走训练,而对于非骨水泥固定的假体和进行植骨的病例,则要延迟完全负重的时间。

5.进一步的 ROM 训练

ROM 训练应在出院后坚持进行,直至达到医师期望的假体设计的最大范围。目前假体设计提供的 ROM 可以超过 110°甚至可达到基本正常的 135°。出院后应在医师的随访指导下进行压腿、主动过屈、下蹲等动作训练。但对于因假体安装问题或某些后稳定型假体在屈曲度上的限制,应避免过屈导致后方的撞击。

6.肌力训练

通过上述康复原则中提出的方案循序渐进地进行等长、等张训练和抗阻训练。

7.物理疗法

具体包括热疗法及高频电刺激疗法等。

八、全膝关节置换术后并发症的处理与预防

人工全膝关节置换术(TKA)后的并发症,尤其是关节内感染等严重并发症曾经是骨科医师和受术者对这一手术抱有顾虑的重要原因。只有充分认识和采取有效的措施降低并发症的发生率,并且在并发症出现后能够妥善处理和治疗,才有可能使医师和患者获得对 TKA 手术的信心,这一点在我国目前全膝手术开展尚未普及的情况下尤为重要。

(一)感染

在早期的膝关节置换病例中,早期或晚期感染是最重要和最有威胁的并发症之一,但近年来报道其感染率已低于 1%,也不再是导致手术失败的主要原因。术前与术中的预防性抗生素应用、高净化度的层流手术室、封闭式的手术衣、术后的负压引流和抗生素应用等措施可以明显降低感染的发生率。手术中仔细地缝合切口并在出现伤口愈合不佳时进行早期处理,可以避免因伤口原因导致的假体外露和因切口感染发展成为关节内感染。对早期或晚期感染处理的关键是早期发现并及时有效处理。对任何感染的迹象都要争取获得诊断以采取必要的抗感染措施,关节液培养、细胞计数、放射性核素扫描等手段可以获得有用的诊断信息。对明确的急性关节感染,应果断地切开关节作彻底的冲洗和清创,在假体未松动时,可保留假体,进行灌洗治疗,大多数病例可望保留假体获得痊愈。对假体因晚期感染而松动的病例,在清创的同时需取出假体,以含有抗生素的骨水泥填补和保留间隙,并持续使用抗生素,以待二期置换。只有少数病例无法进行二期 TKA 手术,而不得已采用关节融合。

(二)深静脉栓塞和肺栓塞

下肢深静脉栓塞(DVT)是全膝关节置换术后值得引起高度重视的问题,在 TKA 的手术病例中较 THA 有更高的发生率,可达 40% 以上,也是该手术后最常见的并发症。而肺栓塞(PE)虽较少见,但可导致猝死的严重后果。国内对全关节置换术后 DVT/PE 的发生率少有大样本的报道,问题的关键可能是缺乏早期准确的诊断方法。目前诊断 DVT 的手段主要是静脉造影和超声检查,临床对肢体肿胀的观察往往并不可靠。DVT 的发生率在术后 3～5 天及术后 2 周前后最高。预防的主要方法包括术后早期活动、避免使用促凝血药和预防性使用低分子量肝素等。预防药物尤其是低分子量肝素的应用可以明显降低 DVT 等的发生率。对

已出现的深静脉栓塞患者,应避免剧烈活动以防止血栓脱落导致 PE,采取患肢抬高并辅以低分子量肝素、丹参等药物,多数患者可逐渐缓解。

(三)腓总神经损伤

在 TKA 手术的病例中,腓总神经损伤的发生率可达 1%~5%,发生原因大多为在纠正膝外翻畸形时的操作误伤或牵拉伤。因而在外侧松解时,应尽可能暴露腓总神经并妥善保护。术后防止敷料包扎过紧或石膏压迫,一旦出现,应放松膝关节包扎,膝关节屈曲,积极使用神经营养药物,多数可经一段时日自行缓解。

(四)骨折和髌韧带撕脱

对于手术操作不当或患者骨质条件较差的病例,有时可造成胫骨、股骨及髌骨骨折。手术中尽可能多地保留骨质,尤其是股骨前髁不可过度切骨,避免粗暴操作,进行髌骨置换时保留足够的髌骨厚度可减少骨折发生。大多数的骨折可以通过保守治疗获得骨愈合,只有在骨折不稳定的情况下才可能需要内固定。髌韧带撕脱常发生在髌韧带的胫骨结节附着部,与手术中为更广泛的暴露而过度剥离髌韧带的附着有关。当发生髌韧带撕脱时,患者将出现伸膝障碍,不完全撕脱可以通过保守方法,而完全撕脱则必须将其通过内固定重新附着。

(五)髌骨并发症

TKA 手术中,髌骨并发症有较高的比例。较常见的是髌骨半脱位与脱位、髌骨骨折、髌骨假体磨损和松动。目前欧美不同流派的膝关节外科医师对是否常规置换髌骨仍存在争议,但对退行性变磨损严重的髌骨进行置换已被大家所接受。较新型的假体设计较多地考虑了髌股假体的匹配,在股骨假体前方设置了类似滑车的凹槽。问题是骨关节炎的病例多数有髌骨外侧移位趋向,因此股骨假体的适度外旋、髌骨的正确安装及进行髌外侧支持带松解对恢复髌股轨迹、防止脱位是有效的。此外,髌骨面切除时保留足够的髌骨厚度、选择合适大小的髌骨假体、采用确切的骨水泥固定等有助于减少髌骨并发症的发生。

(六)关节不稳

关节不稳可由患者的韧带功能和肌力缺陷、手术中软组织平衡不当、假体安装失误以及对关节稳定条件差而又选择了非限制性的假体等因素引起。术前认真评价关节的稳定度、选择合适的假体、术中尽可能保留关节的稳定结构并使软组织平衡以及精确地安装假体并通过合适厚度的胫骨垫片维持膝关节的稳定与活动度平衡,是预防术后关节不稳的主要措施。轻度或中度的不稳可以通过肌力训练、支具保护、力学物理疗法及软组织再平衡手术获得稳定;而重度的不稳使关节丧失功能的病例则需要通过二次手术更换高限制性的假体以获得稳定。

(七)假体松动

与全髋关节置换术一样,假体松动仍是目前困扰关节置换手术的最重要因素,也是影响膝关节假体使用寿命的主要原因。对 TKA 手术而言,胫骨假体的松动远较股骨假体为多。假体的设计与安装、负重力线的重建、膝关节复杂的运动模式对假体的机械与生物力学影响是导致假体松动的主要因素。手术中假体安装的不平衡和对线错误导致的不正常负重应力所造成的假体松动是不可忽视的。此外,聚乙烯磨损与骨水泥断裂、胫骨近端的骨质疏松等也是导致假体松动的重要因素。目前对 TKA 的研究重点较多地集中在如何降低松动的发生。假体设计的改进和更多的生物力学研究成果的应用、保证准确对线和精确安装配套操作器械、熟练的操作技术和经验及现代骨水泥技术在 TKA 中的应用,已使 TKA 的早期松动率有了明显的下降。除上述因素外,还应注意在手术中尽可能保留质地坚硬的皮质下骨,尤其是控制胫骨截骨量可使胫骨有足够的承受力。

(八)聚乙烯部件的磨损和假体断裂

尽管所使用的材料相同,但胫骨聚乙烯部件的磨损较全髋关节的聚乙烯臼更为明显,这可能与胫股间隙内更易蓄积骨水泥和聚乙烯磨屑以及膝关节具有更复杂的生物力学特性有关。目前的大多数全膝关节的胫骨假体都由金属托和聚乙烯垫两部分组成,其优点是由于利用金属背和骨界面的应力减少了聚乙烯的变形,且必要时可单纯更换聚乙烯垫,但使聚乙烯的相对厚度减小。因此,选择高质量的超高分子量聚乙烯(UHWPE)材料、手术中彻底清除各种碎屑、选用稍厚的胫骨垫(10mm 左右)等方法可以相对地延长磨损时间。此外,股骨—胫骨关节面的匹配度也是影响聚乙烯部件磨损的重要因素,高匹配度的可活动衬垫假体可使聚乙烯磨损减少。聚乙烯部件和金属部件的断裂是少见的并发症,可能与力学紊乱及材料本身的磨损和疲劳有关。

总之,对 TKA 而言,并发症的积极预防和正确处理同样重要。

九、骨缺损

(一)病因

膝关节骨缺损的原因很多,在初次人工膝关节置换术时,常遇到由于膝关节退行性骨关节炎伴膝关节内、外翻畸形发生的膝关节内侧或外侧的骨缺损;创伤性关节炎多发生膝关节骨折后胫骨平台或股骨髁的骨缺损;类风湿关节炎继发的膝关节畸形常伴有骨缺损;Charcot 关节炎常发生膝关节的骨缺损。在翻修的手术中,由于初次置换中的骨丢失、感染、骨溶解、应力遮挡、磨损等所致的骨缺损以及取出假体、清除骨水泥的过程也可导致骨量丢失。

(二)评估

初次进行膝关节置换时胫骨侧的骨缺损,依据术前的 X 线片就可以做出评估。膝关节负重后拍膝关节前后位及侧位 X 线片,在前后位片可以发现膝关节内、外侧间隙一侧变窄,呈现内翻或外翻畸形;也可感觉关节的轻微脱位状态,可见两条关节线。主要是后内侧的骨缺损较多,在侧位 X 线片仔细观察,即可发现。

在膝关节置换术后翻修的病例,骨溶解导致骨缺损程度的判定,很难单纯凭借普通 X 线片进行。而且由于在取出假体和骨水泥的过程中也可造成进一步的骨量丢失,因此术前的骨缺损分型与术中及术后的分型有差异。

股骨侧的骨缺损,由于股骨髁部重叠的影响,术前依据普通 X 线片也很难判断骨缺损的类型,而且股骨截骨也较复杂,常需要进行 3D-CT 扫描。术中及术后具体的骨缺损情况也常与术前的骨缺损诊断有出入。

(三)分类

1.依据缺损部位、大小及形态分类(Rand 分类法)

分为包容性骨缺损和非包容性骨缺损。包容性骨缺损是指骨缺损的部位皮质骨或皮质骨及松质骨完整包绕骨缺损;非包容性骨缺损是指皮质骨包绕骨缺损不全,呈现非包容性的骨缺损。

2.AORI 分类

源于 Anderson 骨科研究中心的 AORI 分类法是一种比较常用的方法,该分类法具有在胫骨和股骨侧骨缺损时共用、简单明了、实用性强的特点。可以根据术前的 X 线片进行骨缺损的分类,然后在术中可以进一步明确缺损类型,术后的分类达到正确的结果。该分类法依据干骺端骨缺损的形态变化分为 3 型,股骨侧骨缺损分为 F_1、F_2 和 F_3,胫骨侧骨缺损分为 T_1、T_2 和 T_3。

Ⅰ型:干骺端及以上部位完整,虽然存在骨缺损,但是不影响假体的稳定性,分为 F_1 和 T_1 型。

Ⅱ型:干骺端存在骨缺损,分为 F_2 及 T_2 型。由于存在松质骨和皮质骨的缺损,可采用骨水泥、骨移植或金属垫块进行处理,修复骨缺损。如果骨缺损累及胫骨和股骨的髁部,累及一侧为 2A 型,累及双侧为 2B 型。

Ⅲ型:骨缺损导致干骺端缺失者,分为 F_3 及 T_3 型。此型由于股骨髁或胫骨平台的缺损,导致侧副韧带及髌韧带的附着点阙如,在关节置换时,需要异体骨移植或者使用定制假体。

Ⅱ型和Ⅲ型骨缺损的区分,以是否可以维持关节线为标志。从解剖学上讲,股骨侧以外上髁为基准,骨缺损在外上髁以下,为Ⅱ型骨缺损;骨缺损累及外上髁以上部位,为Ⅲ型骨缺损。胫骨侧骨缺损以腓骨头为中心,骨缺损在腓骨头以上为Ⅱ型骨缺损,骨缺损在腓骨头以下为Ⅲ型骨缺损。

Ⅰ型骨缺损者,无膝关节畸形或膝不稳定;Ⅱ型骨缺损者存在膝内、外翻畸形;Ⅲ型骨缺损者由于存在韧带组织的缺损,因此伴膝关节不稳定。

髌骨也可以存在骨缺损,但是由于髌骨骨缺损对治疗方法的确定没有太大的影响,AORI分类法没有包含在内。

3.依据骨缺损的程度分类

(1)股骨侧:以通髁线为参考。

1)轻度:骨缺损的范围在通髁线远端 2cm 以外。

2)中度:骨缺损的范围达到通髁线远端 1cm 处。

3)重度:骨缺损的范围达到或超过通髁线。

(2)胫骨侧。

1)轻度:骨缺损的范围在腓骨头近端 1cm 处。

2)中度:骨缺损的范围达到腓骨头。

3)重度:骨缺损的范围达到胫骨结节水平。

(四)修复原则和技巧

1.修复原则

骨缺损修复的原则是根据骨缺损的包容性和非包容性,选择适当的方法修复骨缺损。对于包容性骨缺损,可采用自体或同种异体松质颗粒骨进行移植修复,也可采用骨水泥充填骨缺损;如果缺损较大,可以行结构性植骨修复。对于非包容性骨缺损,可以根据缺损范围,采用骨水泥修补、金属垫块修补、骨移植、定制假体或者肿瘤假体等方法。

按照 AORI 的骨缺损分类，Ⅰ型骨缺损可以采用骨移植、骨水泥充填的方法修复，然后按常规方法植入假体；Ⅱ型骨缺损可用骨水泥、金属垫块或骨移植进行修复，为了防止旋转畸形及下沉移位，可根据情况采用带柄假体、骨水泥固定假体；Ⅲ型骨缺损采用骨移植、骨移植加金属加强环、肿瘤假体或者定制假体修复，完成膝关节置换。对膝关节不稳定者，采用膝关节限制型假体或者铰链式假体。

（1）胫骨部位骨缺损的修复原则：胫骨平台外侧骨缺损发生在膝外翻、翻修术及感染患者中，在初次膝关节置换的病例，大部分骨缺损发生在胫骨平台内侧。包容性骨缺损的范围较小时，应用钻头钻孔后，填塞骨水泥修复缺损；如果缺损较大，根据缺损大小行颗粒性植骨或结构性植骨。非包容性骨缺损首先评估缺损程度，确定选择修复骨缺损的方法。在膝关节正中前后位 X 线片，画出胫骨轴线，在骨缺损的内髁再画一条与胫骨轴线垂直的胫骨平台截骨线。根据这一平台截骨线，可以评估胫骨外髁的截骨程度。

根据截骨量，分为 8mm 以内、9～12mm、13～22mm 及 23mm 以上，根据这一分类，以确定胫骨平台内侧骨缺损的修复方法。

如果外侧平台截骨厚度在 8mm 以内，可按照常规膝关节置换术进行操作，如果截骨超过 4mm 或者平台表面骨缺损一般，缺损部位用骨水泥充填或者植骨修补或者胫骨外侧平台截骨厚度至 12mm，比正常多截骨 4mm，内侧骨缺损不修补，应用厚的衬垫进行关节置换。

如果外侧平台截骨厚度在 13～22mm，骨缺损就达到了 AORI T$_2$ 型，可采用骨水泥充填、假体位置轻度改变、金属垫块加固以及骨移植的方法进行骨缺损处理。具体限制截骨厚度至多 22mm 的原因为金属垫块的修补厚度可达 10mm，外侧平台的截骨量可达 12mm。

在使用楔形金属垫片及骨移植修复骨缺损时，推荐使用加长柄的胫骨假体。改变假体安装位置的方法，要求减小假体的型号，而且关节对线可改变，在修复骨缺损时，应避免采用该方法。如果采用胫骨外侧平台截骨超过 12mm 的方法，那么胫骨的假体型号就要变小，胫骨的骨质强度降低，聚乙烯衬垫就要加厚，从而易引发膝关节的生物力学问题。但是也有学者认为在聚乙烯衬垫厚度可改变的情况下，截骨至骨缺损平面也不会导致膝关节置换术后的严重问题。

如果外侧平台截骨厚度在 22mm 以上，骨缺损达到 AORI T$_3$ 型。此时只能采用结构性植骨、定制假体及 APC 的方法。

（2）股骨部位骨缺损的修复原则。

股骨侧的骨缺损与胫骨骨缺损不同，具体如下。

1）股骨的构造更为复杂，单纯 X 线片很难精确评估骨缺损的部位和大小。

2）关节平面、旋转的程度，均要在截骨之前确定。

3）无论采用什么方式进行骨缺损修复，凭借假体的自身稳定性，诸如类似移植骨等修复物的稳定性比胫骨侧要好。

关节置换时，由于骨缺损的存在导致局部骨性标志消失，往往不能使用常规的截骨工具。在确定旋转角度时，由于骨缺损，不能利用后髁轴线，即使可以画出后髁轴线，也缺乏可靠性。也可能以经髁上轴线及 Whiteside 线作为基线都存在困难的情况，这时就要求术者凭借经验，主观定位基线。

修复股骨骨缺损程度的标准是维持膝关节线。根据关节线的位置,判断骨缺损的程度。确定关节线位置时可参考包括髌骨下极、腓骨头、胫骨结节及股骨上髁等标志。

髌骨下极的标志可能会由于术中膝关节的屈伸活动,术者出现偶尔的错觉;腓骨茎突过于靠后及外侧,也比较难于作为参考标志;胫骨结节范围较大,选取哪一点做标志也较模糊,存在用股骨作为基准对位胫骨的问题。大体上,股骨上髁作为基准,外侧约下方25mm,内侧约下方30mm,胫骨截骨上方20mm,后交叉韧带止点上方14～16mm,可确定为适当的关节线。假体安装以后,为维持关节线平面,在假体与关节骨面之间的空隙,可以确定为骨缺损。

股骨骨缺损修复的原则与胫骨骨缺损相似。对于 F_1 型骨缺损,可用颗粒松质骨移植或骨水泥填塞修补或者截骨略多一些,去除骨缺损部位,为了平衡屈曲和伸直间隙,可应用小一号的假体。对于骨缺损 10mm 以下的 F_2 型,采用金属垫片修补;超过10mm,应用同种异体骨移植修补骨缺损。异体骨植骨时,常应用异体股骨头,可以将股骨头用髋臼锉研磨,使其与骨缺损匹配。

移植骨应用松质骨螺丝钉固定。股骨远端为了可以满足螺钉的植入,可以插入髓腔柄后,再用钻头钻孔。如果移植骨可以凭借植入的加长柄股骨假体获得稳定,那么可不用螺丝钉固定移植骨。对于 F_3 型骨缺损,可采用结构性植骨、肿瘤假体、定制假体以及 APC 等进行修复。

这些原则在股骨骨缺损的修复中是否一概通用,还需要斟酌。首先,在保留后交叉韧带时,应用带柄假体,在完成切迹截骨后,双侧股骨髁部仅留 10～15mm 的骨质,此时标准的分类方式可能已不适用了。又如切迹部分的缺损,行髁间截骨后,呈非包容性骨缺损,假体安装后,变为包容性缺损。其次,假如假体厚度为 8～10mm,即使没有骨缺损,截骨以后剩余的骨质厚度自股骨上髁为 15～16mm,在此厚度以下也不能视为骨缺损。又因为金属垫片的厚度最大为10mm,因此,在 F_2 型骨缺损中如何处理 5～6mm 的缺损是很关键的技术问题。再次,15～16mm 的松质骨用螺钉固定较为困难,而且很多股骨侧移植骨未用螺钉固定也呈稳定状态。最后,在翻修术中,存在用 AORI 骨缺损分类法分类不适用的股骨前方骨缺损。股骨前方骨缺损在股骨骨缺损中发生率颇高,尤其是在翻修术中几乎都存在,这是由于股骨前方的应力遮挡所导致的。

(3)髌骨骨缺损:髌骨骨缺损是由于长期的髌骨轨迹异常、严重的髌股关节间隙感染及翻修术引起,髌骨骨缺损修复的难度较大。如果是髌骨囊肿的包容性骨缺损,可以采用松质骨移植或骨水泥充填。如果髌骨厚度保留 12mm 以上,那么进行截骨后缺损部位钻孔,骨水泥充填即可。

如果预计髌骨截骨后,剩余的厚度可能不足 12mm,那么就将髌骨骨赘清除后,不置换髌骨或者使用 inset 髌骨。偶尔,在翻修术中,可以不切除髌骨,如保留骨缺损,就可以移植骨,然后仅剥离一侧软组织进行覆盖移植骨。也可以采用 bullwing 截骨术。也有学者采用块状骨嵌压填塞植骨修复缺损。

2.骨缺损的修复方法及技巧

在进行人工膝关节置换时,处理骨缺损的方法包括:单纯骨水泥充填、骨水泥及螺钉加强、骨移植、组配式金属楔形垫片、金属垫块和定制假体等。

(1)单纯骨水泥充填:单纯骨水泥充填的方法适用于骨缺损较小、活动量要求低的患者。

年轻的患者,应尽量行骨移植修复,恢复保存骨量,以方便日后可能的翻修。具体方法是将骨缺损处彻底清理后,将骨水泥在面团期填塞骨缺损,应用指压加力,使骨水泥尽可能塞入缺损的各角落缝隙中,达到与宿主骨面的紧密嵌合。

对于非包容性骨缺损,使用长柄和骨水泥固定即可达到稳定效果,但要注意不能改变关节线。避免为了恢复伸直稳定性而使用厚的胫骨衬垫致关节线抬高,从而发生低位髌骨,影响侧副韧带的运动学。

(2)骨水泥及螺钉加强:在修复较大的骨缺损时,应用骨水泥充填后,再用螺丝钉固定,加强其稳定性。具体方法是将骨缺损处彻底清理后,将螺丝钉线固定在宿主骨上,注意钉帽不要超过截骨后的关节平台骨面;然后将骨水泥混合后,在面团期填塞骨缺损,包裹螺丝钉。

(3)组配式金属楔形垫片及金属垫块:应用金属组件修复骨缺损具有方便、简单、临床效果可靠的特点。有学者应用金属垫片和垫块修复骨缺损,并随访 5~6 年,在金属与骨界面没有发现放射性透亮线,取得了较好的临床效果。

1)金属楔形垫片:楔形垫片应用于骨缺损形态类似楔形的情况,具有可更多地保存宿主骨量的优点。需要比较精确的截骨,否则截骨面骨与金属垫片匹配不良,手术时间就需要延长。在进行安装金属垫片的截骨时,应使用相应的截骨工具,并且在楔形的尖部要多截骨,以使楔形垫片充分适合匹配。楔形垫片与截骨面的接触受到应力的同时,还受到外移的剪切力,因此,避免楔形的角度超过 15°。

2)金属垫块:金属垫块与楔形垫片相比,虽然有截骨量增加的缺点,但是具有手术操作方便、简单,力学效果接近正常的优点。金属垫块比楔形垫片具有更好的临床效果。

术前应该先测量确定要选用的垫块厚度,并且估计需要截骨的厚度,在术中还要根据具体情况,最后确定垫块的厚度和截骨量。注意试模用的垫块大小可能与实际植入垫块有差异,截骨时要根据实际植入垫块的大小进行截骨准备。

金属垫块与关节假体之间的金属螺钉连接组配,具有连接稳固的优点,如果用骨水泥固定,可以避免金属之间的磨损溶解,推荐应用骨水泥固定。也有学者推荐垫块和假体之间先用骨水泥,然后用螺钉加固的方法。

在术中,骨水泥的固定分两个步骤:首先垫块与假体连接固定和髌骨置换放在一起,然后行胫骨假体和股骨假体的骨水泥固定。

如果在同一时间骨水泥固定,假体与垫块应用骨水泥固定,在植入脱骨假体时,确认垫块的位置良好,如果向外移位,就推向内侧。植入假体在胫骨上,直至其达到骨缺损水平,维持加压,直到骨水泥固化、假体稳定为止。

在翻修术中,胫骨近端较大的包容性骨缺损,可以采用骨小梁金属锥柱或垫块。

(4)骨移植:对较年轻及活动量大者,应尽量采用骨移植修复骨缺损,可以为将来可能的翻修保存骨量,同时移植骨愈合以后,从生理学上更符合人体结构。有学者提出骨缺损深度 5mm 以上,表面 50% 以上缺损,是行骨移植修复缺损的适应证。包容性骨缺损应用颗粒骨打压植骨移植,非包容性骨缺损采用结构性植骨修复骨缺损。

1)自体骨移植:自体骨材料可以在术中截骨时获得。楔形骨缺损可采用股骨远端截下的骨块,有时截下的骨由于太小或者硬化而不能采用,即使固定也很困难。如为胫骨内侧的骨缺损,可以应用胫骨平台截骨块修补。

2)同种异体骨移植:在较大的骨缺损,往往自体骨不能提供充足的骨量。同种异体骨可以提供充足的骨量,并且经过适当的处理后,存在的排斥、传播疾病等风险也相应降低。异体骨最大的问题就是如果骨不愈合,移植骨可能塌陷吸收,导致假体松动。常用的异体骨材料是异体股骨头,股骨头的球形形态经过适当的修整后,可以匹配修复胫骨上端的骨缺损。

3)骨移植修复骨缺损的操作及技巧:骨移植通常需要较为熟练的操作技巧,为了使移植骨与宿主骨愈合,要注意以下8点。①维持假体的正确对位和对线。②移植骨的松质骨面与宿主骨松质骨面对合。③骨块固定稳固。④移植骨与宿主骨之间避免骨水泥渗入。⑤宿主骨床准备良好,研磨硬化骨面至血液渗出,再用骨钻钻数个孔,以保证移植骨与宿主骨界面之间的血液供应。⑥为了使移植骨与宿主骨之间的松质骨接触,应将接触部位的皮质骨、硬化骨及软组织彻底清除。移植后的骨块与宿主骨床之间的接触要紧密,避免产生空隙,如果存在空隙,可用自体松质骨填塞密实。⑦与移植骨固定相关的因素包括移植骨的大小、移植骨的稳定性及固定的方法。结构性骨移植固定的方式可采用克式针固定或螺钉固定。固定时注意固定的方向,移植骨的厚度至少在10mm,否则在固定过程中移植骨块碎裂,固定困难。如果移植骨块体积过大,可能会影响骨愈合,导致塌陷发生。移植骨的形状可以影响固定的稳定性,为了减小剪切力,应尽可能将骨块修整成阶梯样或者块状。⑧由于克式针的固定力量较弱,通常仅作为术中临时固定用。螺钉固定移植骨块较为确实,固定方向可根据骨块的形态和位置以及假体的位置进行确定。通常是安装假体后再钻孔,螺钉固定。股骨内髁骨缺损移植骨固定,如果采用6.5mm的松质骨螺钉固定,要注意螺钉勿过大,而且要到达外侧的部位,固定时注意移植骨块可能碎裂。采用皮质骨螺钉固定移植骨块可能是很有必要的选择。自上而下固定螺钉,理论上要求在前后各固定1枚螺钉。注意胫骨上端向后倾斜45°,厚度只有10mm左右,如果移植骨结构不良,那么螺钉帽可能陷入松质骨内,因此降低固定的力量。

确定金属螺钉的固定位置,然后用1枚螺钉固定较为安全。为了不影响胫骨假体的植入,先将胫骨假体柄的导向器插入,然后钻螺钉的钉道。固定的螺钉不要突出于移植骨的表面,不要过于用力拧入,也不要敲击,以避免松质骨碎裂,螺钉需至少深入移植骨与宿主骨交界处以远20mm。有报道在胫骨骨缺损时,应用皮质骨螺钉垂直固定10mm厚的骨块,收到较好的效果。

在移植骨块较大时,为了稳定骨块,可用支持接骨板。在固定移植骨块后,用胫骨支撑接骨板加固,然后在移植骨处标记胫骨假体柄进入的位置,再用锯切割出胫骨柄通道的移植骨的骨质,最后应用胫骨基座击入器做出胫骨基座嵌入位置,这样就可以避免移植骨的碎裂。

胫骨骨缺损骨移植修复后的形态与正常解剖学上的结构形态可能有差异,因此需要注意确定假体的位置和旋转角度。在胫骨上端骨移植后,胫骨假体的旋转位置可以在膝关节屈曲和伸直活动中,参照髌骨的运行轨迹确定。如果假体的旋转角度按照移植骨的形状确定,那么假体植入呈内旋位,出现髌骨脱位及屈曲受限情况。因此,在膝关节屈伸活动中,将胫骨假体调整为轻度外旋位固定是正确的方法。在骨水泥固定假体时,避免骨水泥渗入移植骨与宿主骨间隙。可以预先用骨水泥将移植骨与宿主骨之间的缝隙表面薄薄涂一层,待硬化后再用骨水泥固定假体。为了加强假体的稳定性,可以植入加长柄的假体。理论上认为,胫骨侧假体如果植入的加长柄假体达到压配固定的效果,那么就不必采用骨水泥固定。在压配固定的概念下,AORI Ⅱ型骨缺损不用骨水泥固定假体,但是在 AORI Ⅲ 型骨缺损,一定要用骨水泥固定假体。

（钟　建）

参考文献

[1]莫文.中医骨伤常见病证辨证思路与方法[M].北京:人民卫生出版社,2020.

[2]丰健民.骨科石膏绷带外固定技术[M].北京:世界图书出版社,2019.

[3]李宝丽,刘玉昌.实用骨科护理手册[M].北京:化学工业出版社,2019.

[4]叶启彬,匡正达,陈扬,等.脊柱外科新进展[M].北京:中国协和医科大学出版社,2019.

[5]刘宏,肖晟.儿童骨科治疗决策:翻译版[M].北京:人民卫生出版社,2019.

[6]黄桂成,王拥军.中医骨伤科学[M].北京:中国中医药出版社,2018.

[7]张英泽.临床创伤骨科流行病学[M].3版.北京:人民卫生出版社,2018.

[8]王拥军,潘华山.运动医学[M].2版.北京:人民卫生出版社,2018.

[9]敖英芳,李国平.运动医学进展(2015—2017)[M].北京:中华医学电子音像出版社,2018.

[10]刘国辉.创伤骨科手术要点难点及对策[M].北京:科学出版社,2017.

[11]姜虹.骨外科学高级医师进阶系列[M].北京:中国协和医科大学出版社,2017.

[12]侯树勋,邱贵兴.中华骨科学:骨科总论卷[M].北京:人民卫生出版社,2017.

[13]丁淑贞,丁全峰.骨科临床护理[M].北京:中国协和医科大学出版社,2016.

[14]霍存举.骨科疾病临床诊疗技术[M].北京:中国医药科技出版社,2016.

[15]赵定麟.现代脊柱外科学[M].3版.北京:世界图书出版社,2016.

[16]尹文.新编创伤外科急救学[M].北京:军事医学科学出版社,2014.

[17]雒永生.现代实用临床骨科疾病学[M].西安:西安交通大学出版社,2014.

[18]侯海斌.骨科常见病诊疗手册[M].北京:人民军医出版社,2014.

[19]杨述华.骨科学教程[M].北京:人民卫生出版社,2014.

[20]裴福兴.中华骨科学:关节外科卷[M].北京:人民卫生出版社,2014.

[21]公茂琪,蒋协远.创伤骨科[M].北京:中国医药科技出版社,2013.

[22]许红璐.临床骨科专科护理指引[M].广州:广东科技出版社,2013.

[23]李向东,康亚新,王建庭.椎间盘突出症诊疗手册[M].北京:人民军医出版社,2013.